U0223850

中药化学对照品使用指南

Handbook of
Chemical Reference Substance of
Natural Products

╋ ╋ ╋ ╋ ╋ ╋ ╋ ╋ ╋ ╋ ╋ ╋ ╋ ╋

马双成　戴　忠　主编

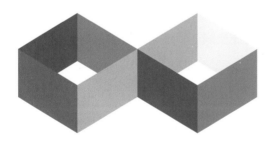

化学工业出版社

·北　京·

内容简介

本书共分为两部分，总论部分根据最新进展对中药化学对照品的定义、法律地位、类别、特点及使用等进行了介绍，同时简要介绍了中药化学对照品替代研究的国际、国内情况。各论收载了相应的品种信息，包括中英文名称、结构式、分子式、分子量、理化性质、纯度检查及结构鉴定数据等。全书共收载近 480 个品种，基本涵盖了《中华人民共和国药典》2020 年版一部使用的对照品品种及用于科研的非标准使用品种。本书还附表介绍了中药化学对照品在药典标准中的应用品种情况，便于读者查阅。

本书适用于从事中药、中成药、天然药物研发、生产、质检的研究与技术人员。

图书在版编目（CIP）数据

中药化学对照品使用指南/马双成，戴忠主编. —北京：化学工业出版社，2023.5

ISBN 978-7-122-42653-6

Ⅰ.①中… Ⅱ.①马…②戴… Ⅲ.①中药化学-指南 Ⅳ.①R284-62

中国版本图书馆 CIP 数据核字（2022）第 245085 号

责任编辑：杨燕玲   装帧设计：史利平
责任校对：宋　玮

出版发行：化学工业出版社（北京市东城区青年湖南街 13 号　邮政编码 100011）
印　　装：中煤（北京）印务有限公司
787mm×1092mm　1/16　印张 34¼　字数 857 千字　2023 年 5 月北京第 1 版第 1 次印刷

购书咨询：010-64518888   售后服务：010-64518899
网　　址：http://www.cip.com.cn
凡购买本书，如有缺损质量问题，本社销售中心负责调换。

定　　价：198.00 元

编写人员名单

主　编　马双成　戴　忠

副主编　胡晓茹　刘　静　王亚丹　魏　锋

编　委　马双成　戴　忠　胡晓茹　刘　静

　　　　　王亚丹　魏　锋　聂黎行　汪　祺

　　　　　何风艳　高　妍　王　峰　周亚楠

　　　　　郭日新　郭　琳　肖　萌　刘　燕

　　　　　郑笑为　刘晶晶　于健东　姚令文

　　　　　闫建功　房文亮

序

  中国食品药品检定研究院制备、分发的中药化学对照品是国家药品标准物质的重要组成部分，在中药质量检验检测中发挥着重要作用，对评价中药的真伪和质量优劣、提高中药质量控制水平、保证人民群众用药安全和有效发挥着重要作用。自 1985 年以来，中国食品药品检定研究院作为国家药品标准物质的法定制备与标定机构，已建立了 710 种中药化学对照品，广泛应用于中药生产、质量监管和科学研究等方面。在国内外的年发放量达 59 万支以上，保证了国家药品标准的实施，同时为新药的研制与创新研究提供了重要的标准参照物，也对国际上传统药物质量标准的提高产生了积极的影响。

  中药化学对照品的制备与标定涉及生药学、天然产物化学、波谱解析、分析化学以及标准物质特性研究等综合专业技术和方法。既要满足品种、数量快速增长的需求，又要达到标准物质在均匀性、稳定性、准确性及可及性等方面的要求。中药化学对照品的品种数量及其在中药药品标准中的广泛使用，充分体现了我国在中药、天然药物化学方面的技术能力、发展水平以及在引领中药、天然药物标准提高方面的综合实力。中药化学成分结构复杂，性质差别大，制备难度高。在近 40 年的研究过程中，作为中药标准物质的研制者和提供者，中国食品药品检定研究院在中药化学对照品的纯度分析、结构鉴定等方面建立了科学的研究方法并积累了大量研究数据。对其进行整理和出版，不仅对中药标准物质的使用具有参考价值，而且对中药新药研制、中药标准提高过程中标准物质的研制具有很好的指导意义，亦将对中药的现代化和国际化起到积极的推动作用。

2022 年 10 月

前　言

　　中国食品药品检定研究院作为全国药品标准物质制备和标定的法定机构，从 1985 年至今一直从事中药化学对照品的研究和发行工作。2000 年，由陈德昌主编的《中药化学对照品工作手册》一书，总结了中药化学对照品的研究工作，收载了 117 种中药化学对照品的性质、结构以及纯度检测方法和光谱数据等，为中药化学对照品的研制积累了宝贵的资料。2013 年，由林瑞超、马双成主编的《中药化学对照品应用手册》出版，该手册在前人的基础上，进一步总结和完善了中药化学对照品的品种信息和发展状况，全书收载了 402 个品种。又过去了九年，我院在中药化学对照品的研究和应用方面取得了长足的进展，无论是品种数量，还是研究的深度都有了明显的提高。为了进一步配合《中华人民共和国药典》和国家药品标准的实施，为广大药品检验、科研工作中对照物质的使用者提供更详尽的信息，我们对以往的工作重新进行了整理、归纳和完善后出版本指南。

　　全书共分为两部分，总论部分根据最新进展对中药化学对照品的定义、法律地位、类别、特点及使用等进行了介绍，同时简要介绍了中药化学对照品替代研究的国际、国内情况。各论收载了相应的品种信息，包括中英文名称、结构式、分子式、分子量、理化性质、纯度检查及结构鉴定数据等。全书共收载近 480 个品种，基本涵盖了《中华人民共和国药典》2020 年版一部使用的对照品品种及用于科研的非标准使用品种。本书还附表介绍了中药化学对照品在药典标准中的品种应用情况，便于读者查阅。

　　本书收载的中药化学对照品名称均以《中华人民共和国药典》中使用的名称和通用名称为准，同时增加了异名，以减少由于有关标准中收载名称不同可能造成的混淆。

　　希望本书的出版可为药品检验工作者使用中药化学对照品提供帮助和参考。同时为从事中药科研、生产的科技工作者提供有效、实用的资料。

　　由于本书编辑时间紧加之经验不足，可能存在遗漏之处，恳请广大读者批评指正，以便再版时进一步完善。

编者

2022 年 10 月

目 录

第一章　总论

根据《中华人民共和国药典》(以下简称《中国药典》,ChP) 2020 年版四部通则 "0291 国家药品标准物质通则" 定义,国家药品标准物质系指用于国家法定药品标准中药品的物理、化学及生物学等测试用,具有确定的特性或量值,用于校准设备、评价测量方法、给供试药品赋值或鉴别用的物质。国家药品标准物质是执行国家药品标准的物质基础,是用以评价和控制药品质量的一种实物基准,也是测试仪器校准与检测方法研究所需的物质标准。中药化学对照品是国家药品标准物质的一个重要组成部分,系指从中药材、动植物原料或天然产物中提取、制备并经标定的单一成分或混合组分,用于按国家药品标准对中药材(含饮片)、提取物、中成药等进行检验或校准仪器使用的药品标准物质。

- 国家药品标准物质应具备稳定性、均匀性和准确性。
- 国家药品标准物质与国家药品标准具有同等的法律地位。

药品标准物质是衡量药品质量的重要标尺,它的制备、标定、发放和使用应遵守 ISO 的相关指导原则,如 ISO 30、ISO 31、ISO 33 等,以保证其稳定、均匀和准确的基本属性。WHO 明确指出,药品标准物质应由各国根据其药品生产、研究和质量水平由国家药品管理当局所属机构或由其指定的法定机构标化和发放。目前世界上医药发达国家或组织多采用这一制度,如 WHO 委托 EDQM 对国际化学对照品进行标定、储存和分发。同时,EDQM 也提供《欧洲药典》所需的化学对照品、草药对照品及生物参考品;日本厚生省由其所属国立药品食品卫生研究所负责药品标准物质的标定和分发;美国虽有美国药典会实验室制备药品标准物质,但须有美国食品药品管理局(FDA)所属药物分析实验室标定结果方可销售。这一原则经多年实践证明对于保证药品标准物质的质量稳定及量值统一具有关键性的作用,也促进了药品质量标准的提高和保证药品质量稳定性。

药品标准物质的研制和发行需要严格的质量管理和保障体系,完善的设备条件和长期的工作积累。中国食品药品检定研究院作为法定机构,根据相关药品管理法规的规定负责国家药品标准物质的标定。

《中华人民共和国药品管理法》第二十八条中规定:"国务院药品监督管理部门设置或者指定的药品检验机构负责标定国家药品标准品、对照品。"

中国食品药品检定研究院已有六十多年制备、标定、发放国家药品标准物质的历史,具备药品标准物质研究的先进仪器设备、良好的实验环境、优秀的科研队伍以及完备的质量管理体系,已能提供各类国家药品标准物质 2700 种以上。其中中药化学对照品自 1985 年开始制备、标定和分发以来,从无到有,目前已达到 710 多种。在国内外植物药、草药和天然产物标准物质研制方面具有明显的优势。中药标准物质的开发和广泛使用,对于我国中医药发展、中药质量水平提高以及中医药的现代化、国际化均具有重要意义。

第一节 中药化学对照品的类别、特点及其应用

一、中药化学对照品的类别

中药标准物质均具有其特定的使用目的。一般由单一成分、组合成分、混合组分或动植物组织构成。用于药品标准中物理和化学测试的标准物质称为化学对照品 (chemical reference substance)。为规范管理,又将主要用于中药药品标准的化学对照品称为中药化学对照品

(chemical reference substances of traditional chinese medicine)。按使用目的，中药化学对照品分为鉴别、检查和含量测定用，也有作为内标物和指纹图谱峰定位用的中药化学对照品。中药化学对照品的纯度取决于其使用目的，不同使用目的有不同的纯度要求，含量测定用对照品纯度要求最高，其他鉴别及检查用对照品纯度要求相对较低，在使用上也应区别对待。

1. 鉴别用中药化学对照品

主要用于国家药品标准中薄层色谱、高效液相色谱和气相色谱鉴别等。薄层色谱通过比较供试品色谱与对照品色谱在斑点位置、颜色等方面的一致性进行判断；高效液相色谱和气相色谱则通过比较供试品色谱与对照品色谱中色谱峰保留时间的一致性进行判断，还可以使用二极管阵列检测器，比较高效液相色谱峰的吸收光谱的一致性进行辅助判断，或者使用质谱检测器根据分子离子峰及碎片峰进行判断。

在《中国药典》和我国其他国家药品标准中，鉴别使用的对照品均为与被鉴别成分相同的化合物，可以称为"同成分对照"；而《欧洲药典》（EP）和《美国药典》（USP）收载的植物药标准中，还有采用非鉴别成分对照的模式，称为"参比成分对照"。以人参为例，《中国药典》收载的薄层色谱鉴别除采用人参对照药材对照外，还采用人参皂苷 Rb₁、人参皂苷 Re、人参皂苷 Rf 和人参皂苷 Rg₁ 的对照品对照，供试品色谱中应检出与对照品相应的 4 个成分斑点 [图 1-1 (a)]，即"同成分对照"。EP 人参项下皂苷成分的薄层色谱鉴别使用七叶皂苷（aescin）和熊果苷（arbutin）两个成分为参比物，作为定位对照品斑点位置和描述颜色的方式表征鉴别的皂苷成分 [图 1-1 (b)]。USP 人参项下，同样采用七叶皂苷（escin）和熊果苷（arbutin）为参比物，而采用文字描述斑点位置和颜色特征来表征鉴别的成分，即"参比成分对照"。

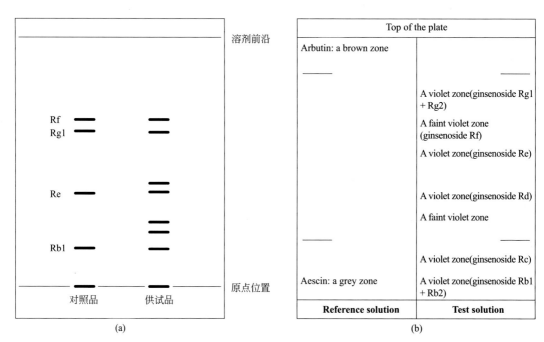

图 1-1 《中国药典》人参项下 TLC 鉴别（a）和 EP 人参项下 TLC 鉴别（b）

《中国药典》的方法采用鉴别成分对照品对照，对薄层色谱试验条件要求不高，利于不同试验条件下的准确判断，方法具有更好的耐受性。EP 和 USP 方法是一种替代方法，可节省对照品，但对试验条件要求较高，否则，重现性达不到要求，影响正确判断。我国药品标准为强制标准，采用鉴别成分对照的方式有利于不同条件下实验结果的判断，方法更具可行性。

鉴别用中药化学对照品的纯度要求与限量检查、含量测定用对照品的纯度要求不同，一般要求纯度在95％以上。这类对照品在标签和使用说明书中不标注含量，使用前也不需要特殊处理。但有些成分在溶液状态稳定性差，放置时间过长，可造成成分的挥发、分解、转化等，一般应临用配制。限量检查和含量测定用对照品也可用于鉴别项目。

2. 限量检查用中药化学对照品

中药药品标准中收载的限量检查包括一般限量检查和定量限量检查。前者只设定一个浓度或点样量（进样量）限度，供试品在规定的供试品溶液制备条件下，检测成分响应值不大于上述限度响应值即可；而后者则需进行含量测定，根据含量结果判断是否超过限度规定。限量检查用对照品的纯度要求与含量测定用对照品的纯度要求相同。

3. 含量测定用中药化学对照品

目前中药材、中药提取物及中药成方制剂标准中的含量测定方法主要为色谱法，包括高效液相色谱法、气相色谱法、薄层色谱扫描法等，还有测定总成分（或单体成分）的紫外分光光度法或紫外–可见分光光度法等。这些方法需要采用中药化学对照品对照测定量值。截止到目前，我国药品标准中含量测定用对照品绝大多数采用单体成分对照，《中国药典》2020年版一部已有多个品种使用对照提取物测定样品含量，如收载的川乌、草乌采用标示含量的乌头双酯型生物碱测定川乌、草乌中乌头碱、次乌头碱和新乌头碱的含量。功劳木采用标示含量的功劳木对照提取物测定功劳木中非洲防己碱、药根碱、巴马汀及小檗碱的含量。三七总皂苷、骨刺宁胶囊、血栓通胶囊等采用标示含量的三七总皂苷对照提取物测定三七总皂苷、骨刺宁胶囊、血栓通胶囊等中三七皂苷 R_1、人参皂苷 Rg_1、人参皂苷 Re、人参皂苷 Rb_1 和人参皂苷 Rd 的含量。银杏叶提取物、银杏叶片等采用标示含量的银杏叶总内酯对照提取物测定银杏叶提取物、银杏叶片等中的白果内酯、银杏内酯 A、银杏内酯 B、银杏内酯 C 的含量。对照提取物作为含量测定用对照品系对照品替代使用的实例，详见第二节的相关内容。

二、中药化学对照品的特性

中药化学对照品大部分来源于植物、动物，经一定的提取、分离制备过程而得。由于天然产物的复杂性和多样性导致了中药化学对照品的结构和理化特性千差万别。目前，中药化学对照品几乎囊括了天然产物化学的所有类型，包括黄酮、生物碱、苯丙素、醌类、萜类等苷元及其皂苷、小分子糖、氨基酸及多肽等。正是由于中药化学对照品的这种纷繁复杂性质使其制备和标定存在着很大挑战。中药化学对照品的常规标定如下。

1. 基本信息

描述中药化学对照品的来源、中文名、英文名、分子式、分子量、结构式及化学物质登录号（CAS）等。

2. 结构鉴定

采用相应的波谱技术进行结构鉴定。具体包括：紫外光谱法（UV）、红外光谱法（IR）、质谱法（MS）、一维及二维核磁共振法（1D，2D-NMR）以及 X-衍射（X-ray）等技术和方法。光学活性物质可采用圆二色谱法（CD）及旋光度测定法鉴定。

3. 纯度分析

纯度分析主要采用薄层色谱（TLC）、高效液相色谱（HPLC）、气相色谱（GC）等方法进行，也可以采用差示扫描量热法（DSC）、核磁共振（NMR）法及质谱（MS）法进行。

4. 理化分析

中药化学对照品的理化性质对鉴定、使用和贮存条件的确定等均有密切的关系。理化分析主要包括熔点、溶解性、引湿性及稳定性等研究。

5. 定值

目前，含量测定用对照品主要采用质量平衡法及对照品量值传递法定值。核磁定量法、同位素质谱法及化学滴定法可作为辅助方法。

根据以上检测和研究结果，在中药化学对照品使用说明书中给出基本信息、量值二维码、使用、贮存等相关信息。

三、中药化学对照品使用

在《中国药典》2020年版一部收载的中药材（饮片）、提取物、中药成方制剂标准中，需要使用的中药化学对照品有504种。对照品及其应用品种列于本书附表（《中国药典》2020年版一部中药化学对照品应用品种）。

中国食品药品检定研究院目前分发的中药化学对照品，每个品种都附有标签和说明书，内容包括对照品的名称、编号、批号、结构式、分子式、分子量、装量、用途、储存条件和提供单位等信息，部分提取物品种提供对照图谱信息。供含量测定用的对照品还提供有含量二维码信息。使用时，需认真阅读说明书和产品标签。供含量测定用对照品需要在使用时根据含量进行折算。除另有规定外，中药化学对照品使用前不需要干燥处理。

安瓿瓶包装的品种，除液体外，一般含有一定量水分，并在定值时已扣除或因该品种具有引湿性，所以采用安瓿瓶熔封包装。使用时不需处理，打开后，一次使用。

棕色玻璃瓶包装的品种，一般含水量较低，或没有引湿性，或作为鉴别用对照品，没有量值要求。使用前也无需干燥处理。

国家药品标准物质所赋量值只在规定的用途中使用有效。如果作为其他目的使用，其适用性由使用者自行确定。

中药化学对照品溶液原则上临用前配制，不推荐保存溶液，除非使用者证明其适用性。

第二节　中药化学对照品的替代研究简介

中药化学对照品的研究与应用历史相对较短。20世纪70年代末至80年代初开始，随着色谱仪器的广泛使用，新的检测技术方法得到了越来越广泛的应用，使用对照品控制中药质量的标准越来越多。从《中国药典》1985年版一部开始，增加了采用中药化学对照品控制中药质量的检测项目，以后的各版药典中药化学对照品的应用越来越普遍，品种数量大幅度增加，具体情况如表1-1所示。

但是，中药化学对照品的绝大多数品种是从植物中提取的，由于成分复杂，含量低，提取、分离、纯化制备难度很大，同时消耗较大量药材资源及化学试剂。导致其制备成本高，制备量难以满足使用需求。为探索解决减少对照品使用的中药质量控制方法问题，中药化学

表 1-1　《中国药典》收录中药化学对照品应用情况

ChP 版本	中药化学对照品品种数	对照提取物品种数
1985	16	0
1990	100	0
1995	143	0
2000	203	0
2005	282	11
2010	402	16
2020	503	23

对照品的替代研究引起越来越多的关注。使用"替代品""一标多测"或"对照提取物"等替代方法，不仅可以减少中药化学对照品的使用，也为中药化学对照品的应用模式多元化创造了条件，并将带来中药质量控制方法的简约化与创新，降低了检验成本。

国内外药品标准中天然产物对照品的应用情况较为普遍。收载植物药、草药或天然产物品种较多，如《中国药典》2020 年版一部收载中药材、提取物、中成药共计 2711 种。国外药典，如《欧洲药典》(EP)、《美国药典》(USP)、《日本药局方》(JP) 等均收载了一定量的植物药，质量标准均采用标准物质控制质量，形式多样。《中国药典》一部几乎全部使用中药化学对照品，USP 食品补充剂（dietary supplement）收载的植物药品种标准中对照品的应用也较多。中药化学对照品主要包括以下几种类型。

1. 对照品

用单体成分作为对照品测定药材和相应制剂中该成分的含量。《中国药典》一部应用最多，USP 应用也较多，如以 agnuside 和 casticin（紫花牡荆素）为对照，HPLC 法测定 chaste tree 中两成分的含量；以 apigenin-7-glucoside（芹菜素-7-*O*-葡萄糖苷）为对照，HPLC 法测定 chamomile（洋甘菊）中该成分的含量；以 glycyrrhizic acid（甘草酸）为对照，HPLC 法测定 licorice（甘草）中甘草酸的含量等。

2. 内参比物

对照品作为测定成分之一，同时也作为其他测定成分的对照同时测定品种项下多个成分。如 USP 最典型的 ginkgo（银杏叶）项下，以 quercetin（槲皮素）为对照，HPLC 法测定 quercetin（槲皮素），kaempferol（山奈酚）和 isorhamnerin（异鼠李素）的含量，并计算总黄酮醇苷含量。再如，hawthorn leaf with flower（山楂叶）项下以 vitexin（牡荆素）为对照，供试品溶液水解为苷元后 HPLC 法测定其含量，以 vitexin 和 isovitexin（异牡荆素，相对保留时间定位）的峰面积之和计算 *C*-glycosylated flavones（*C*-苷黄酮）的含量；以 quercetin 为对照，供试品溶液水解为苷元后测定 quercetin 的含量，以 hyperoside（金丝桃苷）与槲皮素分子量之比折算计算为 *O*-glycosylated flavones（*O*-苷黄酮）的含量。

《中国药典》一部丹参项下以丹参酮 II$_A$ 为对照同时测定丹参酮 II$_A$、隐丹参醌和丹参酮 I 的含量。黄连项下以盐酸小檗碱为对照同时测定小檗碱、表小檗碱、黄连碱和巴马汀的含量。内参比物的使用可节省相似成分对照品的使用，减少对照品开发难度。

3. 参比物

测定的样品中不含有相应成分，作为类似内标物成分对照用。如 USP ginger（生姜）项下，以 USP ginger constituents mixture RS（生姜成分混合物对照物）作为系统适用性试验对照物，以 Capsaicin（辣椒素）作为参比物，以相对保留时间定位，HPLC 法测定 6-gingerol、8-gingerol A、8-gingerol-B、6-gingerdiol、6-gingerdione、10-gingerol、

8-gingerdiol的含量（图 1-2）。

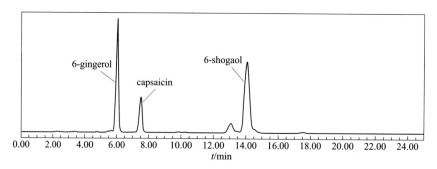

图 1-2 USP 生姜成分混合物对照物（ginger constituents mixture RS）色谱图

再如，echinacea pallida（苍白松果菊）项下以 USP powdered echinacea pallida extract（苍白松果菊对照提取物）为对照定位，以 chlorogenic acid（绿原酸）为对照，HPLC 法测定并计算 chlorogenic acid（绿原酸）、caftaric acid（咖啡酸）、chicoric acid（菊苣酸）和 echinacoside（松果菊苷）的含量（校正因子分别为 1.000、0.881、0.695 和 1.000）（图 1-3）。

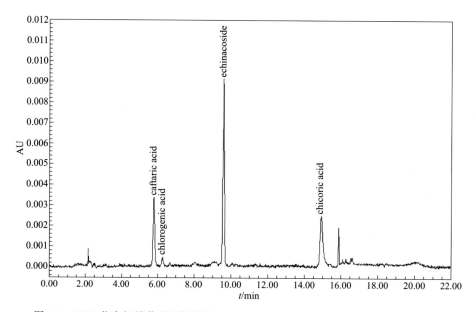

图 1-3 USP 苍白松果菊对照提取物（powdered echinacea pallida extract）色谱图

4. 对照提取物

以标示含量的对照提取物作为含量测定用对照品，可同时测定多种成分。如 USP ginkgo（银杏）项下 ginkgo terpene lactones（银杏萜内酯）的含量测定，采用 HPLC 法测定 bilobalide（白果内酯）、ginkgolide A、ginkgolide B、ginkgolide C（银杏内酯 A、银杏内酯 B、银杏内酯 C）的含量。USP ginkgo terpene lactones RS（银杏萜内酯对照物）说明书提供了典型色谱图，并标示 4 种成分的含量（图 1-4）。

再如，American ginseng（西洋参）项下，采用标示值的 powdered American ginseng extract 对照提取物为对照，HPLC 法测定 ginsenoside Rg$_1$、ginsenoside Re、ginsenoside Rb$_1$、ginsenoside Rc、ginsenoside Rb$_2$ 和 ginsenoside Rd 的含量，并计算总皂苷含量（图 1-5）。

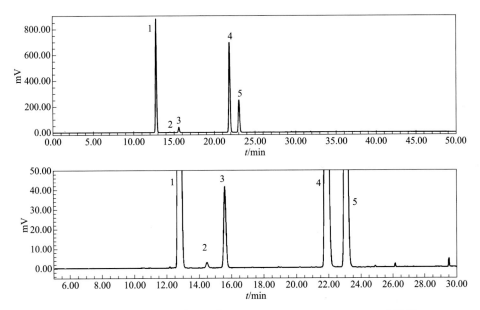

图 1-4 USP 银杏萜内酯对照物 (ginkgo terpene lactones RS) 色谱图
1—bilobalide；2—ginkgolide J；3—ginkgolide C；4—ginkgolide A；5—ginkgolide B

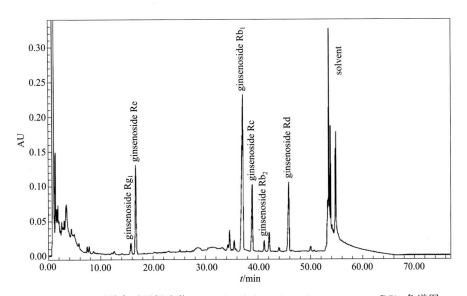

图 1-5 USP 西洋参对照提取物 (powdered American ginseng extract RS) 色谱图

Asian ginseng（亚洲人参）项下，采用标示值的 powdered Asian ginseng extract 对照提取物为对照，HPLC 法测定 ginsenoside Rg_1、ginsenoside Rb_1 的含量（图 1-6）。

《中国药典》一部川乌和草乌项下，采用标示值的乌头双酯型生物碱对照提取物，HPLC 法测定乌头碱、新乌头碱和次乌头碱的含量（图 1-7）。

含量测定用对照提取物模式的多样性可以在很大程度上缓解天然产物单体对照品的制备压力，降低检验成本。同时，克服了单纯对照品一对一测定的局限性，可同时测定天然产物中共存的生物活性成分或指标成分，显示了多指标评价的优越性。但是，含量测定用对照提取物的准确定值也是制备该类对照物的难点之一，需要深入的研究探讨。

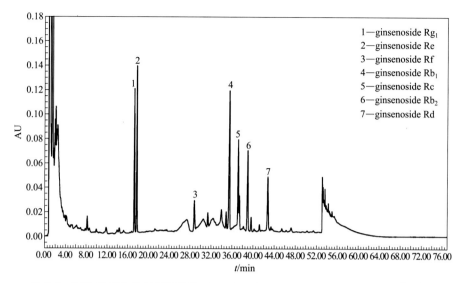

图 1-6　USP 亚洲人参对照提取物（powdered Asian ginseng extract RS）色谱图

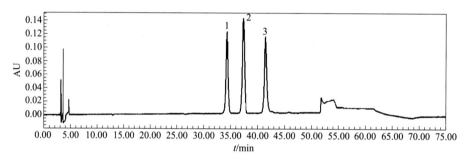

图 1-7　乌头双酯型生物碱对照提取物色谱图

1—新乌头碱；2—次乌头碱；3—乌头碱

　　近年来，对照提取物用于色谱峰定位的使用也越来越多，如《中国药典》一部羌活项下，以羌活对照提取物对照定位测定羌活的特征图谱（图 1-8）。宫血宁胶囊项下，以重楼对照提取物对照定位测定重楼皂苷Ⅶ、重楼皂苷 D 和重楼皂苷 H 的含量。相信今后中药对照提取物作为定位使用将越来越得到重视。

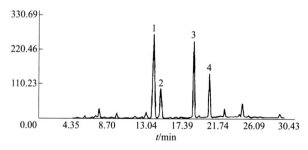

图 1-8　羌活对照提取物色谱图

1—羌活醇；2—阿魏酸苯乙醇酯；3—异欧前胡素；4—镰叶芹二醇

第二章　各论

人参二醇

Panaxadiol

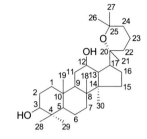

【**异名**】　人参萜二醇

【**分子式及分子量**】　$C_{30}H_{52}O_3$；460.73

【**来源**】　五加科植物人参 *Panax ginseng* C. A. Mey. 的茎叶。

【**性状**】　白色结晶性粉末。

本品溶于甲醇，难溶于水。

熔点：250℃。

【**纯度检查**】

薄层色谱

1. 薄层板　硅胶 G 板

展开剂　三氯甲烷-乙醚（1∶1）

检　识　10％硫酸乙醇液，日光下检视

2. 薄层板　硅胶 G 板

展开剂　甲苯-乙酸乙酯（1∶1）

检　识　10％硫酸乙醇液，日光下检视

高效液相色谱

色谱柱　Agilent C_{18}，5μm（4.6mm×250mm）

流动相　甲醇，0.8ml/min

检　测　蒸发光散射检测器，漂移管温度80℃，氮气流速2.0L/min

差示量热扫描法

起始温度50℃，终点温度300℃，升温速率5℃/min

【**结构鉴定**】　UV　λ_{max}^{MeOH}(nm)：202。

IR　ν_{max}^{KBr}(cm^{-1})：3415，3244，2945，1452，1383，1215，1119，1039，982。

EI-MS　m/z：460[M]$^+$，341，189，175[1]。

^{1}H-NMR(C_5D_5N,600MHz)　δ:3.43(1H,m,H-3),3.76(1H,m,H-12),1.04(3H,s,18-CH$_3$),0.90(3H,s,19-CH$_3$),1.23(3H,s,21-CH$_3$),1.22(3H,s,26-CH$_3$),1.22(3H,s,27-CH$_3$),1.26(3H,s,28-CH$_3$),1.00(3H,s,29-CH$_3$),0.89(3H,s,30-CH$_3$)[2]

^{13}C-NMR(C_5D_5N,150MHz)　δ:39.6(C-1),28.3(C-2),78.0(C-3),39.4(C-4),56.4(C-5),18.8(C-6),35.3(C-7),40.1(C-8),50.3(C-9),37.4(C-10),31.3(C-11),70.2(C-12),50.0(C-13),51.3(C-14),31.3(C-15),25.4(C-16),55.0(C-17),17.3(C-18),16.5(C-19),76.9(C-20),19.6(C-21),35.8(C-22),16.5(C-23),36.5(C-24),73.0(C-25),33.2(C-26),27.4(C-27),28.7(C-28),15.9(C-29),16.4(C-30)[2]。

【**贮藏**】　干燥、密闭。

参考文献

[1] 匡海学. 中药化学[M]. 北京：中国中医药报社，2003.

[2] 马丽媛，杨秀伟. 人参茎叶总皂苷酸水解产物化学成分研究[J]. 中草药. 2015，46(17)：2522-2533.

人参三醇
Panaxatriol

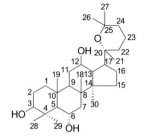

【分子式及分子量】 $C_{30}H_{52}O_4$；476.73

【来源】 五加科植物人参 *Panax ginseng* C. A. Mey. 的茎叶。

【性状】 白色结晶性粉末。

本品溶于甲醇，难溶于水。

熔点：238～239℃。

【纯度检查】

薄层色谱

1. 薄层板　硅胶 G 板

展开剂　三氯甲烷-乙醚 (1∶1)

检　识　10%硫酸乙醇液，日光下检视

2. 薄层板　硅胶 G 板

展开剂　甲苯-乙酸乙酯 (1∶1)

检　识　10%硫酸乙醇液，日光下检视

高效液相色谱

色谱柱　Agilent C_{18}，$5\mu m$ (4.6mm×250mm)

流动相　甲醇-水 (80∶20)，0.8ml/min

检　测　蒸发光散射检测器，漂移管温度80℃，氮气流速 2.0L/min

差示量热扫描法

起始温度50℃，终点温度300℃，升温速率5℃/min

【结构鉴定】 UV λ_{max}^{MeOH}(nm)：202。

IR $\nu_{max}^{KBr}(cm^{-1})$：3369，2966，2931，1645，1468，1438，1385，1045。

EI-MS m/z：476[M^+]，339，187，173[1]。

^{1}H-NMR(C_5D_5N,600MHz) δ：3.52(1H,m,H-3),4.40(1H,m,H-6),3.78(1H,m,H-12),1.21(3H,s,18-CH_3),1.02(3H,s,19-CH_3),1.45(3H,s,21-CH_3),1.26(3H,s,26-CH_3),1.21(3H,s,27-CH_3),1.99(3H,s,28-CH_3),1.11(3H,s,29-CH_3),0.92(3H,s,30-CH_3)[2]。

^{13}C-NMR(C_5D_5N,150MHz) δ：39.4(C-1),28.2(C-2),78.4(C-3),39.4(C-4),61.8(C-5),67.7(C-6),47.6(C-7),41.2(C-8),49.9(C-9),40.4(C-10),32.0(C-11),70.3(C-12),49.5(C-13),51.3(C-14),31.3(C-15),25.4(C-16),54.9(C-17),17.6(C-18),17.4(C-19),76.9(C-20),19.6(C-21),35.8(C-22),16.5(C-23),36.5(C-24),73.0(C-25),33.2(C-26),27.4(C-27),31.2(C-28),16.5(C-29),17.3(C-30)[2]。

【贮藏】 干燥、密闭。

参考文献

[1] 匡海学. 中药化学[M]. 北京：中国中医药报社，2003.

[2] 马丽媛，杨秀伟. 人参茎叶总皂苷酸水解产物化学成分研究[J]. 中草药. 2015, 46 (17)：2522-2533.

人参皂苷 Rg₁

Ginsenoside Rg₁

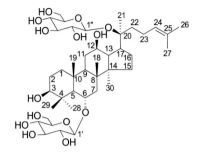

【异名】 Panaxoside A、Sanchinoside C₁

【分子式及分子量】 $C_{42}H_{72}O_{14}$；801.01

【来源】 五加科植物人参 *Panax ginseng* C. A. Meyer 的根。

【性状】 白色粉末。

本品易溶于甲醇，乙醇。

熔点：204.7～206.3℃。

【纯度检查】

薄层色谱

1. 薄层板 硅胶 G 板

   展开剂 三氯甲烷-乙酸乙酯-甲醇-水 （15：40：22：10）10℃以下放置的下层液

   检 识 10％硫酸乙醇溶液，105℃加热至斑点显色清晰，日光及紫外灯（366nm）下检视

2. 薄层板 硅胶 G 板

   展开剂 三氯甲烷-甲醇-水 （65：35：10）10℃以下放置的下层液

   检 识 10％硫酸乙醇溶液，105℃加热至斑点显色清晰，日光及紫外灯（365nm）下检视

高效液相色谱

色谱柱 Agilent SB C_{18}，5μm （4.6mm×250mm）

流动相 乙腈-水 （22：78），1ml/min

检测波长 203nm

【结构鉴定】 UV λ_{max}^{MeOH}(nm)：202。

IR ν_{max}^{KBr}(cm^{-1})：3406，2931，1646，1456，1385，1309，1075，1036。

FAB-MS m/z：839[M+K]$^+$，603，423。

^{1}**H-NMR**(C_5D_5N,600MHz) δ：3.49(1H,m,H-3),1.15(3H,s,18-CH₃),1.03(3H,s,19-CH₃),1.59(3H,s,21-CH₃),5.24(1H,t,$J=7.2$Hz,H-24),1.58(3H,s,26-CH₃),1.58(3H,s,27-CH₃),2.06(3H,s,28-CH₃),1.57(3H,s,29-CH₃),0.80(3H,s,30-CH₃),5.02(1H,d,$J=7.2$Hz,H-1′),5.16(1H,d,$J=7.8$Hz,H-1″)[1]。

^{13}**C-NMR**(C_5D_5N,150MHz) δ：39.4(C-1),28.0(C-2),78.6(C-3),40.4(C-4),61.4(C-5),79.7(C-6),45.1(C-7),41.1(C-8),50.0(C-9),39.7(C-10),31.0(C-11),70.1(C-12),49.2(C-13),51.4(C-14),30.7(C-15),26.6(C-16),51.5(C-17),17.6(C-18),17.6(C-19),83.3(C-20),22.3(C-21),36.1(C-22),23.2(C-23),126.0(C-24),130.9(C-25),25.8(C-26),17.7(C-27),31.8(C-28),16.4(C-29),17.2(C-30),106.0(C-1′),75.5(C-2′),80.1(C-3′),71.8(C-4′),78.2(C-5′),63.1(C-6′),98.2(C-1″),75.1(C-2″),79.4(C-3″),71.7(C-4″),78.3(C-5″),62.9(C-6″)[1]。

【贮藏】 干燥、密闭。

参考文献

[1] 周琪乐，徐嵬，杨秀伟. 中国红参化学成分研究[J]. 中国中药杂志. 2016，41（2）：233-249.

人参皂苷 Rb₁

Ginsenoside Rb₁

【分子式及分子量】 $C_{54}H_{92}O_{23}$；1109.29

【来源】 五加科植物人参 *Panax ginseng* C. A. Mey. 的茎叶。

【性状】 白色粉末。

本品易溶于甲醇、乙醇，不溶于乙醚、三氯甲烷、丙酮。

熔点：197～198℃[1]。

比旋度：$[\alpha]_D^{20} +12.42°$（$c=0.91$，CH_3OH）。

【纯度检查】

薄层色谱

1. 薄层板　硅胶 G 板

   展开剂　三氯甲烷-乙酸乙酯-甲醇-水（15：40：22：10）10℃以下放置的下层液

   检　识　10%硫酸乙醇液，日光及紫外灯（365nm）下检视

2. 薄层板　硅胶 G 板

   展开剂　三氯甲烷-甲醇-水（65：35：10）10℃以下放置的下层液

   检　识　10%硫酸乙醇液，日光及紫外灯（365nm）下检视

高效液相色谱

色谱柱　Agilent C_{18}，$5\mu m$（4.6mm×250mm）

流动相　甲醇-水（75：25），流速 1ml/min

检测波长　203nm

【结构鉴定】 UV　λ_{max}^{MeOH}（nm）：202[1]。

IR　ν_{max}^{KBr}（cm^{-1}）：3450，1670，1460，1400[1]。

FAB-MS　m/z：1147$[M+K]^+$，425，407[1]。

¹H-NMR（C_5D_5N，600MHz）　δ：3.25（1H，m，H-3），0.95（3H，s，18-CH_3），0.80（3H，s，19-CH_3），1.59（3H，s，21-CH_3），1.64（3H，s，26-CH_3），1.64（3H，s，27-CH_3），1.27（3H，s，28-CH_3），1.09（3H，s，29-CH_3），0.95（3H，s，30-CH_3），4.91（1H，d，$J=7.2Hz$，H-1′），5.36（1H，d，$J=7.2Hz$，H-1″），5.12（1H，d，$J=7.2Hz$，H-1‴），5.09（1H，d，$J=7.8Hz$，H-1⁗）[1]。

¹³C-NMR（C_5D_5N，150MHz）　δ：39.2（C-1），26.8（C-2），88.9（C-3），40.0（C-4），56.4（C-5），18.4（C-6），35.1（C-7），39.7（C-8），50.2（C-9），36.9（C-10），30.8（C-11），70.2（C-12），49.5（C-13），51.6（C-14），30.7（C-15），26.6（C-16），51.4（C-17），16.3（C-18），16.0（C-19），83.4（C-20），22.4（C-21），36.2（C-22），23.2（C-23），126.0（C-24），131.0（C-25），25.8（C-26），17.9（C-27），28.1（C-28），16.6（C-29），17.4（C-30），105.1（C-1′），83.5（C-2′），77.9（C-3′），71.7（C-4′），78.1（C-5′），62.7（C-6′），106.1（C-1″），77.1（C-2″），78.3（C-3″），71.6（C-4″），78.3（C-5″），62.8（C-6″），98.1（C-1‴），74.9（C-2‴），78.3（C-3‴），71.6（C-4‴），77.2（C-5‴），70.1（C-6‴），105.4（C-1⁗），75.3（C-2⁗），78.4（C-3⁗），71.6（C-4⁗），79.3（C-5⁗），62.9（C-6⁗）[1]。

【贮藏】 干燥、密闭。

参考文献

[1] 周琪乐，徐嵬，杨秀伟. 中国红参化学成分研究[J]. 中国中药杂志. 2016，41（2）：233-249.

士的宁

Strychnine

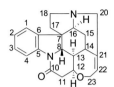

【异名】　番木鳖碱、士的年

【分子式及分子量】　$C_{21}H_{22}N_2O_2$；334.41

【来源】　马钱科植物马钱（番木鳖）*Strychnos nux-vomica* L. 的种子。

【性状】　白色粉末。

　　　　本品溶于三氯甲烷、乙醚、甲醇。

　　　　熔点：287～289℃[1]。

【纯度检查】

薄层色谱

1. 薄层板　硅胶 G 板

   展开剂　甲苯-丙酮-乙醇-浓氨试液（4∶5∶0.6∶0.4）

   检　识　稀碘化铋钾试液，日光下检视

2. 薄层板　硅胶 G 板

   展开剂　三氯甲烷-乙醇-环己烷（3∶1∶1）

   检　识　稀碘化铋钾试液，日光下检视

高效液相色谱

　　色谱柱　Diamansil™ C_{18}，5μm（4.6mm×250mm）

　　流动相　乙腈-0.01mol/L 庚烷磺酸钠与 0.02mol/L 磷酸二氢钾等量混合溶液（用 10％磷酸调节 pH 值为 2.8）（21∶79），1ml/min

　　检测波长　260nm

【结构鉴定】　UV　λ_{max}^{MeOH}(nm)：289，254，208。

IR　ν_{max}^{KBr}(cm^{-1})：1680，1610，1490，1470，1400，1200，1160，1120，1060，1010，930，860，780。

EI-MS　m/z：334[M]$^+$，306[M－CO]$^+$，162，134。

^{1}**H-NMR**(CDCl$_3$，600MHz)　δ：7.15(1H，d，$J=6.0$Hz，H-1)，7.09(1H，dd，$J=7.2$，7.2Hz，H-2)，7.25(1H，dd，$J=7.2$，7.2Hz，H-3)，8.09(1H，d，$J=7.0$Hz，H-4)，3.85(1H，d，$J=10.2$Hz，H-8)，3.12(1H，dd，$J=8.4$，9.0Hz，H-11)，2.66(1H，dd，$J=18.0$，3.0Hz，H-11)，4.28(1H，dt，$J=8.4$，3.6Hz，H-12)，1.27(1H，m，H-13)，3.14(1H，brd，$J=8.4$Hz，H-14)，2.35(1H，dt，$J=14.4$，4.2Hz，H-15)，1.45(1H，d，$J=14.4$Hz，H-15)，3.94(1H，brs，H-16)，1.88(2H，m，H-17)，3.19(1H，m，H-18)，2.86(1H，dd，$J=18.0$，4.2Hz，H-18)，3.70(1H，d，$J=14.4$Hz，H-20)，2.72(1H，d，$J=15.0$Hz，H-20)，5.89(1H，brs，H-22)，4.14(1H，dd，$J=13.8$，7.2Hz，H-23)，4.06(1H，dd，$J=13.8$，6.0Hz，H-23)[1]。

^{13}**C-NMR**(CDCl$_3$，150MHz)　δ：124.3(C-1)，122.4(C-2)，128.7(C-3)，116.4(C-4)，142.3(C-5)，132.9(C-6)，52.1(C-7)，60.2(C-8)，169.4(C-10)，50.5(C-11)，77.7(C-12)，48.4(C-13)，31.7(C-14)，27.0(C-15)，60.3(C-16)，42.6(C-17)，52.8(C-18)，43.0(C-20)，140.7(C-21)，127.3(C-22)，64.7(C-23)[1]。

【贮藏】　密闭、避光。

参考文献

[1] 陈德昌. 中药化学对照品工作手册[M]. 北京：中国医药科技出版社，2000.

马钱子碱

Brucine

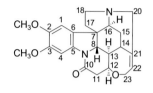

【异名】 布鲁生、10,11-Dimethoxystrychnine

【分子式及分子量】 $C_{23}H_{26}N_2O_4$；394.45

【来源】 马钱科植物马钱（番木鳖）*Strychnos nux-vomica* L. 的种子。

【性状】 白色针状结晶。

本品溶于三氯甲烷、乙醚、甲醇。

熔点：176.5～178.0℃。

【纯度检查】

薄层色谱

1. 薄层板 硅胶 G 板

    展开剂 甲苯-丙酮-乙醇-浓氨试液（4∶5∶0.6∶0.4）

    检 识 稀碘化铋钾试液，日光下检视

2. 薄层板 硅胶 G 板

    展开剂 三氯甲烷-乙醇-环己烷（3∶1∶1）

    检 识 稀碘化铋钾试液，日光下检视

高效液相色谱

    色谱柱 Platinum C_{18}，$5\mu m$（4.6mm×150mm）

    流动相 乙腈-0.01mol/L 庚烷磺酸钠与 0.02mol/L 磷酸二氢钾等量混合溶液（用 10％磷酸调节 pH 值为 2.8）(21∶79)，1ml/min

    检测波长 260nm

【结构鉴定】 UV λ_{max}^{MeOH}(nm)：301，264，205。

IR ν_{max}^{KBr}(cm^{-1})：1662，1626，1599，1502，1454，1396，1281，1223，1194，1119，991，850，756。

EI-MS m/z：394[M]$^+$，379[M－CH$_3$]$^+$，203，197，120。

^{1}H-NMR(CDCl$_3$，600MHz) δ：7.80(1H,brs,H-1),6.66(1H,brs,H-4),3.82(1H,d,$J=$10.2Hz,H-8),3.09(1H,dd,$J=$8.4,8.4Hz,H-11),2.64(1H,dd,$J=$16.8,3.0Hz,H-11),4.28(1H,dt,$J=$4.8,3.6Hz,H-12),1.26(1H,m,H-13),3.12(1H,brd,$J=$7.8Hz,H-14),2.34(1H,dt,$J=$14.4,4.2Hz,H-15α),1.46(1H,d,$J=$14.4Hz,H-15β),3.85(1H,brs,H-16),1.89(2H,m,H-17),3.17(1H,dd,$J=$9.6,7.2Hz,H-18),2.82(1H,m,H-18),3.69(1H,d,$J=$15.0Hz,H-20),2.71(1H,d,$J=$15.0Hz,H-20),5.89(1H,brs,H-22),4.13(1H,dd,$J=$13.8,7.2Hz,H-23),4.05(1H,dd,$J=$13.8,6.0Hz,H-23),3.89，3.85(各 3H,s,2,3-CH$_3$O)[1]。

^{13}C-NMR(CDCl$_3$) δ：106.1(C-1),146.5(C-2),149.6(C-3),101.4(C-4),136.2(C-5),123.4(C-6)，52.0(C-7),60.4(C-8),168.9(C-10),42.4(C-11),77.8(C-12),48.3(C-13),31.6(C-14),26.8(C-15),60.1(C-16),42.4(C-17),50.2(C-18),52.7(C-20),140.2(C-21),127.6(C-22),64.6(C-23),56.7(C$_2$—OCH$_3$),56.2(C$_3$—OCH$_3$)[1]。

【贮藏】 密闭、避光。

参考文献

[1] 陈德昌. 中药化学对照品工作手册[M]. 北京：中国医药科技出版社，2000：49-50.

水杨酸甲酯
Methylsalicylate

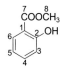

【异名】 冬青油、冬绿苷、柳酸甲酯、合成冬绿油、合成冬青油、羟苯甲酸甲酯

【分子式及分子量】 $C_8H_8O_3$；152.15

【来源】 合成。

【性状】 无色透明液体。

　　　　本品易溶于乙醇、乙醚、冰醋酸，微溶于水。

【纯度检查】

薄层色谱

1. 薄层板　硅胶 G 板

　　展开剂　环己烷-苯（7∶3）

　　检　识　5%$FeCl_3$ 溶液，日光下检视

2. 薄层板　硅胶 G 板

　　展开剂　石油醚（60～90℃）-苯（7∶3）

　　检　识　5%$FeCl_3$ 溶液，日光下检视

气相色谱

　　色谱柱　AB-WAX 毛细管柱，30m×0.32mm×0.25μm

　　色谱条件　起始温度 60℃，终止温度 200℃，升温速率 10℃/min，进样口温度 220℃，

　　　　　　　检测器温度 250℃

【结构鉴定】 UV λ_{max}^{MeOH}(nm)：305，237。

IR ν_{max}^{KBr}(cm^{-1})：3470～3000，1680，1620，1585，1490，1440，960，850，760，700。

EI-MS m/z：152[M]$^+$，121[M−OCH$_3$]$^+$，120，93，65。

^{1}**H-NMR**(CDCl$_3$，500MHz) δ：7.84(1H,dd,J=7.5,1.5Hz,H-3)，6.88(1H,dd,J=7.0,7.0Hz,H-4)，7.45(1H,ddd,J=8.0,8.0,1.5Hz,H-5)，6.98(1H,brd,J=8.0Hz,H-6)，3.95(3H,s,H-8)，10.76(1H,s,OH)[1]

^{13}**C-NMR**(CDCl$_3$，125MHz) δ：112.4(C-1)，161.6(C-2)，117.6(C-3)，135.7(C-4)，119.1(C-5)，129.9(C-6)，170.6(C-7)，52.2(C-8)[1]。

【贮藏】 干燥、密闭。

参考文献 ....

[1] 陈德昌. 中药化学对照品工作手册[M]. 北京：中国医药科技出版社，2000.

丹皮酚
Paeonol

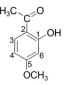

【异名】 芍药醇、牡丹酚

【分子式及分子量】 $C_9H_{10}O_3$；166.17

【来源】 毛茛科植物牡丹 *Paeonia suffruticosa* 的干燥根皮。

【性状】 白色结晶。

本品易溶于乙醇和甲醇中，溶于乙醚、丙酮、苯、三氯甲烷及二硫化碳中，稍溶于水，在热水中溶解，不溶于冷水。

熔点：48～49℃。

【纯度检查】

薄层色谱

1. 薄层板　硅胶 G 板

　　展开剂　环己烷-乙酸乙酯（3∶1）

　　检　识　5%$FeCl_3$乙醇溶液，日光下检视

2. 薄层板　聚酰胺薄膜

　　展开剂　环己烷-三氯甲烷-无水乙醇（7∶3∶1）

　　检　识　5%$FeCl_3$乙醇溶液，日光下检视

高效液相色谱

　　色谱柱　HiQ Sil C_{18}，5μm（4.6mm×250mm）

　　流动相　甲醇-水（60∶40），1ml/min

　　检测波长　254nm

差示量热扫描法

　　起始温度50℃，终点温度300℃，升温速率5℃/min

【结构鉴定】 UV λ_{max}^{MeOH}(nm)：319，273。

IR ν_{max}^{KBr}(cm^{-1})：3450，1630，1580，1510，1470，1375，1280，1210，1140，1070，1020，980，950，860，815，705。

EI-MS m/z：166[M]$^+$，151[M－CH$_3$]$^+$，120，108，95，43。

^{1}H-NMR(CDCl$_3$，500MHz) δ：7.63(1H,d,J＝8.5Hz,H-3)，6.44(1H,dd,J＝9.0，2.0Hz,H-4)，6.42(1H,d,J＝2.0Hz,H-6)，3.84(3H,s,-OCH$_3$)，2.56(3H,s,-COCH$_3$)，12.75(1H,s,-OH)[1]。

^{13}C-NMR(CDCl$_3$，125MHz) δ：165.3(C-1)，114.0(C-2)，132.2(C-3)，107.5(C-4)，166.2(C-5)，101.0(C-6)，55.5(-OCH$_3$)，202.4(C＝O)，26.0(-CH$_3$)。

【贮藏】 干燥、密闭。

参考文献

[1] 陈德昌. 中药化学对照品工作手册[M]. 北京：中国医药科技出版社，2000.

齐墩果酸

Oleanolic Acid

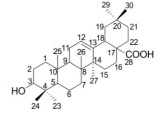

【异名】 土当归酸、Oleanol、CaryopHyllin、Astrantiagenin C、Giganteumgenin C、Virgaureagenin B

【分子式及分子量】 $C_{30}H_{48}O_3$；456.70

【来源】 山茱萸科山茱萸 *Cornus officinalis* 的干燥成熟果肉。

【性状】 白色粉末。

本品不溶于水，可溶于甲醇、乙醇、乙醚、丙酮和三氯甲烷[1]。

熔点：大于300℃。

比旋度：$[\alpha]_D^{20}$ +73.3° (c=0.15，$CHCl_3$)[1]。

【纯度检查】

薄层色谱

1. 薄层板 硅胶 G 板

   展开剂 三氯甲烷-甲醇（40：1）

   检 识 10%硫酸乙醇溶液显色，105℃加热，紫外灯（254nm、365nm）和日光下检视

2. 薄层板 硅胶 G 板

   展开剂 环己烷-三氯甲烷-乙酸乙酯-甲酸（20：5：8：0.1）

   检 识 10%硫酸乙醇溶液显色，105℃加热，紫外灯（254nm、365nm）和日光下检视

高效液相色谱

   色谱柱 CapCell Pack C_{18}，$5\mu m$（4.6mm×250mm）

   流动相 乙腈-0.1%磷酸（75：25），1.0ml/min

   检测波长 210nm

【结构鉴定】 UV λ_{max}^{MeOH}(nm)：203。

IR ν_{max}^{KBr}(cm^{-1})：3406，2943，2862，1695，1464，1387，1032，997。

EI-MS m/z：456[M]$^+$，248，207，203，189，133[2]。

^{1}H-NMR(C_5D_5N,600MHz) δ：3.44(1H,dd,J=10.8,5.4Hz,H-3)，5.50(1H,t,J=3.6Hz,H-12)，3.31(1H,dd,J=13.8,4.2Hz,H-18)，0.89(3H,s,H-23)，0.94(3H,s,H-30)，1.00(3H,s,H-29)，1.02(3H,s,H-24)，1.03(3H,s,H-25)，1.24(3H,s,H-26)，1.28(3H,s,H-27)。

^{13}C-NMR(C_5D_5N,150MHz) δ：38.6(C-1)，27.3(C-2)，79.1(C-3)，38.8(C-4)，55.4(C-5)，18.4(C-6)，33.1(C-7)，39.4(C-8)，47.8(C-9)，37.2(C-10)，23.6(C-11)，122.7(C-12)，143.6(C-13)，41.7(C-14)，27.8(C-15)，23.1(C-16)，46.6(C-17)，41.2(C-18)，46.0(C-19)，30.7(C-20)，33.9(C-21)，32.8(C-22)，28.2(C-23)，15.5(C-24)，15.3(C-25)，17.2(C-26)，25.9(C-27)，183.0(C-28)，32.5(C-29)，23.5(C-30)[2]。

【贮藏】 干燥、密闭。

参考文献

[1] 常新全，丁丽霞. 中药活性成分分析手册[M]. 北京：学苑出版社，2002：246.

[2] 陈万生，贾鑫明，张卫东等. 甘西鼠尾根化学成分研究[J]. 药学学报，2003，38（5）：354-357.

桂皮醛

Cinnamaldehyde

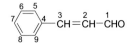

【分子式及分子量】 C_9H_8O；132.16

【来源】 樟科植物肉桂 *Cinnamomum Cassia* presl 的干燥树皮。

【性状】 淡黄色油状液体。

本品易溶于醇、醚，难溶于水。

折射率：1.6215（20℃）。

沸点：127.9℃。

【纯度检查】

薄层色谱

1. 薄层板 硅胶 GF_{254} 板

展开剂 石油醚（60~90℃）-乙酸乙酯（85∶15）

检 识 5%硫酸乙醇液，日光及紫外灯（254nm）下检视

2. 薄层板 硅胶 GF_{254} 板

展开剂 环己烷-乙酸乙酯（85∶15）

检 识 5%硫酸乙醇液，日光及紫外灯（254nm）下检视

高效液相色谱

色谱柱 Agilent C_{18}，$5\mu m$（4.6mm×250mm）

流动相 乙腈-水（35∶65），1ml/min

检测波长 290nm

气相色谱

色谱柱 AB-5 毛细管柱，30m×0.32mm×$0.5\mu m$

色谱条件 起始温度80℃，终止温度200℃，升温速率8℃/min，进样口温度220℃，检测器温度250℃

【结构鉴定】 UV λ_{max}^{MeOH}(nm)：285，219。

IR ν_{max}^{Film}（cm^{-1}）：3061.5，2816.1，2743.7，1680.8，1626.2，1450.1，1294.6，1124.9，973.0，748.3，688.8。

EI-MS m/z：$132[M]^+$。

^{1}H-NMR(CDCl$_3$，500MHz) δ：9.72(1H,d,$J=8.0$Hz,H-1)，6.73(1H,dd,$J=16.0$,7.5Hz,H-2)，7.49(1H,d,$J=16.0$Hz,H-3)，7.58(2H,dd,$J=6.5$,2.0Hz,H-5,9)，7.47(3H,m,H-6,7,8)[1]。

^{13}C-NMR(CDCl$_3$，125MHz) δ：193.7(C-1)，128.7(C-2)，152.7(C-3)，134.0(C-4)，129.1(C-5)，128.5(C-6)，131.3(C-7)，128.5(C-8)，129.1(C-9)[1]。

【贮藏】 干燥、密闭、冷藏。

参考文献

[1] 孙文基. 天然药物成分 NMR 谱模拟特征及实例[M]. 北京：中国医药科技出版社，2009.

粉防己碱

Tetrandrine

【异名】 汉防己甲素

【分子式及分子量】 $C_{38}H_{42}N_2O_6$；622.75

【来源】 防己科植物防己 *Stephania tetrandra* S. Moore 的干燥根。

【性状】 白色粉末。

本品易溶于乙醇、丙酮、乙酸乙酯、乙醚和三氯甲烷等有机溶剂及稀酸水中，可溶于苯，不溶于水和石油醚[1]。

熔点：218～219℃。

【纯度检查】

薄层色谱

1. 薄层板　硅胶 G 板

展开剂　石油醚（30～60℃）-丙酮-氨水（10：10：1）

检　识　稀碘化铋钾试液显色后，日光下检视

2. 薄层板　硅胶 G 板

展开剂　三氯甲烷-丙酮-甲醇（6：1：1）

检　识　稀碘化铋钾显色后，日光下检视

高效液相色谱

色谱柱　HiQ C_{18}，$5\mu m$（$4.6mm \times 250mm$）

流动相　甲醇-水-二乙胺（82：18：0.1），1ml/min

检测波长　280nm

【结构鉴定】　UV　λ_{max}^{MeOH}（nm）：282。

IR ν_{max}^{KBr}（cm^{-1}）：2931，1506，1446，1271，1234，1122，1111，1024。

EI-MS m/z：622[M]$^+$。

^{1}H-NMR（$CDCl_3$，600MHz）　δ：6.30(1H,s,H-5)，6.55(1H,d,$J=1.2$Hz,H-10)，6.86，6.88(各 1H,d,$J=7.8$Hz,H-13,14)，6.51(1H,s,H-5′)，6.00(1H,s,H-8′)，7.34(1H,dd,$J=8.4,2.4$Hz,H-10′)，7.14(1H,dd,$J=7.8,2.4$Hz,H-11′)，6.80(1H,dd,$J=8.4,2.4$Hz,H-13′)，6.30(1H,dd,$J=7.8,2.4$Hz,H-14′)，3.75(3H,s,6-OCH$_3$)，3.19(3H,s,7-OCH$_3$)，3.93(3H,s,12-OCH$_3$)，3.37(3H,s,6′-OCH$_3$)，2.33(3H,s,2-CH$_3$)，2.62(3H,s,2′-CH$_3$)[2]。

^{13}C-NMR（$CDCl_3$，150MHz）　δ：61.5(C-1)，44.4(C-3)，22.4(C-4)，127.8(C-4a)，106.2(C-5)，151.5(C-6)，138.1(C-7)，148.3(C-8)，123.1(C-8a)，134.9(C-9)，116.3(C-10)，144.0(C-11)，147.2(C-12)，112.0(C-13)，122.9(C-14)，38.3(C-15)，64.0(C-1′)，45.2(C-3′)，24.9(C-4′)，128.1(C-4a′)，112.9(C-5′)，148.7(C-6′)，149.5(C-7′)，120.3(C-8′)，127.9(C-8a′)，134.9(C-9′)，130.1(C-10′)，121.6(C-11′)，154.0(C-12′)，121.6(C-13′)，132.5(C-14′)，41.9(C-15′)，42.1(N-CH$_3$)，42.5(N-CH$_3$)，55.9(6-OCH$_3$)，60.1(7-OCH$_3$)，56.2(12-OCH$_3$)，55.8(6′-OCH$_3$)[3]。

【贮藏】 干燥、密闭。

参考文献

[1] 王晓艳，王昌平. 汉防己甲素的综述[J]. 河南化工，2010，27（2）：8-9.

[2] 李行诺，阎海霞，沙娜等. 粉防己生物碱化学成分的分离与鉴定[J]. 沈阳药科大学学报，2009，26（6）：430-433.

[3] 陈德昌. 中药化学对照品工作手册[M]. 北京：中国医药科技出版社，2000：143-144.

盐酸水苏碱

Stachydrine Hydrochloride

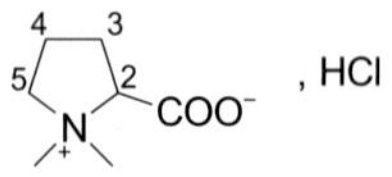

【异名】 水苏碱盐酸盐

【分子式及分子量】 $C_7H_{13}NO_2 \cdot HCl$；179.64

【来源】 唇形科植物益母草 *Leonurus japonicas*
Houtt. 的新鲜或干燥地上部分。

【性状】 白色结晶。

本品易溶于甲醇、水。

熔点：197～199℃。

【纯度检查】

薄层色谱

1. 薄层板 硅胶 G 板

展开剂 甲醇-丙酮-盐酸（90：10：4）

检 识 稀碘化铋钾试液溶液，可见光下检视

2. 薄层板 硅胶 G 板

展开剂 乙酸乙酯-正丁醇-盐酸（1：8：3）

检 识 稀碘化铋钾试液溶液，可见光下检视

高效液相色谱

色谱柱 丙基酰胺键合硅胶柱，$5\mu m$（4.6mm×250mm）

流动相 乙腈-0.2%冰醋酸（80：20）

检测波长 192nm

【结构鉴定】 UV λ_{max}^{MeOH}(nm)：215 (sh)，202。

IR ν_{max}^{KBr}(cm^{-1})：3400，1710，1490，1420，1410，1390，1240，1010，960。

EI-MS m/z：144[M－Cl]$^+$，98，84，82，71，58，56，44，42。

^{1}H-NMR(D_2O,600MHz) δ：4.31(1H,t,J＝9.6Hz,H-2),2.39,2.56(各 1H,m,H-3),2.21(2H,m,H-4),3.60,3.76(各 1H,m,H-5),3.14,3.34(各 3H,s,-NCH$_3$)[1]。

^{13}C-NMR(D_2O,150MHz) δ：77.6(C-2),27.7(C-3),21.5(C-4),70.7(C-5),172.4(-COO),49.1,55.2(CH$_3$NCH$_3$)[1]。

【贮藏】 干燥、密闭。

参考文献

[1] 陈德昌. 中药化学对照品工作手册[M]. 北京：中国医药科技出版社，2000，

盐酸小檗碱
Berberine Hydrochloride

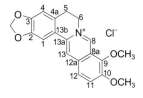

【异名】　黄连素、Berberin

【分子式及分子量】　$C_{20}H_{18}ClNO_4$；371.81

【来源】　毛茛科植物黄连 *Coptis chinensis* Franch. 的干燥根茎。

【性状】　黄色细针状结晶。
　　　　本品易溶于甲醇。
　　　　熔点：193～196℃。

【纯度检查】

薄层色谱

1. 薄层板　硅胶 G 板
　　展开剂　甲苯-乙酸乙酯-异丙醇-甲醇-水（6：3：1.5：1.5：0.3），氨蒸气饱和
　　检　识　紫外灯（365nm）下检视

2. 薄层板　硅胶 G 板
　　展开剂　正丁醇-冰醋酸-水（7：1：2）
　　检　识　紫外灯（365nm）下检视

高效液相色谱

　　色谱柱　Phenomenex Luna C_{18}，$5\mu m$（4.6mm×250mm）

　　流动相　乙腈-磷酸盐缓冲液 [0.05mol/L KH_2PO_4 和 0.05mol/L 庚烷磺酸钠（1：1），含 0.2% 三乙胺，用磷酸调 pH 至 3.0]（38：62），1ml/min

　　检测波长　345nm

【结构鉴定】　UV　λ_{max}^{MeOH}（nm）：230，266，350，429[2]。

IR　ν_{max}^{KBr}（cm^{-1}）：3403，1634，1600，1505，1480，1363，1272，1102，1035，974[2]。

ESI-MS　m/z：336$[M-Cl]^{+}$[2]。

^{1}H-NMR（DMSO-d_6，600MHz）　δ：7.78（1H，s，H-1），7.08（1H，s，H-4），3.19（2H，t，$J=$6.0Hz，H-5），4.93（2H，t，$J=$6.0Hz，H-6），9.89（1H，s，H-8），8.95（1H，s，H-13），8.19（1H，d，$J=$9.6Hz，H-11），7.99（1H，d，$J=$9.00Hz，H-12），6.16（2H，s，-OCH₂O-），4.06，4.08（各 3H，s，9，10-OCH₃）[1]。

^{13}C-NMR（DMSO-d_6，150MHz）　δ：105.4（C-1），147.7（C-2），150.4（C-3），108.4（C-4），130.7（C-4a），26.3（C-5），55.2（C-6），145.5（C-8），120.2（C-8a），149.8（C-9），143.6（C-10），120.4（C-11），133.0（C-12a），123.5（C-12），126.7（C-13），137.4（C-13a），121.4（C-13b），102.1（-OCH₂O-），61.9，57.1（9，10-OCH₃）[1]。

【贮藏】　干燥、密闭。

参考文献

[1] 赵斌，董小萍，余娅芳等. 藏药螃蟹甲化学成分研究（Ⅰ）[J]. 中药材. 2008，31（8）：1170-1172.

[2] 耿红梅. 欧亚旋覆花化学成分的研究[J]. 时珍国医国药. 2008，19（10）：2432-2433.

黄芩苷
Baicalin

【分子式及分子量】 $C_{21}H_{18}O_{11}$；446.36

【来源】 唇形科植物黄芩 *Scutellaria baicalensis* Georgi 的根。

【性状】 淡黄色粉末。

本品易溶于 N,N-二甲基甲酰胺、吡啶中，可溶于碳酸氢钠、碳酸钠、氢氧化钠等碱性溶液中，但在碱液中不稳定，渐变暗棕色，微溶于热冰醋酸，难溶于甲酸、乙酸、丙酮，几乎不溶于水、乙醚、苯、三氯甲烷等。

熔点：221～223℃。

【纯度检查】

薄层色谱

1. 薄层板 硅胶 G 板

 展开剂 乙酸乙酯-丁酮-乙酸-水 (10：7：5：3) 上层液

 检 识 1%三氯化铝乙醇溶液显色后，紫外灯 (365nm) 及日光下检视

2. 薄层板 聚酰胺薄膜

 展开剂 乙酸乙酯-丁酮-甲酸-水 (6：6：1：1)

 检 识 1%三氯化铝乙醇溶液显色后，紫外灯 (365nm) 下检视

高效液相色谱

 色谱柱 HiQ Sil C_{18}，$5\mu m$ (4.6mm×250mm)

 流动相 甲醇-0.2% H_3PO_4 (50：50)，0.8ml/min

 检测波长 280nm

【结构鉴定】 UV λ_{max}^{MeOH}(nm)：314，278，215，203。

IR ν_{max}^{KBr}(cm^{-1})：3491，3392，2902，1726，1660，1574，1498，1367，1300，1201，1066，850。

ESI-MS m/z：447[M+H]$^{+}$[1]。

^{1}H-NMR(DMSO-d_6，600MHz) δ：7.04(1H,s,H-3)，7.00(1H,s,H-8)，8.08(2H,d,$J=$8.4Hz,H-2′,6′)，7.60(3H,m,H-3′,4′,5′)，3.36～3.46(3H,m,H-2″,3″,4″)，12.58(1H,s,5-OH)，8.65(1H,s,6-OH)，5.27～5.49(3H,2″,3″,4″-OH)[1]。

^{13}C-NMR(DMSO-d_6，150MHz) δ：163.5(C-2)，106.1(C-3)，182.5(C-4)，146.8(C-5)，130.6(C-6)，151.2(C-7)，93.8(C-8)，149.2(C-9)，104.7(C-10)，130.8(C-1′)，126.3(C-2′，6′)，129.1(C-3′，5′)，132.0(C-4′)，100.0(C-1″)，72.8(C-2″)，75.2(C-3″)，71.3(C-4″)，75.5(C-5″)，169.9(C-6″)[1]。

【贮藏】 干燥、密闭。

参考文献

[1] 李云霞，索全伶，贺文智等. 黄芩中黄芩苷的分离与结构表征[J]. 中成药，2007，29 (11)：1648-1651.

靛蓝

Indigotin

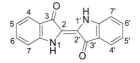

【分子式及分子量】 $C_{16}H_{10}N_2O_2$; 262.26

【来源】 豆科植物木蓝（*Indigofera tinctora* L.）的茎叶。

【性状】 蓝色粉末。

本品微溶于甲醇。

熔点：300℃分解。

【纯度检查】

薄层色谱

1. 薄层板 硅胶 G 板
   展开剂 甲苯-三氯甲烷-丙酮 （5：4：1）
   检 识 日光下检视
2. 薄层板 硅胶 G 板
   展开剂 三氯甲烷-石油醚 （60～90℃)-甲酸 （7：2：1）
   检 识 日光下检视

高效液相色谱

色谱柱 YWG C_{18} ，5μm （4.6mm×250mm）

流动相 甲醇-水 （75：25），1ml/min

检测波长 606nm

差示量热扫描法

起始温度 50℃，终点温度 300℃，升温速率 5℃/min

【结构鉴定】 UV λ_{max}^{MeOH}(nm)：241，285，606。

IR ν_{max}^{KBr}(cm^{-1})：3269，1628，1614，1483，1462，1390，1317，1128，1070。

EI-MS m/z：263[M+H]$^+$。

^{1}**H-NMR**（CDCl$_3$，400MHz） δ：7.62(2H,d,$J=7.6$Hz,H-4,4$'$)，6.92(2H,d,$J=7.6$Hz,H-7,7$'$)，7.57(2H,t,$J=7.6$Hz,H-6,6$'$)，7.13(2H,d,$J=7.6$Hz,H-5,5$'$)[1]．．

^{13}**C-NMR**（CDCl$_3$，100MHz） δ：138.6(C-2,2$'$)，125.8(C-3a,7a,3a$'$,7a$'$)，124.0(C-4,4$'$,7,7$'$)，112.3(C-5,6,5$'$,6$'$)[1]。

【贮藏】 干燥、密闭。

参考文献

[1] 裴毅. 菘蓝和马蓝药用部位的药学研究[D]. 黑龙江中医药大学，2005.

靛玉红
Indirubin

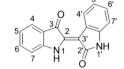

【分子式及分子量】 $C_{16}H_{10}N_2O_2$；262.26

【来源】 豆科植物木蓝 *Indigofera tinctora* L. 的茎叶。

【性状】 紫红色粉末。

本品略溶于甲醇、乙醇、乙酸，不溶于水。

熔点：356～358℃。

【纯度检查】

薄层色谱

1. 薄层板　硅胶 G 板

　展开剂　甲苯-三氯甲烷-丙酮 (5：4：1)

　检　识　日光下检视

2. 薄层板　硅胶 G 板

　展开剂　石油醚 (60～90℃)-乙酸乙酯-二乙胺 (7.5：5：1)

　检　识　日光下检视

高效液相色谱

　色谱柱　YWG C_{18}，5μm (4.6mm×250mm)

　流动相　甲醇-水 (70：30)，1ml/min

　检测波长　292nm

差示量热扫描法

　起始温度 50℃，终点温度 300℃，升温速率 5℃/min

【结构鉴定】 UV λ_{max}^{MeOH}(nm)：242，292，362，540。

IR ν_{max}^{KBr}(cm^{-1})：3345，1671，1620，750。

EI-MS m/z：262[M]$^+$，234[M－CO]$^+$，205，179，150。

^{1}H-NMR(DMSO-d_6，500MHz) δ：11.01，10.88(各 1H，s，1，1'-NH)，8.77(1H，d，$J=$ 7.5Hz，H-4')，7.66(1H，d，$J=7.5$Hz，H-4)，7.59(1H，t，$J=8.0$，7.5Hz，H-6')，7.41(1H，d，$J=8.0$Hz，H-7')，7.24(1H，t，$J=7.8$，7.5Hz，H-6)，7.01(2H，t，$J=7.5$Hz，H-5,5')，6.90(1H，d，$J=7.8$Hz，H-7)[1]。

^{13}C-NMR(DMSO-d_6，125MHz) δ：188.6(C-3)，170.9(C-2')，152.5(C-7a)，40.9(C-7'a)，138.3(C-2)，137.1(C-6)，129.2(C-4')，124.6(C-4)，124.3(C-6')，121.4(C-3'a)，121.2(C-5，5')，119.0(C-3a)，113.4(C-7)，109.5(C-7')，106.6(C-3')[1]。

【贮藏】 干燥、密闭、冷藏。

参考文献

[1] 阮金兰，邹建华，蔡亚玲. 大青叶化学成分研究[J]. 中国中药杂志，2005，30 (19)：1525-1526.

脂蟾毒配基

Resibufogenin

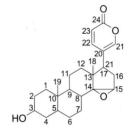

【分子式及分子量】 $C_{24}H_{32}O_4$；384.51

【来源】 中华大蟾蜍 *Bufo bufo gargarizans* Cantor 或黑眶蟾蜍 *Bufo melanostictus* Schneider 的干燥分泌物。

【性状】 白色粉末。

本品易溶于三氯甲烷，不溶于水。

熔点：113～115℃。

【纯度检查】

薄层色谱

1. 薄层板 硅胶 GF_{254} 板

   展开剂 乙酸乙酯-环己烷（8：2）

   检 识 紫外灯（254nm）下检视

2. 薄层板 硅胶 GF_{254} 板

   展开剂 环己烷-三氯甲烷-丙酮（4：3：3）

   检 识 紫外灯（254nm）下检视

高效液相色谱

色谱柱 HiQ Sil C_{18}，$5\mu m$（4.6mm×250mm）

流动相 0.5%磷酸二氢钾溶液-乙腈（50：50）（用磷酸调节 pH 值为 3.2），1ml/min

检测波长 296nm

【结构鉴定】 UV λ_{max}^{MeOH}(nm)：299。

IR ν_{max}^{KBr}(cm^{-1})：3508，2935，1747，1720，1537，1450，1379。

EI-MS m/z：384[M]$^+$[1]。

^{1}H-NMR(CDCl$_3$，600MHz) δ：3.52(1H,brs,H-3)，4.13(1H,t,H-15)，0.77，0.98(各 3H,s,H-18,19)，6.24(1H,d,$J=9.6$Hz,H-23)，7.23(1H,d,$J=1.8$Hz,H-21)，7.78(1H,dd,$J=10.2,2.4$Hz,H-22)[1]。

^{13}C-NMR(CDCl$_3$，150MHz) δ：29.5(C-1)，27.9(C-2)，66.8(C-3)，33.3(C-4)，5.9(C-5)，25.8(C-6)，23.7(C-7)，39.3(C-8)，33.5(C-9)，35.5(C-10)，21.0(C-11)，39.3(C-12)，45.3(C-13)，74.7(C-14)，59.8(C-15)，32.4(C-16)，45.3(C-17)，16.9(C-18)，20.7(C-19)，122.2(C-20)，149.5(C-21)，147.0(C-22)，115.2(C-23)，162.0(C-24)[1]。

【贮藏】 干燥、密闭、冷藏。

参考文献

[1] 陈德昌. 中药化学对照品工作手册[M]. 北京：中国医药科技出版社，2000，160-161.

麝香酮
Muscone

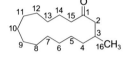

【分子式及分子量】　$C_{16}H_{30}O$；238.41

【来源】　合成。

【性状】　无色液体。

　　　　本品溶于甲醇、乙醇，几乎不溶于水。

　　　　沸点：328℃。

　　　　比旋度：$[\alpha]_D^{20} -13.01°$[1]。

【纯度检查】

薄层色谱

1. 薄层板　硅胶 G 板

　　展开剂　石油醚（60～90℃）-乙醚-二甲苯（4：2：1）

　　检　识　10%硫酸乙醇液，105℃加热至斑点清晰，日光下检视

2. 薄层板　硅胶 G 板

　　展开剂　甲苯-乙醚（98：2）

　　检　识　10%硫酸乙醇液，105℃加热至斑点清晰，日光下检视

气相色谱

　　色谱柱　DB-WAX，30m×0.32mm×0.25μm

　　色谱条件　柱温 195℃，进样口温度 220℃，检测器温度 250℃

【结构鉴定】　UV　λ_{max}^{MeOH}(nm)：284，199。

IR　ν_{max}^{KBr}(cm^{-1})：2930，2850，1720，1480，1415，1375。

EI-MS　m/z：238[M]$^+$，230，209，195，180，163，149，135，125，111，97，85，69，55，41，29。

^{1}**H-NMR**(CDCl$_3$，600MHz)　δ：2.18(1H,dd,$J=15.0,4.8$Hz,H-2)，2.41(3H,m,H-2，15)，2.04(1H,m,H-3)，1.67(1H,m,H-4)，1.60(1H,m,H-4)，1.19～1.34(20H,m,H-5～14)，0.93(3H,d,$J=6.6$Hz,-CH$_3$)[2]。

^{13}**C-NMR**(CDCl$_3$，150MHz)　δ：212.1(C-1)，50.4(C-2)，29.0(C-3)，35.5(C-4)，21.1(C-5)，27.5(C-6)，27.1，26.7，26.6，26.5，26.5，26.2，26.1，25.0(C-7～14)，42.0(C-15)，23.0(C-16)[2]。

【贮藏】　冷藏。

参考文献

[1] 常新全，丁丽霞. 中药活性成分分析手册[M]. 北京：学苑出版社，2002.

[2] 陈德昌. 中药化学对照品工作手册[M]. 北京：中国医药科技出版社，2000.

乌头碱

Aconitine

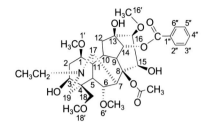

【分子式及分子量】　$C_{34}H_{47}NO_{11}$；645.74

【来源】　毛茛科植物乌头 *Aconitum car-michaeli* Debx 的块根。

【性状】　白色结晶。

本品溶于甲醇。

熔点：187～189℃。

【纯度检查】

薄层色谱

1. 薄层板　硅胶 G 板

展开剂　环己烷-二乙胺（8：2）

检　识　稀碘化铋钾溶液，日光下检视

2. 薄层板　聚酰胺薄膜

展开剂　正己烷-乙酸乙酯-甲醇（6.4：3.6：1）

检　识　稀碘化铋钾溶液，日光下检视

高效液相色谱

色谱柱　Agilent TC C_{18}，$5\mu m$（4.6mm×250mm）

流动相　A：乙腈-四氢呋喃（25：15）；B：0.1mol/L 醋酸铵-冰醋酸（1000：0.5）。

0—15min，A：15%→22%；15—60min，A：22%。

检测波长　235nm

差示量热扫描法

起始温度50℃，终点温度300℃，升温速率5℃/min

【结构鉴定】　UV　λ_{max}^{MeOH}(nm)：281，273，230，202。

IR　ν_{max}^{KBr}(cm^{-1})：3525，2970，2830，1725，1280，1100，720。

EI-MS　m/z：613[M−OCH$_3$]$^+$，553 [612−COOCH$_3$]，105[-CO-ph]。

^{1}H-NMR(CDCl$_3$,600MHz)　δ：4.87(1H,d,$J=4.8$Hz,H-14β)，7.46(2H,dd,$J=7.8$, 7.8Hz,H-3″,5″)，7.58(1H,dd,$J=7.2,7.2$Hz,H-4″)，8.03(2H,brd,$J=7.2$Hz,H-2″,6″)，1.10(3H,t,$J=7.2$Hz,-NCH$_2$CH$_3$)，1.39(3H,s,-OOCCH$_3$)，3.16，3.26，3.30，3.75(各 3H，s,1,6,16,18-OCH$_3$)[1]。

^{13}C-NMR(CDCl$_3$,150MHz)　δ：83.4(C-1)，35.8(C-2)，71.5(C-3)，43.1(C-4)，46.8(C-5)，82.4(C-6)，44.7(C-7)，92.0(C-8)，44.2(C-9)，40.9(C-10)，50.0(C-11)，33.6(C-12)，74.0(C-13)，78.9(C-14)，78.8(C-15)，90.0(C-16)，61.1(C-17)，76.8(C-18)，48.9(C-19)，47.0(-NCH$_2$CH$_3$)，13.3(-NCH$_2$CH$_3$)，55.9(C-1′)，58.0(C-6′)，61.0(C-16′)，59.1(C-18′)，172.4(-COCH$_3$)，21.4(-COCH$_3$)，166.1(-COAr)，129.6(C-1″)，128.6(C-2″,6″)，129.6(C-3″,5″)，133.3(C-4″)[1]。

【贮藏】　干燥、密闭。

参考文献

[1] 陈德昌. 中药化学对照品工作手册[M]. 北京：中国医药科技出版社，2000.

橙皮苷
Hesperidin

【分子式及分子量】 $C_{28}H_{34}O_{15}$；610.56

【来源】 芸香科植物橘 *Citrus reticulata* Blanco 及其栽培变种的干燥成熟果实。

【性状】 白色粉末。

本品略溶于甲醇，几乎不溶于苯、丙酮、三氯甲烷[1]。

熔点：255.3～255.6℃

【纯度检查】

薄层色谱

1. 薄层板 硅胶 G 板

展开剂 三氯甲烷-甲醇-水（28∶10∶1）

检 识 三氯化铝试液，紫外灯（365nm）下检视

2. 薄层板 聚酰胺薄膜

展开剂 丙酮-水（1∶3）

检 识 三氯化铝试液，紫外灯（365nm）下检视

高效液相色谱

色谱柱 Agilent TC C_{18}，5μm（4.6mm×250mm）

流动相 甲醇-水（40∶60），1ml/min

检测波长 284nm

差示量热扫描法

起始温度 50℃，终点温度 300℃，升温速率 5℃/min

【结构鉴定】 UV λ_{max}^{MeOH}(nm)：284，203。

IR ν_{max}^{KBr}(cm^{-1})：3500，3450，1645，1600，1520，1440，1300，1280，770。

FAB-MS m/z：611[M+H]$^+$，207。

^{1}H-NMR(DMSO-d_6,500MHz) δ:5.50(1H,dd,J=12.0,3.0Hz,H-2),6.12(1H,s,H-6),6.14(1H,d,J=2.0Hz,H-8),6.89～6.95(3H,m,H-2′,5′,6′),5.37(1H,d,J=4.5Hz,H-1‴),1.08(3H,t,J=11.0Hz,H-6‴),4.97(1H,d,J=7.5Hz,H-1″),3.77(3H,s,4′-OCH$_3$),12.02(1H,s,5-OH),9.07(1H,s,3′-OH)[2]。

^{13}C-NMR(DMSO-d_6,125MHz) δ:78.3(C-2),42.0(C-3),196.9(C-4),162.4(C-5),96.3(C-6),165.1(C-7),95.5(C-8),163.0(C-9),103.3(C-10),130.9(C-1′),114.1(C-2′),146.4(C-3′),147.9(C-4′),112.1(C-5′),117.8(C-6′),99.4(C-1″),76.2(C-2″),75.5(C-3″),70.2(C-4″),72.9(C-5″),66.0(C-6″),100.6(C-1‴),70.6(C-2‴),69.6(C-3‴),72.0(C-4‴),68.3(C-5‴),17.8(C-6‴),55.7(-OCH$_3$)[2]。

【贮藏】 干燥、密闭、冷藏。

参考文献

[1] 江纪武，肖庆祥等. 植物药有效成分手册[M]. 北京：人民卫生出版社，1986.

[2] 陈德昌. 中药化学对照品工作手册[M]. 北京：中国医药科技出版社，2000.

柚皮苷
Naringin

【分子式及分子量】　$C_{27}H_{32}O_{14}$；580.53

【来源】　芸香科植物柚 *Citrus grandis*（L.）Osbeck 的未成熟或近成熟的干燥外果皮。

【性状】　絮状白色粉末。

本品溶于甲醇、乙醇、丙酮、乙酸、稀碱溶液和热水，不溶于石油醚、乙醚、苯和三氯甲烷等非极性溶剂。

熔点：170～172℃。

【纯度检查】

薄层色谱

1. 薄层板　硅胶 G 板

   展开剂　乙酸乙酯-甲酸-水（10∶2∶3）上层液

   检　识　1%三氯化铝乙醇溶液，紫外灯（365nm）下检视

2. 薄层板　聚酰胺薄膜

   展开剂　丙酮-水（1∶1）

   检　识　1%三氯化铝乙醇溶液，紫外灯（365nm）下检视

高效液相色谱

色谱柱　C_{18}，$5\mu m$（4.6mm×250mm）

流动相　甲醇-0.03mol/L 磷酸二氢钾溶液（50∶50），1ml/min

检测波长　287nm

【结构鉴定】　UV　λ_{max}^{MeOH}(nm)：283，227，215。

IR　ν_{max}^{KBr}(cm^{-1})：3450，1650，1580，1525。

ESI-MS　m/z：579[M－H]$^-$[1]。

^{1}H-NMR(DMSO-d_6，500MHz)　δ：5.51(1H,dd,J=12.7,2.7Hz,H-2)，3.20(1H,dd,J=17.2,12.7Hz,H-3)，2.78(1H,dd,J=17.2,2.7Hz,H-3)，6.08(1H,d,J=2.0Hz,H-6)，6.11(1H,d,J=2.0Hz,H-8)，7.35(2H,d,J=8.5Hz,H-2′,6′)，6.80(2H,d,J=8.5Hz,H-3′,5′)，12.10(1H,s,OH-5)，9.64(1H,s,OH-4′)，5.13(1H,d,J=7.2Hz,H-1″)，5.10(1H,s,H-1‴)，1.15(3H,d,J=6.2Hz,H-6‴)[1]。

^{13}C-NMR(DMSO-d_6，125MHz)　δ：78.7(C-2)，42.1(C-3)，197.3(C-4)，163.0(C-5)，96.3(C-6)，164.9(C-7)，95.1(C-8)，162.8(C-9)，103.3(C-10)，128.7(C-1′)，128.6(C-2′)，115.8(C-3′)，157.9(C-4′)，115.8(C-5′)，128.6(C-6′)，100.4(C-1″)，77.2(C-2″)，76.1(C-3″)，69.6(C-4″)，76.9(C-5″)，60.4(C-6″)，97.4(C-1‴)，70.5(C-2‴)，70.4(C-3‴)，71.8(C-4‴)，68.3(C-5‴)，18.1(C-6‴)[1]。

【贮藏】　干燥、密闭。

参考文献

[1] Kim Chul Young，Lee Hee Ju，Lee Mi Kyeong，et al. One step purification of flavanone glycosides from Poncirus trifoliate by centrifugal partition chromatography[J]. J Sep Sci，2007，30（16）：2693-2697.

甘草次酸
Clycyrrhetinic Acid

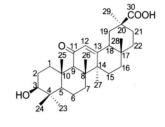

【分子式及分子量】 $C_{30}H_{46}O_4$ ；470.68

【来源】 豆科植物甘草 *Glycyrrhiza ura-lensis Fisch.* 的干燥根及根茎。

【性状】 白色色针晶。

本品易溶于甲醇。

熔点：282～284℃。

【纯度检查】

薄层色谱

1. 薄层板　硅胶 G 板

　　展开剂　石油醚（30～60℃）-甲苯-乙酸乙酯-冰乙酸（10∶20∶7∶0.5）

　　检　识　紫外灯（365nm）下检视

2. 薄层板　硅胶 G 板

　　展开剂　石油醚（30～60℃）-三氯甲烷-冰乙酸（5∶5∶1）

　　检　识　10%硫酸乙醇溶液，105℃加热至斑点清晰，日光及紫外灯（365nm）下检视。

高效液相色谱

　　色谱柱　HiQ Sil C_{18}，5μm（4.6mm×250mm）

　　流动相　乙腈-0.02%磷酸（65∶35），1ml/min

　　检测波长　254nm

差示量热扫描法

　　起始温度50℃，终点温度300℃，升温速率5℃/min

【结构鉴定】 UV λ_{max}^{MeOH}(nm)：204，249。

IR ν_{max}^{KBr}(cm^{-1})：3440，1720，1700，1620，1460，1380，1210，1150。

EI-MS m/z：470[M]$^+$，303，262，257，216，175，135。

^{1}H-NMR(C_5D_5N,600MHz)　δ：0.80(3H,s,H-24),1.08(3H,s,H-23),1.13(3H,s,H-25),1.27(3H,s,H-26),1.34(3H,s,H-28),1.35(3H,s,H-29),1.40(3H,s,H-27),6.01(1H,s,H-12),3.20(1H,dt,J=13.2,3.6Hz,H-3),2.54(1H,s,H-9)[1]。

^{13}C-NMR(C_5D_5N,150MHz)　δ：37.7(C-1),26.9(C-2),77.9(C-3),39.8(C-4),55.4(C-5),18.9(C-6),32.2(C-7),43.5(C-8),62.3(C-9),37.7(C-10),199.7(C-11),128.7(C-12),169.7(C-13),41.7(C-14),28.2(C-15),23..5(C-16),45.6(C-17),43.5(C-18),39.8(C-19),48.8(C-20),31.6(C-21),32.2(C-22),28.7(C-23),16.9(C-24),16.6(C-25),18.0(C-26),26.9(C-27),26.7(C-28),28.7(C-29),179.2(C-30)。

【贮藏】 干燥、密闭。

参考文献

[1] 张恩惠. 四妙勇安汤水煎液化学成分研究[D]，硕士研究生学位论文. 北京中医药大学，2014.

去氧胆酸

Deoxycholic Acid

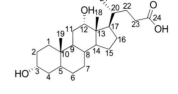

【分子式及分子量】 $C_{24}H_{40}O_4$；392.57

【来源】 牛科动物牛 *Bostaurus domesticus* Gmelin 的干燥胆结石。

【性状】 白色粉末。

本品溶于甲醇，几乎不溶于乙醚。

熔点：193～198℃。

比旋度：$[\alpha]_D^{20}$ 55° （$c=1$，CH_3CH_2OH）。

【纯度检查】

薄层色谱

1. 薄层板 硅胶 G 板

展开剂 三氯甲烷-乙醚-冰醋酸 （2：2：1）

检 识 30%硫酸乙醇液，105℃烘 10min，日光及紫外灯 （365nm） 下检视

2. 薄层板 硅胶 G 板

展开剂 异辛烷-异戊醚-冰醋酸-正丁醇-水 （10：5：5：3：1）

检 识 30%硫酸乙醇液，105℃烘 10min，日光及紫外灯 （365nm） 下检视

差示量热扫描法

起始温度50℃，终点温度300℃，升温速率5℃/min

【结构鉴定】 UV λ_{max}^{MeOH}（nm）：227，200。

IR ν_{max}^{KBr}（cm^{-1}）：3350，2950，1700，1050。

EI-MS m/z：375$[M-OH]^+$，357，255，217，203。

^{1}H-NMR（CD_3OD，600MHz） δ：0.71（3H，s，H-19），0.93（3H，s，H-18），1.00（3H，d，$J=$6.6Hz，H-21），3.95（1H，brs，H-12）[1]。

^{13}C-NMR（CD_3OD，150MHz） δ：36.4（C-1），31.1（C-2），72.6（C-3），36.7（C-4），37.5（C-5），28.4（C-6），27.5（C-7），37.2（C-8），32.3（C-9），34.8（C-10），28.6（C-11），74.0（C-12），47.6（C-13），48.1（C-14），24.9（C-15），27.5（C-16），43.6（C-17），13.2（C-18），23.7（C-19），35.3（C-20），17.6（C-21），32.0（C-22），29.9（C-23），178.2（C-24）[1]。

【贮藏】 干燥、密闭。

参考文献

[1] 陈德昌. 中药化学对照品工作手册[M]. 北京：中国医药科技出版社，2000.

丁香酚

Eugenol

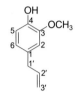

【异名】 丁香油酚、丁子香酚、丁子香酸、4-烯丙基-2-甲氧基苯酚、Eugenic acid、Coryophyllic acid、2-Methoxy-4-（2-propenyl）phenol

【分子式及分子量】 $C_{10}H_{12}O_2$；164.21

【来源】 桃金娘科植物丁香 *Eugenia caryophyl-lata* Thunb. 的干燥花蕾。

【性状】 淡黄色油状液体，气特异。
本品几乎不溶于水，与乙醇、三氯甲烷、乙醚及油可混溶。
折射率（20℃）：1.541。

【纯度检查】

薄层色谱

1. 薄层板 硅胶 G 板
展开剂 石油醚（60～90℃）-乙酸乙酯（9：1）
检 识 5%香草醛硫酸溶液，在105℃加热至斑点显色清晰，日光下检视
2. 薄层板 硅胶 G 板
展开剂 甲苯
检 识 5%香草醛硫酸溶液，在105℃加热至斑点显色清晰，日光下检视

气相色谱

色谱柱 DB-17 毛细管柱，30m×0.25mm×0.25μm
色谱条件 柱温170℃，进样口温度220℃，检测器温度250℃

【结构鉴定】 UV λ_{max}^{MeOH}(nm)：281，230。

IR ν_{max}^{KBr}(cm^{-1})：3570，2940，1640，1610，1520，1470，1430，1270，1240，1210，1150，1120，1030，920，820，790，750。

EI-MS m/z：164[M]$^+$，149，131，121，103，91，77，65，55[1]。

^{1}H-NMR(CDCl$_3$，500MHz) δ：6.85(1H,d,$J=8.5$Hz,H-5)，6.69(2H,brs,H-2,6)，3.33(2H,brd,$J=6.5$Hz,H-1')，5.97(1H,m,H-2')，5.05～5.10(2H,m,H-3')，3.88(3H,s,-OCH$_3$)[1]。

^{13}C-NMR(CDCl$_3$，125MHz) δ：137.8(C-1)，115.5(C-2)，146.4(C-3)，143.9(C-4)，111.1(C-5)，121.2(C-6)，39.9(C-1')，131.9(C-2')，114.2(C-3')，55.9(-OCH$_3$)[2]。

【贮藏】 干燥、密闭、冷藏。

参考文献

[1] 梅文莉，倪伟，刘海洋等. 锡兰肉桂的化学成分[J]. 天然产物研究与开发，2002，14（3）：14-17.

[2] Hak Cheol Kwon, Kang Ro Lee. Phytochemical Constituents of Artemisia japonica ssp[J]. Littoricola. Arch Pharm Res, 2001, 24（3）：194-197.

延胡索乙素

Tetrahydropalmatine

【异名】 四氢掌叶防己碱、四氢巴马亭、Corydalis B、Rotundine、Caseanine、Hyndarine

【分子式及分子量】 $C_{21}H_{25}NO_4$；355.43

【来源】 罂粟科延胡索（元胡）*Corydalis yanhusuo* W. T. Wang 的块茎。

【性状】 淡黄色结晶性粉末。
本品溶于三氯甲烷。
熔点：154～155℃。

【纯度检查】

薄层色谱

1. 薄层板 硅胶 G 板
   展开剂 正己烷-三氯甲烷-甲醇-二乙胺（5∶3∶0.5∶1 滴）
   检 识 碘显色后日光及紫外灯（365nm）下检视

2. 薄层板 硅胶 G 板
   展开剂 苯-丙酮（8∶2）
   检 识 碘显色后日光及紫外灯（365nm）下检视

高效液相色谱

色谱柱 Agilent C_{18}，$5\mu m$（4.6mm×250mm）
流动相 甲醇-0.1%磷酸溶液（三乙胺调 pH 值至 6）（67∶33），1.0ml/min
检测波长 280nm

差示量热扫描法

起始温度40℃，终点温度200℃，升温速率5℃/min

【结构鉴定】 UV λ_{max}^{MeOH}(nm)：282。

IR ν_{max}^{KBr}(cm^{-1})：2836，2736，1610，1522，1493，1456，1109，1029，859。

EI-MS m/z：355[M]$^+$，324，190，164，149[1]。

^{1}**H-NMR**(CDCl$_3$，500MHz) δ：3.85，3.86，3.87，3.89（各 3H，s，2，3，11，12-OCH$_3$），6.62(1H，s，H-1)，6.73(1H，s，H-4)，6.79(1H，d，$J=8.5$Hz，H-9)，6.87(1H，d，$J=8.5$Hz，H-10)[1]。

^{13}**C-NMR**(CDCl$_3$，125MHz) δ：111.8(C-1)，147.8(C-2)，147.7(C-3)，109.2(C-4)，129.6(C-5)，59.3(C-6)，36.3(C-7)，128.5(C-8)，123.8(C-9)，111.4(C-10)，145.4(C-11)，150.4(C-12)，127.9(C-13)，54.0(C-14)，51.5(C-16)，29.1(C-17)，126.9(C-18)，56.0(2-OCH$_3$)，55.9(3-OCH$_3$)，56.2(11-OCH$_3$)，60.1(12-OCH$_3$)[1]。

【贮藏】 干燥、密闭、冷藏。

参考文献

[1] 陈德昌. 中药化学对照品工作手册[M]. 北京：中国医药科技出版社，2000.

辛弗林

Synephrine

【分子式及分子量】 $C_9H_{13}NO_2$；167.09

【来源】 芸香科植物酸橙 *Citrus aurantium* L. 及其栽培变种或甜橙 *Citrus sinensis* Osbeck 的干燥幼果。

【性状】 白色粉末。

本品易溶于甲醇、乙醇。

熔点：165～166℃[1]。

【纯度检查】

薄层色谱

1. 薄层板　硅胶 G 板

展开剂　甲醇-丙酮-三氯甲烷-浓氨（3：3：3：1）

检　识　茚三酮乙醇溶液显色后日光下检视

2. 薄层板　硅胶 G 板

展开剂　正丁醇-36%乙酸-水（5：1：2）

检　识　茚三酮乙醇溶液显色后日光下检视

高效液相色谱

色谱柱　Agilent SB C_{18}，5μm（4.6mm×250mm）

流动相　甲醇-磷酸二氢钾溶液（取磷酸二氢钾 0.6g，十二烷基磺酸钠 1.0g，冰醋酸 1ml，加水溶解并稀释至 1000ml）（50：50），1ml/min

检测波长　275nm

【结构鉴定】 UV λ_{max}^{MeOH}(nm)：288，248。

IR ν_{max}^{KBr}(cm^{-1})：3286，2983，2877，1610，1508，1336，1265，1205，1097，1053，835。

ESI-MS m/z：168[M+H]$^+$，190[M+Na]$^+$ [1~3]。

^{1}H-NMR(CD$_3$OD,500MHz) δ：4.68(1H,dd,J=8.5,4.0Hz,H-1),2.67(1H,dd,J=12.5,4.0Hz,H-2),2.77(1H,dd,J=11.0,9.5Hz,H-2),2.41(3H,s,H-3),6.76(2H,d,J=8.0Hz,H-2′,6′),7.18(2H,d,J=8.5Hz,H-3′,5′)[1~3]。

^{13}C-NMR(CD$_3$OD,125MHz) δ：72.8(C-1),59.8(C-2),35.8(C-3),135.1(C-1′),116.2(C-2′,6′),128.3(C-3′,5′),158.2(C-4′)[1~3]。

【贮藏】 干燥、密闭。

参考文献

[1] 彭国平，牛贺明，徐丽华. 枳实活性成分的研究[J]. 南京中医药大学学报（自然科学版）2001，17（2）：91-92.

[2] 黄胜阳，胡士林. 酸橙化学成分研究[J]. 中药材，2011，24（12）：865-867.

[3] Walle T. Methoxylated flavones, a superior cancer chemopreventive flavonoid subclass. Seminars in Cancer Biology，2007，17：354-362.

薄荷脑

Menthol

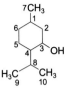

【异名】　薄荷醇

【分子式及分子量】　$C_{10}H_{20}O$；156.26

【来源】　唇形科植物薄荷 *Mentha haplocalyx* Briq. 的地上部分。

【性状】　无色棱柱状结晶。

本品溶于乙醇、三氯甲烷、乙醚和石油醚，略溶于水[1]。

熔点：41～43℃

比旋度：$[\alpha]_D^{20}-50°$（$c=0.1$，CH_3CH_2OH）

【纯度检查】

薄层色谱

1. 薄层板　硅胶 G 板

   展开剂　苯–乙酸乙酯（19：1）

   检　识　5％香草醛硫酸，105℃加热至斑点清晰，日光下检视

2. 薄层板　硅胶 G 板

   展开剂　正己烷–乙酸乙酯（8：2）

   检　识　5％香草醛硫酸，105℃加热至斑点清晰，日光下检视

气相色谱

　色谱柱　HP-5，30m×0.53mm×0.5μm

　色谱条件　起始温度60℃，终止温度190℃，升温速率10℃/min，进样口温度220℃，检测器温度250℃

【结构鉴定】　UV　λ_{max}^{MeOH}(nm)：201。

IR　ν_{max}^{KBr}(cm^{-1})：3255，2950，2920，2850，1450，1365，1075，1040。

EI-MS　m/z：156[M]$^+$，123，96，95，81，71，69。

^{1}H-NMR($CDCl_3$,500MHz)　δ：3.40(1H,dt,$J=3.5,8.5Hz$,H-3)，0.91,0.92(各 3H,d,$J=6.0Hz$,H-9,10)，0.81(3H,d,$J=5.5Hz$,H-7)[2]。

^{13}C-NMR($CDCl_3$,125MHz)　δ：31.6(C-1)，45.1(C-2)，71.5(C-3)，50.1(C-4)，23.1(C-5)，34.5(C-6)，22.3,21.0(C-10,C-9)，16.1(C-7)[3]。

【贮藏】　干燥、密闭、冷藏。

参考文献

[1] 江纪武，肖庆祥等. 植物药有效成分手册[M]. 北京：人民卫生出版社，1986.

[2] 陈德昌. 中药化学对照品工作手册[M]. 北京：中国医药科技出版社，2000.

[3] 孙文基. 天然药物成分 NMR 谱模拟特征及实例[M]. 北京：中国医药科技出版社，2009.

厚朴酚

Magnolol

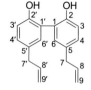

【异名】 5,5′-Diallyl-2,2′-dihydroxybiphenyl

【分子式及分子量】 $C_{18}H_{18}O_2$；266.34

【来源】 木兰科植物厚朴 *Magnolia offici-nalis* Rehd. et Wils. 的干燥干皮、根皮及枝皮。

【性状】 白色针状结晶。
本品易溶于甲醇。
熔点：100～101℃。

【纯度检查】

薄层色谱

1. 薄层板 硅胶 G 板
   展开剂 苯–甲醇 (9∶1)
   检 识 1%香草醛硫酸溶液显色后，可见光下检视
2. 薄层板 硅胶 G 板
   展开剂 三氯甲烷–甲醇 (27∶1)
   检 识 1%香草醛硫酸溶液显色后，可见光下检视

高效液相色谱

色谱柱 YWG C_{18}，5μm (4.6mm×250mm)
流动相 甲醇–水 (75∶25)，1ml/min
检测波长 294nm

【结构鉴定】[1] UV λ_{max}^{MeOH}(nm)：293，250 (sh)，219。

IR ν_{max}^{KBr}(cm^{-1})：3160，1640，1615，1500，1410，1230，990，900，820，780，730，660。

EI-MS m/z：266[M]$^+$，247，237，224，210，197，184，181，165，133，91，77。

^{1}H-NMR(CDCl$_3$，500MHz) δ：6.95(2H,d,J=6.5Hz,H-3,3′),7.13(2H,dd,J=6.5, 2.0Hz,H-4,4′),7.09(2H,d,J=1.5Hz,H-6,6′),3.37(4H,d,J=5.5Hz,H-7,7′),5.06-5.12(4H,m,H-9,9′),5.97(2H,m,H-8,8′)。

^{13}C-NMR(CDCl$_3$，125MHz) δ：123.7(C-1,1′),151.0(C-2,2′),116.6(C-3,3′),130.0 (C-4,4′),133.2(C-5,5′),131.2(C-6,6′),39.3(C-7,7′),137.5(C-8,8′),115.8(C-9,9′)。

【贮藏】 干燥、密闭。

参考文献

[1] 陈德昌. 中药化学对照品工作手册[M]. 北京：中国医药科技出版社，2000.

和厚朴酚

Honokiol

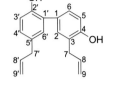

【分子式及分子量】　$C_{18}H_{18}O_2$；266.33

【来源】　木兰科植物厚朴 *Magnolia offici-nalis* Rehd. et Wils. 的干燥根皮。

【性状】　白色结晶。

本品溶于甲醇、乙醇。

熔点：86～87℃。

【纯度检查】

薄层色谱

1. 薄层板　硅胶 GF_{254} 板

展开剂　苯-甲醇（9∶1）

检　识　5％硫酸乙醇溶液，100℃加热至斑点显色清晰，日光及紫外灯（254nm）下检视

2. 薄层板　硅胶 GF_{254} 板

展开剂　三氯甲烷-甲醇（27∶1）

检　识　5％硫酸乙醇溶液，100℃加热至斑点显色清晰，日光及紫外灯（254nm）下检视

高效液相色谱

色谱柱　C_{18}，$5\mu m$（4.6mm×250mm）

流动相　甲醇-水（70∶30），1ml/min

检测波长　294nm

【结构鉴定】　UV　λ_{max}^{MeOH}(nm)：209，256，293。

IR　ν_{max}^{KBr}(cm^{-1})：3297，1637，1498，1432，1218，1189，907，824，777。

EI-MS　m/z：266[M]$^+$。

^{1}H-NMR(CDCl$_3$,500MHz)　δ：7.22(1H,d,$J=1.5$Hz,H-2)，6.92(1H,d,$J=7.0$Hz,H-5)，7.23(1H,dd,$J=6.5,2.0$Hz,H-6)，3.47(2H,d,$J=5.5$Hz,H-7)，6.01(2H,m,H-8,8$'$)，5.21(2H,m,H-9)，6.91(1H,d,$J=7.0$Hz,H-3$'$)，7.06(1H,dd,$J=6.5,2.0$Hz,H-4$'$)，7.03(1H,brs,H-6$'$)，3.36(2H,d,$J=6.0$Hz,H-7$'$)，5.08(2H,m,H-9$'$)[1]。

^{13}C-NMR(CDCl$_3$,125MHz)　δ：126.3(C-1)，130.2(C-2)，129.6(C-3)，153.9(C-4)，116.6(C-5)，128.5(C-6)，35.2(C-7)，136.0(C-8)，115.6(C-9)，127.7(C-1$'$)，150.7(C-2$'$)，116.9(C-3$'$)，128.8(C-4$'$)，132.2(C-5$'$)，131.1(C-6$'$)，39.4(C-7$'$)，137.8(C-8$'$)，115.5(C-9$'$)[1]。

【贮藏】　干燥、密闭、冷藏。

参考文献

[1] 陈德昌. 中药化学对照品工作手册[M]. 北京：中国医药科技出版社，2000.

甘草酸

Glycyrrhizic Acid

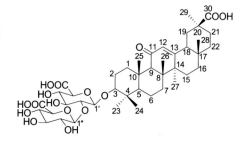

【分子式及分子量】 $C_{42}H_{62}O_{16}$；822.93

【来源】 豆科植物甘草 *Glycyrrhiza uralensis* Fisch. 的干燥根及根茎。

【性状】 白色结晶。

本品易溶于甲醇，几乎不溶于乙醚。

熔点：170℃。

【纯度检查】

薄层色谱

1. 薄层板 硅胶 G 板

   展开剂 乙酸乙酯-甲酸-冰乙酸-水（30：2：2：4）

   检 识 10％硫酸乙醇溶液，105℃加热至斑点清晰，日光下检视

2. 薄层板 硅胶 G 板

   展开剂 正丁醇-乙醇-氨水（5：1：2）

   检 识 10％硫酸乙醇溶液，105℃加热至斑点清晰，日光下检视

高效液相色谱

   色谱柱 Agilent C_{18}，$5\mu m$（4.6mm×250mm）

   流动相 乙腈-0.05％H_3PO_4（18：72），1ml/min

   检测波长 254nm

差示量热扫描法

   起始温度 50℃，终点温度 300℃，升温速率 5℃/min

【结构鉴定】 UV λ_{max}^{MeOH}(nm)：248，201。

IR ν_{max}^{KBr}(cm^{-1})：3350，1660，1595，1480，1300，1200，1160，1120。

ESI-MS m/z：861[M＋K]$^+$，453。

^{1}H-NMR(CD$_3$OD,500MHz) δ:0.82,0.83,1.04,1.17,1.41(各 3H,s,5×CH$_3$),1.13(6H,s,2×CH$_3$),4.51(1H,d,$J=7.5$Hz,H-1″),4.62(1H,d,$J=7.7$Hz,H-1″),5.57(1H,s,H-12)[1]。

^{13}C-NMR(CD$_3$OD,125MHz) δ:39.0(C-1),27.6(C-2),84.0(C-3),40.2(C-4),56.5(C-5),19.3(C-6),33.8(C-7),44.6(C-8),63.1(C-9),38.0(C-10),202.6(C-11),128.9(C-12),172.0(C-13),42.4(C-14),28.3(C-15),23.8(C-16),46.7(C-17),44.9(C-18),40.6(C-19),49.9(C-20),32.0(C-21),33.0(C-22),29.2(C-23),17.0(C-24),16.8(C-25),18.4(C-26),27.0(C-27),27.4(C-28),28.8(C-29),180.3(C-30),105.1(C-1′),90.8(C-2′),76.2(C-3′),73.0(C-4′),77.3(C-5′),172.7(C-6′),106.2(C-1″),76.2(C-2″),77.5(C-3″),72.8(C-4″),77.2(C-5″),172.4(C-6″)[1]。

【贮藏】 干燥、密闭、冷藏。

参考文献

[1] 陈德昌. 中药化学对照品工作手册[M]. 北京：中国医药科技出版社，2000.

盐酸巴马汀
Palmatine Hydrochloride

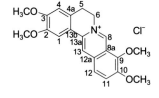

【异名】 氯化巴马亭、Palmatine Chloride

【分子式及分子量】 $C_{21}H_{22}ClNO_4$；387.86

【来源】 毛茛科植物黄连 *Coptis chinensis* Franch. 的干燥根茎。

【性状】 黄色结晶。

本品易溶于甲醇。

熔点：198～201℃。

【纯度检查】

薄层色谱

1. 薄层板 硅胶 G 板

   展开剂 甲苯-乙酸乙酯-异丙醇-甲醇-浓氨试液 （6：3：1.5：1.5：0.5）

   检 识 紫外灯 （365nm） 下检视

2. 薄层板 硅胶 G 板

   展开剂 正丁醇-冰醋酸-水 （7：1：2）

   检 识 紫外灯 （365nm） 下检视

高效液相色谱

色谱柱 Phenomenex Luna C_{18}，$5\mu m$ （4.6mm×250mm）

流动相 乙腈-0.4%磷酸 （33：67），1ml/min

检测波长 345nm

【结构鉴定】 UV λ_{max}^{MeOH}(nm)：348，266，227[1]。

IR ν_{max}^{KBr}(cm^{-1})：2947，1635，1604，1512，1462，1363，1277，1113，1016[1]。

EI-MS m/z：353[M－Cl]$^{+}$，352，351，337[1]。

^{1}H-NMR(CD$_3$OD,600MHz) δ：7.65(1H,s,H-1)，7.04(1H,s,H-4)，3.28(2H,t,$J=$7.8Hz,H-5)，4.94(2H,t,$J=$7.2Hz,H-6)，8.80(1H,s,H-8)，8.01(1H,d,$J=$10.8Hz,H-11)，8.10(1H,d,$J=$10.8Hz,H-12)，9.75(1H,s,H-13)，3.93，3.99，4.10，4.21(各 3H,s,2，3，9，10-OCH$_3$)[2]。

^{13}C-NMR(CD$_3$OD,150MHz) δ：112.3(C-1)，151.0(C-2)，151.9(C-3)，110.1(C-4)，27.8(C-5)，62.6(C-6)，130.1(C-4a)，146.3(C-8)，120.5(C-8a)，153.9(C-9)，145.8(C-10)，121.3(C-11)，124.5(C-12)，135.3(C-12a)，128.2(C-13)，139.8(C-13a)，123.3(C-13b)，57.7(9-OCH$_3$)，57.4(3-OCH$_3$)，57.1(2-OCH$_3$)，56.7(10-OCH$_3$)[2]。

【贮藏】 干燥、密闭。

参考文献

[1] 陈德昌. 中药化学对照品工作手册[M]. 北京：中国医药科技出版社，2000.

[2] Raouf A Hussain, Jinwoong Kim, Christopher W W Beecher, et al. Unambiguous Carbon-13 NMR Assignments of Some Biologically Active Protoberbering Alkaloids[J]. Heterocycles. 1989，29（2）：2257-2260.

盐酸药根碱
Jatrorrhizine Hydrochloride

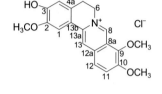

【异名】 Jatrorrhizine chloride

【分子式及分子量】 $C_{20}H_{20}ClNO_4$ ；373.83

【来源】 防己科植物掌叶防己 *Jatrorrhiza palmata* Miers 的根。

【性状】 黄色结晶。

本品易溶于甲醇。

熔点：198～200℃。

【纯度检查】

薄层色谱

1. 薄层板 硅胶 G 板

   展开剂 正丁醇-冰醋酸-水 （7∶1∶2）

   检 识 紫外灯 （365nm） 下检视

2. 薄层板 硅胶 G 板

   展开剂 乙酸乙酯-三氯甲烷-甲醇-二乙胺 （8∶2∶6∶1）

   检 识 紫外灯 （365nm） 下检视

高效液相色谱

色谱柱 Chromolith Performance RP-18e，5μm （4.6mm×250mm）

流动相 乙腈- 0.05mol/L KH_2PO_4 （20∶80），1ml/min

检测波长 345nm

【结构鉴定】 UV λ_{max}^{MeOH}(nm)：349，265，227[1]。

IR ν_{max}^{KBr}(cm^{-1})：3424，2842，1602，1533，1443，1362，1332，1110[1]。

EI-MS m/z：337[M－Cl]$^+$，336，323 [1]。

^{1}H-NMR(CD$_3$OD，600MHz) δ：7.66(1H，s，H-1)，6.86(1H，s，H-4)，3.21(2H，t，$J=$6.6Hz，H-5)，4.91(2H，t，$J=$6.6Hz，H-6)，8.77(1H，s，H-8)，8.00(H，d，$J=$9.0Hz，H-11)，8.10(1H，d，$J=$9.0Hz，H-12)，9.73(1H，s，H-13)，4.02，4.10，4.20(各 3H，s，2，9，10-OCH$_3$)[1]。

^{13}C-NMR(CD$_3$OD，150MHz) δ：115.9(C-1)，149.7(C-2)，151.8(C-3)，110.1(C-4)，130.3(C-4a)，27.7(C-5)，62.5(C-6)，146.2(C-8)，123.2(C-8a)，151.9(C-9)，145.7(C-10)，121.0(C-11)，124.4(C-12)，135.5(C-12a)，128.1(C-13)，140.3(C-13a)，123.2(C-13b)，57.7，57.4，57.0(2，9，10-OCH$_3$)[2]。

【贮藏】 干燥、密闭。

参考文献

[1] 陈德昌. 中药化学对照品工作手册[M]. 北京：中国医药科技出版社，2000.

[2] Raouf A Hussain, Jinwoong Kim, Christopher W W Beecher, et al. Unambiguous Carbon-13 NMR Assignments of Some Biologically Active Protoberbering Alkaloids[J]. Heterocycles. 1989，29（2）：2257-2260.

酸枣仁皂苷 A

Jujuboside A

【**分子式及分子量**】　$C_{58}H_{94}O_{26}$；1207.35

【**来源**】　鼠李科植物酸枣 *Ziziphus spinosa* Hu 的种子。

【**性状**】　白色粉末。

　　　　　本品易溶于甲醇，几乎不溶于乙醚。

　　　　　熔点：243~244℃。

【**纯度检查**】

薄层色谱

1. 薄层板　硅胶 G 板

　　展开剂　水饱和正丁醇

　　检　识　1%香草醛硫酸溶液，日光下立即检视

2. 薄层板　硅胶 G 板

　　展开剂　正丁醇-乙酸乙酯-水（4：1：5）上层液

　　检　识　10%磷钼酸乙醇液，日光下检视

高效液相色谱

　　色谱柱　Phenomenex ODS，5μm（4.6mm×250mm）

　　流动相　甲醇-水（62：38），0.8ml/min

　　蒸发光散射检测器　漂移管温度85℃，氮气流速2.5ml/min

差示量热扫描法

　　起始温度50℃，终点温度300℃，升温速率5℃/min

【**结构鉴定**】　**UV**　λ_{max}^{MeOH}（nm）：无紫外吸收。

IR　ν_{max}^{KBr}（cm^{-1}）：3450，2950，1650。

FAB-MS　m/z：1229[M＋Na]$^+$[1]。

^{1}**H-NMR**（C_5D_5N，600MHz）　δ：0.69(3H,s,H-19)，1.06(3H,s,H-29)，1.08(3H,s,H-18)，1.11(3H,s,H-28)，1.36(3H,s,H-21)，1.63(3H,d,J=6.0Hz,H-6″)，1.64(3H,s,H-26)，1.67(3H,s,H-27)，2.46(1H,d,J=8.4Hz,H-23)，5.51(1H,d,J=7.8Hz,H-24)，4.87(1H,d,J=7.8Hz,H-1″″″)，4.89(1H,d,J=4.2Hz,H-1′)，4.97(1H,d,J=7.8Hz,H-1‴)，5.34(1H,d,J=7.2Hz,H-1″″)，5.93(1H,s,H-1″)[2]。

^{13}**C-NMR**（C_5D_5N，150MHz）　δ：38.9(C-1)，26.5(C-2)，88.4(C-3)，39.7(C-4)，56.2(C-5)，18.6(C-6)，36.0(C-7)，37.6(C-8)，53.0(C-9)，37.7(C-10)，21.8(C-11)，28.6(C-12)，37.3(C-13)，53.8(C-14)，36.9(C-15)，110.6(C-16)，54.0(C-17)，18.4(C-18)，16.4(C-19)，68.5(C-20)，

30. 1(C-21),45. 5(C-22),68. 6(C-23),127. 2(C-24),134. 2(C-25),25. 6(C-26),18. 9(C-27),28. 2(C-28),17. 0(C-29),65. 9(C-30),104. 1(C-1′),75. 2(C-2′),83. 4(C-3′),68. 0(C-4′),62. 6(C-5′),101. 2(C-1″),72. 6(C-2″),72. 5(C-3″),74. 0(C-4″),70. 1(C-5″),18. 3(C-6″),101. 7(C-1‴),83. 1(C-2‴),78. 1(C-3‴),71. 5(C-4‴),76. 6(C-5‴),70. 4(C-6‴),106. 6(C-1⁗),76. 4(C-2⁗),78. 3(C-3⁗),70. 9(C-4⁗),65. 9(C-5⁗),105. 3(C-1⁗′),78. 5(C-5⁗′),78. 1(C-3⁗′),75. 5(C-2⁗′),71. 5(C-4⁗′),62. 6(C-6⁗′)[2]。

【贮藏】 干燥、密闭。

参考文献

[1] 陈德昌. 中药化学对照品工作手册[M]. 北京：中国医药科技出版社，2000.

[2] 黄之锴，张晓梅，姜燕等，酸枣仁芽的化学成分分离鉴定[J]. 中国实验方剂学杂志，2019，25（2）：175-180.

芍药苷
Paeoniflorin

【分子式及分子量】 $C_{23}H_{28}O_{11}$；480.46

【来源】 毛茛科植物芍药 *Paeonia albiflora* Pall. 的根。

【性状】 白色结晶性粉末。
本品溶于甲醇。

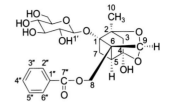

【纯度检查】

薄层色谱

1. 薄层板　硅胶 G 板
展开剂　三氯甲烷–甲醇–甲酸 (7.5∶1.5∶0.4)
检　识　10%硫酸乙醇溶液显色，105℃加热，日光下检视

2. 薄层板　硅胶 G 板
展开剂　苯–甲酸乙酯–甲醇–三氯甲烷–甲酸 (5∶6∶3∶6∶0.2)
检　识　10%硫酸乙醇溶液显色，105℃加热，日光下检视

高效液相色谱

色谱柱　Diamansil™ C_{18}，$5\mu m$ (4.6mm×250mm)
流动相　甲醇–水 (32∶68)，1.0ml/min
检测波长　230nm

【结构鉴定】 **UV** λ_{max}^{MeOH}(nm)：230，273。

IR ν_{max}^{KBr}(cm^{-1})：3427，1714，1603，1585，1452，1348，1279，1074，1011，823，714。

FAB-MS m/z：503[M＋Na]$^+$，481[M＋H]$^+$，463[1]。

^{1}**H-NMR**(CD$_3$COCD$_3$，600MHz) δ：4.73(2H,s,H-8)，5.38(1H,s,H-9)，1.31(3H,s,H-10)，4.62(1H,d,J＝7.8Hz,H-1′)，8.05(2H,brd,J＝8.4Hz,H-2″,6″)，7.65(1H,dd,J＝7.2,7.2Hz,H-4″)，7.53(2H,m,H-3″,5″)[1]。

^{13}**C-NMR**(CD$_3$COCD$_3$，150MHz) δ：88.9(C-1)，86.0(C-2)，44.5(C-3)，105.7(C-4)，43.8(C-5)，71.7(C-6)，23.2(C-7)，61.3(C-8)，101.6(C-9)，19.6(C-10)，99.8(C-1′)，74.8(C-2′)，77.5(C-3′)，71.6(C-4′)，77.5(C-5′)，62.9(C-6′)，131.1(C-1″)，130.3(C-2″,6″)，129.4(C-3″,5″)，134.0(C-4″)，166.6(C-7″)[1]。

【贮藏】 干燥、密闭、冷藏。

参考文献

[1] 陈德昌. 中药化学对照品工作手册[M]. 北京：中国医药科技出版社，2000.

淫羊藿苷

Icarrin

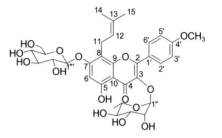

【分子式及分子量】 $C_{33}H_{40}O_{15}$；676.66

【来源】 小檗科植物淫羊藿 *Epimedium brevicornum* Maxim 的干燥地上部分。

【性状】 淡黄色粉末。

本品溶于甲醇。

熔点：230～232℃。

【纯度检查】

薄层色谱

1. 薄层板 硅胶 G 板

展开剂 乙酸乙酯-丁酮-甲醇-水 (10：1：1：1)

检 识 紫外灯 (365nm、254nm) 下观察

2. 薄层板 硅胶 G 板

展开剂 三氯甲烷-甲醇 (8：2)

检 识 紫外灯 (365nm、254nm) 下观察

高效液相色谱

色谱柱 HiQ Sil C_{18}，5μm (4.6mm×250mm)

流动相 乙腈-水 (30：70)，1ml/min

检测波长 270nm

差示量热扫描法

起始温度50℃，终点温度300℃，升温速率5℃/min

【结构鉴定】 **UV** λ_{max}^{MeOH}(nm)：316，271，225 (sh)，202。

IR ν_{max}^{KBr}(cm^{-1})：3350，1655，1605，1595，1510，1490，1265，945，830。

FAB-MS *m/z*：715[M＋K]$^+$，677[M＋H]$^+$，531，461，369，313。

^{1}**H-NMR**(DMSO-d_6,600MHz) δ:6.64(1H,s,H-6),5.28(1H,brs,H-12),1.60,1.69(各3H,s,H-14,15),7.13(2H,d,$J=9.0$Hz,H-3′,5′),7.90(2H,brd,$J=7.2$Hz,,H-2′,6′),5.05(1H,d,$J=5.4$Hz,H-1″),0.79(3H,d,$J=6.6$Hz,H-6″),5.35(1H,d,$J=5.4$Hz,H-1‴),12.57(1H,s,5-OH),3.86(3H,s,4′-OCH$_3$)[1]。

^{13}**C-NMR**(DMSO-d_6,150MHz) δ:161.4(C-2),134.6(C-3),178.3(C-4),157.3(C-5),98.1(C-6),161.4(C-7),108.3(C-8),161.4(C-9),108.3(C-10),21.4(C-11),122.3(C-12),131.1(C-13),17.9(C-14),25.5(C-15),131.1(C-1′),134.6(C-2′,6′),157.3(C-4′),114.1(C-3′,5′),105.6(C-1″),71.1(C-2″),73.4(C-3″),73.4(C-4″),71.1(C-5″),17.5(C-6″),102.0(C-1‴),73.4(C-2‴),77.2(C-3‴),71.1(C-4‴),77.2(C-5‴),60.6(C-6‴),55.5(-OCH$_3$)[1]。

【贮藏】 干燥、密闭、冷藏。

参考文献

[1] 陈德昌.中药化学对照品工作手册[M].北京:中国医药科技出版社,2000.

异补骨脂素

Isopsoralen

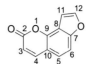

【异名】 异补骨脂内酯、白芷素、Angelicin

【分子式及分子量】 $C_{11}H_6O_3$；186.16

【来源】 豆科植物补骨脂 *Psoralea Corylifolia* 果实，补骨脂 *Psoralea plicata* 等。

【性状】 白色粉末。

本品溶于三氯甲烷。

熔点：138～139℃。

【纯度检查】

薄层色谱

1. 薄层板　硅胶 G 板

　　展开剂　石油醚-乙酸乙酯-甲醇(10∶7.5∶0.5)

　　检　识　10% KOH 甲醇溶液显色，紫外灯(365nm)下检视

2. 薄层板　硅胶 G 板

　　展开剂　正己烷-乙酸乙酯(4∶1)

　　检　识　10% KOH 甲醇溶液显色，紫外灯(365nm)下检视

高效液相色谱

　　色谱柱　Agilent TC C_{18}，5μm(4.6mm×250mm)

　　流动相　甲醇-水(50∶50)，1.0ml/min

　　检测波长　246nm

差示量热扫描法

　　起始温度 50℃，终点温度 160℃，升温速率 5℃/min

【结构鉴定】 **UV** λ_{max}^{MeOH}(nm)：202,247,299。

IR ν_{max}^{KBr}(cm^{-1})：3502,2930,1727,1711,1451,1383,1278,1117,1096,713。

EI-MS m/z：186[M]$^+$,158,130,129,102[1]。

^{1}**H-NMR**(CDCl$_3$,500MHz)　δ：6.38(1H,d,$J=9.5$Hz,H-3)，7.80(1H,d,$J=9.5$Hz,H-4)，7.43(1H,d,$J=8.5$Hz,H-5)，7.37(1H,d,$J=8.5$Hz,H-6)，7.13(1H,brs,H-11)，7.69(1H,d,$J=2.0$Hz,H-12)[2]。

^{13}**C-NMR**(CDCl$_3$,125MHz)　δ：160.8(C-2)，114.1(C-3)，144.5(C-4)，123.8(C-5)，108.8(C-6)，157.3(C-7)，116.9(C-8)，148.5(C-9)，113.5(C-10)，104.1(C-11)，145.8(C-12)[2]。

【贮藏】 干燥、密闭、冷藏。

参考文献

[1] 陈德昌. 中药化学对照品工作手册[M]. 北京：中国医药科技出版社，2000：91.

[2] 刘桦，白焱晶，陈亚云等. 中药补骨脂化学成分的研究[J]. 中国中药杂志，2008，33 (12)：1410-1412.

补骨脂素
Psoralen

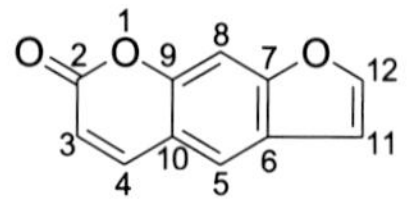

【分子式及分子量】 $C_{11}H_6O_3$；186.16

【来源】 豆科植物补骨脂 *Psoralea coryli-folia* L. 的干燥成熟果实。

【性状】 白色针状结晶。

本品易溶于甲醇、石油醚、乙酸乙酯。

熔点：162～163℃[1]。

【纯度检查】

薄层色谱

1. 薄层板　硅胶 G 板

展开剂　石油醚-乙酸乙酯-甲醇（10:7.5:0.5）

检　识　10%KOH 甲醇溶液显色后紫外灯（366nm）下检视

2. 薄层板　硅胶 G 板

展开剂　正己烷-乙酸乙酯（4:1）

检　识　10%KOH 甲醇溶液显色后紫外灯（366nm）下检视

高效液相色谱

色谱柱　Agilent SB C_{18}，5μm（4.6mm×250mm）

流动相　甲醇-水（52:48），1ml/min

检测波长　246nm

【结构鉴定】 UV λ_{max}^{MeOH}(nm)：327，290，246。

IR ν_{max}^{KBr}(cm^{-1})：1724，1633，1577，1543，1450，1390，1284，1134，1022，895。

ESI-MS m/z：209[M+Na]$^{+}$[1]。

^{1}**H-NMR**(CDCl$_3$，500MHz) δ：6.38(1H,d,J=9.5Hz,H-3)，7.80(1H,d,J=10.0Hz, H-4)，7.69(1H,s,H-5)，7.48(1H,s,H-8)，6.83(1H,brs,H-11)，7.70(1H,d,J=2.0Hz, H-12)[1]。

^{13}**C-NMR**(CDCl$_3$，125MHz) δ：161.0(C-2)，114.7(C-3)，144.0(C-4)，119.8(C-5)，124.9(C-6)，156.4(C-7)，99.9(C-8)，152.1(C-9)，115.4(C-10)，106.4(C-11)，146.9(C-12)[1]。

【贮藏】 干燥、密闭、冷藏。

参考文献

[1] 邱蓉丽，李璘，朱苗花等. 补骨脂化学成分研究[J]. 中药材，2011，34（8）：1211-1213.

秦皮甲素

Esculin

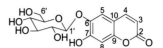

【异名】 Esculoside

【分子式及分子量】 $C_{15}H_{16}O_9$; 340.28

【来源】 木犀科植物苦枥白蜡树 *Fraxinus rhynchophylla* Hance、白蜡树 *Fraxinus chinensis* Roxb.、尖叶白蜡树 *Fraxinus szaboana* Lingelsh. 或宿柱白蜡树 *Fraxinus stylosa* Lingelsh. 的干燥枝皮或干皮。

【性状】 白色针状结晶。

本品易溶于甲醇。

熔点: 196～198℃

【纯度检查】

薄层色谱

1. 薄层板 硅胶 G 板

   展开剂 甲苯-乙酸乙酯-甲酸-乙醇 (3：4：1：2)

   检 识 紫外灯 (365nm) 下检视

2. 薄层板 硅胶 G 板

   展开剂 三氯甲烷-甲醇-水 (30：10：3) 下层液, 每 5ml 加甲酸 0.1ml

   检 识 紫外灯 (365nm) 下检视

高效液相色谱

色谱柱 HiQ Sil C_{18}, $5\mu m$ (4.6mm×250mm)

流动相 甲醇-0.5%冰醋酸 (25：75), 1ml/min

检测波长 334nm

【结构鉴定】[1] UV λ_{max}^{MeOH} (nm): 335, 297, 250, 224。

IR ν_{max}^{KBr} (cm^{-1}): 3300, 1710, 1680, 1620, 1580, 1309, 1070。

FAB-MS m/z: 341[M+H]$^+$, 179。

^{1}H-NMR(CD$_3$OD,500MHz) δ: 6.21(1H,d,J=8.0Hz,H-3),7.83(1H,d,J=8.0Hz,H-4),7.43(1H,d,J=1.5Hz,H-5),6.80(1H,d,J=1.5Hz,H-8),4.84(1H,d,J=6.0Hz,H-1')。

^{13}C-NMR(CD$_3$OD,125MHz) δ: 163.7(C-2),113.1(C-3),146.0(C-4),116.6(C-5),144.4(C-6),153.2(C-7),104.5(C-8),152.5(C-9),112.8(C-10),104.5(C-1'),74.8(C-2'),78.5(C-3'),71.3(C-4'),77.6(C-5'),62.5(C-6')。

【贮藏】 干燥、密闭。

参考文献

[1] 陈德昌. 中药化学对照品工作手册[M]. 北京: 中国医药科技出版社, 2000.

α-香附酮
α-Cyperone

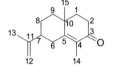

【分子式及分子量】 $C_{15}H_{22}O$；218.33

【来源】 合成。

【性状】 黄色液体。

本品溶于甲醇、乙醇、乙酸乙酯、

三氯甲烷。

折射率（20℃）：1.4993。

【纯度检查】

薄层色谱

1. 薄层板 硅胶 GF_{254} 板

展开剂 二氯甲烷-乙酸乙酯-冰醋酸（80∶1∶1）

检 识 2,4-二硝基苯肼溶液，日光及紫外灯（254nm）下检视

2. 薄层板 硅胶 GF_{254} 板

展开剂 甲苯-乙酸乙酯（19∶1）

检 识 2,4-二硝基苯肼溶液，日光及紫外灯（254nm）下检视

气相色谱

色谱柱 AB-INNOWAX，$30m×0.32mm×0.25\mu m$

柱 温 起始温度60℃，终止温度180℃，升温速率8℃/min

【结构鉴定】 UV λ_{max}^{MeOH}(nm)：249。

IR ν_{max}^{KBr}(cm^{-1})：2929，2862，1668，1612，1453，1376，1351，1200，1084，1019，888。

EI-MS m/z：219[M＋H]$^{+}$[1]。

^{1}**H-NMR**(CDCl$_{3}$,600MHz) δ：4.78(2H,brs,H-12)，1.78(3H,s,H-13)，1.78(3H,s,H-14)，1.22(3H,s,H-15)[1]。

^{13}**C-NMR**(CDCl$_{3}$,150MHz) δ：37.5(C-1)，33.8(C-2)，199.1(C-3)，128.8(C-4)，162.2(C-5)，32.9(C-6)，46.0(C-7)，26.9(C-8)，41.9(C-9)，35.8(C-10)，149.2(C-11)，109.2(C-12)，20.7(C-13)，10.9(C-14)，22.5(C-15)[1]。

【贮藏】 冷藏。

参考文献

[1] 李丽，王英锋. 甘松有效成分的研究[J]. 首都师范大学学报（自然科学版），2010，31（6）.

绿原酸

Chlorogenic Acid

【异名】　咖啡鞣酸、3-咖啡酰奎尼酸

【分子式及分子量】　$C_{16}H_{18}O_9$；354.31

【来源】　忍冬科植物忍冬 *Lonicera japonica* Thunb. 的干燥花蕾。

【性状】　淡黄色粉末。

本品溶于热水。

熔点：204～206℃。

比旋度：$[\alpha]_D^{20}-36°$（$c=1$，H_2O）。

【纯度检查】

薄层色谱

1. 薄层板　硅胶 GF_{254} 板

   展开剂　乙酸乙酯-甲酸-水 （10∶2∶3）

   检　识　紫外灯 （365nm、254nm） 下检视

2. 薄层板　硅胶 H 板

   展开剂　乙酸丁酯-甲酸-水 （7∶2.5∶2.5） 上层液

   检　识　紫外灯 （365nm、254nm） 下检视

高效液相色谱

色谱柱　YWG C_{18}，$5\mu m$ （4.6×250mm）

流动相　甲醇-水-乙酸 （60∶40∶0.5），1ml/min

检测波长　326nm

差示量热扫描法

起始温度50℃，终点温度300℃，升温速率5℃/min

【结构鉴定】　UV　λ_{max}^{MeOH}(nm)：329，246，220[1]。

IR　ν_{max}^{KBr}(cm^{-1})：3400，1708，1660，1620，1640，985，835[1]。

EI-MS　m/z：354$[M]^+$，180，163。

^1H-NMR(CD_3OD,600MHz)　δ：2.18～2.26(2H,m,H-2)，5.34(1H,m,H-3)，3.74(1H,dd,$J=8.4,3.0Hz$,H-4)，4.18(1H,m,H-5)，6.28(1H,d,$J=16.2Hz$,H-α)，7.57(1H,d,$J=16.2Hz$,H-β)，7.06(1H,d,$J=1.8Hz$,H-2′)，6.79(1H,d,$J=7.8Hz$,H-5′)，6.97(1H,dd,$J=7.8,1.8Hz$,H-6′)。

^{13}C-NMR(CD_3OD,150MHz)　δ：76.1(C-1)，38.7(C-2)，71.2(C-3)，73.4(C-4)，72.0(C-5)，38.2(C-6)，177.0(C-7)，168.6(C-8)，115.2(C-α)，147.1(C-β)，127.8(C-1′)，115.2(C-2′)，146.8(C-3′)，149.6(C-4′)，116.4(C-5′)，123.0(C-6′)。

【贮藏】　干燥、密闭。

参考文献

[1] 陈德昌. 中药化学对照品工作手册[M]. 北京：中国医药科技出版社，2000.

人参皂苷 Re

Ginsenoside Re

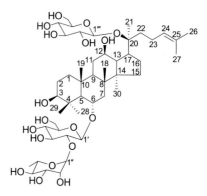

【异名】 Chikusetsusaponin Ⅳc

【分子式及分子量】 $C_{48}H_{82}O_{18}$；947.16

【来源】 五加科植物人参 *Panax ginseng* C. A. Meyer 的干燥根。

【性状】 白色粉末。

本品易溶于甲醇，乙醇。

熔点：198.1~201.5℃。

【纯度检查】

薄层色谱

1. 薄层板 硅胶 G 板

   展开剂 三氯甲烷-乙酸乙酯-甲醇-水 (15：40：22：10) 10℃以下放置的下层液

   检 识 10％硫酸乙醇溶液，105℃加热至斑点显色清晰，日光及紫外灯 (365nm) 下检视

2. 薄层板 硅胶 G 板[2]

   展开剂 三氯甲烷-甲醇-水 (65：35：10) 10℃以下放置的下层液

   检 识 10％硫酸乙醇溶液，105℃加热至斑点显色清晰，日光及紫外灯 (365nm) 下检视

高效液相色谱

   色谱柱 Agilent C_{18}，5μm (4.6mm×250mm)

   流动相 乙腈-水 (22：78)，1ml/min

   检测波长 203nm

【结构鉴定】 **UV** λ_{max}^{MeOH}(nm)：202。

IR ν_{max}^{KBr}(cm^{-1})：3374，2933，1638，1453，1386，1075，1047，890，814。

FAB-MS m/z：985[M+K]$^+$，659，423。

^{1}**H-NMR**(C_5D_5N,600MHz) δ：0.95，0.96，1.17，1.35，1.58，1.58，1.59，2.10(各 3H，H-18,19,21,26,27,28,29,30)，5.25(1H，d，$J=6.6$Hz，H-1′)，6.49(1H，brs，H-1″)，5.16 (1H，d，$J=7.8$Hz，H-1‴)，1.75(3H，d，$J=6.0$Hz，H-6″)，5.55(1H，s，H-24)[1]。

^{13}**C-NMR**(C_5D_5N,150MHz) δ：39.6(C-1)，27.8(C-2)，78.8(C-3)，40.0(C-4)，60.8(C-5)，74.6(C-6)，45.9(C-7)，41.2(C-8)，49.5(C-9)，39.4(C-10)，30.7(C-11)，70.1(C-12)，49.1 (C-13)，51.6(C-14)，30.9(C-15)，26.6(C-16)，51.4(C-17)，17.6(C-18)，17.5(C-19)，83.2(C-20)，22.3(C-21)，36.0(C-22)，23.2(C-23)，125.9(C-24)，130.8(C-25)，25.7(C-26)，17.7(C-27)，32.2(C-28)，17.3(C-29)，17.2(C-30)，101.9(C-1′)，79.4(C-2′)，78.2(C-3′)，72.3(C-4′)，78.3(C-5′)，63.1(C-6′)，101.8(C-1″)，72.4(C-2″)，72.6(C-3″)，74.2(C-4″)，69.5(C-5″)，18.7 (C-6″)，98.2(C-1‴)，75.1(C-2‴)，79.2(C-3‴)，71.6(C-4‴)，78.4(C-5‴)，62.9(C-6‴)[1]。

【贮藏】 干燥、密闭。

参考文献

[1] 苏健、李海舟、杨崇仁. 吉林产西洋参的皂苷成分研究[J]. 中国中药杂志，2003，28 (9)：830-833.

[2] 吕永俊、徐绥绪. 人参皂苷的化学研究方法[J]. 沈阳药学院学报，1985，2 (1)：63-82.

熊去氧胆酸

Ursodeoxycholic Acid

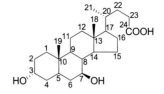

【分子式及分子量】 $C_{24}H_{40}O_4$；392.57

【来源】 熊科动物黑熊 *Selenarctos thibetanus* Cuvier 或棕熊 *Ursus arctos* L. 的胆汁。

【性状】 白色粉末。

本品易溶于甲醇，乙醇。

熔点：202～203℃。

【纯度检查】

薄层色谱

1. 薄层板 硅胶 G 板

展开剂 异辛烷-乙酸乙酯-冰乙酸（15：7：5）

检 识 10％硫酸乙醇液，105℃烘至斑点清晰，日光及紫外灯（365nm）下检视

2. 薄层板 硅胶 G 板

展开剂 异辛烷-异戊醚-冰乙酸-正丁醇-水（10：5：5：3：1）上层液

检 识 10％硫酸乙醇液，105℃烘至斑点清晰，日光及紫外灯（365nm）下检视

高效液相色谱

色谱柱 Agilent Zorbax C_{18}，5μm（4.6mm×250mm）

流动相 乙腈-0.1％三氟乙酸溶液（45：55），1ml/min

检 测 ELSD 检测器，漂移管温度95℃，氮气流速2.5L/min

差示量热扫描法

起始温度50℃，终点温度300℃，升温速率5℃/min

【结构鉴定】 UV λ_{max}^{MeOH}(nm)：224，200[1]。

IR ν_{max}^{KBr}(cm^{-1})：3520，2940，1720，1455，1060，900[1]。

EI-MS m/z：393[M＋H]$^+$，375，357，342，255，232[1]。

^{1}**H-NMR**(C_5D_5N，600MHz） δ：0.68，0.95（各 3H，H-18，19），1.00（3H，d，J＝6.6Hz，H-21），3.77（1H，m，H-3），3.84（1H，m，H-7）[2]。

^{13}**C-NMR**(C_5D_5N，150MHz） δ：35.7(C-1)，31.4(C-2)，70.6(C-3)，38.9(C-4)，43.3(C-5)，38.4(C-6)，71.0(C-7)，43.8(C-8)，39.8(C-9)，34.5(C-10)，21.7(C-11)，40.5(C-12)，44.2(C-13)，55.5(C-14)，27.7(C-15)，29.0(C-16)，56.5(C-17)，12.5(C-18)，23.8(C-19)，35.8(C-20)，18.8(C-21)，31.9(C-22)，31.9(C-23)，176.5(C-24)[2]。

【贮藏】 干燥、密闭。

参考文献

[1] 陈德昌. 中药化学对照品工作手册[M]. 北京：中国医药科技出版社，2000.

[2] D Vincent Waterhous, Stephen Barnes, Donald D. Muccio. Nuclear magnetic resonance spectroscopy of bile acids. Development of two-dimensional NMR methods for the elucidation of proton resonance assignments for five common hydroxylated bile acids, and their parent bile acid, 5β-cholanoic acid[J]. Journal of Lipid Research, 1985, 26 (9): 1068-1078.

大黄素

Emodin

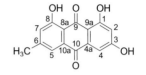

【分子式及分子量】 $C_{15}H_{10}O_5$；270.23

【来源】 蓼科植物药用大黄 *Rheum offcinale* Baill. 的干燥根及根茎。

【性状】 橙红色针状结晶。

本品溶于甲醇、乙醇等。

熔点：256～257℃。

【纯度检查】

薄层色谱

1. 薄层板　硅胶 G 板

   展开剂　石油醚（30～60℃）-甲酸乙酯-甲酸（15∶5∶1）上层液

   检　识　紫外灯（365nm）及日光下检视

2. 薄层板　硅胶 G 板

   展开剂　环己烷-三氯甲烷-甲醇-乙酸乙酯-冰醋酸（20∶5∶2∶8∶1）

   检　识　紫外灯（365nm）及日光下检视

高效液相色谱

　　色谱柱　Diamansil™ C_{18}，5μm（4.6mm×250mm）

　　流动相　甲醇-0.1%磷酸（85∶15）

　　检测波长　254nm

【结构鉴定】　UV λ_{max}^{MeOH}(nm)：436，288，252，220。

IR ν_{max}^{KBr}(cm^{-1})：3388，1670，1626，1562，1479，1333，1271，1217，1165，1101，760。

EI-MS m/z：270$[M]^+$，242$[M-CO]^+$，214$[M-2CO]^+$。

^{1}H-NMR(DMSO-d_6，500MHz)　δ：6.56(1H，d，$J=2.0$Hz，H-2)，7.08(1H，d，$J=2.0$Hz，H-4)，7.44(1H，s，H-5)，7.12(1H，s，H-7)，2.38(3H，s，-CH$_3$)，12.05(1H，s，1-OH)，11.34(1H，s，3-OH)，11.97(1H，s，8-OH)[1]。

^{13}C-NMR(DMSO-d_6，125MHz)　δ：161.3(C-1)，107.8(C-2)，165.5(C-3)，108.7(C-4)，120.4(C-5)，148.2(C-6)，124.0(C-7)，164.4(C-8)，189.6(C-9)，181.2(C-10)，132.7(C-4a)，113.3(C-8a)，108.9(C-9a)，135.0(C-10a)，21.4(-CH$_3$)[1]。

【贮藏】　干燥、避光。

参考文献 ......

[1] 林瑞超，马双成. 中药化学对照品应用手册[M]. 北京：化学工业出版社，2013.

大黄酸

Rhein

【分子式及分子量】 $C_{15}H_8O_6$；284.22

【来源】 蓼科植物药用大黄 *Rheum offcinale* Baill. 的干燥根及根茎。

【性状】 橙色针状结晶。

本品溶于甲醇、乙醇等。

熔点：321～322℃。

【纯度检查】

薄层色谱

1. 薄层板 硅胶 G 板

    展开剂 石油醚（30～60℃）-甲酸乙酯-甲酸（15：5：1）上层液

    检 识 紫外灯（365nm）及日光下检视

2. 薄层板 硅胶 G 板

    展开剂 环己烷-三氯甲烷-甲醇-乙酸乙酯-冰醋酸（20：5：1：4：0.5）

    检 识 紫外灯（365nm）及日光下检视

高效液相色谱

    色谱柱 Diamansil™ C_{18}，$5\mu m$（4.6mm×250mm）

    流动相 甲醇-0.1%磷酸（85：15），1ml/min

    检测波长 254nm、225nm、287nm

【结构鉴定】 UV λ_{max}^{MeOH}(nm)：431，258，231，204。

IR ν_{max}^{KBr}(cm^{-1})：1700，1637，1620，1460，1270，1190。

EI-MS m/z：284[M]$^+$，267[M－OH]$^+$，256[M－CO]$^+$，240[M－CO$_2$]$^+$，239[M－OH－CO]$^+$，228[M－2CO]$^+$，211[M－2CO－OH]$^+$。

^{1}H-NMR(DMSO-d_6，500MHz) δ：8.14(1H,s,H-2)，7.78(1H,s,H-4)，7.41(1H,d,J=8.0Hz,H-5)，7.84(1H,t,J=8.0Hz,H-6)，7.75(1H,d,J=8.0Hz,H-7)，13.77(1H,s,-COOH)，11.90(2H,s,1,8-OH)[1]。

^{13}C-NMR(DMSO-d_6，125MHz) δ：161.4(C-1)，124.0(C-2)，138.0(C-3)，118.7(C-4)，119.4(C-5)，137.5(C-6)，124.5(C-7)，161.0(C-8)，191.3(C-9)，181.0(C-10)，133.8(C-4a)，116.2(C-8a)，118.8(C-9a)，133.2(C-10a)，165.4(-COOH)[1]。

【贮藏】 干燥、避光。

参考文献

[1] 陈德昌. 中药化学对照品工作手册[M]. 北京：中国医药科技出版社，2000.

大黄素甲醚

Physcion

【分子式及分子量】 $C_{16}H_{12}O_5$；284.26

【来源】 蓼科植物药用大黄 *Rheum offcinale* Baill. 的干燥根及根茎。

【性状】 黄色针状结晶。

本品溶于甲醇、乙醇等。

熔点：205～207℃。

【纯度检查】

薄层色谱

1. 薄层板 硅胶 G 板

展开剂 石油醚（30～60℃）-甲酸乙酯-甲酸（15∶5∶1）上层液

检 识 紫外灯（365nm）及日光下检视

2. 薄层板 硅胶 G 板

展开剂 环己烷-三氯甲烷-甲醇-乙酸乙酯-冰醋酸（20∶5∶2∶8∶1）

检 识 紫外灯（365nm）及日光下检视

高效液相色谱

色谱柱 Aichrom Hypersil C_{18}，$5\mu m$（4.6mm×150mm）

流动相 甲醇-0.1%磷酸（85∶15），1ml/min

检测波长 254nm、225nm、287nm

【结构鉴定】 UV λ_{max}^{MeOH}(nm)：433，284，264，256，224。

IR ν_{max}^{KBr}(cm^{-1})：3053，2978，2844，1676，1626，1560，1479，1376，1273，1225，1161，1103，1036，980，874，850，756，715，633，611。

EI-MS m/z：284[M]$^+$，256[M−CO]$^+$，241[M−CO−CH$_3$]$^+$，213[M−2CO−CH$_3$]$^+$。

^{1}H-NMR(DMSO-d_6,500MHz) δ：6.88(1H,d,J=2.0Hz,H-2)，7.21(1H,brs,H-4)，7.54(1H,s,H-5)，7.21(1H,s,H-7)，2.43(3H,s,-CH$_3$)，3.93(3H,s,-OCH$_3$)，12.18(1H,s,1-OH)，11.97(1H,s,8-OH)[1]。

^{13}C-NMR(DMSO-d_6,125MHz) δ：161.4(C-1)，106.6(C-2)，166.1(C-3)，107.6(C-4)，120.6(C-5)，148.5(C-6)，124.2(C-7)，164.4(C-8)，190.0(C-9)，181.3(C-10)，132.9(C-4a)，113.5(C-8a)，109.9(C-9a)，134.9(C-10a)，21.5(-CH$_3$)，56.4(-OCH$_3$)[1]。

【贮藏】 干燥、避光。

参考文献

[1] 林瑞超，马双成. 中药化学对照品应用手册[M]. 北京：化学工业出版社，2013.

乙酸龙脑酯
Bornyl Acetate

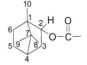

【异名】 乙酸冰片酯

【分子式及分子量】 $C_{12}H_{20}O_2$；196.29

【来源】 合成。

【性状】 无色透明液体。
溶于乙醇、乙醚、大多数非挥发
性油和挥发性油，微溶于水，不
溶于丙二醇和甘油。

【纯度检查】

薄层色谱

1. 薄层板 硅胶 G 板
   展开剂 环己烷-乙酸乙酯（22∶1）
   检 识 5％香草醛硫酸溶液，105℃加热至斑点显色清晰，日光下检视

2. 薄层板 硅胶 G 板
   展开剂 石油醚（60～90℃）-乙酸乙酯（20∶1）
   检 识 5％香草醛硫酸溶液，105℃加热至斑点显色清晰，日光下检视

气相色谱

   色谱柱 DB-1 毛细管柱，30m×0.25mm×0.25μm

   柱 温 100℃

【结构鉴定】[1] **UV** λ_{max}^{MeOH}(nm)：211。

IR ν_{max}^{KBr}(cm^{-1})：2900，2850，1740，1500，1480，1260，1100，1040。

EI-MS m/z：196[M]$^+$。

^{1}H-NMR(CDCl$_3$,600MHz) δ：0.82，0.86，0.90(各 3H,s,H-8,9,10)，2.05(3H,s,-COCH$_3$)，4.87(1H,m,H-2)。

^{13}C-NMR(CDCl$_3$,150MHz) δ：48.7(C-1)，79.9(C-2)，36.7(C-3)，44.9(C-4)，28.0(C-5)，27.0(C-6)，47.8(C-7)，18.8(C-8)，19.7(C-9)，13.5(C-10)，171.4(C=O)，21.1(-COCH$_3$)。

【贮藏】 冷藏。

参考文献

[1] 林瑞超，马双成. 中药化学对照品应用手册[M]. 北京：化学工业出版社，2013.

土木香内酯
Alantolactone

【分子式及分子量】 $C_{15}H_{20}O_2$；232.31

【来源】 菊科植物土木香 *Inula helenium* L. 的干燥根。

【性状】 白色针状结晶。

　　　　本品易溶于乙酸乙酯、甲醇。

　　　　熔点：78～79℃。

【纯度检查】

薄层色谱

1. 薄层板　0.25％硝酸银液制备的硅胶 G 板

　　展开剂　石油醚（60～90℃)-甲苯-乙酸乙酯（10：1：1）

　　检　识　5％香草醛硫酸溶液，加热至斑点显色清晰，日光下检视

2. 薄层板　硅胶 G 板

　　展开剂　石油醚-乙酸乙酯（4：1）

　　检　识　5％香草醛硫酸溶液，加热至斑点显色清晰，日光下检视

气相色谱

　　色谱柱　HP-INNOWAX，$30m \times 0.53mm \times 0.25\mu m$

　　色谱条件　起始温度190℃，终止温度240℃，升温速率10℃/min

【结构鉴定】 UV λ_{max}^{MeOH}(nm)：202，215（sh)[1]。

IR ν_{max}^{KBr}(cm^{-1})：2924，1749，1739，1655，1261，1128，1039，982，926[1]。

EI-MS m/z：232[M]$^+$，217[M－CH$_3$]$^+$，176[1]。

^{1}**H-NMR**(CDCl$_3$,500MHz)　δ：1.13(1H, td, $J=13.0,3.5$Hz, H-1a)，1.58(1H, over-lapped, H-1b)，1.80(1H, m, H-2a)，1.43(1H, m, H-2b)，1.52(1H, overlapped, H-3a)，1.55(1H, overlapped, H-3b)，2.45(1H, m, H-4)，5.15(1H, d, $J=4.0$Hz, H-6)，3.57(1H, m, H-7)，4.81(1H, m, H-8)，2.11(1H, dd, $J=15.0,2.5$Hz, H-9a)，1.55(1H, overlapped, H-9b)，6.20(1H, d, $J=2.0$Hz, H-13a)，5.61(1H, d, $J=2.0$Hz, H-13b)，1.20(3H, s, H-14)，1.10(3H, d, $J=8.0$Hz, H-15)。

^{13}**C-NMR**(CDCl$_3$,125MHz)　δ：41.7(C-1)，16.8(C-2)，32.7(C-3)，37.6(C-4)，149.1(C-5)，118.8(C-6)，39.5(C-7)，76.4(C-8)，42.7(C-9)，32.7(C-10)，139.8(C-11)，170.4(C-12)，121.6(C-13)，28.6(C-14)，22.6(C-15)。

【贮藏】 干燥、避光。

参考文献

[1] 林瑞超，马双成. 中药化学对照品应用手册[M]. 北京：化学工业出版社，2013.

异土木香内酯

Isoalantolactone

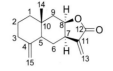

【异名】 异阿兰内酯、Isohenin

【分子式及分子量】 $C_{15}H_{20}O_2$；232.32

【来源】 菊科植物土木香 *Inula helenium* L. 的干燥根。

【性状】 针状结晶。

本品溶于乙醇、乙醚、苯和三氯甲烷，微溶于石油醚，不溶于水[1]。

熔点：112～114℃。

【纯度检查】

薄层色谱

1. 薄层板　硅胶 GF_{254} 板

展开剂　石油醚-甲苯-乙酸乙酯（5∶1∶1）

检　识　5％香草醛硫酸溶液，105℃加热，日光下检视

2. 薄层板　硅胶 GF_{254} 板

展开剂　石油醚（60～90℃）-乙酸乙酯（4∶1）

检　识　5％香草醛硫酸溶液，105℃加热，日光下检视

高效液相色谱

色谱柱　Agilent C_{18}，$5\mu m$（4.6mm×250mm）

流动相　甲醇-水（60∶40），0.7ml/min

检测波长　212nm

【结构鉴定】 UV λ_{max}^{MeOH}（nm）：215。

IR ν_{max}^{KBr}（cm^{-1}）：2933，2829，1757，1639，1263，1138，966，883。

EI-MS m/z：232$[M]^+$，217，190，176，161。

^1H-NMR（$CDCl_3$，500MHz）　δ：1.24（1H，dd，$J=12.5,3.5Hz$，H-1a），1.54（1H，over-lapped，H-1b），1.60（1H，overlapped，H-2a），1.54（1H，overlapped，H-2b），2.00（1H，td，$J=12.5,5.0Hz$，H-3a），2.33（1H，brd，$J=13.5Hz$，H-3b），1.84（1H，brd，$J=12.5Hz$，H-5），1.73（1H，ddd，$J=14.0,7.0,2.0Hz$，H-6a），1.39（1H，m，H-6b），2.97（1H，m，H-7），4.50（1H，m，H-8），1.50（1H，dd，$J=15.5,5.0Hz$，H-9a），2.19（1H，d，$J=15.5Hz$，H-9b），6.13（1H，s，H-13a），5.58（1H，s，H-13b），0.83（3H，s，H-14），4.77（1H，brs，H-15a），4.44（1H，brs，H-15b）。

^{13}C-NMR（$CDCl_3$，125MHz）　δ：42.2（C-1），22.7（C-2），36.8（C-3），149.1（C-4），46.2（C-5），27.5（C-6），40.6（C-7），76.8（C-8），41.4（C-9），34.3（C-10），142.1（C-11），170.6（C-12），120.0（C-13），17.7（C-14），106.6（C-15）。

【贮藏】 干燥、密闭。

参考文献

[1] 常新全，丁丽霞．中药活性成分分析手册[M]．北京：学苑出版社，2002：99.

山姜素
Alpinetin

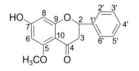

【分子式及分子量】 $C_{16}H_{14}O_4$；270.28

【来源】 姜科植物草豆蔻 *Alpinia katsumadai* Hayata 的干燥近成熟种子。

【性状】 白色粉末。

本品易溶于甲醇、乙醇等。

熔点：222～223℃。

【纯度检查】

薄层色谱

1. 薄层板 硅胶 G 板

   展开剂 甲苯-乙酸乙酯-甲醇 (15：4：1)

   检 识 100℃加热至斑点显色清晰，置紫外灯 (365nm) 下检视

2. 薄层板 硅胶 G 板

   展开剂 三氯甲烷-甲醇 (15：2)

   检 识 100℃加热至斑点显色清晰，置紫外灯 (365nm) 下检视

高效液相色谱

色谱柱 AichromBond AQ C_{18}，$5\mu m$ (4.6mm×250mm)

流动相 甲醇-水 (53：47)，1ml/min

检测波长 300nm

【结构鉴定】 UV λ_{max}^{MeOH}(nm)：209，285。

IR ν_{max}^{KBr}(cm^{-1})：3091，1639，1612，1577，1481，1435，1317，1302，1211，1109，837，769，702。

EI-MS m/z：270[M]$^+$，193，166。

^{1}H-NMR(DMSO-d_6,500MHz) δ：5.47(1H,dd,$J=12.5,2.5$Hz,H-2)，2.97(1H,dd,$J=16.5,12.5$Hz,H-3a)，2.62(1H,dd,$J=16.5,2.5$Hz,H-3b)，6.06(1H,d,$J=2.0$Hz,H-6)，5.99(1H,d,$J=2.0$Hz,H-8)，7.48(2H,d,$J=7.5$Hz,H-2′,6′)，7.40(2H,t,$J=7.5$Hz,H-3′,5′)，7.35(1H,d,$J=7.5$Hz,H-4′)，3.73(3H,s,-OCH$_3$)，10.54(1H, s,-OH)[1]。

^{13}C-NMR(DMSO-d_6,125MHz) δ：78.4(C-1)，45.3(C-3)，187.7(C-4)，164.4(C-5)，96.0(C-6)，164.8(C-7)，93.8(C-8)，162.2(C-9)，105.0(C-10)，139.6(C-1′)，126.8(C-2′,6′)，128.9(C-3′,5′)，128.7(C-4′)[1]。

【贮藏】 干燥、避光。

参考文献

[1] 李静，徐康平，邹辉等. 胡桃楸青果皮化学成分研究[J]. 中南药学，2013，(1)：1-3.

小豆蔻明
Cardamonin

【分子式及分子量】 $C_{16}H_{14}O_4$；270.28

【来源】 姜科植物草豆蔻 *Alpinia katsumadai* Hayata 的干燥近成熟种子。

【性状】 黄色粉末。

本品溶于乙醇、甲醇。

熔点：201～202℃。

【纯度检查】

薄层色谱

1. 薄层板　硅胶 G 板

展开剂　甲苯-乙酸乙酯-甲醇（15：4：1）

检　识　5%三氯化铁乙醇溶液，日光下检视

2. 薄层板　硅胶 G 板

展开剂　三氯甲烷-甲醇（10：1）

检　识　日光及紫外灯（365nm）下检视

高效液相色谱

色谱柱　Agilent SB C_{18}，$5\mu m$（4.6mm×250mm）

流动相　甲醇-水（65：35），1ml/min

检测波长　340nm

【结构鉴定】 UV λ_{max}^{MeOH}(nm)：343，203。

IR ν_{max}^{KBr}(cm^{-1})：3147，1650，1626，1550，1485，1334，1225，1180，1113，970，800。

ESI-MS m/z：271[M+H]$^+$，541[2M+H]$^+$。

^{1}H-NMR(DMSO-d_6，500MHz)　δ：7.71(2H,dd,J=7.5,2.0Hz,H-2,6)，7.43～7.46(3H,m,H-3,4,5)，7.66(1H,d,J=15.5Hz,H-α)，7.82(1H,d,J=15.5Hz,H-β)，5.93(1H,d,J=2.0Hz,H-3$'$)，6.02(1H,d,J=2.0Hz,H-5$'$)，3.88(3H,s,-OCH$_3$)，13.72(1H,s,2$'$-OH)，10.67(1H,s,4$'$-OH)[1]。

^{13}C-NMR(DMSO-d_6，125MHz)　δ：134.9(C-1)，128.4(C-2,6)，129.0(C-3,5)，130.3(C-4)，127.5(C-α)，141.8(C-β)，105.1(C-1$'$)，162.7(C-2$'$)，95.8(C-3$'$)，165.0(C-4$'$)，91.7(C-5$'$)，166.3(C-6$'$)，56.0(-OCH$_3$)[1]。

【贮藏】 干燥、避光。

参考文献

[1] Itokawa Hideji, Morita Makoto, Mihashi Susumu. Phenolic compounds from the rhizomes of Alpinia speciosa. Phytochemistry[J], 1981, 20 (11)：2503-2506.

五味子甲素

Deoxyschizandrin

【分子式及分子量】 $C_{24}H_{32}O_6$；416.50

【来源】 木兰科植物北五味子 *Schisandrin Chinensis* Bail 的种子。

【性状】 白色粉末。

溶于甲醇、乙醇。

熔点：116～117℃。

【纯度检查】

薄层色谱

1. 薄层板　硅胶 GF_{254} 板

展开剂　石油醚 (60～90℃)-甲酸乙酯-甲酸 (15：5：1)

检　识　紫外灯 (254nm) 下检视

2. 薄层板　硅胶 GF_{254} 板

展开剂　甲苯-乙酸乙酯 (9：1)

检　识　紫外灯 (254nm) 下检视

高效液相色谱

色谱柱　Agilent C_{18}，$5\mu m$ (4.6mm×250mm)

流动相　乙腈-水 (65：35)，1ml/min

检测波长　254nm

【结构鉴定】[1]　UV　λ_{max}^{MeOH}(nm)：287，251，213。

IR　ν_{max}^{KBr}(cm^{-1})：3000，1600，1490，1400，1100。

EI-MS　m/z：416[M]$^+$，401[M－CH$_3$]$^+$，385[M－OCH$_3$]$^+$，345，314 [345－OCH$_3$]$^+$，370[M－OCH$_3$－CH$_3$]$^+$，360，330，271，181。

^{1}H-NMR(CDCl$_3$，600MHz)　δ：6.54(1H,s,H-4)，2.50(1H,dd,$J=13.8,1.8$Hz,H-6a)，2.58(1H,dd,$J=13.8,7.2$Hz,H-6b)，1.90(1H,m,H-7)，1.81(1H,m,H-8)，2.05(1H,d,$J=13.2$Hz,H-9a)，2.28(1H,dd,$J=13.2,9.6$Hz,H-9b)，6.53(1H,s,H-11)，0.74(3H,d,$J=7.2$Hz,H-17)，1.00(3H,d,$J=7.2$Hz,H-18)，3.58，3.59，3.87，3.88，3.89，3.40(各 3H,s,1,2,3,12,13,14-OCH$_3$)。

^{13}C-NMR(CDCl$_3$，150MHz)　δ：151.5(C-1)，140.0(C-2)，152.8(C-3)，107.1(C-4)，139.1(C-5)，35.6(C-6)，40.7(C-7)，33.7(C-8)，39.1(C-9)，133.9(C-10)，110.4(C-11)，151.6(C-12)，139.7(C-13)，151.4(C-14)，123.3(C-15)，122.3(C-16)，12.6(C-17)，21.8(C-18)，60.5(1,14-OCH$_3$)，60.9(2-OCH$_3$)，55.8(3-OCH$_3$)，55.9(12-OCH$_3$)，60.9(13-OCH$_3$)。

【贮藏】 干燥、密闭、避光。

参考文献

[1] 陈德昌. 中药化学对照品工作手册[M]. 北京：中国医药科技出版社，2000：53.

五味子乙素

γ-Schisandrin

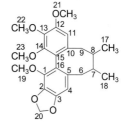

【分子式及分子量】 $C_{23}H_{28}O_6$；400.45

【来源】 木兰科植物北五味子 *Schisandrin Chinensis* Bail 的种子。

【性状】 白色粉末。

溶于甲醇、乙醇。

熔点：117～119℃。

【纯度检查】

薄层色谱

1. 薄层板 硅胶 GF_{254} 板

展开剂 石油醚（60～90℃）-甲酸乙酯-甲酸（15：5：1）

检 识 紫外灯（254nm）下检视

2. 薄层板 硅胶 GF_{254} 板

展开剂 甲苯-乙酸乙酯（9：1）

检 识 紫外灯（254nm）下检视

高效液相色谱

色谱柱 Agilent C_{18}，5μm（4.6mm×250mm）

流动相 甲醇-水（80：20），流速 1ml/min

检测波长 254nm

【结构鉴定】 **UV** λ_{max}^{MeOH}(nm)：280，254，218。

IR ν_{max}^{KBr}(cm^{-1})：2959，2935，2861，1616，1600。

EI-MS m/z：400[M]$^+$，271，235，219，181。

^{1}H-NMR(CDCl$_3$，600MHz) δ：6.48(1H,s,H-4)，2.52(1H,dd,J=13.8,2.4Hz,H-6a)，2.57(1H,dd,J=13.8,7.2Hz,H-6b)，1.79(1H,m,H-7)，1.90(1H,m,H-8)，2.02(1H,d,J=13.2Hz,H-9a)，2.22(1H,dd,J=13.2,9.6Hz,H-9b)，6.55(1H,s,H-11)，0.73(3H,d,J=7.2Hz,H-17)，0.97(3H,d,J=7.2Hz,H-18)，5.94(2H,dd,J=4.2,1.8Hz,H-20)，3.54，3.82，3.88，3.89(各 3H,s,7,8,13,14-OCH$_3$)[1]。

^{13}C-NMR(CDCl$_3$，150MHz) δ：151.4(C-1)，141.0(C-2)，152.7(C-3)，107.3(C-4)，139.4(C-5)，35.5(C-6)，40.8(C-7)，33.7(C-8)，33.8(C-9)，132.4(C-10)，105.8(C-11)，147.5(C-12)，134.7(C-13)，141.1(C-14)，122.3(C-15)，122.1(C-16)，12.6(C-17)，21.9(C-18)，60.5(C-19)，100.6(C-20)，55.8(C-21)，59.5(C-22)，60.9(C-23)[1]。

【贮藏】 干燥、密闭、避光。

参考文献

[1] 史琳，何晓霞，潘英等. 五味子藤茎化学成分研究[J]. 中草药，2009，40 (11)：1707-1710.

丹参酮 Ⅱ A

Tanshinone Ⅱ A

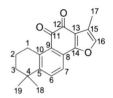

【异名】 丹参醌Ⅱ，丹参醌ⅡA

【分子式及分子量】 $C_{19}H_{18}O_3$；294.34

【来源】 唇形科植物丹参 *Salvia miltior-rhiza* Bge. 的干燥根及根茎。

【性状】 红色结晶。

本品乙醇、丙酮、乙醚、苯等有

机溶剂，微溶于水。

熔点：208～210℃

【纯度检查】

薄层色谱

1. 薄层板 硅胶 G 板

展开剂 乙酸乙酯-甲酸-水（10∶2∶3）上层液

检 识 1‰三氯化铝乙醇液，日光及紫外灯（365nm）下检视

2. 薄层板 聚酰胺薄膜

展开剂 丙酮-水（1∶1）

检 识 1‰三氯化铝乙醇液，日光及紫外灯（365nm）下检视

高效液相色谱

色谱柱 Waters X-Bridge C_{18}，$5\mu m$（4.6mm×250mm）

流动相 甲醇-水（75∶25），1ml/min

检测波长 270nm

差示量热扫描法

起始温度50℃，终点温度300℃，升温速率5℃/min

【结构鉴定】 UV λ_{max}^{MeOH}(nm)：462，269，252，225。

IR ν_{max}^{KBr}(cm^{-1})：3140，2960，2925，1700，1670，1585，1540。

EI-MS m/z：294[M]$^+$，279[M－CH$_3$]$^+$，261，251。

^{1}**H-NMR**(CDCl$_3$,600MHz) δ：1.31(6H,s,H-18,19)，1.66，1.79(各 2H,m,H-2,3)，2.67(3H,d,$J=1.1$Hz,H-17)，3.19(2H,t,$J=6.4$Hz,H-1)，7.22(1H,d,$J=1.1$Hz,H-16)，7.55(1H,d,$J=8.1$Hz,H-6)，7.63(1H,d,$J=8.1$Hz,H-7)[2]。

^{13}**C-NMR**(CDCl$_3$,150MHz) δ：29.1(C-1)，19.1(C-2)，37.8(C-3)，34.6(C-4)，150.1(C-5)，133.5(C-6)，120.2(C-7)，127.4(C-8)，126.5(C-9)，144.5(C-10)，183.6(C-11)，175.8(C-12)，121.1(C-13)，161.6(C-14)，120.2(C-15)，141.3(C-16)，8.8(C-17)，31.8(C-18)，19.1(C-19)[1]。

【贮藏】 干燥、密闭。

参考文献

[1] 章敏. 丹参中具有醌还原酶诱导活性化合物的发现 [D]. 浙江大学药学院，2010.

[2] 陈德昌. 中药化学对照品工作手册[M]. 北京：中国医药科技出版社，2000：53.

西贝母碱

Sipeimine

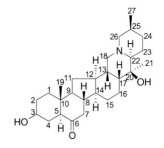

【异名】 Verticinone

【分子式及分子量】 $C_{27}H_{43}NO_3$；429.64

【来源】 百合科植物西贝母 *Fritillaria pallidiflora* Schreb. 的鳞茎。

【性状】 白色结晶性粉末。

本品易溶于三氯甲烷、乙酸乙酯，溶于甲醇、乙醇、丙酮、乙醚，不溶于水及石油醚[1]。

熔点：267～268℃。

比旋度：$[\alpha]_D^{20}-34.5°$（$c=0.2607$，$CHCl_3$）。

【纯度检查】

薄层色谱

1. 薄层板 硅胶 G 板（2%NaOH 浸板）

   展开剂 三氯甲烷-乙酸乙酯-甲醇-水（8：8：3：2）

   检 识 稀碘化铋钾试液显色，日光下检视

2. 薄层板 硅胶 G 板

   展开剂 三氯甲烷-甲醇（12：1）氨蒸气饱和

   检 识 稀碘化铋钾试液显色，日光下检视

高效液相色谱

色谱柱 Agilent Tc C_{18}，5μm（4.6mm×250mm）

流动相 乙腈-水-二乙胺（60：40：0.03），1.0ml/min

检 测 蒸发光散射检测器，漂移管温度90℃，氮气流速2.3ml/min

【结构鉴定】 **UV** λ_{max}^{MeOH}(nm)：202。

IR ν_{max}^{KBr}(cm^{-1})：3422，2943，2893，1702，1455，1375，1325，1060，964，923，909。

ESI-MS m/z：430.1[M＋H]$^+$，859.5 [2M＋H]$^+$。

^{1}H-NMR(CDCl$_3$,600MHz) δ：0.73(3H,s,H-19)，1.05(3H,s,H-21)，1.06(3H,d,$J=$7.2Hz,H-27)，3.56(1H,m,H-3α)[2]。

^{13}C-NMR(CDCl$_3$,150MHz) δ：37.5(C-1)，30.5(C-2)，70.9(C-3)，30.4(C-4)，56.5(C-5)，210.8(C-6)，46.9(C-7)，42.0(C-8)，56.7(C-9)，38.2(C-10)，29.9(C-11)，39.1(C-12)，34.2(C-13)，42.1(C-14)，26.8(C-15)，18.7(C-16)，46.5(C-17)，59.8(C-18)，12.6(C-19)，72.0(C-20)，22.4(C-21)，63.5(C-22)，19.6(C-23)，29.5(C-24)，27.7(C-25)，61.4(C-26)，17.2(C-27)。

【贮藏】 干燥、密闭。

参考文献

[1] 常新全，丁丽霞. 中药活性成分分析手册[M]. 北京：学苑出版社，2002：270.

[2] Ping Lee, Yukie Kitamura, Koh Kaneko, et al. The structural Elucidation of Fritillaria alkaloids from *Fritillaria ebeiensis* var. purpurea. I. The structures of Ebeienine, Ebeiedine and Ebeiedinone[J]. *Chem Pharm Bull*, 1988, 36 (11)：4316-4329.

东莨菪内酯
Scopoletin

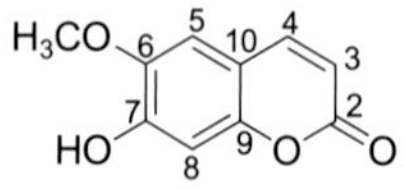

【分子式及分子量】 $C_{10}H_8O_4$；192.17

H₃CO（6位）OCH₃结构式图示：香豆素母核，6位 H_3CO，7位 HO，编号 5、10、4、3、2、9、8、6、7

【来源】 旋花科植物丁公藤 *Erycibe obtusifolia* Benth. 或光叶丁公藤 *Erycibe Schmidtii* Craib 的干燥藤茎。

【性状】 白色结晶。

本品溶于三氯甲烷、甲醇、乙醇等。

熔点：208～209℃。

【纯度检查】

薄层色谱

1. 薄层板 硅胶 G 板

展开剂 乙酸乙酯-甲醇-浓氨 (17：2：1)

检 识 紫外灯 (366nm) 下观察

2. 薄层板 硅胶 G 板

展开剂 乙醚-甲苯 (1：1)

检 识 紫外灯 (366nm) 下观察

高效液相色谱

色谱柱 Phenomenex Luna C_{18}，$5\mu m$ (4.6mm×250mm)

流动相 甲醇-0.16％冰醋酸水溶液 (35：65)，1ml/min

检测波长 298nm

【结构鉴定】 UV λ_{max}^{MeOH}(nm)：345，297，254，228，205。

IR ν_{max}^{KBr}(cm^{-1})：3336，1702，1608，1566，1510，1435，1291，1190，1141，1019，923，862，821，746，592。

EI-MS m/z：177[M$-$CH$_3$]$^+$。

^{1}H-NMR(CDCl$_3$，500MHz) δ：6.28(1H，d，$J=9.5$Hz，H-3)，7.59(1H，d，$J=9.5$Hz，H-4)，6.96(1H，s，H-5)，6.83(1H，s，H-8)，3.98(3H，s，-OCH$_3$)[1]。

^{13}C-NMR(CDCl$_3$，125MHz) δ：161.4(C-2)，111.1(C-3)，143.4(C-4)，114.0(C-5)，142.7(C-6)，150.1(C-7)，99.4(C-8)，149.3(C-9)，112.3(C-10)，56.5(-OCH$_3$)[1]。

【贮藏】 冷藏 (2～8℃)。

参考文献
[1] 汤建国，任福才，刘吉开. 诺丽青果化学成分研究[J]. 中草药，2009，40 (7)：1036-1039.

左旋紫草素
Shikonin

【异名】 Alkannin, Alkanna red

【分子式及分子量】 $C_{16}H_{16}O_5$；288.31

【来源】 新疆紫草（软紫草）*Arnebia euchroma* (Royle)。

【性状】 紫色粉末。

本品易溶于甲醇，几乎不溶于水、乙醚。

熔点：148.1～149.3℃。

比旋度：$[\alpha]_D^{20}$ −165°（苯）。

【纯度检查】

薄层色谱

1. 薄层板　硅胶 G 板

展开剂　甲苯-乙酸乙酯-甲酸（5∶1∶0.1）

检　识　日光下检视

2. 薄层板　硅胶 G 板

展开剂　石油醚（60～90℃）-乙酸乙酯-冰醋酸（18∶1∶1）

检　识　日光下检视

高效液相色谱

色谱柱　AichromBond AQ C_{18}，$5\mu m$（4.6mm×250mm）

流动相　乙腈-0.16％甲酸（55∶45），1ml/min

检测波长　275nm

差示量热扫描法

起始温度 50℃，终点温度 300℃，升温速率 5℃/min

【结构鉴定】　UV　λ_{max}^{MeOH}(nm)：217，278，515。

IR　ν_{max}^{KBr}(cm^{-1})：3149，2978，2918，2856，1612，1572，1452，1340，1230，1201，1113，1065，943，856，775。

EI-MS　m/z：288[M]$^+$，220[M−C_5H_8]$^+$。

^{1}**H-NMR**(CDCl$_3$,600MHz)　δ：7.16(1H,s,H-3)，7.19(1H,s,H-6)，7.20(1H,s,H-7)，4.92(1H,m,H-11)，2.64(1H,m,H-12a)，2.36(1H,m,H-12b)，5.20(1H,brs,H-13)，1.76，1.65(各 3H,s,H-15,16)，12.59(1H,s,-OH)，12.48(1H,s,-OH)[1]。

^{13}**C-NMR**(CDCl$_3$,150MHz)　δ：180.6(C-1)，151.4(C-2)，131.8(C-3)，179.8(C-4)，165.5(C-5)，132.4(C-6)，132.3(C-7)，164.9(C-8)，111.5(C-9)，112.0(C-10)，68.4(C-11)，35.7(C-12)，118.4(C-13)，137.4(C-14)，18.1(C-15)，25.9(C-16)[1]。

【贮藏】 干燥、密闭。

参考文献

[1] 刘洁宇，徐新刚，刘松艳等. 长白山产紫草化学成分研究[J]. 北京中医药大学学报，2009，32 (11)：773-775.

龙胆苦苷

Gentiopicrin

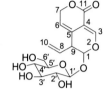

【分子式及分子量】 $C_{16}H_{20}O_9$；356.32

【来源】 龙胆科植物黄龙胆 *Gentiana lutea* L. 的干燥根及根茎。

【性状】 淡黄色粉末。

本品易溶于甲醇，几乎不溶于乙醚。

熔点：191℃。

比旋度：$[\alpha]_D^{20} -199°$（CH_3CH_2OH）。

【纯度检查】

薄层色谱[1]

1. 薄层板 硅胶 GF_{254} 板

   展开剂 乙酸乙酯-甲醇-水（20：2：1）

   检 识 紫外灯（254nm）下检视

2. 薄层板 硅胶 GF_{254} 板

   展开剂 三氯甲烷-甲醇-水（30：10：1）

   检 识 紫外灯（254nm）下检视

高效液相色谱

色谱柱 Phenomenex C_{18}，$5\mu m$（4.6mm×250mm）

流动相 甲醇-水（27：73），1ml/min

检测波长 270nm

差示量热扫描法

起始温度50℃，终点温度300℃，升温速率5℃/min

【结构鉴定】 UV λ_{max}^{MeOH}(nm)：268，252，244。

IR ν_{max}^{KBr}(cm^{-1})：3500，2900，1710，1619。

FAB-MS m/z：357[M+H]$^+$，195。

^{1}H-NMR（DMSO-d_6，500MHz） δ：5.58（1H，d，$J=3.0$Hz，H-1），7.40（1H，s，H-3），5.63（1H，m，H-6），5.00（2H，m，H-7），5.70（1H，m，H-8），3.30（1H，d，$J=4.5$Hz，H-9），5.18-5.21（2H，m，H-10），4.47（1H，d，$J=8.0$Hz，H-1'），2.93（1H，m，H-2'），3.14（1H，m，H-3'），3.00（1H，m，H-4'），3.14（1H，m，H-5'），3.66（1H，m，H-6'a），3.41（1H，m，H-6'b）。

^{13}C-NMR（DMSO-d_6，125MHz） δ：96.4（C-1），148.8（C-3），103.3（C-4），124.9（C-5），116.1（C-6），69.2（C-7），134.0（C-8），44.4（C-9），117.9（C-10），162.7（C-11），98.8（C-1'），72.8（C-2'），76.6（C-3'），70.1（C-4'），77.3（C-5'），61.1（C-6'）。

【贮藏】 干燥、密闭、避光。

参考文献

[1] 林瑞超，马双成. 中药化学对照品应用手册[M]. 北京：化学工业出版社，2013.

仙茅苷

Curculigoside

【分子式及分子量】 $C_{22}H_{26}O_{11}$；466.44

【来源】 石蒜科植物仙茅 *Curculigo orchioides* Gaertn. 的干燥根茎。

【性状】 无色细针状结晶。

本品易溶于甲醇，几乎不溶于乙醚。

熔点：158～160℃

【纯度检查】

薄层色谱

1. 薄层板　硅胶 G 板

　展开剂　乙酸乙酯–甲醇–甲酸（10：1：0.1）

　检　识　2％铁氰化钾溶液和2％三氯化铁溶液（1：1），日光下检视

2. 薄层板　硅胶 G 板

　展开剂　二氯甲烷–甲醇–甲酸（7：3：0.1）

　检　识　10％硫酸乙醇液，105℃加热至斑点清晰，日光下检视

高效液相色谱

　色谱柱　Agilent C_{18}，$5\mu m$（4.6mm×250mm）

　流动相　乙腈–0.1％磷酸（21：79），1ml/min

　检测波长　285nm

差示量热扫描法

　起始温度50℃，终点温度300℃，升温速率5℃/min

【结构鉴定】 UV λ_{max}^{MeOH}(nm)：283。

IR ν_{max}^{KBr}(cm^{-1})：3419，1716，1599，1504，1475，1375。

FAB-MS m/z：467[M＋H]$^{+}$，348。

^{1}H-NMR(DMSO-d_6，500MHz) δ：6.97(1H,d,J＝8.5Hz,H-3),6.63(1H,dd,J＝8.5, 3.0Hz,H-4),6.81(1H,d,J＝3.0Hz,H-6),5.31(2H,s,-OCH$_2$Ph),6.72(2H,d,J＝8.5Hz, H-3′,5′),7.37(1H,t,J＝8.5Hz,H-4′),4.61(1H,d,J＝7.5Hz,H-1″),3.14～3.22(4H,m, H-2″,3″,4″,5″),3.68(1H,dd,J＝13.5,5.5Hz,H-6″a),3.47(1H,m,H-6″b),3.77(6H,s,- OCH$_3$),9.07(1H,s,5-OH),4.98(1H,d,J＝5.0Hz,glu-OH),5.04(1H,d,J＝4.5Hz,glu- OH),5.28(1H,d,J＝4.5Hz,glu-OH),4.54(1H,t,J＝5.5Hz,glu-6″-OH)[1]。

^{13}C-NMR(DMSO-d_6，125MHz) δ：126.7(C-1),152.3(C-2),114.7(C-3),117.4(C-4), 147.4(C-5),114.3(C-6),61.3(-OCH$_2$Ph),165.5(C＝O),112.5(C-1′),156.6(C-2′,6′), 104.2(C-3′,5′),131.3(C-4′),102.5(C-1″),73.4(C-2″),77.0(C-3″),69.8(C-4″),76.5(C-5″), 60.8(C-6″),55.8(-OCH$_3$)[1]。

【贮藏】 干燥、密闭、避光。

参考文献

[1] 李宁，赵友兴，贾爱群等. 仙茅的化学成分研究[J]. 天然产物研究与开发，2003，15（3）：208-211.

百秋李醇
Patchouli Alcohol

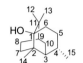

【异名】 广藿香醇、Patchouli camphor

【分子式及分子量】 $C_{15}H_{26}O$；222.37

【来源】 唇形科植物广藿香 *Pogoslemon cabling*（Blanco）Benth. 的干燥地上部分。

【性状】 白色结晶。

本品溶于三氯甲烷。

熔点：58～59℃。

比旋度：$[\alpha]_D^{20} -119°$（$c=1.0$，$CHCl_3$）[1]。

【纯度检查】

薄层色谱

1. 薄层板　硅胶 GF_{254} 板

展开剂　石油醚（30～60℃）-乙酸乙酯-冰醋酸（9.5：0.5：0.02）

检　识　5%$FeCl_3$ 乙醇溶液，105℃加热，日光下检视

2. 薄层板　硅胶 GF_{254} 板

展开剂　石油醚（60～90℃）-丙酮-冰醋酸（9.5：0.5：0.02）

检　识　5%$FeCl_3$ 乙醇溶液，105℃加热，日光下检视

气相色谱

色谱柱　HP-INNOWAX，30m×0.25mm×0.25μm

色谱条件　起始温度60℃，终止温度180℃，升温速率8℃/min，进样口温度250℃，检测器温度250℃

【结构鉴定】 UV　λ_{max}^{MeOH}（nm）：201。

IR　ν_{max}^{KBr}（cm^{-1}）：3500，2954，2870，1471，1373，1155，1049，1011，985。

EI-MS　m/z：222[M]$^+$，204，189，179，161，149，138，98。

^{1}H-NMR（$CDCl_3$，600MHz）　δ：0.80（3H，d，$J=6.6$Hz，H-15），0.84（3H，s，H-14），1.07，1.08（各 3H，s，H-12，13）。

^{13}C-NMR（$CDCl_3$，150MHz）　δ：75.6（C-1），37.6（C-2），43.7（C-3），28.1（C-4），28.6（C-5），32.7（C-6），28.8（C-7），24.6（C-8），39.1（C-9），24.3（C-10），40.1（C-11），26.8（C-12），24.3（C-13），20.6（C-14），18.6（C-15）。

【贮藏】 干燥、密闭。

参考文献

[1] Fumiyuki Kiuchi, Kenji Matsuo, Michiho Ito, et al. New sesquiterpene hydroperoxides with trypanocidal activity from *Pogostemon cablin*[J]. *Chem Pharm Bull*, 2004, 52 (12): 1495-1496.

阿魏酸

Ferullic Acid

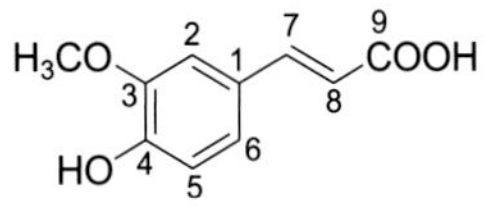

【分子式及分子量】　$C_{10}H_{10}O_4$；194.18

【来源】　伞形科植物当归 Angelica sinensis (Oliv.) Diels 的干燥根。

【性状】　无色针状结晶。

本品易溶于热水、乙醇、乙酸乙酯；乙醚中可溶，石油醚、苯中难溶。

熔点：170~172℃[1]。

【纯度检查】

薄层色谱

1. 薄层板　硅胶 G 板

   展开剂　苯-冰醋酸-甲醇（30:1:3）

   检　识　紫外灯（366nm）下检视

2. 薄层板　硅胶 G 板

   展开剂　苯-甲酸乙酯-甲酸（6:3.5:0.5）

   检　识　紫外灯（366nm）下检视

高效液相色谱

　色谱柱　Agilent SB C_{18}，$10\mu m$（4.6mm×250mm）

　流动相　甲醇-1%冰醋酸（40:60）1ml/min

　检测波长　316nm

【结构鉴定】　UV　λ_{max}^{MeOH}(nm)：314，289，216。

IR　ν_{max}^{KBr}(cm^{-1})：3437，3016，1692，1620，1600，1517，1433，1277（C—O），1205，1177，1036，853，804。

ESI-MS　m/z：194[M+H]$^{+}$[1]。

^{1}**H-NMR**(CDCl$_3$,500MHz)　δ:7.06(1H,d,$J=2.0$Hz,H-2),6.94(1H,d,$J=8.0$Hz,H-5),7.11(1H,dd,$J=8.0,2.0$Hz,H-6),7.71(1H,d,$J=16.0$Hz,H-7),6.30(1H,d,$J=16.0$Hz,H-8),3.94(3H,s,-OCH$_3$)。

^{13}**C-NMR**(CDCl$_3$,125MHz)　δ:126.5(C-1),114.2(C-2),148.4(C-3),146.8(C-4),114.8(C-5),123.5(C-6),147.0(C-7),109.5(C-8),170.9(C-9),56.0(-OCH$_3$)。

【贮藏】　干燥、密闭。

参考文献

[1] 张赟彬，谈毅婷. 甘薯渣中多酚类化合物的分离与结构鉴定[J]. 食品研究与开发，2007，128（12）：121-122.

青藤碱

Sinomenine

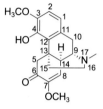

【异名】 清风藤碱、防己碱、毛防己碱、Coculine、Cucoline、Kukoline

【分子式及分子量】 $C_{19}H_{23}NO_4$；329.38

【来源】 防己科植物青藤 *Sinomenium acutum* Rehd et Wils 的茎和根。

【性状】 针状结晶。

本品溶于乙醇、丙酮、三氯甲烷，微溶于水、乙醚和苯。

熔点：182.5～183.5℃。

【纯度检查】

薄层色谱

1. 薄层板　用2%氢氧化钠溶液处理的硅胶 G 板

   展开剂　甲苯-乙酸乙酯-甲醇-水（2∶4∶2∶1）10℃以下放置上层液

   检　识　稀碘化铋钾溶液，日光下检视

2. 薄层板　硅胶 G 板

   展开剂　甲醇-氢氧化铵（氨水)-水（8∶1∶1）

   检　识　稀碘化铋钾溶液，日光下检视

高效液相色谱

色谱柱　C_{18}，$5\mu m$（4.6mm×250mm）

流动相　甲醇-磷酸盐缓冲液（0.005mol/L 磷酸氢二钠溶液，以 0.005mol/L 的磷酸二氢钠调节 pH 值至 8.0，再以 1%三乙胺调节 pH 值至 9.0）（55∶45），1ml/min

检测波长　262nm

【结构鉴定】 UV　λ_{max}^{MeOH}(nm)：262，232，210。

IR　$\nu_{max}^{KBr}(cm^{-1})$：3600，1695，1630，1490，1405，1280，1200，1150。

EI-MS　m/z：329[M]$^+$，314。

^{1}**H-NMR**(CDCl$_3$，600MHz)　δ：6.53(1H，d，$J=8.4$Hz，H-1)，6.63(1H，d，$J=8.4$Hz，H-2)，2.44(1H，d，$J=15.6$Hz，H-5α)，4.34(1H，d，$J=15.6$Hz，H-5β)，5.46(1H，d，$J=1.8$Hz，H-8)，3.20(1H，t，$J=4.2$Hz，H-9)，3.00(1H，d，$J=18.0$Hz，H-10α)，2.74(1H，d，$J=18.0$Hz，H-10β)，3.05(1H，brs，H-14)，1.90～1.92(2H，m，H-15)，2.09(1H，td，$J=11.4$，4.8Hz，H-16α)，2.57(1H，m，H-16β)，3.80(3H，s，3-OCH$_3$)，3.48(3H，s，7-OCH$_3$)，2.45(3H，s，-NCH$_3$)[1]。

^{13}**C-NMR**(CDCl$_3$，150MHz)　δ：118.2(C-1)，109.0(C-2)，145.0(C-3)，144.7(C-4)，49.0(C-5)，193.8(C-6)，152.4(C-7)，114.8(C-8)，56.8(C-9)，24.2(C-10)，130.0(C-11)，122.4(C-12)，40.4(C-13)，45.6(C-14)，35.8(C-15)，47.2(C-16)，56.0(3-OCH$_3$)，54.8(7-OCH$_3$)，42.7(-NCH$_3$)[1]。

【贮藏】 干燥、密闭。

参考文献

[1] 何丽，张援虎，唐丽佳等. 金线吊乌龟茎叶中生物碱的研究（Ⅱ）[J]. 中药材，2010，33（10）：1570.

胡椒碱

Piperine

【分子式及分子量】 $C_{17}H_{19}NO_3$；285.34

【来源】 胡椒科植物胡椒 *Piper nigrum* L. 的干燥近成熟或成熟果实。

【性状】 白色结晶。

本品溶于甲醇、三氯甲烷。

熔点：129～130℃。

【纯度检查】

薄层色谱

1. 薄层板　硅胶 G 板

展开剂　甲苯-乙酸乙酯-丙酮（7∶2∶1）

检　识　10%硫酸乙醇溶液，日光及紫外灯（365nm）下检视

2. 薄层板　硅胶 G 板

展开剂　环己烷-乙酸乙酯（6∶4）

检　识　10%硫酸乙醇溶液，日光及紫外灯（365nm）下检视

高效液相色谱

色谱柱　C_{18}，$5\mu m$（4.6mm×250mm）

流动相　甲醇-水（70∶30），1ml/min

检测波长　343nm

【结构鉴定】 UV λ_{max}^{MeOH}(nm)：261，310，343。

IR ν_{max}^{KBr}(cm^{-1})：2940，1634，1612，1584，1492，1448，1252，1194，1134，1032，997，929，847，805，787，701，608。

MS m/z：285$[M]^+$。

^{1}H-NMR(CDCl$_3$,600MHz)　δ：6.97(1H,d,$J=1.8$Hz,H-2)，6.77(1H,d,$J=7.8$Hz,H-5)，6.88(1H,dd,$J=7.8,1.8$Hz,H-6)，6.70～6.74(2H,m,H-7,8)，7.39(1H,dd,$J=14.4,9.0$Hz,H-9)，6.43(1H,d,$J=14.4$Hz,H-10)，3.57(4H,m,H-13,17)，1.59(4H,m,H-14,16)，1.65(2H,m,H-15)，5.96(2H,s,H-18)[1]。

^{13}C-NMR(CDCl$_3$,150MHz)　δ：131.0(C-1)，105.6(C-2)，148.1(C-3)，148.1(C-4)，108.4(C-5)，122.4(C-6)，138.2(C-7)，125.3(C-8)，142.4(C-9)，120.0(C-10)，165.4(C-11)，43.2(C-13)，25.6(C-14)，24.6(C-15)，26.7(C-16)，46.9(C-17)，101.2(C-18)[1]。

【贮藏】 干燥、密闭。

参考文献

[1] 陈德昌. 中药化学对照品工作手册[M]. 北京：中国医药科技出版社，2000.

香草酸

Vanillic Acid

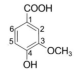

【异名】 4-羟基-3-甲氧基苯甲酸、4-Hydroxy-3-methoxybenzoic acid

【分子式及分子量】 $C_8H_8O_4$；168.15

【来源】 玄参科植物胡黄连 *Picrorhiza scrophulariiflora*. Pennell 的干燥根茎。

【性状】 白色结晶。
本品易溶于甲醇、丙酮。

【纯度检查】

薄层色谱

1. 薄层板 硅胶 GF_{254} 板
   展开剂 正己烷-乙醚-冰醋酸（5∶5∶0.1）
   检 识 紫外灯（254nm）下检视

2. 薄层板 硅胶 G 板
   展开剂 甲苯-乙酸乙酯-冰醋酸（8∶4∶0.03）
   检 识 10%硫酸乙醇溶液显色后，可见光下检视

高效液相色谱

色谱柱 Hypersil C_{18}，$5\mu m$（4.6mm×150mm）
流动相 甲醇-0.02%磷酸溶液（9∶91），1ml/min
检测波长 260nm

【结构鉴定】[1,2] **UV** λ_{max}^{MeOH}(nm)：290，259，217，205。

IR ν_{max}^{KBr}(cm^{-1})：3485，1682，1597，1523，1433，1203，1111，1028，918，881，766。

MS m/z：168[M]$^+$，153，151，125，108，97。

^{1}**H-NMR**(DMSO-d_6,500MHz) δ：7.42(1H,brs,H-2),6.83(1H,d,$J=8.0$Hz,H-5),7.43(1H,dd,$J=8.0,2.0$Hz,H-6),12.48(1H,s,-COOH),9.82(1H,s,-OH),3.79(3H,s,-OCH$_3$)。

^{13}**C-NMR**(DMSO-d_6,125MHz) δ：121.6(C-1),115.0(C-2),147.2(C-3),151.1(C-4),112.7(C-5),123.5(C-6),167.2(-COOH),55.5(-OCH$_3$)。

【贮藏】 干燥、密闭。

参考文献

[1] 陈泉，吴立军，阮丽军. 中药淡竹叶的化学成分研究（Ⅱ）[J]. 沈阳药科大学学报，2002，19（4）：257-259.

[2] 木全章，周茜兰. 青阳参的成分研究[J]. 云南植物研究，1983，5（1）：99-103.

柴胡皂苷 a

Saikosaponin a

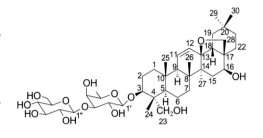

【分子式及分子量】 $C_{42}H_{68}O_{13}$；780.98

【来源】 伞形科植物柴胡 *Bupleurum Chinese* DC. 的根。

【性状】 白色粉末。

本品易溶于水、稀醇，难溶于苯、乙醚、三氯甲烷等溶剂。

熔点：229～233℃。

【纯度检查】

薄层色谱

1. 薄层板　硅胶 G 板

展开剂　三氯甲烷-乙醇-水（8:2:1）

检　识　2%对二甲氨基苯甲醛的 40%硫酸溶液显色后，日光以及紫外灯（365nm）下检视

2. 薄层板　硅胶 G 板

展开剂　三氯甲烷-甲醇-乙酸（10:2:0.05）

检　识　2%对二甲氨基苯甲醛的 40%硫酸溶液显色后，日光以及紫外灯（365nm）下检视

高效液相色谱

色谱柱　Rainbow Kromasil C_{18}，$5\mu m$（4.6mm×250mm）

流动相　乙腈-水（40:60），1ml/min

检测波长　203nm

【结构鉴定】 **UV** λ_{max}^{MeOH}(nm)：203。

IR ν_{max}^{KBr}(cm^{-1})：3400，2943，2870，1643，1452，1387，1365，1074，980，906。

FAB-MS m/z：803[M+Na]$^+$。

^{1}**H-NMR**(C_5D_5N,600MHz)　δ:0.89,0.92,0.92,0.98,1.10,1.39(各 3H,s,4,8,10,14,20-CH$_3$),4.99(1H,d,J=10Hz,H-1'),5.34(1H,d,J=7.8Hz,H-1''),1.42(3H,d,J=6.6Hz,H-6'),5.66(1H,dd,J=10.2,3.0Hz,H-11),5.99(1H,d,J=10.2Hz,H-12)[1]

^{13}**C-NMR**(C_5D_5N,150MHz)　δ:38.7(C-1),26.1(C-2),81.6(C-3),43.7(C-4),47.2(C-5),17.6(C-6),31.6(C-7),42.2(C-8),53.1(C-9),36.2(C-10),132.2(C-11),131.2(C-12),84.0(C-13),45.6(C-14),36.2(C-15),64.0(C-16),47.0(C-17),52.2(C-18),37.7(C-19),31.6(C-20),34.7(C-21),25.8(C-22),64.0(C-23),13.1(C-24),18.8(C-25),20.1(C-26),20.8(C-27),73.0(C-28),33.6(C-29),23.8(C-30),106.0(C-1'),71.6(C-2'),85.3(C-3'),72.2(C-4'),71.0(C-5'),17.3(C-6'),106.8(C-1''),75.9(C-2''),78.8(C-3''),71.9(C-4''),78.5(C-5''),62.8(C-6'')[1]。

【贮藏】 干燥、密闭。

参考文献

[1] 林瑞超，马双成. 中药化学对照品应用手册[M]. 北京：化学工业出版社，2013.

柴胡皂苷 d

Saikosaponin d

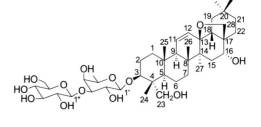

【分子式及分子量】 $C_{42}H_{68}O_{13}$；780.98

【来源】 伞形科植物柴胡 *Bupleurum Chinese* DC. 的根。

【性状】 白色粉末。

本品易溶于水、稀醇，难溶于苯、乙醚、三氯甲烷等溶剂。

熔点：267～269℃。

【纯度检查】

薄层色谱

1. 薄层板 硅胶 G 板

展开剂 三氯甲烷-乙醇-水（8∶2∶1）

检 识 2%对二甲氨基苯甲醛的40%硫酸溶液显色后，日光以及紫外灯（365nm）下检视

2. 薄层板 硅胶 G 板

展开剂 三氯甲烷-甲醇-乙酸（10∶2∶0.05）

检 识 2%对二甲氨基苯甲醛的40%硫酸溶液显色后，日光以及紫外灯（365nm）下检视

高效液相色谱

色谱柱 Rainbow Kromasil C_{18}，$5\mu m$（4.6mm×250mm）

流动相 乙腈-水（40∶60），1ml/min

检测波长 203nm

【结构鉴定】 UV λ_{max}^{MeOH}(nm)：203。

IR ν_{max}^{KBr}(cm^{-1})：3413，2945，1635，1448，1383，1304，1076，908，683。

FAB-MS m/z：780[M]$^+$，803[M＋Na]$^+$。

^{1}H-NMR(C_5D_5N,600MHz) δ：0.93，0.95，1.02，1.02，1.35，1.62(各3H,s,4,8,10,14,20-CH$_3$)，4.97(1H,d,$J=7.8$Hz,H-1')，5.34(1H,d,$J=7.8$Hz,H-1″)，1.43(3H,d,$J=6.6$Hz,H-6')，5.69(1H,dd,$J=10.2$,3.0Hz,H-11)，6.03(1H,d,$J=10.2$Hz,H-12)[1]。

^{13}C-NMR(C_5D_5N,150MHz) δ：38.7(C-1)，26.2(C-2)，81.6(C-3)，43.6(C-4)，47.4(C-5)，17.6(C-6)，31.9(C-7)，41.9(C-8)，53.1(C-9)，36.8(C-10)，132.0(C-11)，131.0(C-12)，84.9(C-13)，43.8(C-14)，35.5(C-15)，77.8(C-16)，45.4(C-17)，51.4(C-18)，38.4(C-19)，31.6(C-20)，36.7(C-21)，31.3(C-22)，64.1(C-23)，13.1(C-24)，18.9(C-25)，19.6(C-26)，18.1(C-27)，77.2(C-28)，33.8(C-29)，24.4(C-30)，106.1(C-1')，71.6(C-2')，85.3(C-3')，72.2(C-4')，71.1(C-5')，17.3(C-6')，106.8(C-1″)，75.9(C-2″)，78.9(C-3″)，71.9(C-4″)，78.5(C-5″)，62.8(C-6″)[1]。

【贮藏】 干燥、密闭。

参考文献

[1] 林瑞超，马双成. 中药化学对照品应用手册[M]. 北京：化学工业出版社，2013.

氧化苦参碱

Oxymartrine

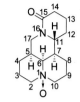

【分子式及分子量】 $C_{15}H_{24}N_2O_2$；264.36

【来源】 豆科植物苦参 *Sophora flavescens* Ait. 的干燥根。

【性状】 白色粉末。

本品易溶于三氯甲烷、甲醇，难溶于石油醚、丙酮[1]。

熔点：207～209℃。

【纯度检查】

薄层色谱

1. 薄层板 硅胶 G 板

   展开剂 苯-丙酮-甲醇（8：3：0.5，浓氨饱和），展 20cm，加甲醇 1ml，二次展开 10cm

   检 识 稀碘化铋钾显色后，日光下检视

2. 薄层板 硅胶 G 板

   展开剂 三氯甲烷-甲醇-浓氨（8：2：0.2）

   检 识 稀碘化铋钾显色后，日光下检视

高效液相色谱

   色谱柱 Agilent C_{18}，$5\mu m$（4.6mm×250mm）

   流动相 甲醇-水（40：60），0.7ml/min

   检测波长 220nm

【结构鉴定】 UV λ_{max}^{MeOH}(nm)：203。

IR ν_{max}^{KBr}(cm^{-1})：3479，2970，2924，2866，1689，1610，1468，1439，1415，1288，1252，947，775。

EI-MS m/z：264[M]$^{+}$[1]。

^{1}H-NMR(CDCl$_3$，600MHz) δ：5.12(1H，m，H-11)，4.40(1H，dd，$J=12.6$，5.4Hz，H-17e)，4.20(1H，t，$J=12.6$Hz，H-17a)，3.12(2H，m，H-10)，3.07(2H，m，H-2)，3.02(1H，t，$J=3.6$Hz，H-6)，2.81～2.64(2H，m，H-3a，9a)，2.44(1H，brd，$J=17.4$Hz，H-14e)，2.23(1H，m，H-14a)，2.18(2H，m，H-12e)，2.03(1H，brd，$J=13.2$Hz，H-8e)，1.90～1.50(9H，m，H-13e，H-8a，13a，H-4e，9e，3e，H-7，5，H-4a)，1.24(1H，m，H-12a)[2]。

^{13}C-NMR(CDCl$_3$，150MHz) δ：69.7(C-2)，17.24(C-3)，26.2(C-4)，34.6(C-5)，67.1(C-6)，42.7(C-7)，24.8(C-8)，17.20(C-9)，69.3(C-10)，52.9(C-11)，28.5(C-12)，18.7(C-13)32.9(C-14)，170.0(C-15)，41.7(C-17)[1]。

【贮藏】 干燥、密闭。

参考文献

[1] 陈德昌. 中药化学对照品工作手册[M]. 北京：中国医药科技出版社，1999：160-161.

[2] 刘斌，石任兵. 苦参汤中生物碱部位的化学成分[J]. 中国中药杂志，2006，31（7）：557-559.

黄芪甲苷

Astragaloside IV

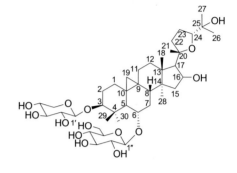

【异名】 Cyclosieversioside F

【分子式及分子量】 $C_{41}H_{68}O_{14}$；784.97

【来源】 豆科植物蒙古黄芪 Astragalus membranaceus (Fisch.) Bge. var. mongholicus (Bge.) Hsiao 的干燥根。

【性状】 白色粉末。

本品可溶于水、稀醇，几乎不溶于乙醚、苯。

熔点：295～296℃。

【纯度检查】

薄层色谱

1. 薄层板 硅胶 G 板

展开剂 三氯甲烷-甲醇-水（65：35：10）下层液

检 识 10%硫酸乙醇溶液显色后，日光及紫外灯（365nm）下检视

2. 薄层板 硅胶 G 板

展开剂 三氯甲烷-乙酸乙酯-甲醇-水（15：40：22：10）下层液

检 识 10%硫酸乙醇溶液显色后，日光及紫外灯（365nm）下检视

高效液相色谱

色谱柱 Phenomenex Gemini C_{18}，$5\mu m$（4.6mm×250mm）

流动相 乙腈-水（30：70），1ml/min

蒸发光散射检测 漂移管温度100℃，氮气流速 2.0L/min

【结构鉴定】 UV λ_{max}^{MeOH}(nm)：202。

IR ν_{max}^{KBr}(cm^{-1})：3406，2939，1635，1457，1378，1367，1157，1078，1046，992，895。

FAB-MS m/z：807[M＋Na]$^+$，785[M＋H]$^+$。

^{1}H-NMR(C_5D_5N,600MHz) δ：3.51(1H,dd,J=12.0,4.8Hz,H-3),3.78(1H,m,H-6)，4.98(1H,dd,J=15.0,7.8Hz,H-16),2.51(1H,d,J=7.8Hz,H-17),0.19(1H,d,J=4.2Hz,H-19a),0.58(1H,d,J=4.2Hz,H-19b),3.12(1H,q,J=10.8Hz,H-22α),3.89(1H,m,H-24)，0.92,1.28,1.28,1.36,1.40,1.57,2.02(各 3H,s,4,13,14,20,25-CH_3),4.84(1H,d,J=7.2Hz,H-1′),4.89(1H,d,J=7.8Hz,H-1″)[1]。

^{13}C-NMR(C_5D_5N,150MHz) δ：32.2(C-1),30.2(C-2),88.5(C-3),42.7(C-4),52.6(C-5)，79.3(C-6),34.7(C-7),45.8(C-8),21.1(C-9),28.9(C-10),26.2(C-11),33.4(C-12),45.1(C-13)，46.2(C-14),46.2(C-15),73.4(C-16),58.2(C-17),19.9(C-18),29.0(C-19),87.3(C-20)，28.2(C-21),34.9(C-22),26.5(C-23),81.7(C-24),71.3(C-25),27.1(C-26),28.6(C-27)，21.1(C-28),28.6(C-29),16.7(C-30),107.7(C-1′),75.6(C-2′),78.6(C-3′),71.3(C-4′)，67.1(C-5′),105.3(C-1″),75.6(C-2″),79.2(C-3″),71.9(C-4″),78.2(C-5″),63.1(C-6″)[1]。

【贮藏】 干燥、密闭。

参考文献

[1] Iskenderov D A, Keneshov B M, Isaev M I. Triterpene glycosides from Astragalus and their genins. LXXVI. glycosides from A. sieversianus. Chemistry of Natural Compounds, 2008, 44 (3): 319-323.

醉鱼草皂苷Ⅳb

Buddlejasaponin Ⅳb

【异名】 断血流皂苷 A

【分子式及分子量】 $C_{48}H_{78}O_{18}$；943.12

【来源】 唇形科植物荫风轮 *Cinopodium polycephalum* 或 风轮菜 *C. chinensis* 的干燥地上部分。

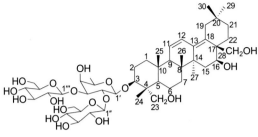

【性状】 白色粉末。

本品易溶于甲醇，几乎不溶于乙醚。

熔点：260.9～263.1℃。

【纯度检查】

薄层色谱

1. 薄层板 硅胶 G 板

   展开剂 三氯甲烷-甲醇-冰醋酸-水 (7∶3∶1∶0.5)

   检 识 10%硫酸乙醇液，日光及紫外灯 (365nm) 下检视

2. 薄层板 硅胶 G 板

   展开剂 正丁醇-冰醋酸-水 (6∶1∶3)

   检 识 10%硫酸乙醇液，日光及紫外灯 (365nm) 下检视

高效液相色谱

色谱柱 Phenomenex C_{18}，$5\mu m$ (4.6mm×250mm)

流动相 甲醇-水 (80∶20)，1ml/min

检测波长 250nm

差示量热扫描法

起始温度 50℃，终点温度 300℃，升温速率 5℃/min

【结构鉴定】 UV λ_{max}^{MeOH}(nm)：242，250，260。

IR ν_{max}^{KBr}(cm^{-1})：3420，2943，1640，1450，1387，1072，901。

ESI-MS m/z：943[M+H]$^+$，781，619，471。

^{1}H-NMR(C_5D_5N,600MHz) δ：6.52(1H,dd,$J=10.8,3.0$Hz,H-11)，5.70(1H,d,$J=10.8$Hz,H-12)，4.94(1H,d,$J=7.8$Hz,H-1′)，5.59(1H,d,$J=8.4$Hz,H-1″)，5.32(1H,d,$J=7.8$Hz,H-1‴)，0.82，0.85，0.93，0.95，1.07，1.07(各 3H,s,4,8,10,14,20-CH$_3$)，1.40(3H,d,$J=6.0$Hz,H-6′)[1]。

^{13}C-NMR(C_5D_5N,150MHz) δ：38.4(C-1)，26.1(C-2)，82.5(C-3)，43.8(C-4)，47.7(C-5)，18.3(C-6)，32.4(C-7)，40.5(C-8)，54.5(C-9)，36.5(C-10)，127.1(C-11)，125.7(C-12)，136.4(C-13)，44.3(C-14)，34.9(C-15)，76.6(C-16)，44.4(C-17)，133.3(C-18)，38.3(C-19)，32.7(C-20)，35.2(C-21)，30.0(C-22)，64.0(C-23)，12.8(C-24)，18.8(C-25)，17.3(C-26)，22.0(C-27)，64.5(C-28)，24.8(C-29)，32.3(C-30)，104.1(C-1′)，77.2(C-2′)，84.8(C-3′)，71.6(C-4′)，70.6(C-5′)，17.0(C-6′)，104.2(C-1″)，76.3(C-2″)，78.9(C-3″)，72.2(C-4″)，77.5(C-5″)，63.2(C-6″)，105.2(C-1‴)，75.4(C-2‴)，78.5(C-3‴)，72.0(C-4‴)，78.4(C-5‴)，62.5(C-6‴)[1]。

【贮藏】 干燥、密闭。

参考文献

[1] 林瑞超，马双成. 中药化学对照品应用手册[M]. 北京：化学工业出版社，2013.

斑蝥素

Cantharidin

【分子式及分子量】　$C_{10}H_{12}O_4$；196.20

【来源】　试剂。

【性状】　白色块状结晶。

本品溶于丙酮、三氯甲烷、乙酸乙酯和油类，微溶于乙醇、乙醚和热水，不溶于冷水。

熔点：214～215℃

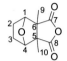

【纯度检查】

薄层色谱

1. 薄层板　硅胶 G 板

　展开剂　三氯甲烷-丙酮（20∶3）

　检　识　0.1%溴甲酚绿乙醇液显色后，日光下检视

2. 薄层板　硅胶 G 板

　展开剂　石油醚（60～90℃）-乙酸乙酯（3∶2）

　检　识　0.1%溴甲酚绿乙醇液显色后，日光下检视

气相色谱

　色谱柱　HP-5，30m×0.32mm×0.25μm

　色谱条件　柱温 195℃，进样口温度 220℃，检测器温度 260℃

差示量热扫描法

　起始温度 50℃，终点温度 300℃，升温速率 5℃/min

【结构鉴定】　UV　λ_{max}^{MeOH}(nm)：226，204。

IR　ν_{max}^{KBr}(cm^{-1})：1855，1790（C=O），1490，1465。

EI-MS　m/z：197.1，151.1，123.1[1]。

^{1}H-NMR(CDCl$_3$,600MHz)　δ：1.24(6H,s,H-9,10)，1.74～1.82(4H,m,H-2,3)，4.72(2H,dd,J=3.0,2.4Hz,H-1,4)[2]。

^{13}C-NMR(CDCl$_3$,150MHz)　δ：175.9(C-7,8)，84.7(C-1,4)，55.2(C-5,6)，23.4(C-2,3)，12.7(C-9,10)。

【贮藏】　干燥、密闭。

参考文献

[1] 郑磊，胡小键，林少彬. 育发产品中斑蝥素和氮芥及米诺地尔的液相色谱—串联质谱测定法[J]. 环境与健康杂志，2016，33（1）：66-68.

[2] 陈德昌. 中药化学对照品工作手册[M]. 北京：中国医药科技出版社，2000.

槐定碱
Sophoridine

【分子式及分子量】 $C_{15}H_{24}N_2O$；248.36

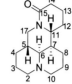

【来源】 豆科植物苦参 *Sophora flavescens Ait.* 的
干燥根。

【性状】 白色针状结晶。

本品易溶于水，甲醇，乙醇，四氯化碳等。

熔点：108～109℃。

比旋度：$[\alpha]_D^{20}-61.6°$ （$c=0.44$，乙醇）。

【纯度检查】

薄层色谱

1. 薄层板 硅胶 G 板-2%氢氧化钠

   展开剂 甲苯-乙酸乙酯-甲醇-水（2：4：2：1）展开 8cm，取出晾干，再以甲苯-丙酮-乙醇-浓氨（20：20：3：1）展开

   检 识 稀碘化铋钾试液，日光下检视

2. 薄层板 硅胶 G 板-1%CMC

   展开剂 苯-丙酮-甲醇（8：3：0.5），氨蒸气饱和 20min，展开 20cm，取出晾干，原展开剂中加入 1ml 甲醇，再展开 10cm。

   检 识 稀碘化铋钾试液，日光下检视

高效液相色谱

   色谱柱 Agilent C_{18}，$5\mu m$（4.6mm×250mm）

   流动相 （0.01mol/L 磷酸氢二钾 1000ml，用 0.01mol/L 磷酸二氢钾调节 pH 值至 8.5）-甲醇（50：50），1ml/min

   检测波长 220nm

差示量热扫描法

   起始温度 50℃，终点温度 300℃，升温速率 5℃/min

【结构鉴定】 UV λ_{max}^{MeOH}(nm)：207。

IR ν_{max}^{KBr}(cm^{-1})：2800，2750，1620。

EI-MS m/z：248[M]$^+$，247[M－H]$^+$，220，219，206，205。

^{1}H-NMR(CDCl$_3$，600MHz) δ：3.43(1H，dd，$J=13.2,5.4$Hz，H-17e)，3.34(1H，m，H-11)，3.25(1H，t，$J=13.2$Hz，H-17a)，2.86(1H，brd，$J=12.0$Hz，H-10e)，2.76(1H，m，H-2e)，2.36(1H，dt，$J=17.4,5.4$Hz，H-14e)，2.29(1H，m，H-14a)，2.17(2H，m，H-10a,2a)，2.10～1.39(14H，m，H-3a，H-12e,4e，H-9a,13a,8a，H-13e,8e,9e,3e，H-7,5,6，H-4a)，1.04(1H，m，H-12a)[1]。

^{13}C-NMR(CDCl$_3$，150MHz) δ：55.8(C-2)，23.5(C-3)，28.0(C-4)，30.7(C-5)，63.2(C-6)，40.8(C-7)，21.6(C-8)，21.4(C-9)，50.2(C-10)，55.6(C-11)，30.1(C-12)，18.8(C-13)32.4(C-14)，169.9(C-15)，47.4(C-17)[1]。

【贮藏】 干燥、密闭。

参考文献

[1] 刘斌，石任兵. 苦参汤中生物碱部位的化学成分[J]. 中国中药杂志，2006，31（7）：557-560.

獐牙菜苦苷

Swertiamain

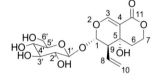

【异名】 当药苦苷

【分子式及分子量】 $C_{16}H_{22}O_{10}$；374.12

【来源】 龙胆科植物金沙青叶胆 *Swerta patensBurk* 的全草。

【性状】 白色粉末。

本品易溶于水、甲醇、乙醇，几乎不溶于三氯甲烷、乙醚、石油醚[1]。

熔点：112～114℃。

比旋度：$[\alpha]_D^{20} -130.9°$（$c=0.1$，乙醇）。

【纯度检查】

薄层色谱

1. 薄层板 硅胶 GF_{254} 板

展开剂 三氯甲烷-甲醇 (17:3)

检 识 紫外灯 (254nm) 下检视

2. 薄层板 硅胶 G 板

展开剂 三氯甲烷-甲醇-水 (13:5:2) 下层液

检 识 茴香醛硫酸乙醇液，105℃烘至斑点清晰，日光下检视

高效液相色谱

色谱柱 Platinum C_{18}，$5\mu m$ (4.6mm×250mm)

流动相 甲醇-水 (40:60)，1ml/min

检测波长 237nm

差示量热扫描法

起始温度 50℃，终点温度 300℃，升温速率 5℃/min

【结构鉴定】 UV λ_{max}^{MeOH}(nm)：236。

IR ν_{max}^{KBr}(cm^{-1})：3388，1693，1616，1271，1066。

FAB-MS m/z：375[M+H]$^+$，357 (M-OH)，195。

^{1}H-NMR(DMSO-d_6，600MHz) δ：5.58(1H,d,$J=1.2$Hz,H-1)，7.50(1H,s,H-3)，1.65(1H,m,H-6a)，1.72(1H,m,H-6b)，4.57(1H,dd,$J=10.2,5.4$Hz,H-7a)，4.26(1H,dd,$J=10.2,5.4$Hz,H-7b)，2.98(1H,m,H-9)，5.23～5.38(3H,H-8,10)，4.44(1H,d,$J=7.8$Hz,H-1′)，2.98(1H,m,H-2′)，3.16(1H,m,H-3′)，3.04(1H,m,H-4′)，3.16(1H,m,H-5′)，3.67(1H,m,H-6′a)，3.43(1H,m,H-6′b)[2]。

^{13}C-NMR(DMSO-d_6，150MHz) δ：96.4(C-1)，152.0(C-3)，108.1(C-4)，62.5(C-5)，32.1(C-6)，64.1(C-7)，132.9(C-8)，49.9(C-9)，120.0(C-10)，164.4(C-11)，98.8(C-1′)，72.9(C-2′)，76.1(C-3′)，70.0(C-4′)，77.4(C-5′)，60.9(C-6′)。

【贮藏】 干燥、密闭。

参考文献

[1] 江纪武，肖庆祥等. 植物药有效成分手册[M]. 北京：人民卫生出版社，1986.

[2] 林瑞超，马双成. 中药化学对照品应用手册[M]. 北京：化学工业出版社，2013.

肉桂酸

Cinnamic Acid

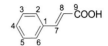

【异名】 桂皮酸、反式桂皮酸、*trans*-Cirnamic acid

【分子式及分子量】 $C_9H_8O_2$；148.16

【来源】 樟科植物肉桂 *Cinnamomum cassia* Presl 的干燥树皮。

【性状】 白色粉末。

本品溶于甲醇。

熔点：132～133℃。

【纯度检查】

薄层色谱

1. 薄层板　硅胶 G 板

展开剂　正己烷-乙醚-冰醋酸（5：5：0.1）

检　识　紫外灯（254nm）下检视

2. 薄层板　硅胶 G 板

展开剂　石油醚-环己烷-甲酸乙酯-甲酸（10：30：15：1）

检　识　紫外灯（254nm）下检视

高效液相色谱

色谱柱　Agilent C_{18}，$5\mu m$（4.6mm×250mm）

流动相　甲醇-0.1％乙酸（50：50），1.0ml/min

检测波长　285nm

【结构鉴定】 **UV** λ_{max}^{MeOH}(nm)：273，216，205。

IR ν_{max}^{KBr}(cm^{-1})：2596，1684，1631，1450，1344，1288，1227，933，766。

EI-MS m/z：148[M]$^+$，131，103，91，77，51。

^{1}H-NMR(CDCl$_3$，500MHz)　δ：7.40～7.43(3H,m,H-2,4,6)，7.55～7.57(2H,m,H-3,5)，7.81(1H,d,$J=16.0$,H-7)，6.47(1H,d,$J=16.0$Hz,H-8)[1]。

^{13}C-NMR(CDCl$_3$，125MHz)　δ：134.0(C-1)，128.4(C-2,6)，129.0(C-3,5)，130.7(C-4)，147.1(C-7)，117.3(C-8)，172.5(C-9)。

【贮藏】 干燥、密闭。

参考文献

[1] 林瑞超，马双成. 中药化学对照品应用手册[M]. 北京：化学工业出版社，2013.

芦荟苷

Aloin

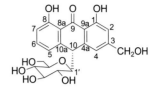

【分子式及分子量】 $C_{21}H_{22}O_9$；418.39

【来源】 百合科植物库拉索芦荟 *Aloe vera* L. 的叶。

【性状】 淡黄色粉末。

易溶于吡啶，溶于冰醋酸、甲酸、丙酮、乙酸甲酯、乙醇等。

熔点：148～149℃[1]。

【纯度检查】

薄层色谱

1. 薄层板　硅胶 G 板

展开剂　乙酸乙酯-甲醇-水（100∶17∶13）

检　识　10%氢氧化钾甲醇溶液，紫外灯（366nm）下检视

2. 薄层板　硅胶 G 板

展开剂　三氯甲烷-丙酮（10∶1.5）

检　识　10%氢氧化钾甲醇溶液，紫外灯（366nm）下检视

高效液相色谱

色谱柱　Agilent SB C_{18}，$5\mu m$（4.6mm×250mm）

流动相　乙腈-水（25∶75），1ml/min

检测波长　354nm

【结构鉴定】 **UV** λ_{max}^{EtOH}(nm)：359，298，269[1]。

IR ν_{max}^{KBr}(cm^{-1})：3400～3500，2927，2874，1619，1585，1450[1]。

ESI-MS m/z：419[M+H]$^+$，257[M+H−glc]$^+$[1]。

^{1}**H-NMR**(CD_3OD,500MHz) δ：6.91(1H,brs,H-2)，7.08(1H,brs,H-4)，7.09(1H,d,$J=8.0Hz$,H-5)，7.52(1H,t,$J=8.0Hz$,H-6)，6.89(1H,d,$J=8.0Hz$,H-7)，4.64(1H,brs,H-10)，3.43(1H,dd,$J=10.0,2.0Hz$,H-1′)，3.03(1H,t,$J=9.0Hz$,H-2′)，3.28(1H, t,$J=9.0Hz$,H-3′)，2.89～2.95(2H,m,H-4′,5′)，3.59(1H,dd,$J=11.5,2.0Hz$,H-6′a)，3.40(1H,dd,$J=11.5,5.0Hz$,H-6′b)，4.70(1H,d,$J=14.5Hz$,3-CH_a-)，4.66(1H,d,$J=14.5Hz$,3-CH_b-)[2]。

^{13}**C-NMR**(CD_3OD,125MHz) δ：163.4(C-1)，114.4(C-2)，151.5(C-3)，119.1(C-4)，119.9(C-5)，130.7(C-6)，116.8(C-7)，163.0(C-8)，195.6(C-9)，46.0(C-10)，143.3(C-4a)，118.7(C-8a)，117.8(C-9a)，146.6(C-10a)，63.3(3-CH_2OH)，86.6(C-1′)，71.9(C-2′)，80.0(C-3′)，72.0(C-4′)，81.7(C-5′)，64.3(C-6′)[2]。

【贮藏】 干燥、密闭、避光。

参考文献

[1] 陈德昌等. 中药化学对照品工作手册[M]. 北京：中国医药科技出版社，2000.

[2] Howaida I Abd-Allaa, Mohamed Shaaban, Khaled A Shaaban, et al. New bioactive compounds from Aloe hijazensis. Natural Product Research. 2009，23（11）：1035-1049.

桉油精

Eucalyptol

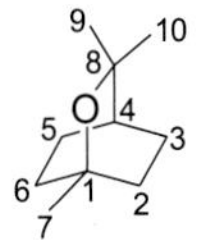

【分子式及分子量】 $C_{10}H_{18}O$；154.25

【来源】 桃金娘科植物蓝桉 *Eucalyptus globules* Labill.。

【性状】 无色液体，气特异。

本品与乙醇、三氯甲烷、乙醚及油可混溶，几乎不溶于水。

折射率：1.459（20℃）。

【纯度检查】

薄层色谱

1. 薄层板 硅胶 G 板

展开剂 环己烷-乙酸乙酯（9.5：0.5）

检 识 1%香草醛硫酸溶液显色后，日光下检视

2. 薄层板 硅胶 G 板

展开剂 三氯甲烷

检 识 1%香草醛硫酸溶液显色后，日光下检视

气相色谱

色谱柱 HP-5，30m×0.32mm×0.25μm

色谱条件 起始温度60℃，终止温度180℃，升温速率7℃/min

【结构鉴定】 IR ν_{max}^{Film}（cm^{-1}）：2968，1466，1446，1375，1360，1306，1215，1168，1080，986。

EI-MS m/z：154[M]$^{+}$ [1]。

¹H-NMR（CDCl$_3$，600MHz） δ：1.67（2H，m，H-2-exo，6-exo），1.50（4H，m，H-2-endo，6-endo，3-endo，5-endo），2.02（2H，m，H-3-exo.5-exo），1.41（1H，m，H-4），1.05（3H，s，H-7），1.24（6H，s，H-9,10）[1]。

¹³C-NMR（CDCl$_3$，150MHz） δ：69.7（C-1），31.3（C-2），22.7（C-3），32.8（C-4），22.7（C-5），31.3（C-6），27.4（C-7），73.5（C-8），28.7（C-9），28.7（C-10）[1]。

【贮藏】 干燥、密闭。

参考文献

[1] National Institute of Advanced Industrial Science and Technology（AIST）. SDBS No.：2002［DB/OL］. http://riodb01. ibase. aist. go. jp/sdbs/cgi-bin/direct＿frame＿top. cgi

4-甲氧基水杨醛

4-Methoxysalicylaldehyde

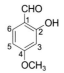

【分子式及分子量】　$C_8H_8O_3$；152.15

【来源】　合成。

【性状】　白色结晶。

本品易溶于甲醇、乙醇、乙酸乙酯、乙醚。

熔点：41～42℃[1]。

【纯度检查】

薄层色谱

1. 薄层板　硅胶 G 板

   展开剂　石油醚（60～90℃）-乙酸乙酯-冰醋酸（20：3：0.5）

   检　识　二硝基苯肼试液，日光下检视

2. 薄层板　硅胶 G 板

   展开剂　二氯甲烷-三氯甲烷（1：1）

   检　识　紫外灯（365nm）下检视

高效液相色谱

色谱柱　Waters X-Bridge C_{18}，5μm（4.6mm×250mm）

流动相　甲醇-水-乙酸（70：30：2），流速：1ml/min

检测波长　278nm

【结构鉴定】[1]　UV　λ_{max}^{MeOH}(nm)：313，277，229，212。

IR　ν_{max}^{KBr}(cm^{-1})：2850，2760，1660，1640，1580，1520，1450，1380，1350，1310，1240。

EI-MS　m/z：152[M]$^+$。

^{1}H-NMR(CDCl$_3$，500MHz)　δ：6.43(1H,d,$J=2.5$Hz,H-3)，6.54(1H,dd,$J=8.5$，2.5Hz,H-5)，7.42(1H,d,$J=8.5$Hz,H-6)，9.72(1H,s,-CHO)，3.86(3H,s,-OCH$_3$)，11.48(1H,s,-OH)。

^{13}C-NMR(CDCl$_3$，125MHz)　δ：115.0(C-1)，164.6(C-2)，100.6(C-3)，166.8(C-4)，108.2(C-5)，135.1(C-6)，194.3(-CHO)，55.7(-OCH$_3$)。

【贮藏】　干燥、密闭。

参考文献

[1] 林瑞超，马双成. 中药化学对照品应用手册[M]. 北京：化学工业出版社，2013.

对二甲胺基苯甲醛

p-Dimethyl Aminobenzaldehyde

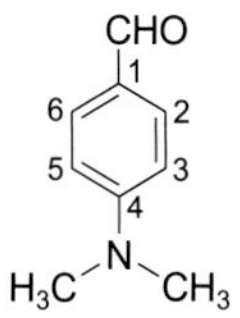

【分子式及分子量】 $C_9H_{11}NO$；149.19

【来源】 合成。

【性状】 白色粉末状结晶。

本品溶于甲醇、乙醇、二氯甲烷、

三氯甲烷。

熔点：72～74℃。

【纯度检查】

薄层色谱

1. 薄层板 硅胶 G 板

展开剂 石油醚 (60～90℃)–乙酸乙酯 (2:1)

检 识 10% 硫酸乙醇溶液，紫外灯 (365nm) 下检视

2. 薄层板 硅胶 G 板

展开剂 正己烷–乙酸乙酯 (2:1)

检 识 10% 硫酸乙醇溶液，紫外灯 (365nm) 下检视

高效液相色谱

色谱柱 YWG C_{18}，5μm (4.6mm×300mm)

流动相 甲醇–水 (77:23)，1ml/min

检测波长 343nm

【结构鉴定】 **UV** λ_{max}^{MeOH}(nm)：340，244。

IR ν_{max}^{KBr}(cm^{-1})：2904，795，2714，1661，1600，1534，1432，1415，1371，1313，1232，1164，1065，1000，938，813，728。

FAB-MS m/z：149[M]$^+$。

^{1}**H-NMR**(CDCl$_3$,500MHz) δ:7.72(2H,d,J=8.5Hz,H-2,6),6.68(2H,d,J=8.5Hz,H-3,5),9.72(1H,s,-CHO),3.06(6H,s,-NCH$_3$)。

^{13}**C-NMR**(CDCl$_3$,125MHz) δ:125.1(C-1),131.9(C-2,6),110.9(C-3,5),154.2(C-4),190.2(-CHO),40.0(-NCH$_3$)。

【贮藏】 干燥、密闭、冷藏。

对羟基苯甲酸丁酯

p-Hydroxyl butyl benzoate

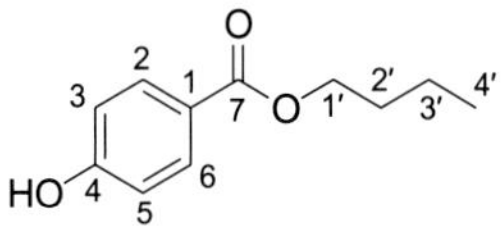

【分子式及分子量】 $C_{11}H_{14}O_3$；194.23

【来源】 合成。

【性状】 白色粉末。

本品溶于甲醇、乙醇、二氯甲烷、三氯甲烷。

熔点：71～72℃。

【纯度检查】

薄层色谱

1. 薄层板 硅胶 GF_{254} 板

展开剂 环己烷-丙酮（4：1）

检 识 紫外灯（254nm）下检视。

2. 薄层板 硅胶 GF_{254} 板

展开剂 石油醚（60～90℃）-乙酸乙酯（4：1）

检 识 紫外灯（254nm）下检视。

高效液相色谱

色谱柱 Agilent SB C_{18}，5μm（4.6mm×250mm）

流动相 甲醇-水-乙酸（70：30：2），1ml/min

检测波长 278nm

【结构鉴定】 UV λ_{max}^{MeOH}(nm)：257，202。

IR ν_{max}^{KBr}(cm^{-1})：3385，2954，1679，1605，1587，1510，1467，1309，1283，1219，1162，773，618。

EI-MS m/z：194[M]$^+$，138，121。

^{1}H-NMR(CDCl$_3$,500MHz) δ：7.95(2H,brd,$J=8.5$Hz,H-2,6),6.90(2H,brd,$J=8.5$Hz,H-3,5),4.31(2H,t,$J=7.0$Hz,H-1'),1.74(2H,m,H-2'),1.47(2H,m,H-3'),0.97(3H,t,$J=7.0$Hz,H-4')。

^{13}C-NMR(CDCl$_3$,125MHz) δ：160.5(C-1),115.3(C-2,6),131.9(C-3,5),122.3(C-4),167.4(C-7),65.0(C-1'),30.7(C-2'),19.2(C-3'),13.7(C-4')。

【贮藏】 干燥、密闭、冷藏。

防己诺林碱

Fangchinoline

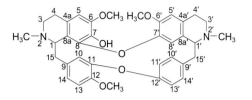

【分子式及分子量】 $C_{37}H_{40}N_2O_6$；608.29

【来源】 防己可植物粉防己 *Stephania tet-randra* S. Moore. 的干燥根。

【性状】 白色粉状结晶。

易溶甲醇、乙醇、丙酮、三氯甲烷，不溶于水、石油醚。

熔点：170～175.3℃[1]。

【纯度检查】

薄层色谱

1. 薄层板　硅胶 G 板

展开剂　三氯甲烷-丙酮-甲醇-氨水（20∶3∶2∶1）

检　识　稀碘化铋钾试液显色后检视

2. 薄层板　硅胶 G 板

展开剂　乙酸乙酯-三氯甲烷-甲醇-氨水（15∶10∶2∶1）

检　识　稀碘化铋钾试液显色后检视

高效液相色谱

色谱柱　Agilent SB C_{18}，$5\mu m$（4.6mm×250mm）

流动相　乙腈-0.2%二乙胺（60∶40），1ml/min

检测波长　281nm

【结构鉴定】 **UV** λ_{max}^{EtOH}(nm)：206，282。

IR ν_{max}^{KBr}(cm^{-1})：3530，2837，2799，1615，1584，1506，1464，1439，1363，1296，1234，1123，1061，974，940。

ESI-MS m/z：608[M]$^+$，593[M−CH$_3$]$^+$。

^{1}H-NMR(CDCl$_3$,600MHz)　δ：3.75(1H,m,H-1)，2.90(1H,overlapped,H-3a)，3.51(1H,m,H-3b)，2.41(1H,m,H-4a)，2.90(1H,overlapped,H-4b)，6.28(1H,s,H-5)，6.56(1H,d,$J=1.2$Hz,H-10)，6.84(1H,d,$J=8.4$Hz,H-13)，6.87(1H,brd,$J=8.4$Hz,H-14)，2.74(1H,overlapped,H-15a)，2.55(1H,d,$J=13.8$Hz,H-15b)，3.88(1H,q,$J=5.4$Hz,H-1')，2.90(1H,overlapped,H-3'a)，3.38(1H,m,H-3'b)，2.74(1H,overlapped,H-4'a)，2.90(1H,overlapped,H-4'b)，6.52(1H,s,H-5')，6.05(1H,s,H-8')，6.31(1H,dd,$J=8.4$,2.4Hz,H-10')，6.80(1H,dd,$J=8.4$,2.4Hz,H-11')，14(1H,dd,$J=8.4$,2.4Hz,H-13')，7.33(1H,dd,$J=8.4$,2.4Hz,H-14')，2.74(1H,overlapped,H-15'a)，3.23(1H,dd,$J=12.0$,5.4Hz,H-15'b)，3.77(3H,s,6-OCH$_3$)，3.93(3H,s,12-OCH$_3$)，3.35(3H,s,6'-OCH$_3$)，2.33(3H,s,2-CH$_3$)，2.63(3H,s,2'-CH$_3$)[1]。

^{13}C-NMR(CDCl$_3$,150MHz)　δ：61.4(C-1)，44.2(C-3)，21.8(C-4)，123.4(C-4a)，104.8(C-5)，145.6(C-6)，134.5(C-7)，141.8(C-8)，123.4(C-8a)，135.2(C-9)，116.2(C-10)，149.4(C-11)，147.0(C-12)，111.5(C-13)，122.7(C-14)，41.9(C-15)，63.8(C-1')，45.4(C-3')，25.6(C-4')，128.9(C-4'a)，113.1(C-5')，148.7(C-6')，143.4(C-7')，120.5(C-8')，128.2(C-8'a)，

135. 0(C-9′),132. 5(C-10′),121. 9(C-11′),153. 7(C-12′),121. 9(C-13′),130. 1(C-14′),37. 8 (C-15′),56. 1 (6-OCH$_3$),56. 1 (12-OCH$_3$),56. 2 (6′-OCH$_3$),42. 6 (2-NCH$_3$),56. 2 (2′-NCH$_3$)[1]。

【贮藏】 干燥、密闭、避光。

参考文献

[1] 陈德昌. 中药化学对照品工作手册[M]. 北京：中国医药科技出版社，2000.

芦荟大黄素

Aloe-emodin

【分子式及分子量】 $C_{15}H_{10}O_5$；270.05

【来源】 蓼科植物药用大黄 *Rheum officinale* Baill. 的干燥根及根茎。

【性状】 橙色针状结晶。

易溶热乙醇。

熔点：224~225℃[1]。

【纯度检查】

薄层色谱

1. 薄层板 硅胶 G 板

   展开剂 三氯甲烷-乙酸乙酯-甲醇 （8：2：0.3）

   检 识 日光及紫外灯 （366nm） 下检视

2. 薄层板 硅胶 G 板

   展开剂 石油醚 （30~60℃）-甲酸乙酯-甲酸 （15：5：1，上层液）

   检 识 日光及紫外灯 （366nm） 下检视

高效液相色谱

色谱柱 Agilent SB C_{18}，$10\mu m$ （4.6mm×250mm）

流动相 甲醇-0.1%磷酸水溶液 （65：35），1ml/min

检测波长 254nm

【结构鉴定】 **UV** λ_{max}^{EtOH}(nm)：429，287，254，225，202。

IR ν_{max}^{KBr}(cm^{-1})：3320，1680，1630，1450，1270，750。

EI-MS m/z：270[M]$^+$，253[M−OH]$^+$，242[M−CO]$^+$，241[M−CHO]$^+$，213[M−2CO]$^+$，196[M−2CO−OH]$^+$。

^{1}H-NMR(DMSO-d_6,500MHz) δ：4.60(2H,d,$J=5.7$Hz,3-C$\underline{H_2}$OH),5.58(1H,t,$J=5.8$Hz,3-CH$_2$O$\underline{H}$),7.25(1H,s,H-2),7.34(1H,d,$J=8.3$Hz,H-7),7.64(1H,s,H-4),7.67(1H,d,$J=7.4$Hz,H-5),7.77(1H,t,$J=7.9$Hz,H-6),11.87(1H,s,Ar-OH),11.93(1H,s,Ar-OH)。

^{13}C-NMR(DMSO-d_6,125MHz) δ：161.3(C-1),117.0(C-2),153.7(C-3),124.3(C-4),120.6(C-5),137.3(C-6),119.3(C-7),161.6(C-8),191.5(C-9),181.3(C-10),133.2(C-10a),114.4(C-8a),115.8(C-9a),133.0(C-4a),62.0(-CH$_2$OH)。

【贮藏】 干燥、密闭、避光。

参考文献

[1] 陈德昌. 中药化学对照品工作手册[M]. 北京：中国医药科技出版社，2000.

大黄酚

Chrysophanol

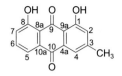

【分子式及分子量】 $C_{15}H_{10}O_4$；254.23

【来源】 蓼科植物药用大黄 *Rheum offcinale* Baill. 的干燥根及根茎。

【性状】 橙色针状结晶。

本品溶于甲醇、乙醇等。

熔点：198～199℃。

【纯度检查】

薄层色谱

1. 薄层板 硅胶 G 板

展开剂 石油醚（30～60℃）-甲酸乙酯-甲酸（15：5：1）上层液

检 识 紫外灯（365nm）及日光下检视

2. 薄层板 硅胶 G 板

展开剂 环己烷-三氯甲烷-甲醇-乙酸乙酯-冰醋酸（20：5：1：4：0.5）

检 识 紫外灯（365nm）及日光下检视

高效液相色谱

色谱柱 Diamansil™ C_{18}，5μm（4.6mm×250mm）

流动相 甲醇-0.1%磷酸（85：15）

检测波长 254nm

【结构鉴定】 UV λ_{max}^{MeOH}(nm)：430，287，256，225

IR ν_{max}^{KBr}(cm^{-1})：3055，1677，1628，1605，1476，1373，1270，1207，1159，1086。

EI-MS m/z：254[M]$^+$，239[M－CH$_3$]$^+$，226[M－CO]$^+$，198[M－2CO]$^+$。

^{1}H-NMR(DMSO-d_6，500MHz) δ：2.43(3H，s，-CH$_3$)，7.21(1H，m，H-2)，7.37(1H，dd，J＝1.1，8.4Hz，H-5)，7.54(1H，d，J＝1.5Hz，H-4)，7.69(1H，dd，J＝1.1，7.5Hz，H-7)，7.79(1H，dd，J＝7.6，8.3Hz，H-6)，11.86(1H，s，-OH)，11.96(1H，s，-OH)。

^{13}C-NMR(DMSO-d_6，125MHz) δ：161.3(C-1)，113.7(C-2)，149.0(C-3)，119.2(C-4)，120.5(C-5)，137.3(C-6)，124.0(C-7)，161.5(C-8)，191.6(C-9)，181.4(C-10)，132.9(C-4a)，115.8(C-8a)，124.3(C-9a)，133.2(C-10a)，21.6(3-CH$_3$)[1]。

【贮藏】 干燥、避光。

参考文献

[1] 陈德昌. 中药化学对照品工作手册[M]. 北京：中国医药科技出版社，2000.

穿心莲内酯

Andrographolide

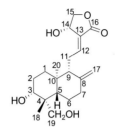

【异名】 Andrographis

【分子式及分子量】 $C_{20}H_{30}O_5$；350.45

【来源】 爵床科植物穿心莲 *Andrographis paniculata* (Burm. f.) Nees 的干燥地上部分。

【性状】 白色粉末。

本品易溶于甲醇、水。

熔点：230～232℃。

【纯度检查】

薄层色谱

1. 薄层板 硅胶 G 板

展开剂 三氯甲烷-乙酸乙酯-甲醇 (4:3:0.4)

检 识 2% 3,5-二硝基苯甲酸乙醇溶液-2mol/L 氢氧化钾溶液 (1:1) 混合溶液 (临用配制) 显色后，立即在可见光下检视

2. 薄层板 硅胶 G 板

展开剂 三氯甲烷-无水乙醇 (10:1)

检 识 2% 3,5-二硝基苯甲酸乙醇溶液-2mol/L 氢氧化钾溶液 (1:1) 混合溶液 (临用配制) 显色后，立即在可见光下检视

高效液相色谱

色谱柱 Agilent TC C_{18}，$5\mu m$ (4.6mm×250mm)

流动相 甲醇-水 (50:50)，1ml/min

检测波长 254nm

【结构鉴定】 UV $\lambda_{max}^{MeOH}(nm)$：224，203，198。

IR $\nu_{max}^{KBr}(cm^{-1})$：3448，3390，3279，1737 (C=O)，1647，906。

EI-MS m/z：350$[M]^+$，332$[M-H_2O]^+$，314，302，296，284，274，187，173，159，147，133，121，119，107，93。

^1H NMR(DMSO-d_6，600MHz) δ：0.65(3H,s,H-20)，1.07(3H,s,H-18)，3.28～3.18(2H,m,H-3,H-11α)，3.83(1H,d,$J=10.9$Hz,H-11β)，4.03(1H,dd,$J=9.9,2.0$Hz,H-15α)，4.38(1H,dd,$J=6.1,9.9$Hz,H-15β)，4.62，4.80(各 1H,s,H-17,17′)，4.90(1H,t,$J=5.8$Hz,H-14)，6.61(1H,td,$J=1.5,6.7$Hz,H-12)[1]。

^{13}C-NMR(DMSO-d_6，150MHz) δ：37.5(C-1)，23.0(C-2)，74.3(C-3)，42.2(C-4)，54.4(C-5)，27.9(C-6)，36.5(C-7)，147.6(C-8)，62.6(C-9)，38.6(C-10)，39.9(C-11)，146.3(C-12)，129.0(C-13)，64.5(C-14)，78.4(C-15)，169.9(C-16)，108.2(C-17)，23.9(C-18)，55.5(C-19)，14.7(C-20)[1]。

【贮藏】 干燥、密闭。

参考文献

[1] 陈德昌. 中药化学对照品工作手册[M]. 北京：中国医药科技出版社，2000.

次乌头碱
Hypaconitine

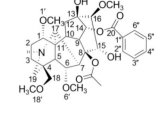

【异名】 下乌头碱、海帕乌头碱

【分子式及分子量】 $C_{33}H_{45}NO_{10}$；615.71

【来源】 毛茛科植物乌头 *Aconitum carmichaeli* Debx 的块根。

【性状】 白色结晶。

本品溶于三氯甲烷。

熔点：183~184℃。

【纯度检查】

薄层色谱

1. 薄层板　硅胶 GF_{254} 板

展开剂　正己烷-二乙胺（9:1）

检　识　稀碘化铋钾试液显色日光下检视

2. 薄层板　硅胶 GF_{254} 板

展开剂　正己烷-乙酸乙酯-甲醇（6.4:3.6:0.5）

检　识　稀碘化铋钾试液显色日光下检视

高效液相色谱

色谱柱　Phenomenex C_{18}，$5\mu m$（4.6mm×250mm）

流动相　甲醇-0.1%三乙胺（75:25），0.8ml/min

检测波长　235nm

【结构鉴定】 **UV** $\lambda_{max}^{MeOH}(nm)$：274，230，200。

IR $\nu_{max}^{KBr}(cm^{-1})$：3502，2930，1727，1711，1451，1383，1278，1117，1096，713。

EI-MS m/z：584$[M-OCH_3]^+$，524，105[1]。

^{1}H-NMR（$CDCl_3$，600MHz） δ：1.37（3H，s，-OCOC$\underline{H}_3$），2.33（3H，s，N-CH$_3$），3.15（3H，s，H-18′），3.28（3H，s，H-1′），3.27（3H，s，H-6′），3.73（3H，s，H-16′），4.88（1H，d，$J=5.1Hz$，H-14），7.44~8.03（5H，m，Ar-H）[2]。

^{13}C-NMR（$CDCl_3$，150MHz） δ：85.1（C-1），26.4（C-2），34.9（C-3），39.3（C-4），48.2（C-5），83.2（C-6），44.5（C-7），91.9（C-8），43.8（C-9），41.1（C-10），49.9（C-11），36.3（C-12），74.1（C-13），78.9（C-14），78.8（C-15），90.1（C-16），62.2（C-17），80.2（C-18），56.0（C-19），166.1（C-20），42.6（N-CH$_3$），56.6（C-1′），58.0（C-6′），61.0（C-16′），59.0（C-18′），172.4（O=$\underline{C}$-CH$_3$），21.4（O=C-$\underline{C}H_3$），129.8（C-1″），129.6（C-2″,6″），128.6（C-3″,5″），133.2（C-4″）。

【贮藏】 干燥、密闭。

参考文献

[1] 陈德昌. 中药化学对照品工作手册[M]. 北京：中国医药科技出版社，2000.

[2] 魏鼎华，王菲，宋蓓. 铁棒锤中二萜生物碱成分及其生物活性[J]. 中国实验方剂学杂志，2015，21（19）：48-52.

新乌头碱

Mesaconitine

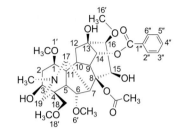

【异名】　中乌头碱

【分子式及分子量】　C$_{33}$H$_{45}$NO$_{11}$；631.30

【来源】　毛茛科植物乌头 *Aconitum carmichaeli* Debx 的块根。

【性状】　无色结晶。

本品易溶于甲醇，几乎不溶于乙醚。

熔点：195～196℃。

【纯度检查】

薄层色谱

1. 薄层板　硅胶 G 板

展开剂　正己烷-乙酸乙酯-甲醇（6.4∶3.6∶1）氨蒸气饱和 20min

检　识　稀碘化铋钾试液，日光观察

2. 薄层板　硅胶 G 板

展开剂　正己烷-二乙胺（8∶2）

检　识　稀碘化铋钾试液，日光观察

高效液相色谱

色谱柱　Agilent TC C$_{18}$，5μm（4.6mm×250mm）

流动相　A：乙腈-四氢呋喃（25∶15）；B：0.1mol/L 醋酸铵-冰醋酸（1000∶0.5）。A∶B（25∶75）。

检测波长　235nm

差示量热扫描法

起始温度 50℃，终点温度 300℃，升温速率 5℃/min

【结构鉴定】　**UV**　$\lambda_{\max}^{\text{MeOH}}$(nm)：281，273，230，203。

IR　$\nu_{\max}^{\text{KBr}}$(cm^{-1})：3525，1718，1280，1100，1025，720。

EI-MS　m/z：600[M－OCH$_3$]$^+$，540，105。

^{1}H-NMR(CDCl$_3$，600MHz)　δ：1.38(3H,s,-OCOC$\underline{H}_3$)，2.34(3H,s,N-CH$_3$)，3.16(3H,s,H-18')，3.29(3H,s,H-1')，3.29(3H,s,H-6')，3.74(3H,s,H-16')，4.87(1H,d,$J=$4.7Hz,H-14)，7.46(2H,t,$J=$7.6Hz,H-2″,6″)，7.57(1H,t,$J=$7.3Hz,H-4″)，8.02(2H,d,$J=$7.8Hz,H-3″,5″)[1]。

^{13}C-NMR(CDCl$_3$，150MHz)　δ：83.1(C-1)，35.8(C-2)，71.2(C-3)，43.5(C-4)，46.6(C-5)，82.4(C-6)，44.2(C-7)，91.8(C-8)，43.7(C-9)，40.8(C-10)，50.0(C-11)，34.1(C-12)，74.0(C-13)，78.8(C-14)，78.8(C-15)，90.0(C-16)，62.2(C-17)，76.3(C-18)，49.4(C-19)，42.4(N-CH$_3$)，56.3(C-1')，58.0(C-6')，61.1(C-16')，59.1(C-18')，172.4(-$\underline{C}$O-CH$_3$)，21.4(-CO-$\underline{C}$H$_3$)，166.0(C-$\underline{C}$O-Ar)，129.6(C-1″)，129.6(C-2″,6″)，128.6(C-3″,5″)，133.3(C-4″)[1]。

【贮藏】　干燥、密闭。

参考文献

[1] 陈德昌. 中药化学对照品工作手册[M]. 北京：中国医药科技出版社，2000.

吴茱萸内酯

Limonin

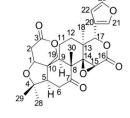

【异名】 柠檬苦素、黄柏内酯、Evodin、
Obaculactone

【分子式及分子量】 $C_{26}H_{30}O_8$；470.51

【来源】 芸香科植物吴茱萸 *Euodia rutae-carpa*（Juss.）Benth. 的干燥近成熟果实。

【性状】 白色细针状结晶。
本品易溶于甲醇、三氯甲烷。
熔点：279～282℃。

【纯度检查】

薄层色谱

1. 薄层板 硅胶 G 板
   展开剂 三氯甲烷–甲醇（14.3∶0.7）
   检 识 10％硫酸乙醇溶液显色后，可见光下检视

2. 薄层板 硅胶 G 板
   展开剂 石油醚–三氯甲烷–甲醇（2∶12∶0.8）
   检 识 5％香草醛硫酸溶液显色后，可见光下检视

高效液相色谱

色谱柱 Aichrom Hypersil C_{18}，$5\mu m$（4.6mm×250mm）

流动相 乙腈–水（93∶7），1ml/min

检测波长 220nm

【结构鉴定】[1] **IR** ν_{max}^{KBr}(cm^{-1})：2966，1759，1709（C＝O），1286，1263，1032，1001，798。

EI-MS m/z：455[M－CH$_3$]$^+$，413，358，347。

^{1}H-NMR(CD$_3$COCD$_3$，500MHz) δ：7.69(1H，brs，H-23)，7.62(1H，brs，H-21)，6.57(1H，brs，H-22)，5.59(1H，s，H-17)，5.03(1H，d，$J=13.2$Hz，H-19a)，4.69(1H，d，$J=13.2$Hz，H-19b)，4.33(1H，d，$J=4.0$Hz，H-1)，4.15(1H，s，H-15)，3.23(1H，t，$J=15.3$Hz，H-6a)，2.93(1H，dd，$J=16.5$，1.3Hz，H-2a)，，2.87(1H，m，H-9)，2.81(1H，dd，$J=16.5$，4.0Hz，H-2b)，2.63(1H，dd，$J=15.3$，3.3Hz，H-5)，2.47(1H，dd，$J=15.3$，3.3Hz，H-6b)，2.08(1H，m，H-12a)，2.04(1H，m，H-11a)，1.96(1H，m，H-11b)，1.56(1H，m，H-12b)，1.30(3H，s，H-29)，1.28(3H，s，H-28)，1.22(3H，s，H-30)，1.20(3H，s，H-18)[1]。

^{13}C-NMR(CDCl$_3$，150MHz) δ：79.1(C-1)，35.6(C-2)，169.0(C-3)，80.3(C-4)，60.8(C-5)，36.4(C-6)，206.0(C-7)，51.3(C-8)，48.1(C-9)，45.9(C-10)，18.9(C-11)，30.2(C-12)，37.9(C-13)，65.6(C-14)，53.8(C-15)，166.4(C-16)，77.8(C-17)，20.7(C-18)，65.3(C-19)，119.9(C-20)，141.1(C-21)，109.7(C-22)，143.2(C-23)，30.9(C-28)，21.4(C-29)，17.6(C-30)。

【贮藏】 干燥、密闭。

参考文献

[1] 郭茜茜，赵丽娜，王佳等. 白鲜根皮的化学成分及其细胞毒活性研究[J]. 中国中药杂志，2018，43（24）：4869-4877.

吴茱萸次碱

Rutaecarpine

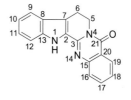

【分子式及分子量】 $C_{18}H_{13}N_3O$；287.32

【来源】 芸香科植物吴茱萸 *Evodia rutae-carpa* (Juss.) Benth 的果实。

【性状】 淡黄色针状结晶。

本品溶于甲醇。

熔点：258～259℃[1]。

【纯度检查】

薄层色谱

1. 薄层板 硅胶 G 板

展开剂 苯–三氯甲烷–甲醇 (2：12.7：0.3)

检 识 稀碘化铋钾试剂，日光下检视

2. 薄层板 硅胶 G 板

展开剂 石油醚 (30～60℃)–三氯甲烷–甲醇 (2：12.7：0.3)

检 识 稀碘化铋钾试剂，日光下检视

高效液相色谱

色谱柱 Agilent SB C_{18}，5μm (4.6mm×150mm)

流动相 乙腈–水–四氢呋喃–乙酸 (41：59：1：0.2)，1ml/min

检测波长 225nm

【结构鉴定】 UV λ_{max}^{MeOH}(nm)：360，343，330，288，276，213[1]。

IR ν_{max}^{KBr}(cm^{-1})：3342，1653，1600，1548，1471，1327，1229，1141，767，727。

EI-MS m/z：287[M]$^{+}$[1]。

^{1}H NMR(CDCl$_3$,600MHz) δ：3.24(2H,t,J=6.9Hz,H-6),4.60(2H,t,J=6.9Hz,H-5),7.17-7.70(7H,m,Ar—H),8.33(1H,m,Ar—H),9.65(1H,brs,N—H)。

^{13}C-NMR(CDCl$_3$,150MHz) δ：127.2(C-2),145.0(C-3),41.1(C-5),19.7(C-6),118.5(C-7),121.1(C-8),120.1(C-9),120.6(C-10),120.1(C-11),112.1(C-12),138.3(C-13),147.3(C-15),125.6(C-16),134.4(C-17),126.5(C-18),126.2(C-19),120.6(C-20),161.5(C-21)。

【贮藏】 干燥、密闭。

参考文献

[1] 陈德昌. 中药化学对照品工作手册[M]. 北京：中国医药科技出版社，2000.

吴茱萸碱
Evodiamine

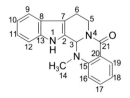

【分子式及分子量】 $C_{19}H_{17}N_3O$；303.36

【来源】 芸香科植物吴茱萸 *Evodia rutaecarpa* （Juss.） Benth 的果实。

【性状】 淡黄色片状结晶。

本品溶于甲醇。

熔点：258～259℃[1]。

【纯度检查】

薄层色谱

1. 薄层板 硅胶 G 板

   展开剂 苯-三氯甲烷-甲醇 （2：12.2：0.8）

   检 识 稀碘化铋钾试剂，日光下检视

2. 薄层板 硅胶 G 板

   展开剂 石油醚 （30～60℃）-三氯甲烷-甲醇 （2：12.2：0.8）

   检 识 稀碘化铋钾试剂，日光下检视

高效液相色谱

   色谱柱 Agilent SB C_{18}，5μm （4.6mm×150mm）

   流动相 乙腈-0.04%辛烷磺酸钠 （43：57），1ml/min

   检测波长 225nm

【结构鉴定】 UV λ_{max}^{MeOH}（nm）：360，343，330，288，276，213[1]。

IR ν_{max}^{KBr}（cm^{-1}）：3342，1653，1600，1548，1471，1327，1229，1141，767，727。

ESI-MS m/z：303[M−H]$^{-}$[1]。

^{1}H-NMR（CDCl$_3$，600MHz） δ:2.51（3H,s,N-CH$_3$），2.96（2H,m,H-6），3.29，4.87（各 H,m,H-5），5.92（1H,s,H-3），7.14-8.12（8H,m,Ar-H），8.30（1H,brs,N-H）。

^{13}C-NMR（CDCl$_3$，150MHz） δ:126.2（C-2），68.8（C-3），39.5（C-5），20.1（C-6），113.6（C-7），123.1（C-8），118.9（C-9），124.1（C-10），120.3（C-11），111.3（C-12），136.7（C-13），37.2（C-14），150.7（C-15），123.7（C-16），133.0（C-17），129.0（C-18），128.2（C-19），122.4（C-20），164.7（C-21）。

【贮藏】 干燥、密闭。

参考文献

[1] 陈德昌. 中药化学对照品工作手册[M]. 北京：中国医药科技出版社，2000.

华蟾酥毒基

Cinobufagin

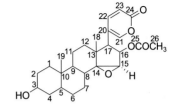

【异名】 华蟾毒精、华蟾蜍次素、华蟾蜍精

【分子式及分子量】 $C_{26}H_{34}O_6$；442.54

【来源】 蟾蜍科动物中华大蟾蜍 *Bufo bufo gararizans* Gantor 或黑眶蟾蜍 *Bufo melanostictus* Schneider 的干燥分泌物。

【性状】 白色方晶。

本品溶于三氯甲烷。

熔点：213～215℃。

【纯度检查】

薄层色谱

1. 薄层板 硅胶 GF_{254} 板

展开剂 环己烷-三氯甲烷-丙酮（5：3：3）

检 识 显色前紫外灯（254nm）下检视，10%硫酸乙醇显色后日光下检视

2. 薄层板 硅胶 GF_{254} 板

展开剂 环己烷-三氯甲烷-乙醇-冰醋酸（10：10：1：1）

检 识 显色前紫外灯（254nm）下检视，10%硫酸乙醇显色后日光下检视

高效液相色谱

色谱柱 Diamansil ™ C_{18}，5μm（4.6mm×250mm）

流动相 乙腈-水（53：47），1.0ml/min

检测波长 295nm

差示量热扫描法

起始温度40℃，终点温度250℃，升温速率5℃/min

【结构鉴定】 **UV** λ_{max}^{MeOH}(nm)：295，202。

IR ν_{max}^{KBr}(cm^{-1})：3454，2914，1736，1712，1549，1450，1385，1234，1215，1136，1038，958，881，845。

ESI-MS m/z：443[M＋H]$^+$，425，382，364，250，233，215，203。

^{1}H-NMR(CDCl$_3$,600MHz) δ:7.91(1H,brs,H-22),7.15(1H,s,H-21),6.20(1H,d,$J=$9.6Hz,H-23),5.46(1H,d,$J=$9.6Hz,H-16),4.14(1H,brs,H-3),3.64(1H,s,H-15),2.78(1H,d,$J=$9.6Hz,H-17),2.05(1H,t,H-8),0.98(1H,m,H-7b),1.88(3H,s,H-26),0.98(3H,s,H-19),0.81(3H,s,H-18)。

^{13}C-NMR(CDCl$_3$,150MHz) δ:29.4(C-1),27.9(C-2),66.7(C-3),33.0(C-4),35.9(C-5),25.6(C-6),23.7(C-7),39.2(C-8),33.2(C-9),35.5(C-10),20.9(C-11),40.0(C-12),45.2(C-13),72.5(C-14),59.4(C-15),74.7(C-16),50.4(C-17),17.2(C-18),20.5(C-19),116.2(C-20),151.3(C-21),148.3(C-22),113.9(C-23),161.7(C-24),170.2(C-25),20.6(C-26)。

【贮藏】 干燥、密闭。

人参皂苷 Rg₃

Ginsenoside Rg₃

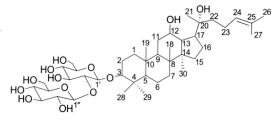

【分子式及分子量】 $C_{42}H_{72}O_{13}$；785.01

【来源】 五加科植物人参 *Panax ginseng* C. A. Mey. 的干燥根。

【性状】 白色粉末。

本品溶于甲醇、乙醇。

熔点：298～299℃。

【纯度检查】

薄层色谱

1. 薄层板　硅胶 G 板

展开剂　三氯甲烷-甲醇-水 (65：35：10) 下层液

检　识　10% 硫酸乙醇溶液，日光及紫外灯 (365nm) 下检视

2. 薄层板　硅胶 G 板

展开剂　三氯甲烷-乙酸乙酯-甲醇-水 (15：40：22：10) 下层液

检　识　10% 硫酸乙醇溶液，日光及紫外灯 (365nm) 下检视

高效液相色谱

色谱柱　HiQ Sil C_{18}，$5\mu m$ (4.6mm×250mm)

流动相　甲醇-水 (90：10)，1ml/min

蒸发光散射检测器　漂移管温度92℃，N_2 流速2.4L/min

【结构鉴定】 UV λ_{max}^{MeOH}(nm)：202。

IR ν_{max}^{KBr}(cm^{-1})：3354，2945，1443，1388，1077，1035。

ESI-MS m/z：807.6[M+Na]$^+$，767.5，749.6。

^{1}H-NMR(C_5D_5N,600MHz) δ：4.94(1H,d,J=7.6Hz,H-1′),5.38(1H,d,J=7.6Hz,H-1″),5.32(1H,t,J=7.1Hz,H-24),0.83(3H,s,H-19),0.98(3H,s,H-18),1.01(3H,s,H-30),1.12(3H,s,H-29),1.30(3H,s,H-28),1.39(3H,s,H-21),1.65(3H,s,H-26),1.70(3H,s,H-27)。

^{13}C-NMR(C_5D_5N,125MHz，) δ：39.3(C-1),26.9(C-2),89.1(C-3),39.9(C-4),56.6(C-5),18.6(C-6),35.4(C-7),40.2(C-8),50.6(C-9),37.1(C-10),32.3(C-11),71.2(C-12),48.8(C-13),51.9(C-14),31.5(C-15),27.0(C-16),54.9(C-17),16.0(C-18),16.5(C-19),73.1(C-20),27.3(C-21),36.1(C-22),23.2(C-23),126.5(C-24),130.9(C-25),25.9(C-26),17.2(C-27),28.3(C-28),16.8(C-29),17.8(C-30),105.2(C-3-glc-1′),83.6(C-3-glc-2′),78.1(C-3-glc-3′),71.74(C-3-glc-4′),78.2(C-3-glc-5′),62.9(C-3-glc-6′),106.2(C-glc-1′),77.3(C-glc-2′),78.44(C-glc-3′),71.71(C-glc-4′),78.38(C-glc-5′),62.8(C-glc-6′)[1]。

【贮藏】 干燥、密闭。

参考文献

[1] 李海军，刘金平，卢丹等. 林下参化学成分的研究[J]. 中国实验方剂学杂志，2010，16 (11)：38-40.

苦参碱

Matrine

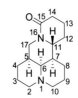

【异名】 母菊碱、α-苦参碱、*cis*-Matrine

【分子式及分子量】 $C_{15}H_{24}N_2O$；248.36

【来源】 豆科植物苦参 *Sophora flavescens* Ait. 的干燥根。

【性状】 白色针状结晶。

本品溶于水、甲醇、乙醇、苯、三氯甲烷、乙醚，微溶于石油醚。

熔点：76~79℃。

比旋度：$[\alpha]_D^{20}$ +35.9°（c=1.2，H_2O）。

【纯度检查】

薄层色谱

1. 薄层板 用2%氢氧化钠溶液制备的硅胶 G 板

   展开剂 以甲苯-丙酮-甲醇（8：3：0.5）为展开剂，展开，展距 8cm，取出，晾干，再以甲苯-乙酸乙酯-甲醇-水（2：4：2：1）10℃以下放置上层液为展开剂，展开

   检 识 碘化铋钾试液，日光下检视

2. 薄层板 硅胶 G 板

   展开剂 三氯甲烷-甲醇-氨水（10：0.6：0.2）

   检 识 稀碘化铋钾试液，日光下检视

高效液相色谱

色谱柱 C_{18}，5μm（4.6mm×250mm）

流动相 甲醇-（25mmol/L 磷酸氢二钠溶液-25mmol/L 磷酸二氢钠溶液（30：70），1ml/min

检测波长 220nm

【结构鉴定】[1] UV λ_{max}^{MeOH}（nm）：209。

IR ν_{max}^{KBr}（cm^{-1}）：3404，2927，2864，1604，1469，1442，1415，1348，1296，1250，1122，1082，776，633。

EI-MS m/z：248[M]$^+$。

^{1}H-NMR（CDCl$_3$，600MHz） δ：2.77（1H，d，J=11.6Hz，H-2e），2.07（2H，m，H-2a，10a），1.90（3H，m，J=2.6Hz，H-3a，4e，12e），1.80（1H，qd，J=9.5，5.4Hz，H-9a），2.83（1H，d，J=11.4Hz，H-10e），3.81（1H，dt，J=9.7，5.8Hz，H-11），2.41（1H，dt，J=16.4，3.7Hz，H-14e），2.23（1H，m，H-14a），3.04（1H，t，J=12.7Hz，H-17a），4.39（1H，dd，J=12.7，4.4Hz，H-17e）。

^{13}C-NMR（CDCl$_3$，150MHz） δ：57.3（C-2），21.2（C-3），27.1（C-4），35.3（C-5），63.8（C-6），41.4（C-7），26.4（C-8），20.8（C-9），57.2（C-10），53.2（C-11），27.7（C-12），19.0（C-13），32.8（C-14），169.4（C-15），43.2（C-17）。

【贮藏】 干燥、密闭。

参考文献

[1] 陈德昌. 中药化学对照品工作手册[M]. 北京：中国医药科技出版社，2000.

鹅去氧胆酸

Chenodeoxycholic Acid

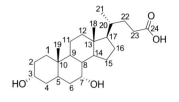

【异名】 3α,7α-二羟基-5-β-胆烷酸、脱氧鹅胆酸

【分子式及分子量】 $C_{24}H_{40}O_4$；392.57

【来源】 牛科动物牛 *Bos taurus domesticus* Gmelin 的干燥胆结石。

【性状】 白色粉末。

本品易溶于乙醇、冰乙酸、微溶于三氯甲烷，几乎不溶于水。

熔点：167℃。

比旋度：$[\alpha]_D^{20}$ +12.4° （c = 2.1，乙醇）。

【纯度检查】

薄层色谱

1. 薄层板　硅胶 G 板

展开剂　异辛烷-乙酸乙酯-冰醋酸 （15∶7∶5）

检　识　10％硫酸乙醇液，105℃烘 10min，日光及紫外灯 （365nm） 下检视

2. 薄层板　硅胶 G 板

展开剂　异辛烷-异戊醚-冰醋酸-正丁醇-水 （10∶5∶5∶3∶1）

检　识　10％硫酸乙醇液，105℃烘 10min，日光及紫外灯 （365nm） 下检视

高效液相色谱

色谱柱　C_{18}，$5\mu m$ （4.6mm×250mm）

流动相　A：0.05％三氟乙酸，B：乙腈。梯度洗脱 （0—8min，A：40％→10％；8—10min，A：10％→40％），1ml/min

检测器　蒸发光检测器，漂移管温度 95℃，氮气流速 2.5L/min

差示量热扫描法

起始温度 50℃，终点温度 300℃，升温速率 5℃/min

【结构鉴定】 UV　λ_{max}^{MeOH}(nm)：222 (sh)，200。

IR　ν_{max}^{KBr}(cm^{-1})：3410，2925，1720，1175，975。

EI-MS　m/z：375[M−17]$^+$，357，342，303，255，217。

^{1}H-NMR(CDCl$_3$,600MHz)　δ：0.66(3H,s,H-18),0.90(3H,s,H-19),0.94(3H,d,J = 6.0Hz,H-21),3.48(1H,m,H-3),3.86(1H,m,H-7)[1]。

^{13}C-NMR(CDCl$_3$,150MHz)　δ：35.3(C-1),30.5(C-2),72.1(C-3),39.6(C-4),41.4(C-5), 35.0(C-6),68.6(C-7),39.4(C-8),32.8(C-9),34.5(C-10),20.6(C-11),39.7(C-12),42.7(C-13), 50.4(C-14),23.7(C-15),28.2(C-16),55.8(C-17),11.8(C-18),22.8(C-19),35.4(C-20), 18.2(C-21),30.8(C-22),30.9(C-23),178.9(C-24)[1]。

【贮藏】 干燥、密闭。

参考文献

[1] 陈德昌. 中药化学对照品工作手册[M]. 北京：中国医药科技出版社，2000.

天麻素

Gastrodin

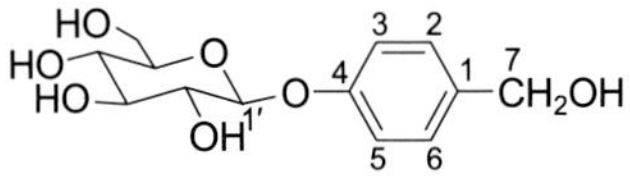

【异名】 天麻苷

【分子式及分子量】 $C_{13}H_{18}O_7$；286.27

【来源】 兰科植物天麻 *Gastrodia elata* Bl. 的干燥块茎。

【性状】 白色粉末。

本品溶于甲醇、乙醇。

熔点：154～156℃。

【纯度检查】

薄层色谱

1. 薄层板 硅胶 G 板

   展开剂 乙酸乙酯-甲醇-水（9：1：0.2）

   检 识 10%磷钼酸乙醇溶液，105℃加热至斑点显色清晰，日光下检视

2. 薄层板 硅胶 GF$_{254}$ 板

   展开剂 三氯甲烷-甲醇-水（65：35：10）10℃以下放置的下层液

   检 识 10%磷钼酸乙醇溶液，105℃加热至斑点显色清晰，日光下检视

高效液相色谱

色谱柱 Hypersil C$_{18}$，5μm（4.6mm×250mm）

流动相 乙腈-0.05%磷酸溶液（3：97），1ml/min

检测波长 220nm

【结构鉴定】 **UV** λ_{max}^{MeOH}(nm)：277（sh），271，219。

IR ν_{max}^{KBr}(cm^{-1})：3352，2885，1612，1512，1398，1302，1240，1076，1012，829。

EI-MS m/z：269[M－OH]$^+$，163，145，124，107。

^{1}H-NMR(CD$_3$OD,500MHz) δ：3.43-3.90(糖部分氢)，4.55(2H,s,H-7)，4.90(1H,m, H-1′)，7.09(2H,d,J=8.6Hz,H-2,6)，7.29(2H,d,J=8.5Hz,H-3,5)。

^{13}C-NMR(CD$_3$OD,125MHz) δ：136.5(C-1)，129.4(C-2)，117.7(C-3)，158.5(C-4)，117.6(C-5)，129.3(C-6)，64.8(C-7)，102.4(C-1′)，74.9(C-2′)，78.1(C-3′)，71.4(C-4′)，78.0 (C-5′)，62.5(C-6′)。

【贮藏】 干燥、避光、冷藏。

梓醇
Catalpol

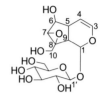

【分子式及分子量】 $C_{15}H_{22}O_{10}$；362.33

【来源】 玄参科植物地黄 *Rehmannia glutinosa* Libosch. 的块根。

【性状】 白色粉末状结晶。

本品可溶于水、甲醇、乙醇，难溶于三氯甲烷、丙酮[1]。

熔点：210～212℃。

【纯度检查】

薄层色谱

1. 薄层板 硅胶 G 板

展开剂 三氯甲烷-甲醇-水 (14：6：1)

检 识 10％硫酸乙醇溶液显色后，日光及紫外灯 (365nm) 下检视

2. 薄层板 硅胶 G 板

展开剂 正丁醇-甲酸乙酯-甲醇 (4：2：1)

检 识 10％硫酸乙醇溶液显色后，日光及紫外灯 (365nm) 下检视

高效液相色谱

色谱柱 Agilent Zorbax NH$_2$，5μm (4.6mm×250mm)

流动相 乙腈-水 (80：20)，1ml/min

检测波长 210nm

【结构鉴定】 UV λ_{max}^{MeOH}(nm)：202。

IR ν_{max}^{KBr}(cm^{-1})：3340 (-OH)，2883，1662 (C＝C)，1435，1385，1238，1105，1039，989，914，835，607。

EI-MS m/z：200，183[1]。

^{1}H-NMR(CD$_3$OD，600MHz) δ：5.08(1H,dd,J＝12.0,6.0Hz,H-4),6.34(1H,dd,J＝6.0,1.8Hz,H-3),5.05(1H,d,J＝9.6Hz,H-1),4.78(1H,d,J＝7.8Hz,H-1′),4.15(1H,d,J＝13.2Hz,H-10α),3.80(1H,d,J＝13.2Hz,H-10β),2.54(1H,dd,J＝9.6,7.8Hz,H-9),2.28(1H,m,H-5)[2]。

^{13}C-NMR(CD$_3$OD，150MHz) δ：95.2(C-1),141.8(C-3),104.0(C-4),39.1(C-5),77.7(C-6),62.5(C-7),66.2(C-8),43.6(C-9),61.6(C-10),99.7(C-1′),74.8(C-2′),79.6(C-3′),71.8(C-4′),78.6(C-5′),62.9(C-6′)。

【贮藏】 干燥、密闭。

参考文献

[1] 陈德昌. 中药化学对照品工作手册[M]. 北京：中国医药科技出版社，2000.

[2] 李更生，王惠森，刘明等. 地黄中环烯醚萜苷类化学成分的研究[J]. 中医研究，2008，21 (5)：17-19.

原儿茶酸
Protocatechic Acid

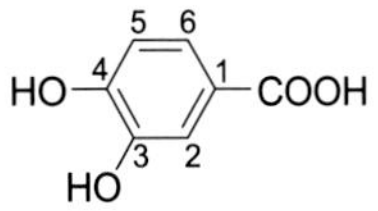

【分子式及分子量】　$C_7H_6O_4$；154.12

【来源】　唇形科植物丹参 *Salvia miltior-*
rhiza Bge. 的根及根茎。

【性状】　白色针状结晶。

本品溶于热水、乙醇、乙醚和丙酮，微溶于冷水，微溶于苯及三氯甲烷，不溶于石油醚。

熔点：198～199℃。

【纯度检查】

薄层色谱

1. 薄层板　硅胶 G 板

展开剂　三氯甲烷-丙酮-甲酸（8∶1∶1）

检　识　5％$FeCl_3$ 溶液显色后，日光下检视

2. 薄层板　硅胶 G 板

展开剂　三氯甲烷-丙酮-甲醇-乙酸（7∶2∶1.5∶0.5）

检　识　5％$FeCl_3$ 溶液显色后，日光下检视

高效液相色谱

色谱柱　HiQ Sil C_{18}，5μm（4.6mm×250mm）

流动相　0—13min，乙腈-水（18∶82），1ml/min

检测波长　260nm

【结构鉴定】　UV　λ_{max}^{MeOH}(nm)：295，260，218[1]。

IR　ν_{max}^{KBr}(cm^{-1})：3300，2640，1674，1601，1419，1294，1190，943，766[1]。

ESI-MS　m/z：153[M－H]$^{-}$ [1]。

^{1}H-NMR(DMSO-d_6，500MHz)　δ：7.33(1H,d,J=2.0Hz,H-2)，7.27(1H,dd,J=8.2，2.0Hz,H-6)，6.76(2H,d,J=8.2Hz,H-5)[1]。

^{13}C-NMR(DMSO-d_6，125MHz)　δ：167.7(-COOH)，149.8(C-4)，144.8(C-3)，122.5(C-6)，121.7(C-1)，116.7(C-2)，115.1(C-5)[1]。

【贮藏】　干燥、密闭。

参考文献

[1] 郑丹，张晓琦，王英等. 滇桂艾纳香地上部分的化学成分[J]. 中国天然药物，2007，5（6）：521.

原儿茶醛

Protocatechuic Aldehyde

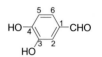

【分子式及分子量】 $C_7H_6O_3$；138.12

【来源】 合成。

【性状】 土黄色粉末。

易溶于乙醇、丙酮、乙酸乙酯、乙醚和热水，溶于冷水，不溶于苯和三氯甲烷。

熔点：153～154℃。

【纯度检查】

薄层色谱

1. 薄层板　硅胶 G 板

展开剂　甲苯-乙酸乙酯-甲酸（8：5：0.8）

检　识　2％三氯化铁-1％铁氰化钾（1：1）混合溶液显色后，日光下检视

2. 薄层板　硅胶 G 板

展开剂　三氯甲烷-丙酮-甲酸（8：1：1）

检　识　2％三氯化铁-1％铁氰化钾（1：1）混合溶液显色后，日光下检视

高效液相色谱

色谱柱　Diamonsil C_{18}，5μm（4.6mm×250mm）

流动相　甲醇-1％冰醋酸（20：80），1ml/min

检测波长　280nm

【结构鉴定】 UV λ_{max}^{MeOH}(nm)：313，278，232。

IR ν_{max}^{KBr}(cm^{-1})：3224（-OH），1655（C=O），1595（芳环），1442，1387，1298，1192，1165，1119，877，814，754，631。

EI-MS m/z：138$[M]^+$，137$[M-H]^+$。

^{1}H-NMR(CD$_3$OD,600MHz) δ:7.30(1H,d,J=1.2Hz,H-2),6.91(1H,d,J=7.8Hz,H-5),7.30(1H,dd,J=11.4,1.8Hz,H-6),9.69(1H,s,-CHO)。

^{13}C-NMR(CD$_3$OD,150MHz) δ:130.8(C-1),116.2(C-2),147.2(C-3),153.7(C-4),115.3(C-5),126.4(C-6),193.1(-CHO)。

【贮藏】 冷藏。

血竭素高氯酸盐

Dracohodin Perochlorate

【分子式及分子量】 $C_{17}H_{14}ClO_7$；366.75

【来源】 棕榈科植物麒麟竭 *Daemonorops draco* Bl. 的果实。

【性状】 橙红色细针晶。

本品溶于甲醇。

熔点：240～241℃。

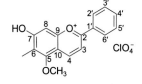

【纯度检查】

薄层色谱

1. 薄层板　硅胶 G 板

展开剂　三氯甲烷-乙酸乙酯-甲醇（90∶7∶3）

检　识　日光及紫外灯（366nm）下检视

2. 薄层板　硅胶 G 板

展开剂　三氯甲烷-甲醇（19∶1）

检　识　日光及紫外灯（366nm）下检视

高效液相色谱

色谱柱　Phenomenex C_{18}，$5\mu m$（4.6mm×250mm）

流动相　乙腈-0.05mol/L NaH_2PO_4（41∶59），1.0ml/min

检测波长　440nm

【结构鉴定】 UV λ_{max}^{MeOH}(nm)：445，303，271，236，203。

IR ν_{max}^{KBr}(cm^{-1})：1632，1536，1390，1338，1244，1120，1116，1051，849，788，757，622。

EI-MS m/z：266$[M-ClO_4]^+$，251，237，223。

^{1}H NMR(CD$_3$OD,500MHz)　δ：1.60(3H,s,6-CH$_3$)，3.30(3H,s,5-OCH$_3$)，6.60(1H,s,H-8)，7.63(1H,d,J=8.5Hz,H-3)，7.65(2H,m,H-2′,6′)，6.97(2H,brt,J=7.8Hz,H-3′,5′)，7.06(1H,brt,J=7.4Hz,H-4′)，8.53(1H,d,J=8.5Hz,H-4)。

^{13}C-NMR(CD$_3$OD,125MHz)　δ：7.61(6-CH$_3$)，61.9(5-OCH$_3$)，97.1(C-8)，111.0(C-3)，149.0(C-4)，129.0(C-2′,6′)，127.8(C-3′,5′)，128.5(C-4′)，116.0(C-10)，123.4(C-6)，134.6(C-1′)，156.6(C-9)，157.6(C-7)，170.0(C-5)，172.5(C-2)[1]。

【贮藏】 干燥、密闭。

参考文献

[1] 陈德昌. 中药化学对照品工作手册[M]. 北京：中国医药科技出版社，2000.

10-羟基-2-癸烯酸

10-Hydroxy-2-decenoic Acid

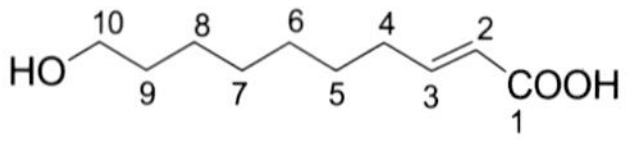

【分子式及分子量】 $C_{20}H_{30}O_5$；186.25

【来源】 蜜蜂科昆虫中华蜜蜂 *Apis cerane* Fabr. 的王浆。

【性状】 白色结晶性粉末。

本品易溶于甲醇、水。

熔点：64～66℃。

【纯度检查】

薄层色谱

1. 薄层板 硅胶 GF_{254} 板

   展开剂 石油醚 (60～90℃)-乙酸乙酯-冰醋酸 (15：5：1)

   检 识 紫外灯 (254nm) 下检视

2. 薄层板 硅胶 GF_{254} 板

   展开剂 三氯甲烷-丙酮-冰醋酸 (9：1：0.3)

   检 识 紫外灯 (254nm) 下检视

高效液相色谱

   色谱柱 Agilent Eclipse XDB C_{18}，$5\mu m$ (4.6mm×250mm)

   流动相 乙腈-0.1%磷酸 (23：77)，1ml/min

   检测波长 207nm

【结构鉴定】[1] **UV** $\lambda_{max}^{MeOH}(nm)$：207。

IR $\nu_{max}^{KBr}(cm^{-1})$：3429，1698，1654，984。

ESI-MS m/z：187$[M+H]^+$。

^{1}H-NMR(CD$_3$OD,600MHz) δ：6.95(1H,m,H-3),5.79(1H,d,$J=15.6$Hz,H-2),3.54(2H,t,$J=6.6$Hz,H-10)。

^{13}C-NMR(CD$_3$OD,150MHz) δ：170.1(C-1),122.5(C-2),151.2(C-3),33.6(C-4),29.2(C-5),30.2(C-6),33.1(C-7),30.3(C-8),26.8(C-9),62.9(C-10)。

【贮藏】 干燥、密闭。

参考文献

[1] 陈德昌. 中药化学对照品工作手册[M]. 北京：中国医药科技出版社，2000.

酸枣仁皂苷 B

Jujuboside B

【分子式及分子量】 $C_{52}H_{84}O_{21}$；1045.21

【来源】 鼠李科植物酸枣 *Ziziphus spinosa* Hu 的种子。

【性状】 白色粉末。
本品易溶于甲醇，几乎不溶于乙醚。
熔点：223.5～225.5℃。

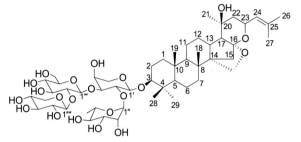

【纯度检查】

薄层色谱

1. 薄层板 硅胶 G 板
   展开剂 水饱和正丁醇
   检 识 1%香草醛硫酸溶液，日光下立即检视
2. 薄层板 硅胶 G 板
   展开剂 正丁醇-乙酸乙酯-水（4∶1∶5）上层液
   检 识 10%磷钼酸乙醇液，日光下检视

高效液相色谱

色谱柱 Phenomenex ODS，$10\mu m$（4.6mm×250mm）
流动相 甲醇-水（62∶38），0.8ml/min
检 测 ELSD，漂移管温度95℃，氮气流速2.5L/min

差示量热扫描法

起始温度50℃，终点温度300℃，升温速率5℃/min

【结构鉴定】 **IR** $\nu_{max}^{KBr}(cm^{-1})$：3420，2950，1700。

FAB-MS m/z：1083$[M+K]^+$。

^{1}**H-NMR**$(C_5D_5N，600MHz)$ δ：0.70(3H,s,H-19)，1.06(3H,s,H-29)，1.08(3H,s,H-18)，1.14(3H,s,H-28)，1.36(3H,s,H-21)，1.65(3H,s,H-26)，1.64(3H,d,$J=6.0Hz$,H-6″)，1.67(3H,s,H-27)，5.51(1H,d,$J=7.8Hz$,H-24)，4.89(1H,d,$J=4.2Hz$,H-1′)，5.11(1H,d,$J=7.8Hz$,H-1‴)，5.35(1H,d,$J=7.8Hz$,H-1⁗)，5.93(1H,brs,H-1″)[1~2]。

^{13}**C-NMR**$(C_5D_5N，150MHz)$ δ：39.7(C-1)，26.6(C-2)，88.4(C-3)，38.9(C-4)，56.2(C-5)，18.4(C-6)，36.0(C-7)，37.2(C-8)，53.0(C-9)，37.3(C-10)，21.8(C-11)，28.6(C-12)，37.5(C-13)，53.8(C-14)，36.9(C-15)，110.6(C-16)，54.0(C-17)，18.4(C-18)，17.0(C-19)，68.6(C-20)，30.1(C-21)，45.5(C-22)，68.5(C-23)，127.2(C-24)，134.2(C-25)，25.6(C-26)，18.9(C-27)，28.2(C-28)，16.4(C-29)，65.8(C-30)，103.8(C-1′)，74.9(C-2′)，83.6(C-3′)，67.9(C-4′)，62.4(C-5′)，101.7(C-1″)，72.6(C-2″)，72.4(C-3″)，74.0(C-4″)，70.1(C-5″)，18.6(C-6″)，103.8(C-1‴)，82.3(C-2‴)，78.4(C-3‴)，71.2(C-4‴)，78.6(C-5‴)，62.5(C-6‴)，106.5(C-1⁗)，76.2(C-2⁗)，78.2(C-3⁗)，70.9(C-4⁗)，67.8(C-5⁗)。

【贮藏】 干燥、密闭。

参考文献

[1] 黄之锴，张晓梅，姜燕等. 酸枣仁芽的化学成分分离鉴定[J]. 中国实验方剂学杂志，2019，25（2）：175-180.
[2] 白焱晶，程功，陶晶等. 酸枣仁皂苷 E 的结构鉴定[J]. 药学学报，2003，38（12）：934-937.

牛磺胆酸钠
Sodium Taurocholate

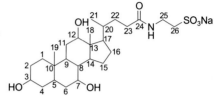

【分子式及分子量】 $C_{26}H_{44}NNaO_7S$；537.68

【来源】 牛科动物 *Bos Taurus domesticas* Gmelin
的干燥胆结石。

【性状】 灰白色结晶粉末。
本品溶于甲醇。
熔点：232～234℃。

【纯度检查】

薄层色谱[1]

1. 薄层板 硅胶 G 板
   展开剂 正丁醇–冰醋酸–水 (10：1：1)
   检 识 10％硫酸乙醇溶液显色，105℃加热，日光下检视

2. 薄层板 硅胶 G 板
   展开剂 异丙醇–乙酸–甲醇–水 (10：2：3：1)
   检 识 10％硫酸乙醇溶液显色，105℃加热，日光下检视

高效液相色谱

色谱柱 Phenomenex C_{18}，$5\mu m$ (4.6mm×250mm)

流动相 乙腈–0.1％磷酸 (35：65)，0.8ml/min

检测波长 207nm

【结构鉴定】 UV λ_{max}^{MeOH}(nm)：202。

IR ν_{max}^{KBr}(cm^{-1})：3416，2945，2870，1660，1550，1460，1380，1200，1050，1085。

FAB-MS m/z：538[M]$^+$，516，392，308，290。

^{1}H-NMR(CD$_3$OD,600MHz) δ：0.73(3H,s,H-19)，0.93(3H,s,H-18)，1.04(3H,d,$J=$6.5Hz,H-21)，2.97(2H,t,$J=$6.9Hz,H-26)，3.60(2H,t,$J=$6.9Hz,H-25)，3.39(1H,m,H-3)，3.81(1H,d,$J=$2.6Hz,H-12)，3.97(1H,m,H-7)。

^{13}C-NMR(CD$_3$OD,150MHz) δ：31.2(C-1)，29.6(C-2)，74.0(C-3)，36.9(C-4)，36.6(C-5)，28.7(C-6)，72.9(C-7)，41.1(C-8)，48.1(C-9)，36.5(C-10)，24.2(C-11)，69.0(C-12)，47.5(C-13)，43.2(C-14)，33.2(C-15)，27.9(C-16)，51.5(C-17)，23.2(C-18)，13.0(C-19)，35.9(C-20)，17.7(C-21)，35.8(C-22)，34.2(C-23)，176.6(C-24)，40.5(C-25)，43.0(C-26)。

【贮藏】 干燥、密闭。

参考文献

[1] 陈德昌. 中药化学对照品工作手册[M]. 北京：中国医药科技出版社，2000.

牛磺熊去氧胆酸钠

Sodium Tauroursodeoxycholate

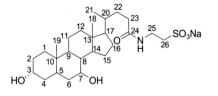

【分子式及分子量】 $C_{26}H_{44}NNaO_6S$；521.69

【来源】 熊科动物黑熊 *Selenaretos thibetanus cuvien* 或棕熊 *Ursus arctos* linnaeus 的胆汁。

【性状】 白色粉末。

本品溶于甲醇。

熔点：181～183℃。

【纯度检查】

薄层色谱

1. 薄层板 硅胶 G 板

  展开剂 正丁醇-三氯甲烷-二乙胺-水（10：6：1：0.3）

  检 识 10%硫酸乙醇液显色，日光下检视

2. 薄层板 硅胶 G 板

  展开剂 三氯甲烷-异丙醇-冰醋酸-水（25：30：4：1）

  检 识 10%硫酸乙醇液显色，日光下检视

高效液相色谱

  色谱柱 Diamansil™ C_{18}，5μm（4.6mm×250mm）

  流动相 乙腈-0.1% Na_2HPO_4（27：73），1.0ml/min

  检测波长 210nm

【结构鉴定】 UV λ_{max}^{MeOH}(nm)：202。

IR ν_{max}^{KBr}(cm^{-1})：3402，2933，2865，1652，1552，1452，1375，1213，1049，1014。

FAB-MS m/z：544[M+Na]$^+$，528，252，224，153，148，137，115。

^{1}H-NMR(CD$_3$OD，600MHz) δ：0.73(3H，s，H-19)，0.98(3H，s，H-18)，0.99(3H，d，$J=$ 5.4Hz，H-21)，3.32(1H，m，H-3)，2.97(1H，t，$J=$7.2Hz，H-26)，3.60(2H，t，$J=$7.2Hz，H-25)。

^{13}C-NMR(CD$_3$OD，150MHz) δ：35.2(C-1)，31.0(C-2)，71.9(C-3)，40.7(C-4)，44.1(C-5)， 36.8(C-6)，72.1(C-7)，44.5(C-8)，34.2(C-9)，36.1(C-10)，22.4(C-11)，41.6(C-12)，44.8(C-13)， 56.5(C-14)，27.9(C-15)，29.6(C-16)，57.5(C-17)，12.6(C-18)，23.9(C-19)，36.6(C-20)， 19.0(C-21)，33.2(C-22)，38.6(C-23)，176.5(C-24)，38.0(C-25)，51.5(C-26)。

【贮藏】 干燥、密闭。

盐酸川芎嗪

Ligustrazine Hydrochloride

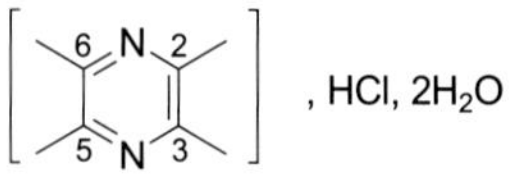

【分子式及分子量】 $C_8H_{12}N_2 \cdot HCl \cdot 2H_2O$；208.67

$$\left[\begin{array}{c} 6 \\ 5 \end{array} \begin{array}{c} N \\ N \end{array} \begin{array}{c} 2 \\ 3 \end{array} \right], HCl, 2H_2O$$

【来源】 合成。

【性状】 白色粉末。

本品溶于甲醇、乙醇。

熔点：89～90℃。

【纯度检查】

薄层色谱

1. 薄层板　硅胶 G 板

展开剂　三氯甲烷-乙酸乙酯（7∶3），氨蒸气预饱和 10min

检　识　改良碘化铋钾显色后，日光下检视

2. 薄层板　硅胶 G 板

展开剂　三氯甲烷-石油醚（10∶4），氨蒸气预饱和 10min

检　识　改良碘化铋钾显色后，日光下检视

高效液相色谱

色谱柱　Agilent Zorbax SB C_{18}，$5\mu m$（4.6mm×250mm）

流动相　甲醇-水-冰醋酸（37∶63∶1.5），1ml/min

检测波长　296nm

【结构鉴定】 UV $\lambda_{max}^{MeOH}(nm)$：281，211。

IR $\nu_{max}^{KBr}(cm^{-1})$：3330，2945，2168，2069，1658，1434，1379，1218，1084，993，722。

EI-MS m/z：137$[M-Cl-2H_2O]^+$，136。

^{1}H-NMR$(CD_3OD,500MHz)$　δ：2.71(12H,s,2,3,5,6-CH$_3$)。

^{13}C-NMR$(CD_3OD,125MHz)$　δ：19.1(-CH$_3$)，149.9(C-2,3,5,6)。

【贮藏】 干燥、密闭。

红景天苷

Salidroside

【**分子式及分子量**】　$C_{14}H_{20}O_7$；300.30

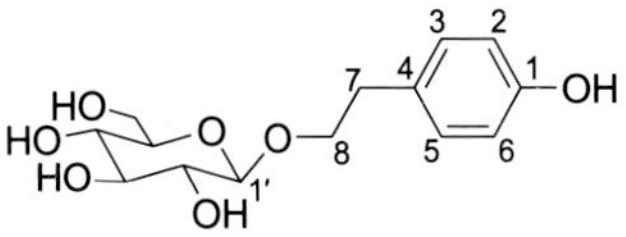

【**来源**】　景天科植物大红花景天 *Rhodiola crenulata*（Hook，f. et. Thoms）H. cbba 的干燥根及根茎。

【**性状**】　白色粉末。

本品溶于水、乙醇、正丁醇、微溶于丙酮、乙醚。

熔点：158～160℃[1]。

【**纯度检查**】

薄层色谱

1. 薄层板　硅胶 G 板

    展开剂　三氯甲烷-甲醇（8∶2）

    检　识　茴香醛硫酸乙醇液，105℃加热 5min，日光下检视

2. 薄层板　硅胶 G 板

    展开剂　三氯甲烷-甲醇-水（13∶7∶1.5）

    检　识　1％三氯化铁-1％铁氰化钾（1∶1）日光下检视

高效液相色谱

色谱柱　Agilent SB C_{18}，$5\mu m$（4.6mm×250mm）

流动相　甲醇-水（20∶80），1ml/min

检测波长　276nm

【**结构鉴定**】　UV　λ_{max}^{MeOH}（nm）：3250，1620，820。

IR　ν_{max}^{KBr}（cm^{-1}）：3393，1698，1630，1605，1522。

FAB-MS　m/z：301[M＋H]$^+$。

^{1}**H-NMR**（CD_3OD，600MHz）　δ：2.85（2H，m，H-7），3.69（2H，m，H-8），4.30（1H，d，$J=$7.8Hz，H-1′），6.71（2H，d，$J=8.4$Hz，H-2,6），7.08（2H，d，$J=8.4$Hz，H-3,5）[1]。

^{13}**C-NMR**（CD_3OD，150MHz）　δ：156.8（C-1），116.1（C-2,6），130.7（C-3,5），130.9（C-4），36.3（C-7），72.1（C-8），104.4（C-1′），75.1（C-2′），77.9（C-3′），71.6（C-4′），78.1（C-5′），62.7（C-6′）。

【**贮藏**】　密闭、干燥。

参考文献

[1] 图苏古丽·托合提，万传星. 红景天根茎化学成分的分离与结构鉴定[J]. 塔里木大学学报，2018，30（3）：33-38.

牛蒡苷

Arctiin

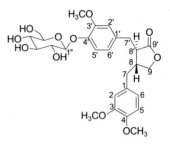

【异名】 牛蒡子甙

【分子式及分子量】 $C_{27}H_{34}O_{11}$；534.55

【来源】 菊科植物牛蒡 *Arctium lappa* L. 的干燥成熟果实。

【性状】 白色结晶。

本品溶于甲醇。

熔点：110~111℃。

比旋度：$[\alpha]_D^{27} -53.2°$ （$c=0.01$，CH_3OH）[1]。

【纯度检查】

薄层色谱

1. 薄层板 硅胶 G 板

展开剂 乙酸乙酯-甲醇-水 （9:1:1 滴）

检 识 10%硫酸乙醇溶液，105℃加热，日光下检视

2. 薄层板 硅胶 G 板

展开剂 三氯甲烷-甲醇-水 （40:10:1）

检 识 10%硫酸乙醇溶液，105℃加热，日光下检视

高效液相色谱

色谱柱 Agilent TC C_{18}，$5\mu m$ （4.6mm×250mm）

流动相 甲醇-水 （40:60），1.0ml/min

检测波长 280nm

【结构鉴定】 UV λ_{max}^{MeOH}(nm)：229，279，204。

IR ν_{max}^{KBr}(cm^{-1})：3399，2958，1778，1591，1518，1464，1267，1072，1014。

FAB-MS m/z：573[M+K]$^+$，372。

^{1}H-NMR(CDCl$_3$,400MHz) δ：6.78(1H,d,$J=8.4$Hz,H-5)，6.93(1H,d,$J=9.0$Hz,H-5$'$)，6.52(1H,d,$J=1.8$Hz,H-2)，6.65(1H,d,$J=1.6$Hz,H-2$'$)，6.58(1H,dd,$J=8.4$，1.8Hz,H-6)，6.61(1H,dd,$J=9.0$,1.6Hz,H-6$'$)，4.84(1H,d,$J=6.0$Hz,H-1$''$)，3.89(1H,m,H-9a)，4.13(1H,m,H-9b)，2.68(2H,m,H-7)，2.89(2H,m,H-7)，2.68(1H,m,H-8)，2.68(1H,m,H-8$'$)[1]。

^{13}C-NMR(CD$_3$OD,150MHz) δ：181.3(C-9$'$)，150.7(C-3$'$)，150.5(C-3)，149.2(C-4)，146.9(C-4$'$)，134.2(C-1$'$)，132.7(C-1)，123.0(C-6$'$)，122.1(C-6)，117.9(C-5$'$)，114.8(C-5)，113.6(C-2$'$)，113.1(C-2)，102.9(C-1$''$)，78.2(C-5$''$)，77.8(C-3$''$)，74.9(C-2$''$)，72.9(C-9)，71.3(C-4$''$)，62.5(C-6$''$)，56.7,56.5,56.4(-OCH$_3$)，47.6(C-8$'$)，38.9(C-7)，42.5(C-8)，35.4(C-7$'$)[2]。

【贮藏】 干燥、密闭。

参考文献

[1] B H Han，Y H Kang，H O Yang，et al. A butyrolactone lignan bimer from Arctium Lappa[J]. Phytochemistry，1994，37 (4)：1161-1163.

[2] R Tundis，G Statti，F Menichini，et al. Arctiin and onopordopicrin from *Carduus micropterus ssp. Perspinosus*[J]. Fitoterapia，2000，71：600-601.

苦杏仁苷
Amygdalin

【分子式及分子量】 $C_{20}H_{27}NO_{11}$；457.43

【来源】 蔷薇科植物杏 *Prunus armeniaca* L. 的干燥成熟种子。

【性状】 白色结晶。

本品溶于甲醇、乙醇。

熔点：221.4℃ [1]。

【纯度检查】

薄层色谱

1. 薄层板 硅胶 G 板

   展开剂 三氯甲烷-乙酸乙酯-甲醇-水（15：40：22：10）下层液

   检 识 0.8% 磷钼酸的 15% 硫酸乙醇溶液，加热至斑点显色清晰

2. 薄层板 硅胶 G 板

   展开剂 乙酸乙酯-甲醇-水（6：4：1 滴）

   检 识 10% 硫酸乙醇溶液，加热至斑点显色清晰

高效液相色谱

色谱柱 Angilent C_{18}，$5\mu m$（4.6mm×250mm）

流动相 乙腈-0.1% 磷酸溶液（8：92），1ml/min

检测波长 207nm

【结构鉴定】[1] **UV** λ_{max}^{MeOH}(nm)：268，262，257，251，209。

IR ν_{max}^{KBr}(cm^{-1})：3300，2890，1645，1610，1495，1455，1365，1280，1160，1030，740，690。

FAB-MS m/z：458[M+H]$^+$。

^{1}H-NMR(CD_3OD,500MHz) δ：7.62(2H,dd,J=7.5,2.0Hz,H-2,6)，7.47(3H,m,H-3～5)，5.91(1H,s,H-7)，4.56(1H,d,J=7.8Hz,H-1″)，4.36(1H,m,H-1′)，3.30～4.22(12H,H-2′～6′,2″～6″)。

^{13}C-NMR(CD_3OD,125MHz) δ：135.2(C-1)，128.8(C-2)，130.1(C-3)，130.9(C-4)，130.1(C-5)，128.8(C-6)，69.0(C-7)，119.6(C-8)，103.0(C-1′)，75.3(C-2′)，78.0(C-3′)，71.7(C-4′)，77.8(C-5′)，70.0(C-6′)，105.0(C-1″)，74.8(C-2″)，77.9(C-3″)，71.6(C-4″)，77.9(C-5″)，62.8(C-6″)。

【贮藏】 干燥、密闭。

参考文献

[1] 陈德昌. 中药化学对照品工作手册[M]. 北京：中国医药科技出版社，2000.

连翘苷
Phillyrin

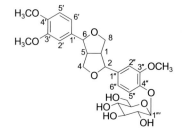

【分子式及分子量】 $C_{27}H_{34}O_{11}$；534.21

【来源】 木犀科植物连翘 *Forsythin suspensa* (Thunb.) Vall. 的干燥果实。

【性状】 白色片状结晶。

本品易溶苯、乙醚、三氯甲烷。

熔点：181～183.2℃[1]。

【纯度检查】

薄层色谱

1. 薄层板 硅胶 G 板

   展开剂 丁酮-乙酸乙酯-苯-甲酸-水 (4：3：3：1：1) 上层液

   检 识 10%硫酸乙醇液，105℃加热 5min，日光下检视

2. 薄层板 硅胶 G 板

   展开剂 三氯甲烷-甲醇-水 (8.5：3.5：1.5)

   检 识 10%硫酸乙醇液，105℃加热 5min，日光下检视

高效液相色谱

   色谱柱 Agilent SB C_{18}，5m (4.6mm×250mm)

   流动相 乙腈-水 (25：75)，1ml/min

   检测波长 277nm

【结构鉴定】 UV λ_{max}^{MeOH}(nm)：278，229，206。

IR ν_{max}^{KBr}(cm^{-1})：3500，2900，1610，1540，1480，1290，1100。

FAB-MS m/z：573[M＋K]$^+$，372[M＋H－glu]$^+$。

^{1}**H-NMR**(CD$_3$OD,600MHz) δ:3.85，3.86，3.89(各 3H,s,3′,4′,3″-OCH$_3$)，4.49(1H,d,J＝7.2Hz,H-1‴)，7.02(1H,brs,H-2′)，7.16(1H,d,J＝8.4Hz,H-5′)，7.05(1H,d,J＝1.8Hz,H-2″)，6.93(2H,m,H-5″,6′)，6.94(1H,dd,J＝8.4，1.8Hz,H-6″)[1]。

^{13}**C-NMR**(CD$_3$OD,150MHz) δ:55.9(C-1)，89.0(C-2)，70.7(C-4)，51.3(C-5)，83.4(C-6)，72.1(C-8)，132.8(C-1′)，110.9(C-2′)，149.6(C-3′)，147.6(C-4′)，111.6(C-5′)，118.0(C-6′)，137.5(C-1″)，112.9(C-2″)，151.0(C-3″)，150.4(C-4″)，119.9(C-5″)，119.2(C-6″)，102.9(C-1‴)，74.9(C-2‴)，77.9(C-3‴)，71.3(C-4‴)，78.2(C-5‴)，62.5(C-6‴)，56.5，56.5，56.7(-OCH$_3$)。

【贮藏】 密闭、干燥、避光。

参考文献 ··

[1] 范毅，陈玲，朱杰等. 连翘叶化学成分[J]. 中国实验方剂学杂志，2015，21 (24)：22-25.

蛇床子素

Osthole

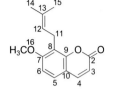

【分子式及分子量】 $C_{15}H_{16}O_3$ ；244.29

【来源】 伞形科植物欧前胡 *Peucedanum osthruthium* (L.) Koch 的根。

【性状】 白色棱柱状结晶。

本品溶于甲醇、乙醇、三氯甲烷、丙酮、乙酸乙酯，不溶于水和石油醚。

熔点：82~84℃。

【纯度检查】

薄层色谱

1. 薄层板 硅胶 GF_{254} 板

展开剂 石油醚-乙酸乙酯 (1:1)

检 识 紫外灯 (254nm、366nm) 下检视

2. 薄层板 硅胶 GF_{254} 板

展开剂 正己烷-乙酸乙酯 (3:1)

检 识 紫外灯 (254nm、366nm) 下检视

高效液相色谱

色谱柱 HiQ Sil C_{18}，$5\mu m$ (4.6mm×250mm)

流动相 甲醇-水 (70:30)，1ml/min

检测波长 322nm

【结构鉴定】 UV λ_{max}^{MeOH}(nm)：325，257，205。

IR ν_{max}^{KBr}(cm^{-1})：2964，1720，1604，1564，1498，1433，1281，1252，1122，1090，827，840。

FAB-MS m/z：245[M+H]$^+$。

^{1}H-NMR(CD_3OD,500MHz) δ：1.68(3H,s,H-15)，1.86(3H,s,H-14)，3.51(2H,d,J=7.2Hz,H-11)，3.98(3H,s,-OCH$_3$)，5.22(1H,m,H-12)，6.25(1H,d,J=9.5Hz,H-3)，7.03(1H,d,J=8.6Hz,H-6)，7.47(1H,d,J=8.6Hz,H-5)，7.87(1H,d,J=9.5Hz,H-4)[1]。

^{13}C-NMR(CD_3OD,125MHz) δ：163.5(C-2)，113.1(C-3)，146.2(C-4)，133.3(C-5)，122.4(C-6)，161.8(C-7)，109.0(C-8)，153.9(C-9)，114.4(C-10)，22.7(C-11)，128.1(C-12)，118.6(C-13)，18.0(C-14)，25.9(C-15)，56.7(C-16)。

【贮藏】 干燥、密闭。

参考文献

[1] 陈德昌. 中药化学对照品工作手册[M]. 北京：中国医药科技出版社，2000.

姜黄素
Curcumin

【异名】 Diferuloylmethane

【分子式及分子量】 $C_{21}H_{20}O_6$；368.38

【来源】 姜科植物姜黄 *Curcuma longa* L. 的干燥根茎。

【性状】 白色粉末。

本品易溶于甲醇、三氯甲烷。

熔点：180.3～181.8℃。

【纯度检查】

薄层色谱

1. 薄层板 硅胶 G 板

展开剂 苯-三氯甲烷-甲醇（49∶29∶2）

检 识 可见光或紫外灯（365nm）下检视

2. 薄层板 硅胶 G 板

展开剂 三氯甲烷-甲醇-甲酸（96∶4∶0.7）

检 识 可见光或紫外灯（365nm）下检视

高效液相色谱

色谱柱 Phenomenex Gemini C_{18}，$5\mu m$（4.6mm×250mm）

流动相 乙腈-0.5%冰醋酸（50∶50），1ml/min

检测波长 430nm

【结构鉴定】 **UV** λ_{max}^{MeOH}(nm)：421，261。

IR ν_{max}^{KBr}(cm^{-1})：3400，3020，2930，1640，1610，1520，1440，1280，1240，1210，1180，1160，1110，1030，990，960，860，810，720。

EI-MS m/z：368[M]$^+$，350，177，137。

^{1}**H-NMR**(CD$_3$OD，600MHz) δ：3.96(6H,s,2×OCH$_3$)，6.00(1H,s,H-10)，6.67(2H,d,J=15.8Hz,H-8,8′)，6.88(2H,d,J=8.2Hz,H-2,2′)，7.16(2H,dd,J=8.2,1.8Hz,H-1,1′)，7.26(2H,d,J=1.8Hz,H-5,5′)，7.76(2H,d,J=15.8Hz,H-7,7′)[1~2]。

^{13}**C-NMR**(CD$_3$OD，150MHz) δ：121.8(C-1,1′)，116.6(C-2,2′)，150.5(C-3,3′)，149.5(C-4,4′)，111.6(C-5,5′)，128.6(C-6,6′)，142.1(C-7,7′)，124.1(C-8,8′)，185.7(C-9,9′)，101.9(C-10)，56.5(OCH$_3$)[1~2]。

【贮藏】 干燥、密闭。

参考文献

[1] 陈德昌. 中药化学对照品工作手册[M]. 北京：中国医药科技出版社，2000.

[2] 聂小安，马自超，吴伟志等. 姜黄色素的分离及其结构鉴定[J]. 中国野生植物资源，1993，(3)：1-7.

番泻苷 A
Sennoside A

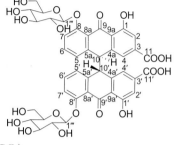

【分子式及分子量】 $C_{42}H_{38}O_{20}$；862.74

【来源】 豆科植物狭叶番泻 *Cassia angus-tifolia* Vahl 或尖叶番泻 *Cassia acutifolia* Delile 的干燥小叶。

【性状】 黄色粉末。

本品易溶于甲醇。

熔点：232～233℃。

比旋度：$[\alpha]_D^{25}$ —183.5° （c=1.05，DMSO）。

【纯度检查】

薄层色谱

1. 薄层板 硅胶 G 板

   展开剂 异丙醇-乙酸乙酯-水-冰醋酸 （4：4：3：0.1）

   检 识 20%硝酸溶液，在120℃加热约10min，冷却，喷以5%氢氧化钾的稀乙醇溶液显色后，在日光下检视

2. 薄层板 硅胶 G 板

   展开剂 乙酸乙酯-正丙醇-水 （4：4：3）

   检 识 20%硝酸溶液，在120℃加热约10min，冷却，喷以5%氢氧化钾的稀乙醇溶液显色后，在日光下检视

高效液相色谱

色谱柱 Agilent Eclipse XDB C_{18}，$5\mu m$ （4.6mm×250mm）

流动相 含5mmol/L 四庚基溴化铵的乙酸-醋酸钠缓冲液 （pH 5.0）-乙腈混合液 （17：7），1ml/min

检测波长 340nm

【结构鉴定】 UV λ_{max}^{MeOH}(nm)：201，270，335。

IR ν_{max}^{KBr}(cm^{-1})：3418，2885，1713，1637，1615，1597，1567，1468，1300，1259，1208，1093，1074，1019，900。

EI-MS m/z：861.6[M—H]$^-$，880.2[M+NH$_4$]$^+$。

^{1}H-NMR(DMSO-d_6，600MHz) δ：7.46(2H，d，J=7.8Hz，Ar—H)，7.25(2H，s，Ar—H)，7.71(2H，s，Ar—H)，5.02(2H，s，H-10,10′)，4.77(2H，d，J=7.2Hz，H-1‴,1‴′)，3.77，3.48(4H，H-6‴,6‴′)，11.37(2H，s，3,3′-COOH)。

^{13}C-NMR(DMSO-d_6，150MHz) δ：159.4(C-1,1′)，117.0(C-2,2′)，135.8，135.6(C-3,3′)，120.9(C-4,4′)，138.6(C-4^a,4a′)，142.9(C-5^a,5a′)，124.3(C-5,5′)，118.7(C-7,7′)，158.0(C-8,8′)，122.8(C-8^a,8a′)，186.8(C-9,9′)，121.9(C-9^a,9a′)，54.4(C-10,10′)，166.2(C-11,11′)，104.0(C-1‴,1‴′)，75.7(C-2‴,2‴′)，77.9(C-3‴,3‴′)，70.2(C-4‴,4‴′)，73.9(C-5‴,5‴′)，61.2(C-6‴,6‴′)。

【贮藏】 冷冻。

番泻苷 B

Sennoside B

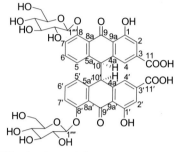

【分子式及分子量】 $C_{42}H_{38}O_{20}$；862.74

【来源】 豆科植物狭叶番泻 *Cassia angustifolia* Vahl 或尖叶番泻 *Cassia acutifolia* Delile 的干燥小叶。

【性状】 黄色粉末。

本品易溶于甲醇。

熔点：232～233℃。

比旋度：$[\alpha]_D^{25}$ −56.9° [$c=0.35$，二氧六环-水（7∶3）]。

【纯度检查】

薄层色谱

1. 薄层板　硅胶 G 板

展开剂　异丙醇-乙酸乙酯-水-冰醋酸（4∶4∶3∶0.1）

检　识　20％硝酸溶液，在120℃加热约10min，冷却，喷以5％氢氧化钾的稀乙醇溶液显色后，在日光下检视

2. 薄层板　硅胶 G 板

展开剂　乙酸乙酯-正丙醇-水（4∶4∶3）

检　识　20％硝酸溶液，在120℃加热约10min，冷却，喷以5％氢氧化钾的稀乙醇溶液显色后，在日光下检视

高效液相色谱

色谱柱　Agilent XDB C_{18}，5μm（4.6mm×150mm）

流动相　含5mmol/L 四庚基溴化铵的乙酸-醋酸钠缓冲液（pH＝5.0）-乙腈混合液（17∶7），1ml/min

检测波长　340nm

【结构鉴定】　UV　λ_{max}^{MeOH}(nm)：212，269，309，354。

IR　ν_{max}^{KBr}(cm^{-1})：3412，2921，1709，1637，1616，1596，1571，1468，1423，1341，1257，1210，1073，899，846，760。

EI-MS　m/z：861.6[M−H]$^-$，885.2[M+Na]$^+$。

^{1}H-NMR(DMSO-d_6，600MHz)　δ：7.23，7.33（各 1H，d，$J=8.4$Hz，Ar-H），7.29，7.27（各 1H，s，Ar-H），7.49（2H，m，Ar-H），5.01，4.96（各 1H，d，$J=4.2$Hz，H-10，10′），4.88，4.69（各 1H，d，$J=7.2/7.8$Hz，H-1‴，1⁗），3.79，3.68，3.54，3.45（4H，H-6‴，6⁗），11.69，11.56（各 1H，s，3,3′-COOH）。

^{13}C-NMR(DMSO-d_6，150MHz)　δ：159.5，159.3（C-1，1′），116.5，116.5（C-2，2′），134.6，134.3（C-3，3′），120.2（C-4，4′），135.5，135.2（C-4a，4a′），141.5❶，140.0❶（C-5a，5a′），123.6，122.9（C-5，5′），117.7，115.6（C-7，7′），157.7，157.3（C-8，8′），122.3，122.1（C-8a，8a′），186.5，186.0（C-9，9′），121.7，121.7（C-9a，9a′），54.0，53.9（C-10，10′），166.1，166.1（C-11，11′），102.5，102.4（C-1‴，1⁗），77.5，77.3（C-3‴，3⁗），76.4，76.0（C-5‴，5⁗），73.4，73.2（C-2‴，2⁗），69.6，69.5（C-4‴，4⁗），60.8，60.7（C-6‴，6⁗）。

【贮藏】　冷冻。

---

❶ 信号弱。

欧前胡素

Imperatorin

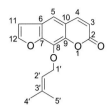

【异名】 欧芹属素乙、前胡内酯、白芷乙素、
王草素、Ammidin、Marmelosin

【分子式及分子量】 $C_{16}H_{14}O_4$；270.28

【来源】 伞形科植物白花前胡 *Peucedanum
praeruptorum* Dunn 的干燥根。

【性状】 无色粒状结晶。

本品易溶于三氯甲烷，可溶于苯、乙醇、乙醚和苟性碱溶液，不溶于冷水。

熔点：102℃。

【纯度检查】

薄层色谱

1. 薄层板　硅胶 GF_{254} 板

　　展开剂　正己烷-乙酸乙酯（7：3）

　　检　识　365nm 荧光灯下检视

2. 薄层板　硅胶 GF_{254} 板

　　展开剂　苯-乙酸乙酯-冰乙酸（9：0.5：1）

　　检　识　365nm 荧光灯下检视

高效液相色谱

　　色谱柱　C_{18}，5μm（4.6mm×220mm）

　　流动相　乙腈-水（60：40），1.0ml/min

　　检测波长　303nm

【结构鉴定】 UV λ_{max}^{MeOH}(nm)：302，264，249，219，201。

IR ν_{max}^{KBr}(cm^{-1})：1725，1715，1630，1595，880。

EI-MS m/z：271[M＋H]$^+$。

^{1}**H-NMR**(CDCl$_3$,500MHz)　δ:6.35(1H,d,J=9.6Hz,H-3),7.75(1H,d,J=9.6Hz,H-4),7.35(1H,s,H-5),6.80(1H,d,J=2.1Hz,H-11),7.67(1H,d,J=2.1Hz,H-12),5.00(2H,d,J=7.1Hz,H-1'),1.71,1.73(各 3H，s,4',5'-CH$_3$)。

^{13}**C-NMR**(CDCl$_3$,125MHz)　δ:160.5(C-2),114.7(C-3),144.3(C-4),113.1(C-5),125.8(C-6),148.6(C-7),131.6(C-8),143.8(C-9),116.5(C-10),106.7(C-11),146.6(C-12),70.1(C-1'),119.8(C-2'),139.7(C-3'),25.8(C-5'),18.1(C-4')[1]。

【贮藏】 干燥、密闭。

参考文献

[1] 魏成成，关伟键，胡丹丹等. 滇白芷的化学成分研究[J]. 中药材，2017，40（5）：1105-1108.

异欧前胡素
Isoimperatorin

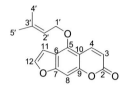

【异名】 异英波拉托林、异欧芹属素乙、白
芷甲素、Auraptin

【分子式及分子量】 $C_{11}H_6O_3$；270.28

【来源】 伞形科植物白芷 *Angelica dahurica*
(*Fish. ex Hoffm*) *Benth. et Hook. f.*
或杭白芷 *Angelica dahurica* (*Fish.
ex Hoffm*) *Benth. et Hook. f. var.*
Formosana (*Boiss.*) *Shan et Yuan*
的干燥根。

【性状】 白色结晶。
本品溶于三氯甲烷。
熔点：106～107℃。

【纯度检查】

薄层色谱

1. 薄层板 硅胶 G 板
   展开剂 石油醚 (30～60)-乙醚 (7∶3)
   检 识 紫外灯 (365nm) 下检视
2. 薄层板 硅胶 G 板
   展开剂 正己烷-乙酸乙酯 (8∶3)
   检 识 紫外灯 (365nm) 下检视

高效液相色谱

色谱柱 Agilent TC C_{18}，$5\mu m$ (4.6mm×250mm)
流动相 甲醇-水 (80∶20)，1.0ml/min
检测波长 310nm

【结构鉴定】 **UV** λ_{max}^{MeOH}(nm)：208，250，259，313，268。

IR ν_{max}^{KBr}(cm^{-1})：1728，1622，1577，1456，1350，1325，1201，1157，1122，966，893，835。

FAB-MS m/z：271[M+H]$^+$，203。

^{1}H-NMR(CDCl$_3$，500MHz) δ：1.69，1.80(各 3H，s，4′，5′-CH$_3$)，4.91(2H，d，$J=$7.0Hz，H-1′)，5.53(1H，dt，$J=$1.3，6.9Hz，H-2′)，6.25(1H，dd，$J=$3.0，9.8Hz，H-3)，6.94(1H，dd，$J=$0.6，1.7Hz，H-12)，7.11-7.15(1H，m，H-8)，7.58(1H，m，H-11)，8.14(1H，dd，$J=$2.1，9.8Hz，H-4)。

^{13}C-NMR(CDCl$_3$，125MHz) δ：161.2(C-2)，112.5(C-3)，139.5(C-4)，148.9(C-5)，114.2(C-6)，158.1(C-7)，94.2(C-8)，152.6(C-9)，107.5(C-10)，144.8(C-12)，105.0(C-11)，69.7(C-1′)，119.1(C-2′)，139.8(C-3′)，25.8(C-5′)，18.2(C-4′)。

【贮藏】 干燥、密闭。

1,8-二羟基蒽醌

1,8-Dihydroxyanthraquinone

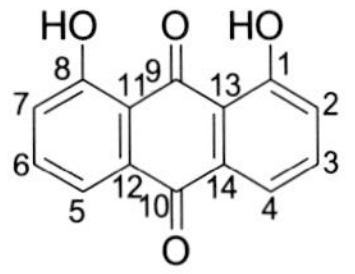

【异名】 丹蒽醌、以斯替净

【分子式及分子量】 $C_{14}H_8O_4$；240.21

【来源】 合成。

【性状】 黄色液体。

　　　　本品几乎不溶于水，溶于甲醇、乙醇、乙酸乙酯、三氯甲烷、乙醚。

　　　　熔点：193℃。

【纯度检查】

薄层色谱

1. 薄层板　硅胶 GF_{254} 板

　　展开剂　石油醚（30～60℃）-乙酸乙酯-乙酸（20:2:1）

　　检　识　紫外灯（254nm）下检视

2. 薄层板　硅胶 G_{254} 板

　　展开剂　环己烷-乙酸乙酯-乙酸（20:2:1）

　　检　识　紫外灯（254nm）下检视

高效液相色谱

　　色谱柱　Agilent C_{18}，4.6mm×250mm

　　流动相　甲醇-水-乙酸（80:20:1），流速 1ml/min

　　检测波长　254nm

差示量热扫描法

　　起始温度 50℃，终点温度 250℃，升温速率 5℃/min

【结构鉴定】　UV　λ_{max}^{MeOH}(nm)：283，252，224。

IR　ν_{max}^{KBr}(cm^{-1})：3066，2723，1676，1626，1600，1466，1443，1271，1209，1161，849，777，742。

EI-MS　m/z：240[M$^+$]，223，212，184，155，138，120，102，63。

^{1}H-NMR(C_5D_5N,500MHz)　δ：7.33(2H,d,$J=8.3$Hz,H-2,H-7)，7.60(2H,t,$J=7.9$Hz,H-3,H-6)，7.86(2H,d,$J=7.4$Hz,H-4,H-5)。

^{13}C-NMR(C_5D_5N,125MHz)　δ：162.6(C-1)，119.9(C-4)，137.6(C-3)，124.7(C-2)，124.7(C-7)，137.6(C-6)，119.9(C-5)，162.6(C-8)，193.1(C-9)，181.7(C-10)，134.1(C-12)，116.4(C-11)，116.4(C-13)，134.1(C-14)。

【贮藏】　干燥、密闭。

没食子酸
Gallic Acid

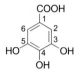

【分子式及分子量】 $C_7H_6O_5$；170.02

【来源】 合成。

【性状】 白色粉末。

本品易溶于甲醇。

熔点：246.2～246.5℃。

【纯度检查】

薄层色谱

1. 薄层板　硅胶 G 板

展开剂　三氯甲烷-乙酸乙酯-甲醇-甲酸（2∶1∶0.6∶0.7）

检　识　紫外灯（254nm）下检视

2. 薄层板　硅胶 G 板

展开剂　甲苯-乙酸乙酯-甲酸（5∶4∶1）

检　识　紫外灯（254nm）下检视

高效液相色谱

色谱柱　Agilent SB C_{18}，$5\mu m$（4.6mm×250mm）

流动相　甲醇-0.1%磷酸（15∶85），1ml/min

检测波长　273nm

【结构鉴定】 **UV** λ_{max}^{MeOH}(nm)：217，272。

IR ν_{max}^{KBr}(cm^{-1})：3364，3286，1702，1617，1541，1469，1449，1339，1308，1247，1203，1026，868，703。

EI-MS m/z：170[M]$^+$，153，126[1]。

^{1}H-NMR(DMSO-d_6，500MHz)　δ：12.20(1H,brs,COOH)，9.16(3H,brs,OH-3,4,5)，6.19(2H,s,H-2,6)[2]。

^{13}C-NMR(DMSO-d_6，125MHz)　δ：122.1(C-1)，109.5(C-2,6)，145.3(C-3,5)，138.1(C-4)，167.5(C=O)[2]。

【贮藏】 干燥、密闭。

参考文献

[1] 陈德昌. 中药化学对照品工作手册[M]. 北京：中国医药科技出版社，2000.

[2] 冯卫生，苏芳谊，郑晓珂等. 华北楼斗菜的化学成分研究[J]. 中国药学杂志，2011，46（7）：496-499.

葡萄糖
Glucose

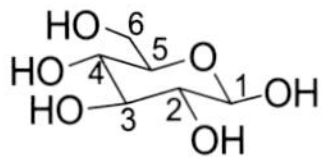

【分子式及分子量】　$C_6H_{12}O_6$；180.16

【来源】　淀粉水解制备。

【性状】　白色粉末。

本品易溶于水，微溶于乙醇。

熔点：151.4～152.9℃。

比旋度：$[\alpha]_D^{20} +52.6°～53.2°$（$c=0.5$，$H_2O$）。

【纯度检查】

薄层色谱

1. 薄层板　硅胶 G 板

展开剂　正丁醇-36%乙酸-水（4：1：5）上层液

检　识　10%硫酸乙醇溶液，加热至斑点显色清晰，日光下检视

2. 薄层板　硅胶 G 板

展开剂　丙酮-水（9：1）

检　识　10%硫酸乙醇溶液，加热至斑点显色清晰，日光及紫外灯（365nm）下检视

高效液相色谱

色谱柱　Prevail Carbohydrate ES，5μm（4.6mm×250mm）

流动相　乙腈-水（77：23），1ml/min

检　测　ELSD，漂移管温度100℃，氮气流速 2.1L/min

【结构鉴定】　UV　λ_{max}^{MeOH}(nm)：无紫外吸收。

IR　$\nu_{max}^{KBr}(cm^{-1})$：3409，3309，1460，1340，1225，1148，1112，1051，1024，996。

ESI-MS　m/z：163$[M+H-H_2O]^+$。

^{1}H-NMR(D_2O,600MHz)　δ:4.65(1H,d,$J=8.4$Hz,H-1),5.23(1H,d,$J=4.2$Hz,H-1),3.90(1H,dd,$J=12.0,2.4$Hz,H-6)。

^{13}C-NMR(D_2O,150MHz)　δ:98.8,94.9(C-1),74.3,74.3(C-2),77.0,75.6(C-3),72.5,72.4(C-4),78.8,78.6(C-5),63.6,63.4(C-6)[1]。

【贮藏】　冷藏。

参考文献

[1] 龚运淮，丁立生 . 天然产物核磁共振碳谱分析[M]. 昆明：云南科技出版社，2006：856.

甲基正壬酮

Methylnonylketone

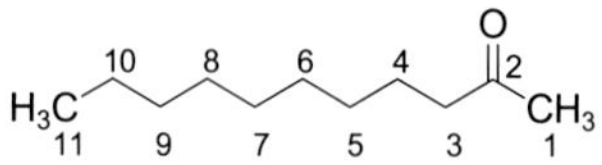

【分子式及分子量】 $C_{11}H_{22}O$；170.29

【来源】 合成。

【性状】 无色油状液体。

本品易溶于甲醇。

【纯度检查】

薄层色谱

1. 薄层板 硅胶 G 板

展开剂 正己烷-乙酸乙酯 (9∶1)

检 识 2,4-二硝基苯肼试液，日光下检视

2. 薄层板 硅胶 G 板

展开剂 石油醚 (60～90℃)-乙酸乙酯 (9∶1)

检 识 2,4-二硝基苯肼试液，日光下检视

气相色谱

色谱柱 HP-5 毛细管柱，30m×0.32mm×0.25μm

色谱条件 起始温度 80℃，终止温度 180℃，升温速率 10℃/min，进样口温度 220℃，检测器温度 270℃

【结构鉴定】[1] **UV** $\lambda_{max}^{MeOH}(nm)$：201，277。

IR $\nu_{max}^{KBr}(cm^{-1})$：2926，2855，1719，1466，1359，1162。

EI-MS m/z：170[M]$^+$，155，112，71，58，43。

^{1}H-NMR(CDCl$_3$,500MHz) δ：0.87(3H,t,$J=7.5Hz$,H-11),2.12(3H,s,H-1),2.40(2H,t,$J=7.5Hz$,H-3)。

^{13}C-NMR(CDCl$_3$,125MHz) δ：23.9(C-1),209.2(C-2),43.8(C-3),29.8(C-4),29.4,29.4,29.2,29.2(C-5,6,7,8),31.8(C-9),22.6(C-10),14.0(C-11)。

【贮藏】 低温、密闭。

参考文献

[1] 陈德昌. 中药化学对照品工作手册[M]. 北京：中国医药科技出版社，2000.

对甲氧基桂皮酸乙酯

Ethyl *p*-methoxy-*trans*-cinnamate

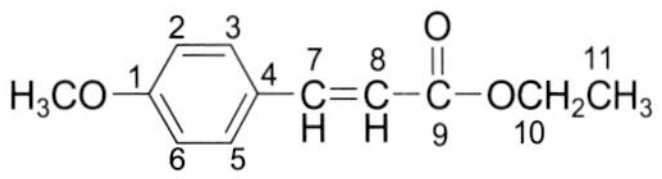

【异名】 反式-对甲氧基肉桂酸乙酯、EMPC

【分子式及分子量】 $C_{12}H_{14}O_3$；206.24

【来源】 合成。

【性状】 无色结晶。

本品溶于三氯甲烷。

熔点：48～50℃。

【纯度检查】

薄层色谱

1、薄层板 硅胶 GF_{254} 板

展开剂 正己烷-乙酸乙酯（18∶1）

检 识 紫外灯（254nm）下检视

2. 薄层板 硅胶 G 板

展开剂 石油醚-乙酸乙酯（85∶15）

检 识 磷钼酸乙醇溶液显色，105℃加热，日光下检视

气相色谱

色谱柱 $10\%PEG_{20000}$，$2m\times2mm$

色谱条件 起始温度40℃，终止温度220℃，升温速率8℃/min，进样口温度240℃，检测器温度250℃

【结构鉴定】 UV λ_{max}^{MeOH}(nm)：309，226。

IR ν_{max}^{KBr}(cm^{-1})：1707，1630，1603，1512，1024，831。

EI-MS m/z：206[M]$^+$，178，161，147，134，118，103，89，77。

^{1}**H-NMR**(CDCl$_3$,500MHz) δ：1.33(3H,t,$J=7.0$Hz,H-11)，4.25(2H,q,$J=7.0$Hz,H-10)，3.83(3H,s,1-OCH$_3$)，6.31(1H,d,$J=16.0$Hz,H-7)，7.63(1H,d,$J=16.0$Hz,H-8)，6.90(2H,dd,$J=2.0$,7.0Hz,H-2,6)，7.47(2H,dd,$J=2.0$,7.0Hz,H-3,5)。

^{13}**C-NMR**(CDCl$_3$，125MHz) δ：55.3(1-OCH$_3$)，14.3(C-11)，60.2(C-10)，114.3(C-2,6)，129.7(C-3,5)，127.2(C-4)，161.3(C-1)，144.2(C-7)，115.8(C-8)，167.3(C-9)。

【贮藏】 干燥、密闭。

芝麻素
Sesamin

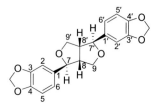

【异名】 脂麻素、芝麻脂素、芝麻明

【分子式及分子量】 $C_{20}H_{18}O_6$；354.35

【来源】 胡麻科植物芝麻 *Sesamium indicum* 的种子。

【性状】 白色针状结晶。

本品溶于三氯甲烷。

熔点：123～124℃。

比旋度：$[\alpha]_D^{20} +66.67°$ （$c=1.95$，$CHCl_3$）。

【纯度检查】

薄层色谱

1. 薄层板　硅胶 GF_{254} 板

展开剂　正己烷-乙醚-乙酸乙酯 （20：5.5：2.5）

检　识　显色前紫外灯 （254nm） 下检视；10%硫酸乙醇溶液显色后日光下检视

2. 薄层板　硅胶 GF_{254} 板

展开剂　石油醚 （60～90℃）-乙酸乙酯 （10：1）

检　识　显色前紫外灯 （254nm） 下检视；10%硫酸乙醇溶液显色后日光下检视

高效液相色谱

色谱柱　Agilent C_{18}，$5\mu m$ （4.6mm×250mm）

流动相　甲醇-水 （68：32），1.0ml/min

检测波长　230nm

差示量热扫描法

起始温度40℃，终点温度200℃，升温速率5℃/min

【结构鉴定】[1]　UV　λ_{max}^{MeOH}(nm)：287，236，203。

IR　ν_{max}^{KBr}(cm^{-1})：2849，1606，1500，1443，1365，1250，1194，1095，1057，1036，970，857，782，749。

EI-MS　m/z：354[M]$^+$，203，161，150，149，135，131，122。

^{1}H-NMR(CDCl$_3$，600MHz)　δ：3.05(2H,m,H-8,8′)，3.87(2H,dd,$J=9.0,3.6$Hz,H-7,7′)，4.23(2H,dd,$J=9.0,6.6$Hz,H-9α,9′α)，4.71(2H,d,$J=4.2$Hz,H-9β,9′β)，5.95(4H,s,2×-OCH$_2$O-)，6.78(2H,d,$J=7.8$Hz,H-5,5′)，6.80(2H,dd,$J=8.4,1.2$Hz,,H-6,6′)，6.85(2H,s,H-2,2′)。

^{13}C-NMR(CDCl$_3$，150MHz)　δ：135.0(C-1,1′)，106.5(C-2,2′)，147.1(C-3,3′)，148.0(C-4,4′)，108.2(C-5,5′)，119.3(C-6,6′)，85.8(C-7,7′)，54.3(C-8,8′)，71.7(C-9,9′)，101.0(2×-OCH$_2$O-)。

【贮藏】 干燥、密闭。

参考文献

[1] 陈德昌. 中药化学对照品工作手册[M]. 北京：中国医药科技出版社，2000.

异嗪皮啶

Isofraxidin

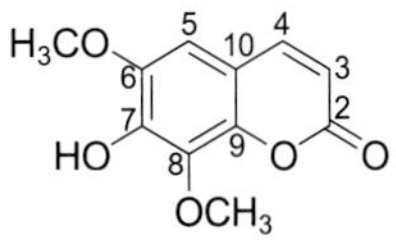

【分子式及分子量】 $C_{11}H_{10}O_5$；222.19

【来源】 金粟兰科植物草珊瑚 *Sarcandra glabra* (Thumb.) Nakai. 的全草。

【性状】 黄色针状结晶。

本品易溶于甲醇。

熔点：150~151℃。

【纯度检查】

薄层色谱

1. 薄层板 硅胶 G 板

展开剂 甲苯-乙酸乙酯-甲酸 (9：4：1)

检 识 紫外灯 (366nm) 下检视；碘蒸汽显色后，日光下检视

2. 薄层板 硅胶 G 板

展开剂 二氯甲烷-甲醇 (20：1)

检 识 紫外灯 (366nm) 下检视；碘蒸汽显色后，日光下检视

高效液相色谱

色谱柱 Agilent Eclipse XDB C_{18}，$5\mu m$ (4.6mm×250mm)

流动相 乙腈-0.1%磷酸 (15：85)

检测波长 344nm

差示量热扫描法

起始温度 30℃，终点温度 200℃，升温速率 5℃/min

【结构鉴定】 UV λ_{max}^{MeOH}(nm)：348，209

IR ν_{max}^{KBr}(cm^{-1})：3332，2955，2846，1702，1604，1572，1497，1416，1300，1229，1158，1045，967，916

EI-MS m/z：222[M]$^+$，207，194，179。

^{1}H-NMR(CDCl$_3$,500MHz) δ：4.09，3.94(各 3H,s,2×-OCH$_3$)，6.11(1H,brs,7-OH)，6.28(1H,d,J=9.5Hz,H-3)，7.59(1H,d,J=9.5Hz,H-4)，7.26(1H,s,H-5)。

^{13}C-NMR(CDCl$_3$,125MHz) δ：160.6(C-2)，111.2(C-3)，143.1(C-4)，103.2(C-5)，142.5(C-6)，144.6(C-7)，143.8(C-8)，134.5(C-9)，113.5(C-10)，61.6(C-11)，56.5(C-12)。

【贮藏】 干燥、密闭。

茴香醛

4-Methoxybenzaldehyde

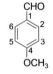

【分子式及分子量】 $C_8H_8O_2$；136.15

【来源】 合成。

【性状】 无色油状液体。

本品易溶于乙醇、乙醚、丙酮、三氯甲烷，不溶于水。

【纯度检查】

薄层色谱

1. 薄层板　硅胶 G 板

展开剂　石油醚（60～90℃）-丙酮-乙酸乙酯（19：1：1）

检　识　2,4-二硝基苯肼，日光下检视

2. 薄层板　硅胶 G 板

展开剂　苯-乙酸乙酯（9：1）

检　识　2,4-二硝基苯肼，日光下检视

气相色谱

色谱柱　INNOWAX，30m×0.32mm×0.25μm

色谱条件　起始温度80℃，终止温度190℃，升温速率10℃/min，进样口温度200℃，检测器温度230℃

【结构鉴定】 UV　λ_{max}^{MeOH}(nm)：282，220，201。

IR　ν_{max}^{KBr}(cm^{-1})：2840，1695，1600，1520，1320，1260，1160，1030，840，600。

EI-MS　m/z：136[M]$^+$。

^{1}H-NMR(CDCl$_3$，500MHz)　δ：7.84(2H,d,J＝9.0Hz,H-2,6),7.01(2H,d,J＝8.7Hz,H-3,5),9.89(1H,s,-CHO),3.89(3H,s,-OCH$_3$)。

^{13}C-NMR(CDCl$_3$，125MHz)　δ：129.9(C-1),131.9(C-2),114.2(C-3),164.6(C-4),114.2(C-5),131.9(C-6),190.7(-CHO),55.5(-OCH$_3$)。

【贮藏】 干燥、密闭、避光。

辣椒素

Capsaicin

【分子式及分子量】　$C_{18}H_{27}NO_3$；305.41

【来源】　茄科植物辣椒 *Capsicum frutescens* L 的果实。

【性状】　白色粉末。

本品易溶于甲醇、乙醚、三氯甲烷，几乎不溶于冷水[1]。

熔点：66～67℃。

【纯度检查】

薄层色谱

1. 薄层板　硅胶 G 板

   展开剂　石油醚（30～60℃）-乙酸乙酯-二氯甲烷-浓氨试液（10∶10∶5∶0.5）

   检　识　0.5％ 2,6-二氯苯醌-4-氯亚胺甲醇溶液显色，用氨蒸气熏至显色清晰，日光下检视

2. 薄层板　硅胶 G 板

   展开剂　石油醚（30～60℃）-95％乙醇（9∶1）

   检　识　10％硫酸乙醇液，紫外灯（254nm）下及日光下检视

高效液相色谱

   色谱柱　Agilent TC C_{18}，$5\mu m$（4.6mm×250mm）

   流动相　甲醇-水（50∶50），1ml/min

   检测波长　280nm

差示量热扫描法

   起始温度50℃，终点温度300℃，升温速率5℃/min

【结构鉴定】　**UV**　λ_{max}^{MeOH}(nm)：281，230。

IR　ν_{max}^{KBr}(cm^{-1})：3315，2958，2927，2868，1651，1630，1556，1516，1460，1423，1282，1242，1203，1122，1039，972，802。

EI-MS　m/z：305[M]$^+$，137。

^{1}H-NMR(CDCl$_3$，600MHz)　δ：2.20(3H,m,H-2,8)，1.65(2H,m,H-3)，1.38(2H,m,H-4)，1.98(2H,m,H-5)，5.36(1H,m,H-6)，5.31(1H,m,H-7)，3.87(3H,s,3'-OCH$_3$)，6.80(1H,s,H-2')，6.86(1H,d,$J=8.4$Hz,H-5')，6.76(1H,d,$J=8.4$Hz,H-6')，4.34(2H,d,$J=6.0$Hz,H-7')[1]。

^{13}C-NMR(CDCl$_3$，150MHz)　δ：172.8(C-1)，36.7(C-2)，32.2(C-3)，29.3(C-4)，25.3(C-5)，126.4(C-6)，138.1(C-7)，31.0(C-8)，22.6(C-9,10)，130.4(C-1')，114.3(C-2')，146.7(C-3')，145.1(C-4')，110.6(C-5')，120.8(C-6')，43.5(C-7')，55.9(-OCH$_3$)。

【贮藏】　干燥、密闭。

参考文献

[1] 肖文平. 祛痛风湿膏化学成分研究及处方探秘[D]. 湖北中医学院，2006.

拟人参皂苷 F₁₁
Pseuoginsenoside F₁₁

【分子式及分子量】 $C_{42}H_{72}O_{14}$；800.01

【来源】 五加科植物西洋参 *Panax quinquefolium* L. 的根或叶。

【性状】 白色结晶性粉末。

本品易溶于水、甲醇、乙醇，不溶于乙醚、苯。

熔点：210~212℃。

【纯度检查】

薄层色谱

1. 薄层板　硅胶 G 板

展开剂　三氯甲烷-甲醇-水（65∶35∶10）

检　识　分别于紫外灯（365nm）及可见光下检视

2. 薄层板　硅胶 G 板

展开剂　三氯甲烷-乙酸乙酯-甲醇-水（15∶40∶22∶10）

检　识　分别于紫外灯（365nm），可见光下检视

高效液相色谱

色谱柱　Agilent SB C_{18}，5μm（4.6mm×250mm）

流动相　乙腈∶水（20∶80），1ml/min

检　测　ELSD，漂移管温度90℃，氮气流速2.3L/min

【结构鉴定】 UV λ_{max}^{MeOH}(nm)：无紫外吸收。

IR ν_{max}^{KBr}(cm^{-1})：3419，2970，2936，1456，1387，1078，1049。

ESI-MS m/z：801$[M+H]^+$，823$[M+Na]^+$。

^{1}H-NMR(C_5D_5N,600MHz)　δ：0.89(3H,s,H-30)，0.94(3H,s,H-19)，1.20(3H,s,H-18)，1.23(3H,s,H-21)，1.24(3H,s,H-27)，1.32(3H,s,H-29)，1.45(3H,s,H-26)，2.10(3H,s,H-28)，6.49(1H,s,H-1″)，5.25(1H,d,$J=7.2$Hz,H-1′)，3.46(1H,dd,$J=12.0$，4.2Hz,H-3)，3.69(1H,td,$J=10.8$,4.8Hz,H-12)，1.78(3H,d,$J=6.0$Hz,H-6″)[1]。

^{13}C-NMR(C_5D_5N,150MHz)　δ：39.6(C-1)，28.8(C-2)，78.3(C-3)，40.0(C-4)，60.9(C-5)，74.3(C-6)，46.0(C-7)，41.1(C-8)，50.1(C-9)，39.4(C-10)，32.1(C-11)，71.2(C-12)，48.3(C-13)，52.2(C-14)，31.7(C-15)，25.5(C-16)，49.4(C-17)，17.9(C-18)，17.6(C-19)，86.7(C-20)，27.0(C-21)，32.8(C-22)，27.8(C-23)，85.6(C-24)，70.3(C-25)，27.2(C-26)，27.7(C-27)，32.5(C-28)，16.9(C-29)，18.2(C-30)，101.8(C-1′)，79.5(C-2′)，78.4(C-3′)，72.6(C-4′)，78.5(C-5′)，63.1(C-6′)，102.0(C-1″)，72.3(C-2″)，72.5(C-3″)，74.2(C-4″)，69.5(C-5″)，18.8(C-6″)[1]。

【贮藏】 干燥、密闭。

参考文献

[1] 邱楠楠. 西洋参茎叶皂苷化学成分及生物利用度的研究[D]. 长春：吉林大学，2010.

野黄芩苷

Scutellarin

【异名】 灯盏花乙素

【分子式及分子量】 $C_{21}H_{18}O_{11}$；462.36

【来源】 唇形科植物高黄芩 *Scutellaria altissima* L. 的叶，黄芩 *S. baicalonsis* Georgi 茎叶，半枝莲 *S. barbata* D. Don 的全草。

【性状】 土黄色粉末。

溶于碱和冰醋酸、吡啶，微溶于一般的有机溶剂，不溶于水。

熔点：210℃开始变棕色，320℃以上完全变黑。

【纯度检查】

薄层色谱

1. 薄层板 聚酰胺薄膜

展开剂 36%乙酸

检 识 3%三氯化铝乙醇溶液显色后，日光下检视

2. 薄层板 C_{18}反相预制板

展开剂 甲醇-水（7∶3）

检 识 3%三氯化铝乙醇溶液显色后，日光下检视

高效液相色谱

色谱柱 Phenomenex Gemini C_{18}，5μm（4.6mm×250mm）

流动相 甲醇-1%乙酸（35∶65），1ml/min

检测波长 335nm

【结构鉴定】 UV λ_{max}^{MeOH}(nm)：285，335。

IR ν_{max}^{KBr}(cm^{-1})：3373，2919，1720，1660，1608，1574，1498，1467，1441，1360，1248，1183，1100，1042，845。

FAB-MS m/z：463[M+H]$^{+}$。

^{1}H-NMR(DMSO-d_6，500MHz) δ：12.76(1H，s，5-OH)，10.38(1H，s，6-OH)，8.61(1H，s，4'-OH)，7.95(2H，d，$J=8.5$Hz，H-2'，6')，7.00(1H，s，H-8)，6.96(2H，d，$J=9.0$Hz，H-3'，5')，6.84(1H，s，H-3)，5.23(1H，d，$J=7.5$Hz，H-1")[1]。

^{13}C-NMR(DMSO-d_6，125MHz) δ：164.0(C-2)，102.5(C-3)，170.0(C-4)，150.9(C-5)，146.8(C-6)，130.4(C-7)，93.5(C-8)，161.1(C-9)，105.8(C-10)，121.2(C-1')，128.3(C-2')，115.9(C-3')，148.9(C-4')，115.9(C-5')，128.3(C-6')，100.0(C-1")，72.7(C-2")，75.2(C-3")，71.3(C-4")，75.5(C-5")，182.3(C-6")[1]。

【贮藏】 干燥、密闭、冷藏。

参考文献

[1] 梁晨，杨国春，李丹慧等. 半枝莲化学成分研究[J]. 中草药，47（24）：4322-4325.

2,3,5,4′-四羟基二苯乙烯-2-O-β-D-葡萄糖苷

2,3,5,4′-Tetrahydroxystilbene-2-O-β-D-glucoside

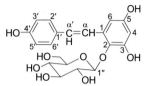

【分子式及分子量】 $C_{20}H_{22}O_9$；406.38

【来源】 蓼科植物何首乌 *Polygonum multiflorum* Thunb. 的干燥块根。

【性状】 淡土黄色粉末。

本品溶于乙醇。

熔点：无明显熔点，300℃降解。

比旋度：$[\alpha]_D^{27.5}+63.47°$（$c=0.0835$，CH_3COCH_3）[1]。

【纯度检查】

薄层色谱

1. 薄层板 硅胶 GF_{254} 板

展开剂 甲苯-乙醇（2∶1）

检 识 紫外灯（254nm、366nm）下检视

2. 薄层板 硅胶 G 板

展开剂 二氯甲烷-甲醇（2∶1）

检 识 紫外灯（254nm、366nm）下检视

高效液相色谱

色谱柱 HiQ Sil C_{18}，$5\mu m$（4.6mm×250mm）

流动相 乙腈-水（25∶75），1ml/min

检测波长 320nm

【结构鉴定】 UV λ_{max}^{MeOH}(nm)：322，213[1]。

IR ν_{max}^{KBr}(cm^{-1})：3400，1610，1590，1510[1]。

FAB-MS m/z：407[M+H]$^+$。

^{1}H-NMR(CD$_3$OD,500MHz) δ：3.23～3.80(6H,m,糖上 H)，4.48(1H,d,$J=8.0$Hz，H-1″)，6.23(1H,d,$J=2.4$Hz,H-4)，6.59(1H,d,$J=2.6$Hz,H-6)，6.74(2H,d,$J=8.4$Hz，H-2′,6′)，6.90(1H,d,$J=16.0$Hz,H-α′)，7.42(2H,d,$J=8.5$Hz,H-3′,5′)，7.67(1H,d,$J=16.5$Hz,H-α)[1]。

^{13}C-NMR(CD$_3$OD,125MHz) δ：121.8(C-1)，137.9(C-2)，152.0(C-3)，103.6(C-1″)，156.0(C-5)，108.2(C-6)，130.9(C-2′,6′)，129.2(C-α)，116.4(C-3′,5′)，158.3(C-4′)，130.9(C-α′)，133.7(C-1′)，102.8(C-4)，75.5(C-2″)，78.0(C-3″)，70.9(C-4″)，78.2(C-5″)，62.2(C-6″)[1]。

【贮藏】 干燥、密闭、保存。

参考文献

[1] 严春艳，马娜，王金林等. 转基因何首乌毛状根化学成分的研究[J]. 时珍国医国药，2008，19（8）：1851-1852.

牛磺鹅去氧胆酸钠

Sodium Taurochenodeoxycholate

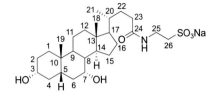

【分子式及分子量】 $C_{26}H_{44}NO_6SNa$；521.68

【来源】 熊科动物黑熊 *Selenaretors thibetanus* Cuvier 或棕熊 *Ursus arctos* L. 的胆汁。

【性状】 白色粉末。

本品溶于甲醇、乙醇。

熔点：178～181℃。

【纯度检查】

薄层色谱

1. 薄层板 硅胶 G 板

展开剂 正丁醇-三氯甲烷-二乙胺-水（10：6：1：0.3）

检 识 10% 硫酸乙醇溶液，加热至斑点显色清晰

2. 薄层板 硅胶 G 板

展开剂 三氯甲烷-异丙醇-冰醋酸-水（25：30：4：1）

检 识 10% 硫酸乙醇溶液，加热至斑点显色清晰

高效液相色谱

色谱柱 Angilent C_{18}，$5\mu m$（4.6mm×250mm）

流动相 乙腈-0.1%磷酸氢二钠溶液（30：70），1ml/min

检测波长 205nm

【结构鉴定】 UV λ_{max}^{MeOH}(nm)：202。

IR ν_{max}^{KBr}(cm^{-1})：2932，2866，1653，1549，1448，1375，1214，1049，980。

FAB-MS m/z：544[M+Na]$^+$，522[M+H]$^+$，486，413，224，148，115。

^{1}**H-NMR**(CD$_3$OD,600MHz) δ：0.71(3H,s,H-18),0.94(3H,s,H-19),0.98(3H,d,$J=$6.6Hz,H-21),2.97(2H,t,$J=$7.0Hz,H-26),3.38(1H,m,H-3),3.60(2H,t,$J=$7.2Hz,H-27)。

^{13}**C-NMR**(CD$_3$OD,150MHz) δ：36.6(C-1),31.4(C-2),72.9(C-3),40.8(C-4),43.2(C-5),36.2(C-6),69.0(C-7),40.5(C-8),34.2(C-9),35.9(C-10),23.4(C-11),41.0(C-12),43.7(C-13),51.5(C-14),24.6(C-15),29.2(C-16),57.3(C-17),12.2(C-18),21.8(C-19),36.7(C-20),18.9(C-21),33.2(C-22),34.0(C-23),176.5(C-24),36.9(C-25),43.7(C-26)。

【贮藏】 干燥、密闭。

乙氧基白屈菜红碱
Ethoxychelerythrine

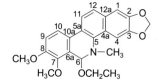

【分子式及分子量】 $C_{23}H_{23}NO_5$；393.43

【来源】 芸香科植物两面针 *Zanthoxylum nitidum*（Roxb.）DC. 的干燥根

【性状】 白色粉末状结晶。
本品易溶于甲醇、乙醇。
熔点：207～208℃[1]。

【纯度检查】

薄层色谱

1. 薄层板　硅胶 G 板
   展开剂　三氯甲烷-甲醇（25:1）
   检　识　紫外灯（365nm）下检视
2. 薄层板　硅胶 G 板
   展开剂　环己烷-乙酸乙酯（2:1），浓氨液预饱和 10min
   检　识　日光、紫外灯（365nm）及稀碘化铋钾试液显色后日光下检视

高效液相色谱

色谱柱　Phenomenex Gemini C_8，$5\mu m$（4.6mm×250mm）
流动相　乙腈-0.02mol/L KH_2PO_4（26:74），流速 1ml/min
检测波长　273nm

【结构鉴定】 UV λ_{max}^{MeOH}(nm)：227，282，319。

IR ν_{max}^{KBr}(cm^{-1})：2979，2902，2829，1603，1574，1495，1464，1275，1240，1072，1034，939，862。

ESI-MS m/z：394[M+H]$^+$，348[M−OCH$_2$CH$_3$]$^+$。

^{1}H-NMR(CD$_3$OD，600MHz) δ：1.19(3H，m，-OCH$_2$C$\underline{H}_3$)，3.62(2H，m，-OC$\underline{H}_2$CH$_3$)，2.75(3H，s，N-CH$_3$)，3.94(3H，s，8-OCH$_3$)，3.95(3H，s，7-OCH$_3$)，5.57(1H，s，H-6)，6.07(2H，s，-OCH$_2$O-)，7.18(1H，s，H-1)，7.68(1H，s，H-4)，7.20(1H，d，$J=9.0$Hz，H-9)，7.71(1H，d，$J=8.0$Hz，H-10)，7.83(1H，d，$J=8.4$Hz，H-11)，7.53(1H，d，$J=8.4$Hz，H-12)[1]。

^{13}C-NMR(CD$_3$OD，150MHz) δ：105.4(C-1)，148.0(C-2)，149.0(C-3)，101.2(C-4)，139.4(C-5)，132.6(C-5a)，87.5(C-6)，149.6(C-7)，153.5(C-8)，114.5(C-9)，120.8(C-10)，120.0(C-11)，124.8(C-12)，123.9(C-4a)，126.2(C-6a)，126.3(C-10a)，128.0(C-12a)，102.6(-OCH$_2$O-)，58.3(-O$\underline{C}$H$_2$CH$_3$)，61.9(-OCH$_3$)，56.5(-OCH$_3$)，40.9(-NCH$_3$)，18.4(-OCH$_2$$\underline{C}H_3$)。

【贮藏】 干燥、密闭、冷藏。

参考文献

[1] 杨秀伟. 实用天然产物手册——生物碱分册[M]. 北京：化学工业出版社，2005.

氯化两面针碱

Nitidine Chloride

【分子式及分子量】 $C_{21}H_{18}ClNO_4$;383.82

【来源】 芸香科植物两面针 *Zanthoxylum nitidum* DC. 的根。

【性状】 黄色细针状结晶。

本品溶于甲醇。

熔点:274~275℃。

【纯度检查】

薄层色谱

1. 薄层板 硅胶 G 板

展开剂 石油醚（60~90℃)-乙酸乙酯-乙醇-氨水（4:5:1:0.3)

检 识 紫外灯（365nm）下检视

2. 薄层板 硅胶 G 板

展开剂 甲苯-乙酸乙酯-甲醇-异丙醇-氨水（20:5:3:1:0.12)

检 识 紫外灯（365nm）下检视

高效液相色谱

色谱柱 Phenomenex C_8,$5\mu m$（4.6mm×250mm)

流动相 乙腈-0.02mol/L KH_2PO_4（30:70),1ml/min

检测波长 328nm

差示量热扫描法

起始温度 50℃,终点温度 300℃,升温速率 5℃/min

【结构鉴定】 UV λ_{max}^{MeOH}(nm):212,235,271,291,300,328,385。

IR ν_{max}^{KBr}(cm^{-1}):3404,1614,1504,1431,1284,1211,1036。

MS m/z:348[M—Cl]$^+$,333,318,290,247,167。

^{1}H-NMR(DMSO-d_6,600MHz) δ:4.05(3H,s,10-OCH$_3$),4.24(3H,s,11-OCH$_3$),4.91(3H,s,7-NCH$_3$),6.36(2H,s,H-15),7.79(1H,s,H-4),7.91(1H,s,H-9),8.38(1H,s,H-1),8.30(1H,d,J=8.4Hz,H-5),8.92(1H,d,J=9.6Hz,H-6),8.33(1H,s,H-12),9.89(1H,s,H-8)[1]。

^{13}C-NMR(DMSO-d_6,150MHz) δ:104.6(C-1),120.0(C-1a),148.4(C-2),148.8(C-3),105.8(C-4),132.1(C-5),132.5(C-5a),119.4(C-6),151.3(C-8),119.3(C-8a),108.7(C-9),151.5(C-10),158.3(C-11),102.7(C-12),130.0(C-12a),124.1(C-13),132.6(C-14),103.3(C-15),56.3(10-OCH$_3$),57.3(11-OCH$_3$),51.4(7-CH$_3$)。

【贮藏】 干燥、密闭。

参考文献

[1] 徐磊,牛筛龙,吴之琳等. 两面针中苯并菲啶类生物碱的研究[J]. 中草药,2009,40(4):538-540.

杜鹃素

Farrerol

【分子式及分子量】 $C_{17}H_{16}O_5$；300.31

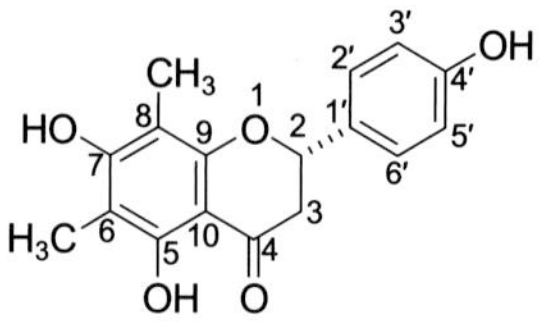

【来源】 杜鹃花科植物兴安杜鹃 *Rhodo-dendron dauricum* L. 叶，丽草科植物新西兰麻 *Phormiumtenax Forst.* 叶。

【性状】 白色粉末。

本品易溶于甲醇。

熔点：246.2～246.5℃。

【纯度检查】

薄层色谱

1. 薄层板　硅胶 G 板

展开剂　甲苯-乙酸乙酯-甲酸 (7：2：0.5) 上层液

检　识　1%AlCl₃ 乙醇溶液显色，105℃ 加热显色，紫外灯 (365nm) 下检视

2. 薄层板　硅胶 G 板

展开剂　正己烷-乙酸乙酯-甲醇 (5：5：0.2)

检　识　1%AlCl₃ 乙醇溶液显色，105℃ 加热显色，紫外灯 (365nm) 下检视

高效液相色谱

色谱柱　Agilent SB C₁₈，5μm (4.6mm×250mm)

流动相　甲醇-水 (60：40)，1ml/min

检测波长　295nm

【结构鉴定】 **UV** λ_{max}^{MeOH}(nm)：212，254，297，350。

IR ν_{max}^{KBr}(cm⁻¹)：3449，3254，1632，1607，1377，1196，1119，773。

EI-MS m/z：300[M]⁺，180，152。

¹H-NMR(CD₃OD,500MHz) δ：2.00(6H,m,6,8-CH₃),2.70(1H,m,H-3a),3.04(1H,m,H-3e),5.28(1H,m,H-2),6.84(2H,d,$J=7.5Hz$ H-3′,H-5′),7.32(2H,d,$J=7.5Hz$,H-2′,H-6′)。

¹³C-NMR(CD₃OD,125MHz) δ：80.0(C-2),44.1(C-3),198.4(C-4),159.3(C-5),104.1(C-6),164.1(C-7),103.3(C-8),160.3(C-9),104.8(C-10),131.6(C-1′),128.8(C-2′),116.3(C-3′),158.8(C-4′),116.3(C-5′),128.8(C-6′),8.1(6-CH₃),7.4(8-CH₃)。

【贮藏】 干燥、密闭。

β-谷甾醇

β-Sitosterol

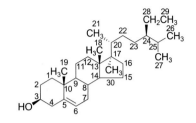

【异名】　植物甾醇

【分子式及分子量】　$C_{29}H_{50}O$；414.69

【来源】　豆科植物大豆 *Glycine max* （L.）
Merr. 的成熟种子。

【性状】　白色针晶。

本品不溶于甲醇，常温下微溶于
丙酮和乙醇，可溶于苯、三氯甲
烷、乙酸乙酯、石油醚、乙酸。

熔点：140℃[1]。

【纯度检查】

薄层色谱

1. 薄层板　硅胶 G 板

展开剂　环己烷-乙醚-乙酸乙酯（20：5.5：2.5）

检　识　10%硫酸乙醇溶液，105℃加热至斑点显色清晰，日光下检视

2. 薄层板　硅胶 G 板

展开剂　甲苯-三氯甲烷-丙酮（8：5：1）

检　识　10%硫酸乙醇溶液，105℃加热至斑点显色清晰，日光下检视

高效液相色谱

色谱柱　Agilent Inspire PHP，5μm（4.6mm×250mm）[1]

流动相　甲醇-水（90：10），流速 1ml/min

检测波长　210nm

【结构鉴定】　UV　λ_{max}^{MeOH}（nm）：206[2]。

IR　ν_{max}^{KBr}（cm^{-1}）：3450，2950，1485，1390，1050。

EI-MS　m/z：414$[M]^+$，396$[M-H_2O]^+$，381$[M-H_2O-CH_3]^{+[2]}$。

^{1}H-NMR（CDCl$_3$，600MHz）　δ：3.55（1H，m，H-3），5.36（1H，d，$J=4.8Hz$，H-6），1.01（3H，s，H-18），0.69（3H，s，H-19），0.82（3H，d，$J=6.6Hz$，H-21），0.83～0.84（6H，m，H-26，H-27），0.92（3H，t，$J=6.6Hz$，H-29）[3]。

^{13}C-NMR（CDCl$_3$，150MHz）　δ：39.8（C-1），31.7（C-2），71.8（C-3），45.8（C-4），140.7（C-5），121.7（C-6），31.7（C-7），33.9（C-8），50.1（C-9），36.5（C-10），23.1（C-11），40.0（C-12），42.3（C-13），56.1（C-14），21.1（C-15），29.2（C-16），56.8（C-17），11.9（C-18），19.8（C-19），37.3（C-20），18.8（C-21），26.1（C-22），28.3（C-23），42.3（C-24），31.9（C-25），21.1（C-26），19.4（C-27），24.3（C-28），12.0（C-29）[3]。

【贮藏】　干燥、密闭、避光。

参考文献

[1] 尹君，胡鹏辉，舒畅. 高效液相色谱法同时检测油脂类药用辅料中胆甾醇、豆甾醇和 β-谷甾醇的含量[J]. 中南药学，2022，20（3）：609-612.

[2] 国家医药管理局中草药情报中心站编. 植物有效成分手册[M]. 北京：人民卫生出版社，1986：968.

[3] 董玉，王宏伟，陈朝军等. 文冠木化学成分的研究[J]. 北京中医药大学学报，2008，31（12）：844-846.

隐丹参酮
Cryptotanshinone

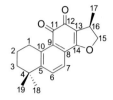

【分子式及分子量】 $C_{19}H_{20}O_3$；296.36

【来源】 唇形科植物丹参 *Salvia miltior-rhiza* Bunge 的根。

【性状】 橙色针状结晶。

本品溶于甲醇、乙醇、苯、乙醚，易溶于丙酮、三氯甲烷。

熔点：189～191℃。

【纯度检查】

薄层色谱

1. 薄层板 硅胶 G 板

展开剂 苯-乙酸乙酯 (19∶1)

检 识 可见光下检视

2. 薄层板 硅胶 G 板

展开剂 石油醚 (60～90℃)-乙酸乙酯 (8∶2)

检 识 可见光下检视

高效液相色谱

色谱柱 Angilent C_{18}，$5\mu m$ (4.6mm×250mm)

流动相 甲醇-水 (75∶25)，1ml/min

检测波长 270nm

差示量热扫描法

起始温度 50℃，终点温度 300℃，升温速率 5℃/min

【结构鉴定】 UV λ_{max}^{MeOH}(nm)：358，291，263，218。

IR ν_{max}^{KBr}(cm^{-1})：2940，1690，1650，1620，1460，1169，940。

FAB-MS m/z：296[M]$^+$。

^{1}H-NMR(CD$_3$OD,600MHz) δ:3.20(2H,t,$J=6.6$Hz,H-1),1.85(2H,m,H-2),1.71(2H，m,H-3),7.80(1H,d,$J=7.8$Hz,H-6),7.58(1H,d,$J=8.4$Hz,H-7),3.59(1H,m,H-16),4.46(1H,dd,$J=6.6,9.0$Hz,H-15),5.00(1H,t,$J=9.0$Hz,H-15),1.36(3H,d,$J=9.5$Hz,H-17),1.35(3H,brs,H-18),1.35(3H,brs,H-19)。

^{13}C-NMR(CD$_3$OD,150MHz) δ:31.0(C-1),20.3(C-2),39.1(C-3),36.0(C-4),154.0(C-5),134.4(C-6),124.1(C-7),127.7(C-8),129.5(C-9),144.8(C-10),185.4(C-11),177.0(C-12),119.6(C-13),173.6(C-14),35.9(C-16),83.3(C-15),18.9(C-17),32.3(C-18),32.3(C-19)[1]。

【贮藏】 干燥、密闭。

参考文献

[1] Majid Sairafianpour, Jette Christensen, Dan Stærk, et al. Leishmanicidal, Antiplasmodial, and Cytotoxic Activity of Novel Diterpenoid 1,2-Quinones from Perovskia abrotanoides：New Source of Tanshinones[J]. Journal of natural products. 2001, 64: 1398-1403.

原阿片碱
Protopine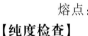

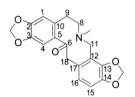

【分子式及分子量】 $C_{20}H_{19}NO_5$；353.37

【来源】 罂粟科植物伏生紫堇 *Corydalis decumbens*（Thunb.）pers. 的干燥块茎。

【性状】 无色块状结晶。

本品溶于乙醚、三氯甲烷，几乎不溶于水。

熔点：204～207℃。

【纯度检查】

薄层色谱

1. 薄层板　硅胶 G 板

展开剂　三氯甲烷-丙酮-甲醇-浓氨（20：2：1：0.1）

检　识　碘-碘化铋钾显色后，日光下检视

2. 薄层板　硅胶 G 板

展开剂　乙醚-环己烷-甲醇（5：2：0.5）

检　识　碘-碘化铋钾显色后，日光下检视

高效液相色谱

色谱柱　Aichrom Hypersil C_{18}，5μm（4.6mm×150mm）

流动相　甲醇-1%三乙胺（40：60），1ml/min

检测波长　290nm

差示量热扫描法

起始温度50℃，终点温度260℃，升温速率8℃/min

【结构鉴定】 **UV** λ_{max}^{MeOH}(nm)：206，240，288。

IR ν_{max}^{KBr}(cm^{-1})：2947，2891，2837，1657（C=O），1614，1498（芳环），1454，1365，1228，1084，1043，939，887，787。

ESI-MS m/z：354[M+H]$^+$。

^{1}**H-NMR**(CDCl$_3$，600MHz) δ：6.64(1H，s，H-4)，6.65-6.69(2H，m，H-15，16)，6.90(1H，s，H-1)，5.92，5.95(各2H，s，-OC$\underline{H}_2$O-)，1.92(3H，s，-N$\underline{H}_3$)。

^{13}**C-NMR**(CDCl$_3$，150MHz) δ：110.5(C-1)，148.0(C-2)，146.3(C-3)，108.2(C-4)，132.8(C-5)，195.0(C-6)，57.8(C-8)，31.8(C-9)，136.2(C-10)，50.8(C-11)，117.9(C-12)，146.0(C-13)，145.9(C-14)，106.7(C-15)，125.1(C-16)，129.0(C-17)，46.5(C-18)，41.5(-NCH$_3$)，101.2，100.8(2×-OC$\underline{H}_2$O-)。

【贮藏】 冷藏。

脱水穿心莲内酯

Dehydroandrographolide

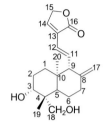

【分子式及分子量】 $C_{20}H_{28}O_4$；332.43

【来源】 爵床科植物穿心莲 *Andrographis paniculata* 的干燥地上部分。

【性状】 白色结晶。

本品易溶于乙醇、丙酮，可溶于三氯甲烷，微溶于苯，几乎不溶于水。

熔点：202～204℃。

【纯度检查】

薄层色谱

1. 薄层板 硅胶 GF_{254} 板

展开剂 三氯甲烷-乙酸乙酯-甲醇 (4∶3∶0.4)

检 识 10％硫酸乙醇液，紫外灯 (254nm) 及日光下检视

2. 薄层板 硅胶 GF_{254} 板

展开剂 三氯甲烷-丙酮 (1.5∶7.5)

检 识 10％硫酸乙醇液，紫外灯 (254nm) 及日光下检视

高效液相色谱

色谱柱 Agilent TC C_{18}，$5\mu m$ (4.6mm×250mm)

流动相 甲醇-水 (60∶40)，1ml/min

检测波长 254nm

差示量热扫描法

起始温度50℃，终点温度300℃，升温速率5℃/min

【结构鉴定】 UV λ_{max}^{MeOH}(nm)：250，207。

IR ν_{max}^{KBr}(cm^{-1})：3312，3080，1740，1637，885。

EI-MS m/z：332[M]$^+$。

^{1}H-NMR(CDCl$_3$，600MHz) δ：3.46(1H,dd,J=4.2,11.4Hz,H-3)，6.86(1H,dd,J=10.2,16.2Hz,H-11)，6.10(1H,d,J=16.2Hz,H-12)，7.15(1H,brs,H-14)，4.79(2H,brs,H-15)，4.50(1H,brd,J=1.2Hz,H-17)，4.76(1H,brd,J=1.2Hz,H-17)，3.33(1H,d,J=10.8Hz,H-18)，4.20(1H,d,J=11.4Hz,H-18)，1.24(3H,s,H-19)，0.79(3H,s,H-20)[1~2]。

^{13}C-NMR(CDCl$_3$，150MHz) δ：38.5(C-1)，28.3(C-2)，81.1.6(C-3)，43.2(C-4)，54.9(C-5)，23.2(C-6)，36.8(C-7)，148.3(C-8)，61.9(C-9)，38.8(C-10)，136.2(C-11)，121.3(C-12)，129.5(C-13)，143.1(C-14)，69.9(C-15)，172.5(C-16)，109.4(C-17)，64.4(C-18)，22.9(C-19)，16.1(C-20)[1~2]。

【贮藏】 干燥、密闭、冷藏。

参考文献

[1] Dajing Fan, Xiaoyun Wu, Guowei Qin. ^{13}C-Nuclear Magnetic Resonance Spectra of Some Andrographolide Derivatives[J]. Phytochemical analysis，1995，6：262-264.

[2] Takakuni Matsuda, Masanori Kuroyanagi, Satoko Sugiyama, et al. Cell Differentiation-Inducing Diterpenes from Andrographis paniculata NEES[J]. Chemical and Pharmaceutical Bulletin，1994，42 (6)：1216-1225.

丹参素钠

Sodium Danshensu

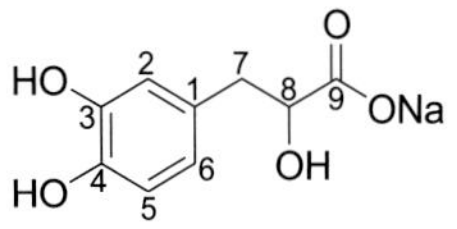

【分子式及分子量】　$C_9H_9O_5Na$；220.15

【来源】　唇形科植物丹参 *Salvia miltior-rhiza* Bge 的根。

【性状】　白色粉末。

本品溶于甲醇、水，不溶于三氯甲烷、乙醚。

熔点：255～258℃。

【纯度检查】

薄层色谱

1. 薄层板　硅胶 G 板

展开剂　三氯甲烷-丙酮-甲酸 (25∶10∶4)

检　识　用氨蒸汽熏蒸显色后于日光及紫外灯 (366nm) 下检视

2. 薄层板　硅胶 G 板

展开剂　甲苯-乙酸乙酯-甲酸 (8∶6∶0.8)

检　识　用氨蒸汽熏蒸显色后于日光及紫外灯 (366nm) 下检视

高效液相色谱

色谱柱　Dimansil™ C_{18}，$5\mu m$ (4.6mm×250mm)

流动相　乙腈-0.1%磷酸 (13∶87)，1ml/min

检测波长　220nm

差示量热扫描法

起始温度50℃，终点温度300℃，升温速率5℃/min

【结构鉴定】　**UV**　λ_{max}^{MeOH}(nm)：282.4。

IR　ν_{max}^{KBr}(cm^{-1})：3475，1529，1469，1567，1396。

ESI-MS　m/z：219，197，179，151，135，123。

^{1}H-NMR(D_2O,600MHz)　δ：6.82(1H,brs,H-2)，6.73(1H,d,$J=9.6$Hz,H-5)，6.86(1H,d,$J=9.6$Hz,H-6)，2.77(1H,dd,$J=9.0$,16.8Hz,H-7)，2.98(1H,dd,$J=16.8$,4.2Hz,H-7)，4.20(1H,dd,$J=4.2$,8.4Hz,H-8)。

^{13}C-NMR(D_2O,150MHz)　δ：133.8(C-1)，124.7(C-2)，146.5(C-3)，145.2(C-4)，119.0(C-5)，120.0(C-6)，42.4(C-7)，76.3(C-8)，183.6(C-9)[1]。

【贮藏】　干燥、密闭。

参考文献

[1] 魏峰，王双明，黄芝娟等. 丹参素钠碳氢信号的归属[J]. 中草药，2001，32 (12)：1072-1073.

水飞蓟宾

Silybin

【分子式及分子量】 $C_{25}H_{22}O_{10}$；482.44

【来源】 菊科植物水飞蓟 *Silybum marianum* (L.) Gaertn. 的干燥成熟果实。

【性状】 白色絮状结晶。

本品易溶于丙酮、乙酸乙酯、甲醇、乙醇，略溶于三氯甲烷，几乎不溶于水。

熔点：158℃。

【纯度检查】

薄层色谱

1. 薄层板　硅胶 G 板

展开剂　三氯甲烷-甲醇（9∶1）

检　识　2%三氯化铁乙醇液，日光下检视

2. 薄层板　硅胶 G 板

展开剂　三氯甲烷-乙酸乙酯（7∶3）

检　识　2%三氯化铁乙醇液，日光下检视

高效液相色谱

色谱柱　Alltima C_{18}，$5\mu m$（4.6mm×250mm）

流动相　甲醇-3%冰醋酸（50∶50），1ml/min

检测波长　287nm

差示量热扫描法

起始温度50℃，终点温度300℃，升温速率5℃/min

【结构鉴定】 UV λ_{max}^{MeOH}(nm)：288，322。

IR ν_{max}^{KBr}(cm^{-1})：3420，1620，1502，1458，1358，1265，1182，1160，1140，1122，1077，1032，1016，994，847，825，810，785。

EI-MS m/z：482[M]$^+$，180，153，137。

^{1}H-NMR(DMSO-d_6,600MHz) δ：5.09(1H,d,$J=11.4$Hz,H-2)，4.63(1H,m,H-3)，5.91(1H,d,$J=1.2$Hz,H-6)，5.86(1H,dd,$J=2.4,3.0$Hz,H-8)，7.09(1H,dd,$J=1.8,5.4$Hz,H-2′)，7.02(1H,m,H-5′)，6.98(1H,dd,$J=1.8,7.8$Hz,H-6′)，7.00(1H,m,H-2″)，6.81(1H,d,$J=8.4$Hz,H-5″)，6.87(1H,d,$J=8.4$Hz,H-6″)，4.17(1H,d,$J=7.8$Hz,α-H)，4.91(1H,m,β-H)，3.55(1H,m,γ-H)，3.35(1H,m,γ-H)，3.78(3H,s,3″-OCH$_3$)，5.81(1H,d,$J=6.6$Hz,3-OH)，11.89(1H,s,5-OH)，10.83(1H,s,7-OH)，9.14(1H,s,4″-OH)，4.96(1H,t,$J=4.8$Hz,γ-OH)[1]。

^{13}C-NMR(DMSO-d_6,150MHz) δ：82.5(C-2)，71.5(C-3)，197.8(C-4)，163.3(C-5)，96.0(C-6)，166.8(C-7)，95.0(C-8)，162.5(C-9)，100.5(C-10)，130.0(C-1′)，116.3(C-2′)，143.2(C-3′)，143.6(C-4′)，116.5(C-5′)，121.3(C-6′)，78.1(C-α)，75.8(C-β)，60.2(C-γ)，127.5(C-1″)，111.7(C-2″)，147.6(C-3″)，147.0(C-4″)，115.3(C-5″)，120.5(C-6″)，55.7(-OCH$_3$)[1]。

【贮藏】 冷藏。

参考文献

[1] Hanan S Althagafy, Tyler N Graf, Arlene A Sy-Cordero, et al. Semisynthesis, cytotoxicity, antiviral activity, and drug interaction liability of 7-O-methylated analogues of flavonolignans from milk thistle[J]. Bioorganic & Medicinal Chemistry, 2013, 21: 3919-3926.

五味子醇甲

Schisandrin

【分子式及分子量】 $C_{24}H_{32}O_7$；432.51

【来源】 木兰科植物北五味子 *Schisandra chinensis*（Turcz.）Baill. 的种子。

【性状】 白色结晶性粉末。

溶于甲醇、乙醇。

熔点：133℃。

【纯度检查】

薄层色谱

1. 薄层板 硅胶 GF_{254} 板

展开剂 甲苯-乙酸乙酯-甲酸（15：5：2）

检 识 紫外灯（254nm）下检视

2. 薄层板 硅胶 GF_{254} 板

展开剂 正丁醇-乙酸-水（4：1：10）上层液

检 识 紫外灯（254nm）下检视

高效液相色谱

色谱柱 Agilent C_{18}，$5\mu m$（4.6mm×250mm）

流动相 甲醇-水（65：35），流速 1ml/min

检测波长 254nm

【结构鉴定】 UV λ_{max}^{MeOH}(nm)：217，251，280。

IR ν_{max}^{KBr}(cm^{-1})：3516，2399，1597，1493，1404，1111。

EI-MS m/z：432[M]$^+$，330。

^{1}H-NMR(CDCl$_3$,600MHz) δ：6.61(1H,s,H-4)，2.67(2H,m,H-6)，1.88(1H,m,H-7)，2.39(2H,dd,$J=$4.8,14.4Hz,H-9)，6.53(1H,s,H-11)，1.25(3H,s,H-17)，0.83(3H,d,$J=7.2$Hz,H-18)，3.90(3H,s,-OCH$_3$)，3.89(3H,s,-OCH$_3$)，3.88(3H,s,-OCH$_3$)，3.87(3H,s,-OCH$_3$)，3.59(3H,s,-OCH$_3$)，3.58(3H,s,-OCH$_3$)[1]。

^{13}C-NMR(CDCl$_3$,150MHz) δ：140.9(C-1)，134.1(C-2)，152.0(C-3)，110.2(C-4)，132.0(C-5)，34.5(C-6)，42.1(C-7)，72.0(C-8)，41.0(C-9)，132.0(C-10)，110.6(C-11)，151.8(C-12)，140.4(C-13)，134.1(C-14)，110.6(C-15)，122.9(C-16)，30.0(C-17)，16.0(C-18)，60.8(C-19)，61.1(C-20)，56.1(C-21)，56.2(C-22)，61.1(C-23)，60.8(C-24)[1]。

【贮藏】 冷藏。

参考文献

[1] JungNo Lee, Hwa Sun Ryu, Jae-Moon Kim, et al. Anti-melanogenic effect of gomisin N from Schisandra chinensis (Turcz.) Baillon (Schisandraceae) in melanoma cells[J]. Archives of Pharmacal Research, 2017, 40 (7)：807-817.

虫草素
Cordycepin

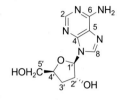

【分子式及分子量】 $C_{10}H_{13}N_5O_3$；251.24

【来源】 蛹虫草 *Cordyceps militaris*（Linn. et Fr.）Link 人工培养品。

【性状】 白色粉末。

溶于乙酸乙酯、三氯甲烷等。

熔点：238～239℃。

【纯度检查】

薄层色谱

1. 薄层板 硅胶 GF_{254} 板

展开剂 三氯甲烷-乙酸乙酯-异丙醇-水-氨水（8：2：6：0.3：0.2）

检 识 紫外灯（254nm）下检视

2. 薄层板 硅胶 GF_{254} 板

展开剂 乙酸乙酯-甲醇-氨水（80：20：5）

检 识 紫外灯（254nm）下检视

高效液相色谱

色谱柱 Agilent Zorbax SB C_{18}，$5\mu m$（4.6mm×250mm）

流动相 甲醇-磷酸盐缓冲溶液（12：88），流速1ml/min

检测波长 260nm

【结构鉴定】 UV λ_{max}^{MeOH}(nm)：208，260。

IR ν_{max}^{KBr}(cm^{-1})：3140，2922，1675，1608，1478，1420，1298，1208，1059，978，932，838，725。

EI-MS m/z：251[M]$^+$，135，234，221，178，164。

^{1}H-NMR(D_2O,600MHz) δ：8.13(1H,s,H-2)，8.26(1H,s,H-8)，6.01(1H,d,$J=$2.4Hz,H-1′)，2.32(1H,m,H-3′)，2.21(1H,m,H-3′)，4.62(1H,m,H-4′)，3.94(1H,dd,$J=3$,13.2Hz,H-5′)，3.73(1H,dd,$J=4.2$,12.6Hz,H-5′)[1]。

^{13}C-NMR(D_2O,150MHz) δ：152.4(C-2)，155.4(C-4)，118.7(C-5)，148.1(C-6)，139.7(C-8)，90.9(C-1′)，74.9(C-2′)，33.0(C-3′)，81.3(C-4′)，62.7(C-5′)[1]。

【贮藏】 避光、冷藏。

参考文献

[1] 燕心慧，齐秋月，汪世华等. 蛹虫草子实体活性成分的分离鉴定[J]. 菌物学报，2016，35（5）：605-610.

湖贝甲素

Hupehenine

【分子式及分子量】 $C_{27}H_{45}NO_2$；415.65

【来源】 百合科植物湖北贝母 *Fritillaria hupehensis* 的干燥鳞茎。

【性状】 白色针状结晶。

本品溶于甲醇。

熔点：181～182℃。

比旋度：$[\alpha]_D^{20}-41°$ （$c=0.16$，CH_3OH）。

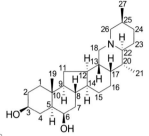

【纯度检查】

薄层色谱

1. 薄层板 硅胶 G 板

展开剂 甲苯-乙醚-乙酸乙酯-二乙胺 （3：3：4：1）

检 识 稀碘化铋钾试液，日光下检视

2. 薄层板 硅胶 G 板

展开剂 乙酸乙酯-甲醇-浓氨 （17：2：1）

检 识 稀碘化铋钾试液，日光下检视

高效液相色谱

色谱柱 Phenomenex C_{18}，$5\mu m$ （4.6mm×250mm）

流动相 A：乙腈-甲醇-二乙胺 （60：40：0.05）。B：水。流动相 A：流动相 B （88：12），1ml/min

检 测 蒸发光散射检测，漂移管温度100℃，氮气流速2.0L/min

差示量热扫描法

起始温度50℃，终点温度300℃，升温速率5℃/min

【结构鉴定】 UV λ_{max}^{MeOH}（nm）：201。

IR ν_{max}^{KBr}（cm^{-1}）：3379，2931，1466，1446，1358，1053，1032，1016。

ESI-MS m/z：415$[M]^+$，218，178，164。

^{1}**H-NMR**（$CDCl_3$，600MHz） δ：0.83（3H,d,$J=7.2$Hz,H-21），1.01（3H,s,H-19），1.08（3H,d,$J=6.6$Hz,H-27），3.66（2H,m,H-3,6）[1]。

^{13}**C-NMR**（$CDCl_3$，150MHz） δ：39.4（C-1），31.3（C-2），72.0（C-3），34.7（C-4），47.9（C-5），73.3（C-6），39.5（C-7），36.6（C-8），57.8（C-9），35.5（C-10），30.7（C-11），39.4（C-12），39.1（C-13），41.1（C-14），28.6（C-15），17.7（C-16），41.5（C-17），59.2（C-18），15.8（C-19），38.8（C-20），14.8（C-21），62.4（C-22），24.9（C-23），30.2（C-24），28.4（C-25），61.8（C-26），18.3（C-27）[2]。

【贮藏】 冷藏。

参考文献

[1] 濮全龙，徐朋. 新贝母碱-湖贝甲素的质谱分析[J]. 科学通报，1983，13（8）：1145.

[2] 阮汉利，张勇慧，吴继洲. 湖北产贝母属植物生物碱成分研究进展[J]. 天然产物研究开发，2002，14（3）：80-88.

异鼠李素
Isorhamnetin

【分子式及分子量】 $C_{16}H_{12}O_7$；316.26

【来源】 银杏科植物银杏 *Ginkgo biloba* L. 的叶。

【性状】 黄色粉末。

本品易溶于甲醇。

熔点：305～307℃。

【纯度检查】

薄层色谱

1. 薄层板　硅胶 G 板

展开剂　甲苯-乙酸乙酯-甲酸 (5：4：1)

检　识　三氯化铝试液显色后紫外灯 (366nm) 下检视

2. 薄层板　硅胶 G 板

展开剂　甲苯-丁酮-甲酸 (5：3：1)

检　识　三氯化铝试液显色后紫外灯 (366nm) 下检视

高效液相色谱

色谱柱　Agilent SB C_{18}，10μm (4.6mm×250mm)

流动相　甲醇-0.4%磷酸 (63：37)，1ml/min

检测波长　360nm

【结构鉴定】 UV λ_{max}^{MeOH}(nm)：206，254，270，300，325，368。

IR ν_{max}^{KBr}(cm^{-1})：3280，2930，2850，1660，1610，1562，1515。

ESI-MS m/z：316[M+H]$^+$，301[M+H-CH$_3$]$^+$。

^{1}H-NMR(DMSO-d_6，600MHz) δ：7.75(1H,d,J=1.8Hz,H-2$'$),6.94(1H,d,J=10.2Hz,H-5$'$),7.69(1H,dd,J=2.4,10.2Hz,H-6$'$),6.47(1H,d,J=2.4Hz,H-8),6.19(1H,d,J=2.4Hz,H-6),3.83(3H,s,-OCH$_3$),9.41(1H,s,3-OH),9.72(1H,s,4$'$-OH),10.74(1H,s,7-OH),12.72(1H,s,5-OH)[1]。

^{13}C-NMR(DMSO-d_6，150MHz) δ：147.3(C-2),135.8(C-3),175.8(C-4),156.1(C-5),98.2(C-6),163.9(C-7),93.6(C-8),160.7(C-9),103.0(C-10),121.9(C-1$'$),115.5(C-2$'$),146.6(C-3$'$),148.8(C-4$'$),111.7(C-5$'$),121.7(C-6$'$),55.8(-OCH$_3$)[1]。

【贮藏】 冷藏。

参考文献

[1] 刘兴宽. 中华补血草的化学成分研究[J]. 中草药，2011，42 (2)：230-233.

山柰酚

Kaempferol

【异名】 山柰黄素、山柰黄酮醇、Swartziol、Trifolitin

【分子式及分子量】 $C_{15}H_{10}O_6$；286.23

【来源】 姜科植物山柰 *Kaempferia galanga* L. 的干燥根茎。

【性状】 黄色粉末。

本品易溶于甲醇、乙醇等。

熔点：276～278℃。

【纯度检查】

薄层色谱

1. 薄层板 硅胶 G 板

   展开剂 甲苯-甲酸乙酯-甲酸（5∶4∶1）

   检 识 3%三氯化铝乙醇溶液，热风吹干，置紫外灯（365nm）下检视

2. 薄层板 聚酰胺薄膜

   展开剂 丙酮-甲醇-36%乙酸（4∶1∶2）

   检 识 3%三氯化铝乙醇溶液，热风吹干，置紫外灯（365nm）下检视

高效液相色谱

   色谱柱 Phenomenex ODS，$5\mu m$（4.6mm×250mm）

   流动相 甲醇-0.4%磷酸溶液（65∶35），1ml/min

   检测波长 360nm

【结构鉴定】 UV λ_{max}^{MeOH}(nm)：366，323，267，227，201。

IR ν_{max}^{KBr}(cm^{-1})：3322，1660，1614，1509，1379，1317，1253，1176，1089，1008，977，883，818。

EI-MS m/z：286[M]$^+$，258[M－CO]$^+$，241[M－CO－OH]$^+$，153，136，121，105。

^{1}H-NMR(CD$_3$OD,600MHz) δ：8.08(2H,d,J＝10.8Hz,H-2′,6′)，6.92(2H,d,J＝10.8Hz,H-3′,5′)，6.39(1H,d,J＝2.4Hz,H-8)，6.19(1H,d,J＝2.4Hz,H-6)[1]。

^{13}C-NMR(CD$_3$OD,150MHz) δ：148.2(C-2)，137.2(C-3)，177.5(C-4)，160.7(C-5)，99.4(C-6)，165.7(C-7)，94.6(C-8)，158.4(C-9)，104.7(C-10)，123.9(C-1′)，130.8(C-2′)，116.5(C-3′)，162.6(C-4′)，116.5(C-5′)，130.8(C-6′)[1]。

【贮藏】 冷藏。

参考文献

[1] Xiu-Yun Zhang, Jing Shen, Yu Zhou, et al. Insecticidal constituents from Buddlej aalbiflora Hemsl[J]. Natural Product Research, 2017, 31 (12)：1446-1449.

银杏内酯 A

Ginkgolide A

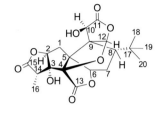

【分子式及分子量】 $C_{20}H_{24}O_9$；408.40

【来源】 银杏科植物银杏 *Ginkgo biloba* L. 的叶、根皮。

【性状】 白色细粒状结晶。

本品易溶于甲醇、丙酮，不溶于水。

熔点：300℃以上降解。

【纯度检查】

薄层色谱

1. 薄层板　硅胶 G 板

展开剂　环己烷-丙酮-甲醇 (2.5∶3.5∶0.2)

检　识　醋酐蒸气熏 15min 后，紫外灯 (365nm) 下检视

2. 薄层板　硅胶 G 板

展开剂　甲苯-乙酸乙酯-丙酮-甲醇 (5∶2.5∶2.5∶0.3)

检　识　醋酐蒸气熏 15min 后，紫外灯 (365nm) 下检视

高效液相色谱

色谱柱　Platinum C_{18}，$5\mu m$ (4.6mm×150mm)

流动相　甲醇-水 (22∶78)

检　测　蒸发光散射检测器，漂移管温度 105℃，氮气流速 2.2L/min

【结构鉴定】 **UV** λ_{max}^{MeOH}(nm)：204。

IR ν_{max}^{KBr}(cm^{-1})：3494，3255，1802，1763，1361，1330，1138，1045。

EI-MS m/z：408[M]$^+$。

^{1}H-NMR(DMSO-d_6,600MHz)　δ：2.76(1H,dd,J=7.2,15Hz,H-1)，1.82(1H,dd,J=8.4,15.6Hz,H-1)，4.84(1H,t,J=7.8Hz,H-2)，2.04(2H,m,H-7)，1.72(1H,dd,J=7.8,11.4Hz,H-8)，4.94(2H,m,H-6,10)，2.95(1H,q,J=7.2Hz,H-14)，1.12(3H,d,J=7.2Hz,H-16)，6.01(1H,s,H-12)，1.01(9H,s,H-18,19,20)，6.80(1H,d,J=4.8Hz,10-OH)，6.35(1H,s,3-OH)$^{[1,2]}$。

^{13}C-NMR(DMSO-d_6,150MHz)　δ：35.9(C-1)，85.1(C-2)，86.1(C-3)，100.2(C-4)，68.1(C-5)，87.7(C-6)，36.3(C-7)，48.6(C-8)，66.8(C-9)，68.7(C-10)，174.3(C-11)，109.5(C-12)，170.8(C-13)，40.4(C-14)，176.6(C-15)，8.2(C-16)，31.9(C-17)，28.9(C-18,19,20)$^{[1,2]}$。

【贮藏】 冷冻、避光。

参考文献

[1] 楼凤昌，凌娅，唐于平等. 银杏萜内酯的分离、纯化和结构鉴定[J]. 中国天然药物，2004，2 (1)：11-15.

[2] 赵金龙，刘培，段金廒等. 银杏根皮化学成分研究（I）[J]. 中草药，2013，44 (10)：1245-1247.

银杏内酯 B

Ginkgolide B

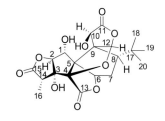

【分子式及分子量】 $C_{20}H_{24}O_{10}$ ；424.40

【来源】 银杏科植物银杏 *Ginkgo biloba* L. 叶的提取物。

【性状】 白色粉末。

本品易溶于甲醇、丙酮，不溶于水。

熔点：300℃以上降解。

【纯度检查】

薄层色谱

1、薄层板 硅胶 G 板

展开剂 环己烷-丙酮-甲醇 （2.5：3.5：0.2）

检 识 醋酐蒸气显色后，紫外灯 （365nm） 下检视

2.薄层板 硅胶 G 板

展开剂 甲苯-乙酸乙酯-丙酮-甲醇 （5：2.5：2.5：0.3）

检 识 醋酐蒸气显色后，紫外灯 （365nm） 下检视

高效液相色谱

色谱柱 Platinum C_{18} ，5μm （4.6mm×250mm）

流动相 甲醇-水 （27：73），1ml/min

检 测 蒸发光散射检测器，漂移管温度 105℃，氮气流速 2.8L/min

【结构鉴定】 UV λ_{max}^{MeOH} (nm)：217。

IR ν_{max}^{KBr} (cm^{-1})：3452 (-OH)，2970，1793，1780 (C=O)，1360，1246，1176，1132，1093，1070，945。

EI-MS m/z：424[M]$^+$。

^{1}H-NMR(DMSO-d_6,600MHz) δ：4.04(1H,dd,$J=3.6,7.2$Hz,H-1)，4.64(1H,d,$J=4.8$Hz,H-2)，5.30(1H,d,$J=4.2$Hz,H-6)，1.95(1H,m,H-7)，2.14(1H,dd,$J=4.2,13.2$Hz，H-7)，1.73(1H,dd,$J=4.8,14.4$Hz,H-8)，5.01(1H,d,$J=6$Hz,H-10)，2.85(1H,q,$J=7.2$Hz,H-14)，1.11(3H,d,$J=7.2$Hz,H-16)，6.06(1H,s,H-12)，1.02(9H,s,H-18,19,20)，7.44(1H,d,$J=5.4$Hz,10-OH)，6.45(1H,s,3-OH)[1,2]。

^{13}C-NMR(DMSO-d_6,150MHz) δ：73.7(C-1)，91.8(C-2)，82.9(C-3)，98.4(C-4)，71.7(C-5)，78.6(C-6)，36.6(C-7)，48.5(C-8)，67.4(C-9)，69.0(C-10)，173.9(C-11)，109.6(C-12)，170.2(C-13)，41.5(C-14)，176.4(C-15)，7.8(C-16)，31.9(C-17)，28.9(C-18,19,20)[1,2]。

【贮藏】 冷冻、避光。

参考文献

[1] 楼凤昌，凌娅，唐于平等.银杏萜内酯的分离、纯化和结构鉴定[J].中国天然药物，2004，2 (1)：11-15.

[2] 赵金龙，刘培，段金廒等.银杏根皮化学成分研究 (Ⅰ) [J].中草药，2013，44 (10)：1245-1247.

银杏内酯 C
Ginkgolide C

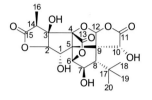

【分子式及分子量】 $C_{20}H_{24}O_{11}$；440.40

【来源】 银杏科植物银杏（*Ginkgo biloba* L.）叶等提取物。

【性状】 白色粉末。

本品易溶于甲醇。

熔点：300℃。

【纯度检查】

薄层色谱

1. 薄层板 硅胶 G 板

展开剂 甲苯-乙酸乙酯-丙酮-甲醇 （5∶2.5∶2.5∶0.3）

检 识 醋酐蒸气熏 30min，140～160℃加热 30min，紫外灯 （366nm） 下检视

2. 薄层板 硅胶 G 板

展开剂 乙酸乙酯-甲苯-丙酮-正己烷 （4∶4∶1∶1）

检 识 醋酐蒸气熏 30min，140～160℃加热 30min，紫外灯 （366nm） 下检视

高效液相色谱

色谱柱 Agilent C_{18}，5μm （4.6mm×250mm）

流动相 ［甲醇-四氢呋喃 （25∶10）］-水 （30∶70）

检 测 蒸发光散射检测器，漂移管温度 105℃，氮气流速 2.6L/min

差示量热扫描法

起始温度 50℃，终点温度 300℃，升温速率 5℃/min

【结构鉴定】 UV λ_{max}^{MeOH}(nm)：201，220。

IR ν_{max}^{KBr}(cm^{-1})：3580，3500，3396，1650，1785，1136，1101，935。

EI-MS m/z：440[M]$^+$，422，396。

^{1}H-NMR(DMSO-d_6，600MHz) δ：3.99(1H,dd,$J=3.6$,7.2Hz,H-1)，4.62(1H,d,$J=7.2$Hz,H-2)，4.96(1H,d,$J=4.2$Hz,H-6)，4.06(1H,m,H-7)，1.55(1H,d,$J=12.6$Hz,H-8)，4.99(1H,d,$J=6.0$Hz,H-10)，2.83(1H,q,$J=6.6$Hz,H-14)，1.11(3H,d,$J=7.2$Hz,H-16)，6.09(1H,s,H-12)，1.08(9H,s,H-18，19，20)，7.52(1H,d,$J=5.4$Hz,10-OH)，5.64(1H,d,$J=6$Hz,7-OH)，6.45(1H,s,3-OH)[1,2]。

^{13}C-NMR(DMSO-d_6，150MHz) δ：73.6(C-1)，91.8(C-2)，82.8(C-3)，98.2(C-4)，66.3(C-5)，79.0(C-6)，73.9(C-7)，48.9(C-8)，63.7(C-9)，68.9(C-10)，173.8(C-11)，109.4(C-12)，170.5(C-13)，41.5(C-14)，176.3(C-15)，7.9(C-16)，31.9(C-17)，28.9(C-18，19，20)[1,2]。

【贮藏】 冷冻。

参考文献 ⋯⋯⋯

[1] 楼凤昌, 凌娅, 唐于平等. 银杏萜内酯的分离、纯化和结构鉴定[J]. 中国天然药物, 2004, 2 (1)：11-15.

[2] 赵金龙, 刘培, 段金廒等. 银杏根皮化学成分研究 （Ⅰ）[J]. 中草药, 2013, 44 (10)：1245-1247.

白果内酯

Bilobalide

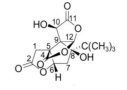

【分子式及分子量】 $C_{15}H_{18}O_8$；326.30

【来源】 银杏叶 *Ginkgo biloba* L. 的干燥叶。

【性状】 白色细粒状结晶。

本品易溶于甲醇。

熔点：248~250℃。

【纯度检查】

薄层色谱

1. 薄层板 硅胶 G 板

展开剂 甲苯-乙酸乙酯-丙酮-甲醇 （5∶2.5∶2.5∶0.3）

检 识 醋酐蒸气熏 15min，140~160℃加热 30min，紫外灯 （365nm） 下检视

2. 薄层板 硅胶 G 板

展开剂 环己烷-丙酮-甲醇 （2.5∶3.5∶0.2）

检 识 醋酐蒸气熏 15min，140~160℃加热 30min，紫外灯 （365nm） 下检视

高效液相色谱

色谱柱 AichromBond AQ C_{18}，$5\mu m$ （4.6mm×250mm）

流动相 甲醇-四氢呋喃-水 （25∶10∶65），1ml/min

检 测 蒸发光散射检测器，漂移管温度：105℃，氮气流速：2.6L/min

差示量热扫描法

起始温度 50℃，终点温度 300℃，升温速率 5℃/min

【结构鉴定】 **UV** λ_{max}^{MeOH}(nm)：201。

IR ν_{max}^{KBr}(cm^{-1})：3435，2964，1792，1774，1171，1124，1007，962。

EI-MS m/z：326[M]$^{+}$，310，197，129，57。

^{1}H-NMR(DMSO-d_6，600MHz) δ：2.90(1H，d，$J=18.0$Hz，H-1)，2.78(1H，d，$J=18.0$Hz，H-1)，4.92(1H，t，$J=6.6$Hz，H-6)，2.57(1H，dd，$J=7.2$，13.8Hz，H-7)，2.09(1H，dd，$J=7.2$，13.8Hz，H-7)，5.38(1H，s，H-10)，6.26(1H，s，H-12)，1.03(9H，s，-(CH$_3$)$_3$)，7.24(1H，d，$J=5.4$Hz，10-OH)，5.38(1H，s，8-OH)[1,2]。

^{13}C-NMR(DMSO-d_6，150MHz) δ：41.6(C-1)，173.1(C-2)，173.6(C-4)，57.7(C-5)，68.3(C-6)，35.7(C-7)，85.6(C-8)，65.3(C-9)，82.8(C-10)，177.3(C-11)，99.3(C-12)，37.1(-<u>C</u>(CH$_3$)$_3$)，26.6(-C(<u>C</u>H$_3$)$_3$)[1,2]。

【贮藏】 冷冻。

参考文献

[1] 楼凤昌，凌娅，唐于平等. 银杏萜内酯的分离、纯化和结构鉴定[J]. 中国天然药物，2004，2 (1)：11-15.

[2] 赵金龙，刘培，段金廒等. 银杏根皮化学成分研究 （Ⅰ）[J]. 中草药，2013，44 (10)：1245-1247.

丹参酮 I

Tanshinone I

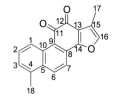

【分子式及分子量】 $C_{18}H_{12}O_3$；276.29

【来源】 唇形科植物丹参 *Salvia miltior-rhiza* Bge. 的干燥根及根茎。

【性状】 棕红色结晶。

本品易溶于三氯甲烷，溶于丙酮等有机溶剂，微溶于水。

熔点：233～234℃。

【纯度检查】

薄层色谱

1. 薄层板　硅胶 G 板

　展开剂　甲苯-乙酸乙酯（19：1）

　检　识　日光下检视

2. 薄层板　硅胶 G 板

　展开剂　三氯甲烷-乙酸乙酯-甲苯-甲酸（20：16：12：3）

　检　识　日光下检视

高效液相色谱

　色谱柱　Phenmenex Gemini C_{18}，$5\mu m$（4.6mm×250mm）

　流动相　甲醇-水（75：25），1ml/min

　检测波长　245nm

差示量热扫描法

　起始温度 50℃，终点温度 300℃，升温速率 5℃/min

【结构鉴定】 UV　λ_{max}^{MeOH}(nm)：417，323，266，243。

IR　ν_{max}^{KBr}(cm^{-1})：1688，1660，1593，1430，1190，1166，917，834，790，760，707。

EI-MS　m/z：276[M]$^+$，248[M－CO]$^+$，178，165。

^{1}**H-NMR**(CDCl$_3$，600MHz)　δ：9.25(1H,d,$J=10.8$Hz,H-1)，7.56(1H,dd,$J=7.8$,10.2Hz,H-2)，7.36(1H,d,$J=8.4$Hz,H-3)，8.31(1H,d,$J=10.2$Hz,H-6)，7.82(1H,d,$J=10.2$Hz,H-7)，7.30(1H,d,$J=1.2$Hz,H-16)，2.29(3H,d,$J=1.8$Hz,H-17)，2.69(3H,s,H-18)[1]。

^{13}**C-NMR**(CDCl$_3$，150MHz)　δ：124.8(C-1)，130.6(C-2)，128.3(C-3)，135.2(C-4)，133.6(C-5)，132.9(C-6)，118.7(C-7)，129.6(C-8)，123.1(C-9)，132.7(C-10)，183.4(C-11)，175.6(C-12)，121.8(C-13)，161.1(C-14)，120.5(C-15)，142.0(C-16)，8.8(C-17)，19.8(C-18)[1]。

【贮藏】 冷藏、避光。

参考文献

[1] 朱路平，向诚，庄文婷等. 甘西鼠尾草化学成分研究[J]. 天然产物研究与开发，2013，25：785-788.

二氢丹参酮 I

Dihydrotanshinone Ⅰ

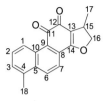

【分子式及分子量】 $C_{18}H_{14}O_3$；278.30

【来源】 丹参 *Salvia mitiorrhiza* Bge. 的根。

【性状】 红色针状结晶。

　　　　可溶于甲醇、乙醇、DMSO 等。

　　　　熔点：215～217℃。

【纯度检查】

薄层色谱

1. 薄层板　硅胶 G 板

　　展开剂　苯-乙酸乙酯（9∶1）

　　检　识　可见光下检视

2. 薄层板　硅胶 GF$_{254}$板

　　展开剂　石油醚（60～90℃）-乙酸乙酯（8∶2）

　　检　识　可见光下检视

高效液相色谱

　　色谱柱　Autima C_{18}，$5\mu m$（4.6mm×150mm）

　　流动相　甲醇-水（70∶30），流速 1ml/min

　　检测波长　290nm

【结构鉴定】 UV λ_{max}^{MeOH}(nm)：410，290，241。

IR ν_{max}^{KBr}(cm^{-1})：1684，1657，1630，1589，1471，1174，930，839，789。

EI-MS m/z：278[M]$^+$，250[M−CO]$^+$，235，179，139。

^{1}**H-NMR**(CDCl$_3$，600MHz)　δ：9.28(1H，d，$J=10.8$Hz，H-1)，7.57(1H，dd，$J=8.4$，10.8Hz，H-2)，7.37(1H，d，$J=8.4$Hz，H-3)，8.27(1H，d，$J=10.2$Hz，H-6)，7.72(1H，d，$J=10.2$Hz，H-7)，3.68(1H，m，H-15)，4.98(1H，t，$J=11.4$Hz，H-16)，4.44(1H，dd，$J=7.8$，11.4Hz，H-16)，1.41(3H，d，$J=8.4$Hz，H-17)，2.68(3H，s，H-18)[1]。

^{13}**C-NMR**(CDCl$_3$，150MHz)　δ：120.5（C-1），130.6（C-2），129.0（C-3），135.2（C-4），132.3（C-5），132.1（C-6），120.5（C-7），128.4（C-8），126.3（C-9），135.0（C-10），184.5（C-11），175.9（C-12），118.6（C-13），170.7（C-14），34.9（C-15），81.8（C-16），19.0（C-17），20.0（C-18）[1]。

【贮藏】 冷藏、避光。

参考文献

[1] 朱路平，向诚，庄文婷等. 甘西鼠尾草化学成分研究[J]. 天然产物研究与开发，2013，25：785-788.

儿茶素

（＋）-Catechin

【异名】 儿茶精、儿茶酸、Catechin、Catechinic acid、Catechuic acid、Cyanidol、（＋）-Cyanidan-3-ol、Cyanidanol

【分子式及分子量】 $C_{15}H_{14}O_6$；290.27

【来源】 豆科植物儿茶 *Acacia catechu* (L. f.) Willd. 的去皮枝、干的干燥煎膏。

【性状】 白色结晶。

本品易溶于甲醇、乙醇、50％甲醇等。

熔点：173～175℃。

比旋度：$[\alpha]_D^{20}+15°$（$c=0.1$，CH_3OH）[1]。

【纯度检查】

薄层色谱

1. 薄层板　纤维素板

展开剂　正丁醇-乙酸-水（3：2：1）

检　识　10％硫酸乙醇溶液，加热至斑点显色清晰，日光下检视

2. 薄层板　硅胶 G 板

展开剂　三氯甲烷-甲醇-甲酸（8：2：0.08）

检　识　10％硫酸乙醇溶液，加热至斑点显色清晰，日光下检视

高效液相色谱

色谱柱　C_{18}，$5\mu m$（4.6mm×250mm）

流动相　0.04mol/L 枸橼酸溶液-N,N-二甲基甲酰胺-四氢呋喃（45：8：2），1ml/min

检测波长　280nm

【结构鉴定】 **UV** λ_{max}^{MeOH}(nm)：280。

IR ν_{max}^{KBr}(cm^{-1})：3300，1612，1506。

EI-MS m/z：290[M]$^+$，152，139，123。

^{1}**H-NMR**(CD$_3$OD,600MHz)　δ：4.59(1H,d,$J=9.0$Hz,H-2),4.01(1H,m,H-3),2.88(1H,dd,$J=6.6,19.2$Hz,H-4),2.55(1H,dd,$J=9.6,19.2$Hz,H-4),5.95(1H,d,$J=3.0$Hz,H-6),5.88(1H,d,$J=3.0$Hz,H-8),6.86(1H,d,$J=1.8$Hz,H-2$'$),6.79(1H,d,$J=9.6$Hz,H-5$'$),6.74(1H,dd,$J=2.4,9.6$Hz,H-6$'$)[2]。

^{13}**C-NMR**(CD$_3$OD,150MHz)　δ：82.9(C-2),68.8(C-3),28.5(C-4),157.8(C-5),96.3(C-6),157.6(C-7),95.9(C-8),156.9(C-9),100.9(C-10),132.3(C-1$'$),116.1(C-2$'$),146.3(C-3$'$),146.2(C-4$'$),115.3(C-5$'$),120.0(C-6$'$)[2]。

【贮藏】 冷藏。

参考文献

[1] 梁光义，郑亚玉，贺祝英等. 刺梨汁中抗癌活性成分儿茶素分离与结构核磁共振研究[J]. 贵州科学，2001，19（3）：5-7.

[2] 蒋锡兰，王伦，李甫等. 荷叶的抗氧化活性成分[J]. 应用与环境生物学报，2017，23（1）：89-94.

表儿茶素

Epicatechin

【分子式及分子量】 $C_{15}H_{14}O_6$；290.27

【来源】 豆科植物儿茶 *Acacia catechu* (L. f.) Willd 的去皮枝、干的干燥浸膏。

【性状】 白色粉末。

本品溶于乙醇和丙酮，微溶于水和乙醚。

熔点：236～242℃。

【纯度检查】

薄层色谱

1. 薄层板 纤维素

   展开剂 正丁醇-乙酸-水 (3：2：1) 上层液

   检 识 5%硫酸乙醇溶液，日光下检视

2. 薄层板 硅胶 G 板

   展开剂 三氯甲烷-甲醇-甲酸 (8：2：0.08)

   检 识 5%硫酸乙醇溶液，日光下检视

高效液相色谱[1]

   色谱柱 C_{18}，5μm (4.6mm×250mm)

   流动相 0.04mol/L 枸橼酸溶液-N,N-二甲基甲酰胺-四氢呋喃 (45：6：2)，1ml/min

   检测波长 280nm

【结构鉴定】 **UV** λ_{max}^{MeOH}(nm)：280。

IR ν_{max}^{KBr}(cm^{-1})：3448，3159，2925，1619，1513，1462，1437，1311，1284，1258，1222，1180，1140，1110，1092，1066，1042，1014，860，807，792，626。

EI-MS m/z：290[M]$^+$。

^{1}**H-NMR**(CD$_3$OD,600MHz) δ：4.82(1H,brs,H-2)，4.19(1H,m,H-3)，2.89(1H,dd,$J=5.4,19.8$Hz,H-4)，2.77(1H,dd,$J=3.6,20.4$Hz,H-4)，5.96(1H,d,$J=3$Hz,H-6)，5.94(1H,d,$J=2.4$Hz,H-8)，6.99(1H,d,$J=2.4$Hz,H-2′)，6.78(1H,d,$J=9.6$Hz,H-5′)，6.83(1H,dd,$J=2.4,9.6$Hz,H-6′)[1]。

^{13}**C-NMR**(CD$_3$OD,150MHz) δ：79.9(C-2)，67.5(C-3)，29.3(C-4)，157.7(C-5)，96.4(C-6)，157.4(C-7)，95.9(C-8)，158.0(C-9)，100.1(C-10)，132.1(C-1′)，115.3(C-2′)，145.8(C-3′)，145.9(C-4′)，115.9(C-5′)，119.4(C-6′)[1]。

【贮藏】 冷藏、避光。

参考文献

[1] 李汝鑫，程锦堂，焦梦娇等. 钩藤叶化学成分研究[J]. 中草药，2017，48 (8)：1499-1505.

腺苷

Adenosine

【**异名**】 腺嘌呤核苷

【**分子式及分子量**】 $C_{10}H_{13}N_5O_4$；267.24

【**来源**】 SIGMA 试剂。

【**性状**】 白色细针状结晶，呈絮状。

本品溶于水。

熔点：234～236℃。

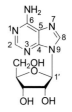

【**纯度检查**】

薄层色谱

1. 薄层板 4‰磷酸氢二钠硅胶 GF_{254} 板

展开剂 三氯甲烷-乙酸乙酯-异丙醇-水-浓氨 (8：2：6：0.3：0.2)

检 识 紫外灯 (254nm) 下检视

2. 薄层板 4‰磷酸氢二钠硅胶 GF_{254} 板

展开剂 苯-乙酸乙酯-甲醇-异丙醇-浓氨 (6：3：1.5：1.5：0.5)

检 识 紫外灯 (254nm) 下检视

高效液相色谱

色谱柱 迪马 C_{18}，$5\mu m$ (4.6mm×250mm)

流动相 0.01mol/L 磷酸二氢钠 68.5ml 与 0.01mol/L 磷酸氢二钠 31.5ml 混合 (pH 6.5)-甲醇 (85：15)，1ml/min

检测波长 260nm

差示量热扫描法

起始温度 50℃，终点温度 300℃，升温速率 5℃/min

【**结构鉴定**】 UV λ_{max}^{MeOH}(nm)：259。

IR ν_{max}^{KBr}(cm^{-1})：3335，3171，1667，1606，1573，1475，1333，1071。

ESI-MS m/z：268[M+H]$^+$。

^{1}**H-NMR**(D$_2$O,600MHz) δ：8.31(1H,d,J＝3.6Hz,H-2)，8.21(1H,d,J＝4.2Hz,H-8)，6.06(1H,d,J＝6.0Hz,H-1′)，4.30(1H,brs,H-2′)，4.43(1H,d,J＝3.6Hz,H-3′)，3.94(1H,d,J＝15.6Hz,H-5′)，3.85(1H,d,J＝15.6Hz,H-5′)[1]。

^{13}**C-NMR**(D$_2$O,150MHz) δ：155.4(C-2)，158.5(C-4)，122.0(C-5)，143.5(C-6)，151.4(C-8)，91.2(C-1′)，76.5(C-2′)，73.5(C-3′)，88.7(C-4′)，64.4(C-5′)[1]。

【**贮藏**】 冷处、避光。

参考文献

[1] 郑茜，张庆贺，卢丹等. 吉林产玛咖的化学成分研究[J]. 中草药，2014，45 (17)：2457-2460.

土荆皮乙酸

Pseudolaric Acid B

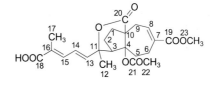

【**异名**】 土槿乙酸

【**分子式及分子量**】 $C_{23}H_{28}O_8$；432.47

【**来源**】 松科植物金钱松 *Pseudolarix am-abilis*（Nelson）Rehd. 的干燥根皮或近根树皮。

【**性状**】 白色结晶。

本品溶于三氯甲烷、丙酮、甲醇等。

熔点：145～146℃。

【**纯度检查**】

薄层色谱

1. 薄层板　硅胶 G 板

   展开剂　甲苯-乙酸乙酯-甲酸（14∶4∶0.5）

   检　识　10％硫酸乙醇溶液，在 105℃加热至斑点显色清晰，日光及紫外灯（365nm）下检视

2. 薄层板　硅胶 G 板

   展开剂　乙醚-石油醚（30～60℃）-冰醋酸（2∶1∶0.05）

   检　识　5％香草醛硫酸溶液，在 105℃加热至斑点显色清晰，日光下检视

高效液相色谱

色谱柱　Alltima C_8，$5\mu m$（4.6mm×250mm）

流动相　甲醇-1％乙酸溶液（50∶50），1ml/min

检测波长　260nm

【**结构鉴定**】 **UV** λ_{max}^{MeOH}(nm)：258，228（sh）。

IR ν_{max}^{KBr}(cm^{-1})：2952，1743，1712，1645，1610，1442，1371，1279，1244，1165，1072，951。

FAB-MS m/z：455[M+Na]$^+$，432[M]$^+$，387[M−HCOO]$^+$，373[M−COOCH$_3$]$^+$，355[M−COOCH$_3$−H$_2$O]$^+$。

^{1}H-NMR(CDCl$_3$，600MHz)　δ：7.21(1H,m,H-8)，7.27(1H,d,$J=11.4$Hz,H-15)，6.58(1H,dd,$J=15$，11.4Hz,H-14)，5.93(1H,d,$J=15$Hz,H-13)，3.72(3H,s,-OCH$_3$)，2.13(3H,s,-COCH$_3$)，1.97(3H,s,H-17)，1.60(3H,s,H-12)[1]。

^{13}C-NMR(CDCl$_3$，150MHz)　δ：33.1(C-1)，24.1(C-2)，51.8(C-3)，89.9(C-4)，30.5(C-5)，27.5(C-6)，134.3(C-7)，141.5(C-8)，19.9(C-9)，55.1(C-10)，83.5(C-11)，28.3(C-12)，144.3(C-13)，121.5(C-14)，138.5(C-15)，127.5(C-16)，12.4(C-17)，169.2(C-18)，167.8(C-19)，172.7(C-20)，172.6(C-21)，21.6(C-22)，49.1(C-23)[1]。

【**贮藏**】 冷藏、避光。

参考文献

[1] Matthias O Hamburger，Hui-Ling Shieh，Bing-Nan Zhou，et al. Cordell. Pseudolaric acid B: NMR assignments, conformational analysis and cytotoxicity[J]. Magnetic Resonance in Chemistry，1989，27（11）：1025-1030.

龙脑
Borneol

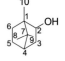

【分子式及分子量】 $C_{10}H_{18}O$；154.25

【来源】 合成。

【性状】 白色结晶。

本品易溶于甲醇。

熔点：205～206℃。

【纯度检查】

薄层色谱

1. 薄层板 硅胶 G 板

展开剂 石油醚（60～90℃）-乙酸乙酯（17∶3）

检 识 5%香草醛浓硫酸溶液，105℃加热至斑点清晰，日光下检视

2. 薄层板 硅胶 G 板

展开剂 苯-丙酮（96∶4）

检 识 5%香草醛浓硫酸溶液，105℃加热至斑点清晰，日光下检视

气相色谱

色谱柱 HP-INNOWAX，30m×0.32mm×0.25μm

色谱条件 起始温度80℃，终止温度230℃，升温速率10℃/min，进样口温度230℃，检测器温度280℃

【结构鉴定】 UV λ_{max}^{MeOH}(nm)：200nm。

IR ν_{max}^{KBr}(cm^{-1})：3354，2945，2872，2723，1733，1454，1387，1109，1055。

EI-MS m/z：154[M]$^+$，139，121，110，95，82，67，55，41。

^{1}H-NMR(CDCl$_3$，600MHz) δ：4.02(1H,ddd,J=1.8Hz,J=3.6Hz,J=5.4Hz,H-2)，0.84,0.85,0.86(各 3H,s,H-8,9,10)[1]。

^{13}C-NMR(CDCl$_3$，150MHz) δ：49.5(C-1),77.4(C-2),39.0(C-3),45.1(C-4),28.3(C-5)，25.9(C-6),48.0(C-7),18.7(C-8),20.2(C-9),13.3(C-10)[1]。

【贮藏】 冷藏、避光。

参考文献

[1] Shoji Yahara, Takashi Nishiyori, Akihide Kohda, et al. Isolation and Characterization of Phenolic Compounds from Magnoliae Cortex Produced in China[J]. Chemical & Pharmaceutical Bulletin, 1991, 39 (8)：2024-2036.

木兰脂素

Magnolin

【分子式及分子量】 $C_{23}H_{28}O_7$；416.46

【来源】 木兰科植物望春花 *Magnolia biondii* 的干燥花蕾。

【性状】 白色块状结晶。

本品溶于三氯甲烷。

熔点：94～95℃。

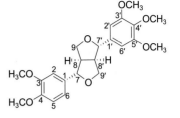

【纯度检查】

薄层色谱

1. 薄层板　硅胶 G 板

展开剂　三氯甲烷-乙醚（5∶1）

检　识　10%硫酸乙醇，105℃加热，日光下检视

2. 薄层板　硅胶 G 板

展开剂　甲苯-乙酸乙酯（3∶1）

检　识　10%硫酸乙醇，105℃加热，日光下检视

高效液相色谱

色谱柱　Agilent C_{18}，$5\mu m$（4.6mm×250mm）

流动相　乙腈-四氢呋喃-水（35∶1∶64），1.0ml/min

检测波长　278nm

【结构鉴定】 UV　λ_{max}^{MeOH}(nm)：277，229，205。

IR ν_{max}^{KBr}(cm^{-1})：1588，1521，1506，1414，1331，1237，1123，1063，852，804，761，700。

EI-MS m/z：416$[M]^+$，385。

^{1}**H-NMR**(CDCl$_3$，600MHz)　δ：6.91(1H，d，$J=1.8$Hz，H-2)，6.85(1H，d，$J=8.4$Hz，H-5)，6.89(1H，dd，$J=1.2$Hz，$J=8.4$Hz，H-6)，4.77(2H，dd，$J=4.2$Hz，$J=12.6$Hz，H-7，H-7′)，3.11(2H，m，H-8，H-8′)，3.92(2H，m，H-9，H-9′)，4.30(2H，m，H-9，H-9′)，6.57(2H，brs，H-2′，H-6′)，3.84(3H，s，-OCH$_3$)，3.90(3H，s，-OCH$_3$)，3.87(3H，s，3×-OCH$_3$)[1,2]。

^{13}**C-NMR**(CDCl$_3$，150MHz)　δ：136.7(C-1)，102.8(C-2)，153.4(C-3)，137.4(C-4)，153.4(C-5)，102.8(C-6)，85.7(C-7)，54.1(C-8)，71.9(C-9)，133.4(C-1′)，109.2(C-2′)，149.1(C-3′)，148.6(C-4′)，111.0(C-5′)，118.2(C-6′)，86.0(C-7′)，54.4(C-8′)，71.7(C-9′)，55.9(2×-OCH$_3$)，56.2(2×-OCH$_3$)，60.8(-OCH$_3$)[2]。

【贮藏】 冷藏。

参考文献

[1] Kakisawa H. Lignans in flower buds of *Magnolia Fargesii*[J]. Phytochemistry，1972，11：2289-2293.

[2] Lu Yan-hua，Gao Yang，Wang Zheng-tao，et al. A Benzofuranoid Neolignan from Magnolia biondii Pamp[J]. Journal of Chinese Pharmaceutical Sciences，2005，14（3）：137-139.

胡芦巴碱
Trigonelline

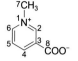

【分子式及分子量】 $C_7H_7NO_2$；137.14

【来源】 合成。

【性状】 白色结晶。

本品溶于甲醇和水。

熔点：265.1～266.1℃（分解）。

【纯度检查】

薄层色谱

1. 薄层板 硅胶 G 板

展开剂 无水乙醇-丙酮-盐酸（10：6：1）

检 识 稀碘化铋钾试液-三氯化铁试液（2：1），日光下检视

2. 薄层板 硅胶 G 板

展开剂 三氯甲烷-甲醇-浓氨（8：2：1）下层液

检 识 稀碘化铋钾试液-三氯化铁试液（2：1），日光下检视

高效液相色谱

色谱柱 C_{18}，5μm（4.6mm×250mm）

流动相 甲醇-0.05％十二烷基磺酸钠溶液-冰醋酸（20：80：0.1），1ml/min

检测波长 265nm

【结构鉴定】 UV λ_{max}^{MeOH}(nm)：249，230。

IR ν_{max}^{KBr}(cm^{-1})：3392，3081，3051，3020，2948，2668，2543，2348，2035，1943，1628，1496，1470，1330，1290，1219，1176，1030，977，901，670。

FAB-MS m/z：138[M＋H]$^+$。

^{1}H-NMR(D_2O,600MHz) δ：9.13(1H,s,H-2),8.85(3H,m,H-4,H-6),8.09(1H,t,$J=$7.2Hz,H-5),4.45(3H,s,H-7)[1]。

^{13}C-NMR(D_2O,150MHz) δ：147.6(C-2),139.8(C-3),148.8(C-4),130.5(C-5),148.7(C-6),51.1(C-7),170.6(C-8)[1]。

【贮藏】 冷藏。

参考文献

[1] 何成军，彭成，戴鸥等. 益母草注射液化学成分研究[J]. 中草药，2014，45（21）：3048-3052.

大叶茜草素
Mollugin

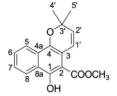

【**异名**】 粟猪殃殃素

【**分子式及分子量**】 $C_{17}H_{16}O_4$ ；284.31

【**来源**】 茜草科植物茜草 *Rubia cordifolia* L. 的干燥根和根茎。

【**性状**】 黄色片状结晶。

本品易溶于甲醇、乙醇等。

熔点：130～131℃。

【**纯度检查**】

薄层色谱

1. 薄层板 硅胶 G 板

展开剂 石油醚 (60～90℃)-丙酮 (4∶1)

检 识 紫外灯 (365nm) 下检视

2. 薄层板 硅胶 G 板

展开剂 甲苯-乙酸乙酯-甲酸 (5∶4∶1)

检 识 紫外灯 (365nm) 下检视

高效液相色谱

色谱柱 Platinum C_{18} ，$5\mu m$ (4.6mm×150mm)

流动相 甲醇-乙腈-0.2%磷酸溶液 (25∶50∶25)，1ml/min

检测波长 250nm

【**结构鉴定**】 UV λ_{max}^{MeOH}(nm)：392，282，273，247，238，216。

IR ν_{max}^{KBr}(cm^{-1})：2972，2958，2850，1651，1583，1448，1360，1342，1248，1238，1165，1134，1012，769，681。

EI-MS m/z：284[M]$^+$，269[M－CH$_3$]$^+$，253[M－OCH$_3$]$^+$，237。

^{1}H-NMR(CDCl$_3$,600MHz) δ：8.38(1H,d,J=10.2Hz,H-5)，7.49(1H,m,H-6)，7.59(1H,m,H-7)，8.18(1H,d,J=9.6Hz,H-8)，7.12(1H,d,J=12.0Hz,H-1')，5.68(1H,d,J=12.0Hz,H-2')，1.49(6H,s,H-4',H-5')，4.02(3H,s,-OCH$_3$)，12.17(1H,s,1-OH)[1]。

^{13}C-NMR(CDCl$_3$,150MHz) δ：156.5(C-1)，102.2(C-2)，112.6(C-3)，141.6(C-4)，124.0(C-5)，129.3(C-6)，126.3(C-7)，121.9(C-8)，129.0(C-4a)，125.1(C-8a)，122.3(C-1')，128.8(C-2')，74.6(C-3')，26.9(C-4')，26.9(C-5')，52.2(-OCH$_3$)，172.5(-C=O)[1]。

【**贮藏**】 冷藏。

参考文献

[1] Rui Liu, Yanbin Lu, Tianxing Wu, et al. Simultaneous Isolation and Purification of Mollugin and Two Anthraquinones from Rubia cordifolia by HSCCC[J]. Chromatographia, 2008, 68：95-99.

咖啡酸

Caffeic Acid

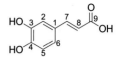

【分子式及分子量】 $C_9H_8O_4$；180.16

【来源】 合成。

【性状】 土黄色粉末。

本品可溶于热水、乙醇，微溶于

冷水。

熔点：216～217℃。

【纯度检查】（避光操作）

薄层色谱

1. 薄层板 硅胶 G 板

展开剂 乙酸丁酯-甲酸-水（7：2.5：2.5）

检 识 紫外灯（365nm）下检视

2. 薄层板 聚酰胺薄膜

展开剂 36%乙酸

检 识 紫外灯（365nm）下检视

高效液相色谱

色谱柱 C_{18}，$5\mu m$（4.6mm×250mm）

流动相 甲醇-磷酸盐缓冲液（pH 3.8～4.0），1.0ml/min

检测波长 323nm

【结构鉴定】 UV λ_{max}^{MeOH}(nm)：320，293，234，216。

IR ν_{max}^{KBr}(cm^{-1})：3406，1637，1615，1595，1445，1274，1213，896，848，815，800。

EI-MS m/z：180[M]$^+$。

^{1}H-NMR(DMSO-d_6，600MHz) δ：7.00(1H,d,$J=1.8$Hz,H-2)，6.75(1H,d,$J=10.2$Hz,H-5)，6.95(1H,dd,$J=1.2$Hz,$J=9.6$Hz,H-6)，7.41(1H,d,$J=18.6$Hz,H-7)，6.17(1H,d,$J=19.2$Hz,H-8)[1]。

^{13}C-NMR(DMSO-d_6，150MHz) δ：125.7(C-1)，114.6(C-2)，145.5(C-3)，148.1(C-4)，115.7(C-5)，121.1(C-6)，144.5(C-7)，115.1(C-8)，167.8(C-9)[1]。

【贮藏】 冷藏、避光。

参考文献

[1] 戴忠，王钢力，刘燕等. 思茅蛇菰的化学成分研究 Ⅱ [J]. 中国中药杂志，2005，30（14）：1131-1132.

腺嘌呤

Adenine

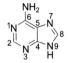

【分子式及分子量】　$C_5H_5N_5$；135.13

【来源】　生化试剂。

【性状】　白色粉末。

本品溶于酸和碱，微溶于醇，不溶于醚及三氯甲烷。

熔点：343～345℃。

【纯度检查】

薄层色谱

1. 薄层板　4%磷酸氢二钠硅胶 GF_{254} 板

展开剂　三氯甲烷-乙酸乙酯-异丙醇-水-浓氨（8∶2∶6∶0.3∶0.2）

检　识　紫外灯（254nm）下检视

2. 薄层板　4%磷酸氢二钠硅胶 GF_{254} 板

展开剂　三氯甲烷-甲醇-水-浓氨（65∶35∶8∶1）

检　识　紫外灯（254nm）下检视

高效液相色谱

色谱柱　SUPELCOSIL LC-SCX，$5\mu m$（4.6mm×250mm）

流动相　磷酸盐缓冲液（磷酸二氢铵 3.45g，加水 950ml 溶解，加冰醋酸 10ml，加水至 1000ml，pH 3.0），1ml/min

检测波长　254nm

差示量热扫描法

起始温度 50℃，终点温度 300℃，升温速率 5℃/min

【结构鉴定】　UV　λ_{max}^{MeOH}(nm)：261，208。

IR　ν_{max}^{KBr}(cm^{-1})：3116，1671，1602，1308，939，723。

ESI-MS　m/z：135[M]$^+$。

^{1}H-NMR(DMSO-d_6,600MHz)　δ：8.08(1H,s,H-2)，8.11(1H,s,H-8)，7.12(2H,s,-NH$_2$)，12.86(1H,s,-NH-)[1]。

^{13}C-NMR(DMSO-d_6,150MHz)　δ：152.4(C-2)，150.2(C-4)，118.5(C-5)，155.8(C-6)，138.8(C-8)[1]。

【贮藏】　冷藏。

参考文献

[1] 师帅，张建培，刘婷等. 金莲花化学成分的分离与结构鉴定[J]. 沈阳药科大学学报，2017，34（4）：297-301.

尿苷

Uridine

【分子式及分子量】 $C_9H_{12}N_2O_6$；244.20

【来源】 试剂。

【性状】 白色粉末。

本品溶于甲醇。

熔点：165～168℃。

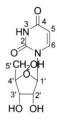

【纯度检查】

薄层色谱

1. 薄层板 硅胶 GF_{254} 板

   展开剂 三氯甲烷-乙酸乙酯-异丙醇-水-浓氨 (8:2:6:0.3:0.2)

   检 识 紫外灯 (254nm) 下检视

2. 薄层板 硅胶 GF_{254} 板

   展开剂 三氯甲烷-乙酸乙酯-异丙醇-水 (8:2:6:0.3)

   检 识 紫外灯 (254nm) 下检视

高效液相色谱

色谱柱 Agilent Eclipse XDB C_{18}，$5\mu m$ (4.6mm×250mm)

流动相 0.05mol/L 磷酸二氢钾溶液，1ml/min

检测波长 260nm

【结构鉴定】 UV λ_{max}^{MeOH}(nm)：261，203。

IR ν_{max}^{KBr}(cm^{-1})：3340 (N-H)，1661 (C=O)，1463，1266。

ESI-MS m/z：226$[M-H_2O]^+$。

^{1}H-NMR(DMSO-d_6,600MHz) δ:11.30(1H,brs,H-3),5.64(1H,dd,J=1.8,9.6Hz, H-5),7.88(1H,d,J=10.2Hz,H-6),5.77(1H,d,J=6.0Hz,H-1'),4.01(1H,dd,J= 6.0Hz,J=12.6Hz,H-2'),3.96(1H,dd,J=5.4Hz,J=10.2Hz,H-3'),3.83(1H,d,J= 4.2Hz,H-4'),3.62(1H,m,H-5'),3.55(1H,m,H-5')[1]。

^{13}C-NMR(DMSO-d_6,150MHz) δ:150.7(C-2),163.1(C-4),101.7(C-5),140.7(C-6), 87.7(C-1'),69.8(C-2'),73.5(C-3'),84.8(C-4'),60.8(C-5')[1]。

【贮藏】 冷藏。

参考文献

[1] 范亚楚，郭中龙，信兰婷等. 排钱草化学成分的研究[J]. 中成药，2017，39 (6)：1195-1198.

环维黄杨星 D

Cyclovirobuxine D

【分子式及分子量】 $C_{26}H_{46}N_2O$；402.66

【来源】 黄杨科植物小叶黄杨 *Buxus microphylla* Sieb. et Zucc. rar. sinica kehd. et wils. 及同属植物中提取精制所得。

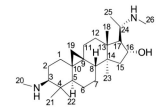

【性状】 无色针状结晶。

本品溶于三氯甲烷、甲醇、乙醇。

熔点：218～220℃。

【纯度检查】

薄层色谱

1. 薄层板 硅胶 G 板

展开剂 乙酸乙酯-甲醇-浓氨 (17：2：1)

检 识 稀碘化铋钾显色，日光下检视

2. 薄层板 硅胶 G 板

展开剂 三氯甲烷-丙酮-二乙胺 (5：4：0.4)

检 识 稀碘化铋钾显色，日光下检视

高效液相色谱

色谱柱 Agilent SB C_{18}，10μm (4.6mm×250mm)

流动相 乙腈-10mmol 磷酸二氢钾 (5％磷酸调 pH 7.5) (70：30)，1ml/min

检测波长 203nm

【结构鉴定】 **UV** λ_{max}^{MeOH}(nm)：202。

IR ν_{max}^{KBr}(cm^{-1})：3307，2939，1491，1450，1346，1153，1093，1034，773，710。

EI-MS m/z：402[M+H]$^+$。

^{1}**H-NMR**(CDCl$_3$，600MHz) δ：4.09(1H，m，H-16)，0.97(3H，s，H-18)，2.44(3H，brs，H-20)，0.75(3H，s，H-21)，0.95(3H，s，H-22)，1.11(3H，s，H-23)，1.09(3H，s，H-25)，2.44(3H，brs，H-26)[1]。

^{13}**C-NMR**(CDCl$_3$，150MHz) δ：32.6(C-1)，26.9(C-2)，68.6(C-3)，39.9(C-4)，48.6(C-5)，21.4(C-6)，26.2(C-7)，48.0(C-8)，19.5(C-9)，26.7(C-10)，26.2(C-11)，31.7(C-12)，45.1(C-13)，47.3(C-14)，44.7(C-15)，78.6(C-16)，62.0(C-17)，19.2(C-18)，30.3(C-19)，35.7(C-20)，15.1(C-21)，25.8(C-22)，20.9(C-23)，58.9(C-24)，18.6(C-25)，33.8(C-26)[1]。

【贮藏】 冷藏、避光。

参考文献

[1] 刘洁，杭太俊，张正行. 黄杨宁原料中生物碱的分离与鉴定[J]. 中草药，2006，37 (11)：1614-1618.

积雪草苷
Asiaticoside

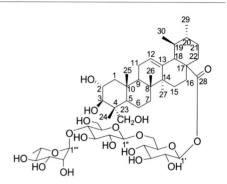

【分子式及分子量】 $C_{48}H_{78}O_{19}$；959.12

【来源】 伞形科植物积雪草 *Centella asiatica* (L.) Urb. 的全草。

【性状】 白色结晶。

本品易溶于水、乙醇，不溶于乙醚、三氯甲烷。

熔点：231～234℃。

【纯度检查】

薄层色谱

1. 薄层板 硅胶 G 板

展开剂 三氯甲烷-甲醇-水 (7：3：0.5)

检 识 10%硫酸乙醇溶液显色后，日光以及紫外灯 (365nm) 下检视

2. 薄层板 硅胶 G 板

展开剂 正丁醇-乙酸乙酯-水 (4：1：5) 上层液

检 识 10%硫酸乙醇溶液显色后，日光以及紫外灯 (365nm) 下检视

高效液相色谱

色谱柱 Alltech Plantium C_{18}，$5\mu m$ (4.5mm×250mm)

流动相 乙腈-水 (25：75)，1ml/min

检测波长 205nm

【结构鉴定】 UV λ_{max}^{MeOH}(nm)：201。

IR ν_{max}^{KBr}(cm^{-1})：3408，2924，1734，1645，1456，1379，1065，816，565。

FAB-MS m/z：993$[M-H+2H_2O]^-$，957$[M-H]$，1064 [1]。

^{1}H-NMR(CD$_3$OD,600MHz) δ：3.67(1H,m,H-2)，3.34(1H,m,H-3)，5.26(1H,brt, $J=3.6Hz$,H-12)，2.27(1H,d,$J=11.4Hz$,H-18)，0.72(3H,s,H-24)，1.07(3H,s,H-25)，0.85(3H,s,H-26)，1.14(3H,s,H-27)，0.91(3H,d,$J=6.6Hz$,H-29)，0.99(3H,brs,H-30)，5.31(1H,d,$J=8.4Hz$,H-1′)，4.39(1H,d,$J=7.8Hz$,H-1″)，4.87(1H,brs,H-1‴)❶，4.09 (1H,dd,$J=11.4,1.2Hz$,H-6′a)，1.29(3H,d,$J=6.0Hz$,H-6‴) [2]。

^{13}C-NMR(CD$_3$OD,150MHz) δ：48.2(C-1)，69.7(C-2)，78.2(C-3)，44.1(C-4)，48.5(C-5)，19.1(C-6)，33.6(C-7)，41.0(C-8)，49.3(C-9)，39.0(C-10)，24.5(C-11)，126.9(C-12)，139.4(C-13)，43.4(C-14)，29.3(C-15)，25.3(C-16)，49.5(C-17)，54.1(C-18)，40.3(C-19)，40.4(C-20)，31.7(C-21)，37.6(C-22)，66.3(C-23)，14.0(C-24)，17.9(C-25)，18.1(C-26)，24.0(C-27)，178.0(C-28)，17.7(C-29)，21.6(C-30)，95.8(C-1′)，73.8(C-2′)，78.2(C-3′)，71.0(C-4′)，77.9(C-5′)，69.6(C-6′)，104.5(C-1″)，75.3(C-2″)，76.7(C-3″)，79.5(C-4″)，76.9(C-5″)，61.9 (C-6″)，102.9(C-1‴)，72.5(C-2‴)，72.2(C-3‴)，73.8(C-4‴)，70.6(C-5‴)，17.8(C-6‴) [2]。

【贮藏】 冷藏。

参考文献

[1] Mabato S B,Sahu N P,Luger P,et. al. Stereochemistry of a trisaccharide from Centella asiatica. X-Ray determination of the structure of asiaticoside[J]. J Chem Soc Perkin Trans Ⅱ,1987,(10):1509.

[2] T V Sung,C Lavaud,A Porzel,et al. Triterpenoids and their glycosides from the bark of Schefflera octophylla[J]. Phytochemistry,1992,31(1):227-231.

---

❶ 与氘代甲醇中水峰重叠。

羟基积雪草苷

Madecassoside

【分子式及分子量】 $C_{48}H_{78}O_{20}$;975.12

【来源】 伞形科植物积雪草 *Centella asiatica* 的干燥全草。

【性状】 白色粉末。
本品溶于甲醇。
熔点:216～218℃。

【纯度检查】

薄层色谱

1. 薄层板 硅胶 G 板
   展开剂 正丁醇-乙酸乙酯-水(4:1:5)上层液
   检 识 10%硫酸乙醇液显色,日光及紫外灯(365nm)下检视

2. 薄层板 硅胶 G 板
   展开剂 三氯甲烷-甲醇-水(65:35:10)下层液
   检 识 10%硫酸乙醇液显色,日光及紫外灯(366nm)下检视

高效液相色谱

色谱柱 Platinum C_{18},5μm(4.6mm×250mm)

流动相 乙腈-水(23:77),0.8ml/min

检测波长 210nm

差示量热扫描法

起始温度50℃,终点温度300℃,升温速率5℃/min

【结构鉴定】 UV λ_{max}^{MeOH}(nm):204。

IR ν_{max}^{KBr}(cm^{-1}):3425,2924,1732,1066,1036。

ESI-MS m/z:975[M+H]$^+$ [1]。

^{1}H-NMR(CD$_3$OD,600MHz) δ:2.27(1H,d,J=11.4Hz,H-18),1.08(3H,s,H-25),1.11(6H,s,H-24,26),1.42(3H,s,H-27),0.92(3H,d,J=6.6Hz,H-29),0.99(3H,brs,H-30),5.31(1H,d,J=8.4Hz,H-1′),4.38(1H,d,J=8.4Hz,H-1″),4.09(1H,dd,J=11.4,1.2Hz,H-6′a),4.87(1H,brs,H-1‴)❶,1.29(3H,d,J=6.0Hz,H-6‴)$^{[2]}$。

^{13}C-NMR(CD$_3$OD,150MHz) δ:48.5(C-1),69.7(C-2),78.1(C-3),44.8(C-4),50.3(C-5),68.5(C-6),40.1(C-7),41.3(C-8),49.3(C-9),38.5(C-10),24.6(C-11),127.3(C-12),139.4(C-13),43.9(C-14),29.3(C-15),25.3(C-16),49.4(C-17),54.2(C-18),40.2(C-19),40.5(C-20),31.8(C-21),37.6(C-22),65.9(C-23),15.3(C-24),19.5(C-25),19.5(C-26),24.1(C-27),178.0(C-28),17.6(C-29),21.6(C-30),95.9(C-1′),73.8(C-2′),78.1(C-3′),71.1(C-4′),77.9(C-5′),69.7(C-6′),104.5(C-1″),75.3(C-2″),76.7(C-3″),79.5(C-4″),76.8(C-5″),61.9(C-6″),102.9(C-1‴),72.4(C-2‴),72.2(C-3‴),73.8(C-4‴),70.6(C-5‴),17.9(C-6‴)$^{[2]}$。

【贮藏】 冷藏。

参考文献

[1] 张蕾磊, 王海生, 姚庆强等. 积雪草化学成分研究[J]. 中草药, 2005, 36 (12): 1761-1763.

[2] Sahu Niranjan P, Roy Subodh K, Mahato Shashi B. Spectroscopic determination of structures of triterpenoid trisaccharides from *Centella asiatica*[J]. Phytochem, 1989, 28 (8): 2852-2854.

❶ 与氘代甲醇中水峰重叠。

甜菜碱

Betaine

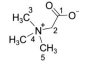

【分子式及分子量】　$C_5H_{11}NO_2$；117.15

【来源】　合成。

【性状】　白色粒状物。

本品易溶于甲醇、水，微溶于乙醚。

熔点：293～294℃。

【纯度检查】

薄层色谱

1. 薄层板　硅胶 G 板

展开剂　甲醇-水-乙酸（9：2：0.5）

检　识　改良碘化铋钾试液显色，日光下检视

2. 薄层板　硅胶 G 板

展开剂　乙醇-1％HCl（8：2）

检　识　改良碘化铋钾试液显色，日光下检视

高效液相色谱

色谱柱　XBridge BEH Amide，$5\mu m$（4.6mm×250mm）

流动相　乙腈-水（85：15），1ml/min

检　测　蒸发光散射检测器，漂移管温度100℃，氮气流速 2.5L/min

差示量热扫描法

起始温度50℃，终点温度300℃，升温速率5℃/min

【结构鉴定】　UV　λ_{max}^{MeOH}(nm)：192。

IR　ν_{max}^{KBr}(cm^{-1})：3375，1624，1392，1332。

ESI-MS　m/z：118$[M+H]^+$，140$[M+Na]^+$，257 $[2M+Na]^+$。

^{1}H-NMR(D_2O,600MHz)　δ:3.90(2H,s,H-2),3.27(9H,s,H-3,4,5)[1]。

^{13}C-NMR(D_2O,150MHz)　δ:172.0(C-1),69.0(C-2),56.2(C-3),56.2(C-4),56.1(C-5)[1]。

【贮藏】　冷藏。

参考文献

[1] 霍长虹，王邠，梁鸿等. 红树林植物老鼠簕化学成分的研究[J]. 中国中药杂志，2006，31（24）：2052-2054.

雪上一枝蒿甲素

Bullatine A

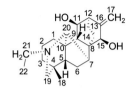

【分子式及分子量】 $C_{22}H_{33}NO_2$；343.50

【来源】 毛茛科植物雪上一枝蒿 *Aconitum bullatifolium* Level. Var. homotrichum W. T. Wang 的块根。

【性状】 白色粉末状结晶。

本品易溶于三氯甲烷，较难溶于酒精、丙酮和乙醚，不溶于石油醚和水[1]。

熔点：247～248℃。

【纯度检查】

薄层色谱

1. 薄层板 硅胶 G 板

   展开剂 环己烷-乙酸乙酯-二乙胺 （8∶1∶1）

   检 识 稀碘化铋钾溶液显色后，日光下检视

2. 薄层板 硅胶 G 板

   展开剂 正己烷-乙酸乙酯-乙醇 （6.4∶3.6∶1）

   检 识 稀碘化铋钾溶液显色后，日光下检视

高效液相色谱

   色谱柱 Hypersil C_{18}，$5\mu m$ （4.6mm×250mm）

   流动相 甲醇-水-浓氨 （80∶20∶0.1），1ml/min

   检 测 蒸发光散射检测，漂移管温度 80℃，氮气流速 2.0L/min

【结构鉴定】 UV λ_{max}^{MeOH}(nm)：205。

IR ν_{max}^{KBr}(cm^{-1})：3377，1655，1460，1388，1093，1034，903。

ESI-MS m/z：344[M+H]$^+$。

^{1}H-NMR(CDCl$_3$+CD$_3$OD,600MHz) δ：5.16(1H,s,H-17)，4.93(1H,s,H-17)，4.16(1H,s,H-15)，3.68(1H,d,J=9.6Hz,H-11)，0.63(3H,s,H-18)，0.96(3H,brt,H-22)[2-4]。

^{13}C-NMR(CDCl$_3$+CD$_3$OD,150MHz) δ：39.6(C-1)，22.2(C-2)，29.0(C-3)，33.5(C-4)，52.1(C-5)，20.0(C-6)，41.7(C-7)，44.8(C-8)，53.5(C-9)，43.1(C-10)，71.7(C-11)，46.4(C-12)，23.9(C-13)，25.8(C-14)，77.3(C-15)，153.1(C-16)，109.3(C-17)，27.2(C-18)，56.8(C-19)，71.6(C-20)，50.2(C-21)，12.9(C-22)[2-4]。

【贮藏】 冷藏。

参考文献

[1] 朱任宏，方圣鼎，黄伟光. 中国乌头之研究Ⅴ. 雪上一枝蒿中的生物碱[J]. 化学学报，1964，30 (2)：139-144.

[2] Dulamjev Batsuren, Jigidsuren Tunsag, Nyamdari Batayar, et al. Alklaoids of some Mongolian ranunculaceae species：detailed ^{1}H and ^{13}C-NMR studies of denudatine and lepenine[J]. Heterocycles，1998，49：327-341.

[3] 王洪云，左爱学，孙赟等. 东川雪上一支蒿的化学成分研究[J]. 中国中药杂志，2013，38 (24)：4324-4328.

[4] 丁立生，吴凤锷. 小白撑根部二萜生物碱研究[J]. 天然产物研究与开发，1994，6 (3)：50-54.

琥珀酸

Succinic Acid

【异名】 丁二酸

$$HOOC\underset{1}{-}CH_2\underset{2}{-}CH_2\underset{3}{-}COOH\underset{4}{}$$

【分子式及分子量】 $C_4H_6O_4$；118.09

【来源】 试剂。

【性状】 白色粉末。

本品溶于水，微溶于乙醇、乙醚和丙酮中。

熔点：184～187℃。

【纯度检查】

薄层色谱

1. 薄层板 硅胶 G 板

展开剂 甲苯-乙酸乙酯-甲酸（5∶4∶1）

检 识 0.05％溴酚蓝乙醇液，日光下检视

2. 薄层板 硅胶 G 板

展开剂 石油醚-乙酸乙酯-甲酸（3∶2∶1）

检 识 0.05％溴酚蓝乙醇液，日光下检视

差示量热扫描法

起始温度50℃，终点温度300℃，升温速率5℃/min

【结构鉴定】 UV λ_{max}^{MeOH}(nm)：212。

IR ν_{max}^{KBr}(cm^{-1})：2930，2651，2537，1727，1691，1419，1310，1204。

ESI-MS m/z：119[M+H$^+$]，101，80。

^{1}H-NMR(CD_3OD,600MHz) δ：2.56(4H,brs,H-2,3)[1]。

^{13}C-NMR(CD_3OD,150MHz) δ：176.1(C-1,4)，29.8(C-2,3)[1]。

【贮藏】 冷藏、避光。

参考文献

[1] 房芯羽，周三，刘洋等. 绿藻孔石莼化学成分研究[J]. 中草药，2017，48（22）：4626-4631.

α-蒎烯

α-Pinene

【异名】 2-Pinene、Australene、Firpene、Tereben-thene

【分子式及分子量】 $C_{10}H_{16}$；136.23

【来源】 松科松属数种植物中渗出的油树脂，经蒸馏或其他方法提取的挥发油。

【性状】 无色透明液体。

本品易溶于甲醇、乙醇、乙醚、石油醚。

比旋度：$[\alpha]_D^{20} +51.1°$[1]。

折射率：1.465（20℃）。

【纯度检查】

薄层色谱

1. 薄层板 硅胶 G 板

   展开剂 环己烷-丙酮（9:1）

   检 识 5%香草醛硫酸溶液，105℃加热至斑点显色清晰，日光下检视

2. 薄层板 硅胶 G 板

   展开剂 石油醚（60~90℃）-乙酸乙酯（9:1）

   检 识 5%香草醛硫酸溶液，105℃加热至斑点显色清晰，日光下检视

气相色谱

   色谱柱 DB-5 毛细管柱，30m×0.25mm×0.25μm

   色谱条件 初始温度40℃，终止温度200℃，升温速率10℃/min，进样口温度230℃，检测器温度280℃

【结构鉴定】 UV λ_{max}^{MeOH}(nm)：211。

IR ν_{max}^{KBr}(cm^{-1})：2900，1651，1460，1430，1375，1360，780[1]。

EI-MS m/z：136[M]$^+$，121，105，93，79，77，53，41，39，27[1]。

^{1}H-NMR(CDCl$_3$,600MHz) δ：5.22(1H,m,H-2),2.17~2.28(2H,m,H-3α,3β),2.08(1H,m,H-4),1.18(1H,d,J=10.2Hz,H-5α),2.37(1H,m,H-5β),1.97(1H,t,J=6.0Hz,H-6),0.87(3H,s,H-10),1.30(3H,s,H-8),1.69(3H,s,H-9)。

^{13}C-NMR(CDCl$_3$,150MHz) δ：144.5(C-1),116.0(C-2),31.5(C-3),40.8(C-4),31.3(C-5),47.1(C-6),38.0(C-7),23.0(C-8),26.4(C-9),20.8(C-10)。

【贮藏】 冷冻。

参考文献

[1] 孙文基. 天然药物成分 NMR 谱模拟特征及实例[M]. 北京：中国医药科技出版社，2009：278.

γ-亚麻酸甲酯

γ-Linolenic Acid Methyl Ester

【分子式及分子量】 $C_{19}H_{32}O_2$；292.45

【来源】 合成。

【性状】 无色透明液体。

溶于甲醇。

【纯度检查】

薄层色谱

1. 薄层板 硅胶 G 板

展开剂 石油醚（30～60℃）-乙酸乙酯（10：0.5）

检 识 碘蒸气显色后日光下检视

2. 薄层板 硅胶 G 板

展开剂 石油醚（30～60℃）-丙酮（10：0.3）

检 识 碘蒸气显色后日光下检视

气相色谱

色谱柱 HP-5 毛细管柱，30m×0.32mm×0.25μm

色谱条件 初始180℃，终止温度230℃，升温速率10℃/min，进样口温度230℃，检测器温度280℃

【结构鉴定】 **UV** λ_{max}^{MeOH}(nm)：198。

IR ν_{max}^{KBr}(cm^{-1})：3011，2929，2858，1742，1454，1436，1173，1022，719。

EI-MS m/z：292，261，235，194，150，107，93，79。

^{1}H-NMR(CDCl$_3$，600MHz) δ:5.42(6H,m,H-6,7,9,10,12,13),3.66(3H,s,H-19),2.81(4H,t,J=7.2Hz,H-8,H-11),2.33(2H,t,J=9Hz,H-17),2.10(4H,m,H-5,14),1.27～1.42(8H,m,H-3,4,15,16),1.67(2H,m,H-2),0.89(3H,t,J=8.4Hz,H-1)[1]。

^{13}C-NMR(CDCl$_3$，150MHz) δ:14.0(C-1),22.5(C-2),33.9(C-3),29.3(C-4),26.8(C-5),129.5(C-6),127.5(C-7),25.6(C-8),128.2(C-9),128.4(C-10),25.6(C-11),128.0(C-12),130.4(C-13),27.2(C-14),29.1(C-15),24.5(C-16),31.5(C-17),174.1(C-18),51.4(C-19)[1]。

【贮藏】 冷冻。

参考文献

[1] Jubie S，Dhanabal S P，Chaitanya M V N L. Isolation of methyl gamma linolenate from spirulina platensis using flash chromatography and its apoptosis inducing effect[J]. BMC complementary and alternative medicine，2015，15：263.

二十八烷醇

Octacosanol

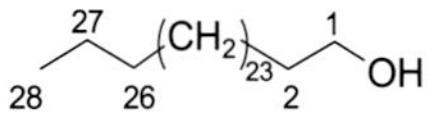

【分子式及分子量】 $C_{28}H_{58}O$；410.75

【来源】 合成。

【性状】 白色固体。

溶于热乙醇、乙醚等。

熔点：85～86℃。

【纯度检查】

气相色谱

色谱柱 OV-17 填充柱（NO：16657）

色谱条件 柱温 285℃，进样口温度 310℃，检测器温度 340℃

【结构鉴定】 **UV** λ_{max}^{MeOH}（nm）：无紫外吸收。

IR ν_{max}^{KBr}（cm^{-1}）：2954，2918，2849，1473，1062，719。

EI-MS m/z：393[M－OH]$^{+}$，365，335，307，280，251，224，196，167，139，125，111，97，83，57，43。

^{1}**H-NMR**（CDCl$_3$，600MHz） δ：3.65（2H，t，$J=8.4$Hz，H-1），1.58（2H，m，H-2），1.25（50H，brs，H-3～27），0.89（3H，t，$J=8.4$Hz，H-28）[1]。

^{13}**C-NMR**（CDCl$_3$，150MHz） δ：63.1（C-1），32.8（C-2），25.7（C-3），29.4，29.4，29.6，29.6，29.7，29.7（C-4～25），31.9（C-26），22.7（C-27），14.1（C-28）[1]。

【贮藏】 干燥、密闭。

参考文献

[1] Palida Abulizi，Yuanyuan Cong，Mirensha Yakupu，et al. Chemical Constituents of *Euphorbia sororia* [J]. Chemistry of Natural Compounds，2014，50（5）：908-909.

祖师麻甲素

Daphnetin

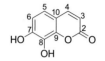

【异名】 瑞香素、7,8-Dihydroxycoumarin

【分子式及分子量】 $C_9H_6O_4$；178.14

【来源】 瑞香科植物黄瑞香 *Daphne giraldii* Nitsche 的干燥茎皮及根皮。

【性状】 微黄色细针状结晶。

本品易溶于甲醇、水。

熔点：265～267℃。

【纯度检查】

薄层色谱

1. 薄层板 硅胶 GF_{254} 板

展开剂 三氯甲烷-丙酮-甲酸 (7∶1∶0.5)

检 识 紫外灯 (254nm、365nm) 下检视；1‰$FeCl_3$ 乙醇溶液显色后，可见光下检视

2. 薄层板 硅胶 GF_{254} 板

展开剂 甲苯-甲酸乙酯-甲酸 (5∶4∶1)

检 识 紫外灯 (254nm、365nm) 下检视；1‰$FeCl_3$ 乙醇溶液显色后，可见光下检视

高效液相色谱

色谱柱 Hypersil C_{18}，5μm (4.6mm×250mm)

流动相 乙腈-0.02%磷酸 (22∶78)，1ml/min

检测波长 330nm

【结构鉴定】 UV λ_{max}^{MeOH}(nm)：206，263，324。

IR ν_{max}^{KBr}(cm^{-1})：3508，3116，1680，1581，1506，1414，1302，1169。

EI-MS m/z：178[M]$^+$，150，143，132，122。

^{1}H-NMR(DMSO-d_6,600MHz) δ：6.18(1H,d,$J=$11.4Hz,H-3),7.89(1H,d,$J=$11.4Hz,H-4),7.01(1H,d,$J=$10.2Hz,H-5),6.79(1H,d,$J=$10.2Hz,H-6),10.08(1H,s,7-OH),9.33(1H,s,8-OH)[1]。

^{13}C-NMR(DMSO-d_6,150MHz) δ：160.3(C-2),111.2(C-3),143.7(C-4),118.8(C-5),112.4(C-6),149.6(C-7),132.1(C-8),145.0(C-9),112.0(C-10)[1]。

【贮藏】 冷藏、避光。

参考文献

[1] 杨也,许晓娟,肖锋等. 橙黄瑞香的化学成分研究[J]. 云南大学学报 (自然科学版)，2013，35 (S1)：281-285.

尿囊素
Allantoin

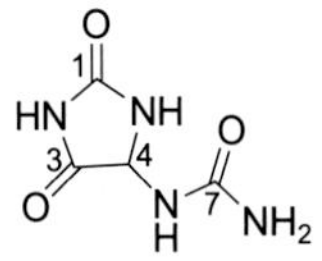

【分子式及分子量】 $C_4H_6N_4O_3$；158.11

【来源】 试剂。

【性状】 白色结晶性粉末。

能溶于热水、热醇等。

熔点：222～224℃，熔融分解。

【纯度检查】

薄层色谱

1. 薄层板　硅胶 G 板

展开剂　甲醇-丙酮-甲酸-水（40∶2∶1∶6）

检　识　改良碘化铋钾显色后检视

2. 薄层板　硅胶 G 板

展开剂　丙酮-甲醇-二乙胺-水（30∶10∶0.5∶0.2）

检　识　改良碘化铋钾显色后检视

高效液相色谱

色谱柱　Kromasil C_{18}，$5\mu m$（4.6mm×150mm）

流动相　甲醇-水（80∶20），流速 1ml/min

检测波长　214nm

【结构鉴定】 **IR** $\nu_{max}^{KBr}(cm^{-1})$：3438，3346，1780，1716，1662，1531，1184，1015，816，762。

EI-MS m/z：158$[M]^+$，141$[M-NH_2-1]^+$，130$[M-CO]^+$，115$[M-CO-NH_2]^+$，87，44。

^{1}**H-NMR**(D_2O,600MHz)　δ:5.40(1H,s,H-4)[1]。

^{13}**C-NMR**(D_2O,150MHz)　δ:161.6(C-1),178.4(C-3),66.0(C-4),162.6(C-7)[1]。

【贮藏】 常温。

参考文献

[1] 吕子明，黄龙江，陈若芸等. 黄花紫玉盘枝、叶化学成分的研究[J]. 中国中药杂志，2009，34（17）：2203-2205.

大豆苷元

Daidzein

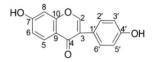

【异名】 大豆黄素、大豆黄酮、Daizeol

【分子式及分子量】 $C_{15}H_{10}O_4$；254.23

【来源】 豆科植物大豆 *Glycine max*（L.）Merr. 的成熟种子。

【性状】 白色粉末。

本品溶于乙醇、乙醚。

熔点：315～316℃。

【纯度检查】

薄层色谱

1. 薄层板 硅胶 G 板

展开剂 甲苯-甲酸乙酯-甲酸（5∶4∶1）

检 识 氨熏后置紫外灯（365nm）下检视

2. 薄层板 聚酰胺薄膜

展开剂 无水乙醇-水-甲酸（10∶5∶1）

检 识 1%FeCl₃ 乙醇溶液显色后，日光下检视

高效液相色谱

色谱柱 Agilent C_{18}，$5\mu m$（4.6mm×250mm）

流动相 甲醇-水（50∶50），1ml/min

检测波长 249nm

【结构鉴定】 UV λ_{max}^{MeOH}(nm)：301，249。

IR ν_{max}^{KBr}(cm^{-1})：3161，1655，1630，1597，1518，1460，1390，1281，1240，1194。

EI-MS m/z：254[M]$^+$，137，118。

^{1}H-NMR（DMSO-d_6，600MHz） δ：8.27（1H，s，H-2），7.96（1H，d，J＝10.8Hz，H-5），6.93（1H，d，J＝10.2，1.8Hz，H-6），6.85（1H，d，J＝2.4Hz，H-8），7.38（2H，d，J＝10.2Hz，H-2′,6′），6.80（2H，d，J＝10.2Hz，H-3′,5′），10.76（1H，s，7-OH），9.51（1H，s，4′-OH）[1]。

^{13}C-NMR（DMSO-d_6，150MHz） δ：152.7（C-2），122.5（C-3），174.6（C-4），127.2（C-5），115.1（C-6），162.4（C-7），102.0（C-8），157.1（C-9），116.6（C-10），123.4（C-1′），130.0（C-2′），114.9（C-3′），157.1（C-4′），114.9（C-5′），130.0（C-6′）[1]。

【贮藏】 冷藏。

参考文献

[1] Yueqi Wang，Ying Tang，Chunming Liu，et al. Determination and isolation of potential α-glucosidase and xanthine oxidase inhibitors from Trifolium pratense L. by ultrafiltration liquid chromatography and high-speed countercurrent chromatography[J]. Medicinal Chemistry Research，2016，25（5）：1020-1029.

芳樟醇
Linalool

【**分子式及分子量**】 $C_{10}H_{18}O$；154.25

【**来源**】 试剂。

【**性状**】 无色透明液体

本品溶于乙酸乙酯。

沸点：197～200℃。

$$\underset{H_3C}{\overset{H_3C}{}}\overset{8}{C}{=}\overset{9}{CH}{-}\overset{6}{CH_2}{-}\overset{5}{CH_2}{-}\overset{4}{CH_2}{-}\overset{3}{C}{-}\overset{2}{CH}{=}\overset{1}{CH_2}$$

【**纯度检查**】

薄层色谱

1. 薄层板　硅胶 G 板

展开剂　正己烷-乙酸乙酯 (17∶3)

检　识　喷以 1%香草醛浓硫酸溶液，105℃加热显色，日光下检视

2. 薄层板　硅胶 G 板

展开剂　石油醚 (60～90℃)-乙酸乙酯 (17∶3)

检　识　喷以 1%香草醛浓硫酸溶液，105℃加热显色，日光下检视

气相色谱

色谱柱　HP-17，30m×0.25mm×0.25μm

色谱条件　起始温度80℃，终止温度230℃，升温速率10℃/min，进样口温度250℃，

检测器温度300℃

【**结构鉴定**】　**UV**　$\lambda_{max}^{MeOH}(nm)$：198nm

IR　$\nu_{max}^{KBr}(cm^{-1})$：3443，3427，3287，2980，2925，1451，1410，1376，1113，995，921。

ESI-MS　m/z：153$[M-H]^-$，135$[M-H-H_2O]^-$。

^{1}H-NMR(CDCl$_3$,600MHz)　δ：5.22(1H,d,$J=20.4$Hz,H-1),5.06(1H,d,$J=12.6$Hz,H-1),5.93(1H,dd,$J=11.4$Hz,H-2),1.55(2H,m,H-4),2.07(2H,m,H-5),5.12(1H,td,$J=9$,1.2Hz,H-6),1.59(3H,s,H-8),1.67(3H,s,H-9),1.26(3H,s,H-10)[1]。

^{13}C-NMR(CDCl$_3$,150MHz)　δ：111.6(C-1),145.0(C-2),73.4(C-3),42.0(C-4),22.8(C-5),124.3(C-6),131.9(C-7),25.7(C-8),17.6(C-9),27.8(C-10)[1]。

【**贮藏**】　冷藏。

参考文献

[1] Xin Chao Liu, Yin Ping Li, He Qin Li, et al. Identification of Repellent and Insecticidal Constituents of the Essential Oil of *Artemisia rupestris* L. Aerial Parts against *Liposcelis bostrychophila* Badonnel[J]. Molecules, 2013, 18 (9): 10733-10746.

三十烷醇
Triacontanol

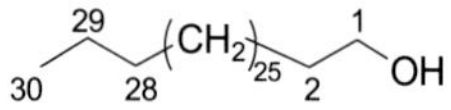

【分子式及分子量】 $C_{30}H_{62}O$；438.8

【来源】 合成。

【性状】 白色结晶。

可溶于乙醚、三氯甲烷等。

熔点：89～90℃。

【纯度检查】

气相色谱

色谱柱 HP-1701 毛细管柱，30m×0.32mm×0.25μm

色谱条件 起始温度180℃，终止温度270℃，升温速率10℃/min，进样口温度230℃，检测器温度280℃

【结构鉴定】 UV λ_{max}^{MeOH}(nm)：无紫外吸收。

IR ν_{max}^{KBr}(cm^{-1})：3333，2919，2849，1473，1463，1063，731，719。

EI-MS m/z：421[M－OH]$^+$，393[M－OH－(CH$_2$)$_2$]$^+$，351，321，293，264，237，209，181，153，125，111，83，69，57，43。

^{1}H-NMR(CDCl$_3$,600MHz) δ：3.65(2H,t,J=7.8Hz,H-1),1.58(2H,m,H-2),1.25(54H,brs,H-3～29),0.89(3H,t,J=7.8Hz,H-30)[1]。

^{13}C-NMR(CDCl$_3$,150MHz) δ：63.1(C-1),32.8(C-2),31.9(C-3),29.4～29.7(C-4～27),25.7(C-28),22.7(C-29),14.1(C-30)[1]。

【贮藏】 常温。

参考文献

[1] Qu Lingbo, Chen Xiaolan, Lu Jiansha, et al. Chemical Components of Leptopus chinensis[J]. Chemistry of Natural Compounds, 2005, 41 (5): 565-568.

愈创木酚

Guaiacol

【分子式及分子量】 $C_7H_8O_2$；124.14

【来源】 合成。

【性状】 无色油状液体。

易溶于甘油。

【纯度检查】

薄层色谱

1. 薄层板 硅胶 G 板

展开剂 甲苯-乙酸乙酯 (10:1)

检 识 5%$FeCl_3$ 乙醇溶液，日光下检视

2. 薄层板 硅胶 G 板

展开剂 甲苯-环己烷-甲醇 (10:1:0.5)

检 识 5%$FeCl_3$ 乙醇溶液，日光下检视

气相色谱

色谱柱 DB-5，30m×0.32mm×0.25μm

色谱条件 起始温度 80℃，终止温度 230℃，升温速率 10℃/min，进样口温度 230℃，

检测器温度 280℃

【结构鉴定】 UV λ_{max}^{MeOH}(nm)：219，276。

IR ν_{max}^{KBr}(cm^{-1})：3510，2949，2842，1614，1597，1502，1361，1260，1109，1023，745。

EI-MS m/z：124$[M]^+$，109$[M-CH_3]^+$，81$[M-CH_3-CO]^+$，53$[M-CH_3-2CO]^+$[1]。

^{1}H-NMR($CDCl_3$,600MHz) δ:6.84~6.89(3H,m,H-3,H-5,H-6),6.92~6.94(1H,m,H-4),3.87(3H,s,-OCH$_3$)[2]。

^{13}C-NMR($CDCl_3$,150MHz) δ:145.7(C-1),146.7(C-2),110.9(C-3),120.2(C-4),121.5(C-5),114.7(C-6),55.8(-OCH$_3$)[2]。

【贮藏】 冷冻、避光。

参考文献

[1] 李祥，陈建伟，阚毓铭等. 杉木木沥油化学成分分析[J]. 中成药，1994，16 (10)：2.

[2] João F Castelão Jr.，Otto R Gottlieb，Roberto A De Lima，et al. Xanthonolignoids from *Kielmeyera* and *Caraipa* species-^{13}C NMR spectroscopy of xanthones[J]. Phytochemistry，1977，16：735-740.

滨蒿内酯

Scoparone

【分子式及分子量】 $C_{11}H_{10}O_4$；206.19

【来源】 菊科植物滨蒿 *Artemisia scoparia* Waldst. et Kit. 的干燥地上部分。

【性状】 白色粉末。

易溶于三氯甲烷、丙酮。

熔点：145～146℃。

【纯度检查】

薄层色谱

1. 薄层板　硅胶 G 板

   展开剂　石油醚（60～90℃）-乙酸乙酯-丙酮（6∶7∶0.5）

   检　识　紫外灯（366nm）下检视

2. 薄层板　硅胶 G 板

   展开剂　环己烷-二氯甲烷-乙酸乙酯（2∶3∶3）

   检　识　紫外灯（366nm）下检视

高效液相色谱

色谱柱　Agilent SB C_{18}，$5\mu m$（4.6mm×250mm）

流动相　乙腈-水（30∶70），流速 1ml/min

检测波长　345nm

【结构鉴定】 UV λ_{max}^{MeOH}(nm)：204，230，343。

IR ν_{max}^{KBr}(cm^{-1})：3056，2989，1706，1615，1558，1517，1424，1384，1282，926，871，821。

EI-MS m/z：206[M]$^+$，191[M−CH$_3$]$^+$，178[M−CO]$^+$，163[M−OCO]$^+$，148，135，120，107，98，92，79，69，51。

^{1}H-NMR(CDCl$_3$，600MHz) δ：7.60(1H,d,$J=11.4$Hz,H-3)，6.27(1H,d,$J=10.8$Hz,H-4)，6.83(1H,s,H-5)，6.81(1H,s,H-8)，3.90(3H,s,-OCH$_3$)，3.92(3H,s,-OCH$_3$)[1]。

^{13}C-NMR(CDCl$_3$，150MHz) δ：161.6(C-2)，113.8(C-3)，143.5(C-4)，108.2(C-5)，146.6(C-6)，150.2(C-7)，100.2(C-8)，153.1(C-9)，111.6(C-10)，56.6(-OCH$_3$)，56.6(-OCH$_3$)[1]。

【贮藏】 冷冻、避光。

参考文献

[1] 卢川，吴迪，高慧媛等. 板栗种皮化学成分的分离与鉴定[J]. 沈阳药科大学学报，2010，27（6）：440-442.

异龙脑

(±)-Isoborneol

【分子式及分子量】 $C_{10}H_{18}O$；154.25

【来源】 樟科植物樟 *Cinnamomum camphora* (L.) presl 的新鲜枝、叶经提取加工制成的结晶。

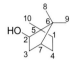

【性状】 无色透明结晶。

本品溶于三氯甲烷、乙酸乙酯，几乎不溶于水。

熔点：203～205℃。

比旋度：$[\alpha]_D^{22}+2.36°$ ($c=0.636$，CH_3CH_2OH)。

【纯度检查】

薄层色谱

1. 薄层板 硅胶 G 板

   展开剂 石油醚 (60～90℃)-乙酸乙酯 (17:3)

   检 识 5% 香草醛硫酸溶液，105℃ 加热，日光下检视

2. 薄层板 硅胶 G 板

   展开剂 苯-丙酮 (96:4)

   检 识 5% 香草醛硫酸溶液，105℃ 加热，日光下检视

气相色谱

   色谱柱 AB-5 毛细管柱，30m×0.32mm×0.25μm

   色谱条件 起始温度 80℃，终止温度 200℃，升温速率 8℃/min，进样口温度 250℃，检测器温度 300℃

【结构鉴定】 **UV** λ_{max}^{MeOH}(nm)：201。

IR ν_{max}^{KBr}(cm^{-1})：3404，2951，2876，1477，1455，1388，1369，1107，1069，1005。

EI-MS m/z：154[M]$^+$，139，121，110，95，82，67，55，41[1]。

^{1}H-NMR(CDCl$_3$,600MHz) δ：3.62(1H,dd,$J=7.2,3.6$Hz,H-2),1.49(1H,dt,$J=11.4,3.6$Hz,H-4),0.90(3H,s,H-8),1.01(3H,s,H-9),0.82(3H,s,H-10)[1]。

^{13}C-NMR(CDCl$_3$,150MHz) δ:48.9(C-1),79.9(C-2),40.4(C-3),45.0(C-4),27.2(C-5),33.9(C-6),46.3(C-7),20.1(C-8),20.4(C-9),11.3(C-10)[1]。

【贮藏】 冷藏。

参考文献

[1] 陈德昌. 中药化学对照品工作手册[M]. 北京：中国医药科技出版社，2000：154.

7-甲氧基香豆素

7-Methoxycoumarin

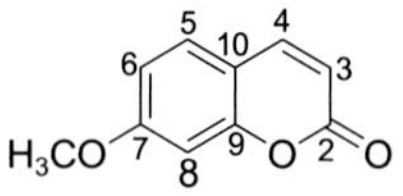

【分子式及分子量】 $C_{10}H_8O_3$；176.17

【来源】 合成。

【性状】 白色粒状结晶。

易溶于甲醇、乙醇。

熔点：116～118℃。

【纯度检查】

薄层色谱

1. 薄层板 硅胶 G 板

展开剂 环己烷-乙酸乙酯-甲酸（10∶8∶0.3）

检 识 紫外灯（366nm）下检视

2. 薄层板 硅胶 G 板

展开剂 乙酸乙酯-三氯甲烷-浓氨（1∶1∶1）下层液

检 识 紫外灯（366nm）下检视

高效液相色谱

色谱柱 Alltima C_{18}，$5\mu m$（4.6mm×150mm）

流动相 乙腈-0.02%磷酸（30∶70），流速 1ml/min

检测波长 320nm

【结构鉴定】 UV λ_{max}^{MeOH}(nm)：322，251，217。

IR ν_{max}^{KBr}(cm^{-1})：1705，1612，1506，1350，1282，1124，893，829。

EI-MS m/z：176[M]$^+$，148[M−CO]$^+$，133，105，89，77。

^{1}H-NMR(CDCl$_3$,500MHz) δ:3.86(3H,s,-OCH$_3$),6.23(1H,d,J=9.5Hz,H-3),7.62(1H,d,J=9.5Hz,H-4),7.36(1H,d,J=8.5Hz,H-5),6.83(1H,dd,J=8.5,2.5Hz,H-6),6.80(1H,d,J=2.5Hz,H-8)。

^{13}C-NMR(CDCl$_3$,125MHz) δ:55.7(-CH$_3$),161.1(C-2),112.5(C-3),143.4(C-4),128.7(C-5),113.1(C-6),162.8(C-7),100.8(C-8),155.9(C-9),112.5(C-10)。

【贮藏】 阴凉、避光。

汉黄芩素

Wogonin

【异名】　汉黄芩黄素、沃贡宁、次黄芩素、
Norwogonin 8-methyl ether

【分子式及分子量】　$C_{16}H_{12}O_5$；284.26

【来源】　唇形科植物黄芩 *Scutellaria ba-icalensis* Georgi 的根。

【性状】　黄色针状结晶。

本品极易溶于甲醇、乙醇、丙酮和乙酸乙酯，溶于乙醇、乙酸和三氯甲烷，微溶于苯和水，不溶于二硫化碳和石油醚[1]。

熔点：202～203℃。

【纯度检查】

薄层色谱

1. 薄层板　硅胶 GF_{254} 预制板

　　展开剂　甲苯–甲酸乙酯–甲酸（10:4:1）

　　检　识　紫外灯（254nm、365nm）和日光下检视

2. 薄层板　硅胶 GF_{254} 预制板

　　展开剂　三氯甲烷–甲醇–甲酸（8:0.5:1）

　　检　识　紫外灯（254nm、365nm）和日光下检视

高效液相色谱

　　色谱柱　Thermo C_{18}，$5\mu m$（4.6mm×250mm）

　　流动相　甲醇–3%冰乙酸溶液（65:35），1.0ml/min

　　检测波长　320nm

【结构鉴定】　UV　λ_{max}^{MeOH}(nm)：248，278。

IR　ν_{max}^{KBr}(cm^{-1})：3064，1660，1612，1578，1510，1165。

EI-MS　m/z：284[M]$^+$，269，139，105。

^{1}H-NMR(DMSO-d_6，500MHz)　δ：12.49(1H,s,5-OH)，10.80(1H,s,7-OH)，8.06(2H,dd,$J=1.5$,8.0Hz,H-2',6')，7.61(3H,m,H-3',4',5')，6.99(1H,s,H-3)，6.31(1H,s,H-6)，3.85(3H,s,8-OCH$_3$)[1]。

^{13}C-NMR(DMSO-d_6，125MHz)　δ：163.0(C-2)，105.0(C-3)，182.0(C-4)，149.6(C-5)，99.1(C-6)，157.3(C-7)，127.8(C-8)，156.2(C-9)，103.7(C-10)，130.8(C-1')，126.3(C-2')，129.2(C-3')，132.1(C-4')，129.2(C-5')，126.3(C-6')，61.0(8-OCH$_3$)[1]。

【贮藏】　冷藏、避光。

参考文献

[1] 常新全，丁丽霞. 中药活性成分分析手册[M]. 北京：学苑出版社，2002.

甜菊苷
Stevioside

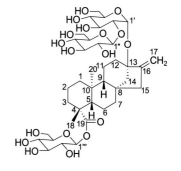

【异名】 甜叶菊苷、甜茶素、斯替维苷

【分子式及分子量】 $C_{38}H_{60}O_{18}$；804.87。

【来源】 菊科植物甜叶菊 *Stevia rebaudiana* (Bert.) Bertoni (*Eupatorium rebaudianum* Bert.) 的叶。

【性状】 白色结晶。

本品溶于水、二氧六环，微溶于乙醇。

熔点：196～198℃[1]。

比旋度：$[\alpha]_D^{20} -39.3°$ ($c=5.7$，H_2O)[2]。

【纯度检查】

薄层色谱

1. 薄层板　硅胶 G 板

展开剂　三氯甲烷-甲醇-水（65：35：10）下层液

检　识　10%硫酸乙醇液，日光下检视

2. 薄层板　硅胶 G 板

展开剂　三氯甲烷-甲醇-乙酸（15：10：2）

检　识　10%硫酸乙醇液，日光下检视

高效液相色谱

色谱柱　Platinum EPS C_{18}，$5\mu m$（4.6mm×150mm）

流动相　甲醇-水（70：30），1ml/min

检测波长　210nm

差示量热扫描法

起始温度50℃，终点温度300℃，升温速率5℃/min

【结构鉴定】 UV λ_{max}^{MeOH}(nm)：204nm。

IR ν_{max}^{KBr}(cm^{-1})：3390，2930，1730，1080。

FAB-MS m/z：843[M+K]$^+$，827[M+Na]$^+$，805[M+H]$^+$。

^{1}H-NMR(C_5D_5N,600MHz)　δ:6.11(1H,d,$J=8.4$Hz,H-1‴),5.31,5.16(各 1H,d,$J=7.2$Hz,H-1′ 或 H-1″),5.71(1H,s,H-17),5.06(1H,brs,H-17),1.31(3H,s,H-18),1.24(3H,s,H-20)[1]。

^{13}C-NMR(C_5D_5N,150MHz)　δ:40.8(C-1),19.4(C-2),38.4(C-3),44.0(C-4),57.4(C-5),22.2(C-6),41.7(C-7),42.7(C-8),53.9(C-9),39.9(C-10),20.7(C-11),36.7(C-12),86.1(C-13),44.5(C-14),47.6(C-15),154.6(C-16),104.6(C-17),28.3(C-18),177.2(C-19),15.6(C-20),98.0(C-1′),84.7(C-2′),77.9(C-3′),71.4(C-4′),78.1(C-5′),62.6(C-6′),106.9(C-1″),77.1(C-2″),78.1(C-3″),72.2(C-4″),78.2(C-5″),62.9(C-6″),95.9(C-1‴),74.0(C-2‴),79.1(C-3‴),71.0(C-4‴),79.4(C-5‴),62.0(C-6‴)[1]。

【贮藏】 冷藏。

参考文献

[1] Chaturvedula Venkata Sai Prakash, Prakash Indra. Acid and alkaline hydrolysis studies of stevioside and rebaudioside A [J]. J App Pharm Sci, 2011, 1 (8)：104-108.

[2] 国家医药管理局中草药情报中心站. 植物药有效成分手册[M]. 北京：人民卫生出版社, 1986, 995.

雪胆素甲

Hemslecin A

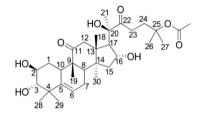

【分子式及分子量】　$C_{32}H_{50}O_8$；562.73

【来源】　葫芦科植物雪胆 *Hemsleya chinensis Cogn. ex Forbes et Hemsl* 的块根。

【性状】　白色粉末。

可溶于甲醇、乙醇、DMSO 等。

熔点：228～230℃。

【纯度检查】

薄层色谱

1. 薄层板　硅胶 G 板

展开剂　三氯甲烷-甲醇 （9∶1）

检　识　硫酸乙醇显色后，在紫外灯 （365nm） 和日光下检视

2. 薄层板　硅胶 G 板

展开剂　乙酸乙酯-正己烷-甲酸 （8∶1∶1）

检　识　硫酸乙醇显色后，在紫外灯 （365nm） 和日光下检视

高效液相色谱

色谱柱　Agilent SB C_{18}，$5\mu m$ （4.6mm×250mm）

流动相　乙腈-0.1%磷酸 （40∶60），流速 1ml/min

检测波长　205nm

【结构鉴定】　UV　λ_{max}^{MeOH}(nm)：204，290。

IR　ν_{max}^{KBr}(cm^{-1})：3567，3407，1694，1373，1281，1257，1022，988。

EI-MS　m/z：502，405，369，219，113，87，69。

^{1}H-NMR(C_5D_5N,600MHz)　δ：1.21,1.23,1.29,1.47(d),1.49,1.53,1.60(各 3H,8×-CH$_3$),1.89(3H,s),5.72(1H,m)[1]。

^{13}C-NMR(C_5D_5N,150MHz)　δ：34.5(C-1),71.0(C-2),81.4(C-3),42.9(C-4),142.5(C-5),118.8(C-6),25.6(C-7),34.7(C-8),48.8(C-9),43.2(C-10),213.2(C-11),49.3(C-12),48.9(C-13),51.1(C-14),46.4(C-15),70.4(C-16),59.0(C-17),81.6(C-20),215.1(C-22),32.2(C-23),35.4(C-24),80.2(C-25),170.2(O$\underline{C}$OCH$_3$),19.2,20.4,20.5,22.3,22.5,24.2,25.4,26.0,26.1(9×-CH$_3$)[1]。

【贮藏】　冷藏。

参考文献

[1] 芮和恺，袁明耀，余秋妹等. 雪胆甲素弍的化学结构[J]. 药学学报，1981，16 (6)：445-447.

木犀草素

Luteolin

【分子式及分子量】 $C_{15}H_{10}O_6$；286.25

【来源】 忍冬科植物忍冬 *Lonicera japonica* Thunb. 的干燥花蕾。

【性状】 黄色针状结晶。

本品溶于 70%乙醇、甲醇。

熔点：323～326℃。

【纯度检查】

薄层色谱

1. 薄层板　硅胶 G 板

展开剂　环己烷-乙酸乙酯-甲醇-甲酸（6：2.5：1：0.2）

检　识　1%三氯化铝乙醇溶液，置紫外灯（365nm）及日光下检视

2. 薄层板　硅胶 G 板

展开剂　三氯甲烷-甲醇-甲酸（8：0.5：1）

检　识　1%三氯化铝乙醇溶液，置紫外灯（365nm）及日光下检视

高效液相色谱

色谱柱　Lichrospher C_{18}，5μm（4.6mm×250mm）

流动相　甲醇- 0.4%磷酸溶液（52：48），1ml/min

检测波长　350nm

【结构鉴定】 **UV** λ_{max}^{MeOH}(nm)：348，253。

IR ν_{max}^{KBr}(cm^{-1})：3398，3037，2684，1657，1610，1572，1512，1442，1373，1265，1244，1165，1030，874，860，839，687。

EI-MS m/z：286[M]$^+$，258[M－CO]$^+$，153，134。

^{1}H-NMR(DMSO-d_6，500MHz) δ：7.41(1H,dd,J=8.0,2.0Hz,H-6′),7.40(1H,brs,H-2′),6.89(1H,d,J=8.0Hz,H-5′),6.67(1H,brs,H-8),6.44(1H,d,J=2.0Hz,H-3),6.19(1H,d,J=2.0Hz,H-6)[1]。

^{13}C-NMR(DMSO-d_6，125MHz) δ：164.1(C-2),103.7(C-3),181.6(C-4),157.3(C-5),98.8(C-6),162.3(C-7),93.8(C-8),161.5(C-9),102.8(C-10),119.0(C-1′),113.3(C-2′),145.7(C-3′),149.7(C-4′),116.0(C-5′),121.5(C-6′)[1]。

【贮藏】 冷藏。

参考文献

[1] 于德泉，杨峻山. 分析化学手册第七分册[M]. 昆明：云南科技出版社，1999：818.

金丝桃苷
Hyperoside

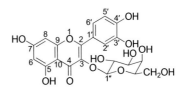

【异名】 田基黄苷、海棠因、槲皮素-3-半
乳糖苷、Hyperin

【分子式及分子量】 $C_{21}H_{20}O_{12}$；464.38

【来源】 金丝桃科植物黑点金丝桃 *Hypericum perforatum* 的干燥全草。

【性状】 淡黄色针状结晶。

本品易溶于乙醇、甲醇、丙酮和吡啶。

熔点：250～253℃。

【纯度检查】

薄层色谱

1. 薄层板　硅胶 G 板

　展开剂　乙酸乙酯-甲酸-水（8∶1∶1）

　检　识　三氯化铝溶液，日光下检视

2. 薄层板　硅胶 G 板

　展开剂　三氯甲烷-甲酸-甲醇（6∶1∶3）

　检　识　三氯化铝溶液，日光下检视

高效液相色谱

　色谱柱　C_{18}，5μm（4.6mm×250mm）

　流动相　甲醇-0.01mol/L 磷酸二氢钾-冰醋酸（60∶40∶1.5），1.0ml/min

　检测波长　254nm

【结构鉴定】 UV λ_{max}^{MeOH}(nm)：359，257，210。

IR ν_{max}^{KBr}(cm^{-1})：3306，1658，1608，1501。

EI-MS m/z：464[M]$^+$。

^{1}H-NMR(DMSO-d_6，500MHz) δ：6.19(1H,d,$J=2.0$Hz,H-6)，6.40(1H,d,$J=2.0$Hz,H-8)，7.52(1H,d,$J=2.0$Hz,H-2′)，6.81(1H,d,$J=8.5$Hz,H-5′)，7.66(1H,dd,$J=8.5$,2.0Hz,H-6′)，9.13，9.71，10.84，12.62(4×-OH)。

^{13}C-NMR(DMSO-d_6，125MHz) δ：148.4(C-2)，133.4(C-3)，177.4(C-4)，156.3(C-5)，98.6(C-6)，164.1(C-7)，93.5(C-8)，161.2(C-9)，103.9(C-10)，122.0(C-1′)，115.1(C-2′)，144.8(C-3′)，156.3(C-4′)，115.9(C-5′)，121.1(C-6′)，101.8(C-1″)，73.2(C-2″)，67.9(C-3″)，71.2(C-4″)，75.8(C-5″)，60.1(C-6″)。

【贮藏】 冷冻。

升麻素苷

Prim-O-Glucosylcimifugin

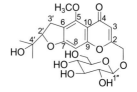

【分子式及分子量】 $C_{22}H_{28}O_{11}$；468.45

【来源】 伞形植物防风 *Saposhnikovia divaricata*（*Turcz.*）Schischk. 干燥根。

【性状】 白色粉末。

本品溶于甲醇。

熔点：114~115℃。

比旋度：$[\alpha]_D^{20}+12.6°$（$c=1.03$，CH_3OH）。

【纯度检查】

薄层色谱

1. 薄层板 硅胶 G 板

展开剂 三氯甲烷-甲醇-乙酸乙酯（3∶3∶1）

检 识 紫外灯（254nm、365nm）下检视

2. 薄层板 硅胶 G 板

展开剂 三氯甲烷-甲醇（4∶1）

检 识 紫外灯（254nm、365nm）下检视

高效液相色谱

色谱柱 Agilent C_{18}，$5\mu m$（4.6mm×250mm）

流动相 甲醇-水（40∶60）

检测波长 254nm

【结构鉴定】 UV λ_{max}^{MeOH}(nm)：218，295。

IR $\nu_{max}^{KBr}(cm^{-1})$：3446，1665，1602，1470，1388，1252，1177，1079，973。

FAB-MS m/z：469$[M+H]^+$，306，291。

^{1}H-NMR(DMSO-d_6,600MHz) δ：1.14,1.13(各 3H,s,2×-CH$_3$),3.31(3H,s,5-OCH$_3$),4.71(2H,brs,2-CH$_2$O-),6.29(1H,brs,H-3),6.64(1H,s,H-8)[1]。

^{13}C-NMR(DMSO-d_6,150MHz) δ：162.4(C-2),110.0(C-3),175.4(C-4),164.6(C-5),117.5(C-6),158.8(C-7),93.3(C-8),155.1(C-9),111.4(C-10),65.1(2-CH$_2$),60.3(5-OCH$_3$),91.0(C-2′),27.0(C-3′),70.0(C-4′),24.8,25.8(2×-CH$_3$),102.3(C-1″),73.4(C-2″),77.0(C-3″),70.0(C-4″),76.5(C-5″),61.1(C-6″)[1]。

【贮藏】 冷冻。

参考文献

[1] Hiroshi Sasaki, Heihachiro Taguchi, Tohru Endo, et al. The constituents of *Ledebouriella seseloides* Wolff. I. structures of three new chromones[J]. Chem Pharm Bull, 1982, 30 (10): 3555-3562.

5-O-甲基维斯阿米醇苷

5-O-Methylvisammioside

【分子式及分子量】 $C_{22}H_{28}O_{10}$；452.45

【来源】 伞形科植物防风 *Saposhnikovia divaricate* (Turcz) schischk 的根。

【性状】 白色粉末。

本品易溶于甲醇、乙醇。

熔点：147.6℃。

【纯度检查】

薄层色谱

1. 薄层板 硅胶 GF_{254} 板

   展开剂 三氯甲烷-甲醇 (4：1)

   检 识 紫外灯 (254nm) 下检视

2. 薄层板 硅胶 GF_{254} 板

   展开剂 三氯甲烷-甲醇-乙酸乙酯 (3：1：1)

   检 识 紫外灯 (254nm) 下检视

高效液相色谱

色谱柱 Agilent SB C_{18}，$5\mu m$ (4.6mm×250mm)

流动相 甲醇-水 (40：60)，流速 1ml/min

检测波长 254nm

【结构鉴定】 UV λ_{max}^{MeOH}(nm)：215，231，291。

IR ν_{max}^{KBr}(cm^{-1})：3399，2920，1653，1604，1470，1390，1079，1039。

EI-MS m/z：453[M+H]$^+$，291[M+H−glu]$^+$。

^{1}H-NMR(DMSO-d_6，500MHz) δ：5.95(1H,s,H-3)，6.64(1H,s,H-8)，4.84(1H,overlapped,H-2')，3.32(2H,overlapped,H-3')，4.40(1H,d,$J=7.5$Hz,H-1″)，2.25(3H,s,2-CH_3)，1.25，1.23(各 3H,s,4'-$(CH_3)_2$)，3.80(3H,s,5-OCH_3)[1]。

^{13}C-NMR(DMSO-d_6，125MHz) δ：163.3(C-2)，110.7(C-3)，175.4(C-4)，164.1(C-5)，117.3(C-6)，159.0(C-7)，93.2(C-8)，110.7(C-9)，155.1(C-10)，90.1(C-2')，27.1(C-3')，76.9(C-4')，97.3(C-1″)，73.5(C-2″)，76.5(C-3″)，70.0(C-4″)，76.7(C-5″)，60.8(C-6″)，19.1(2-CH_3)，21.9，23.0(4'-CH_3)，60.2(5-OCH_3)[1]。

【贮藏】 干燥、密闭。

参考文献

[1] 韩忠明，王云贺，韩梅等. 高速逆流色谱分离纯化防风中升麻素苷和5-O-甲基维斯阿米醇苷[J]. 分析化学研究简报，2009，37 (11)：1679-1682.

木香烃内酯

Costunolide

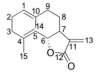

【异名】 广木香内酯

【分子式及分子量】 $C_{15}H_{20}O_2$ ；232.32

【来源】 菊科植物木香 *Aucklandia lappa* Decne. 的干燥根。

【性状】 白色结晶。

本品溶于三氯甲烷。

熔点：106～107℃。

比旋度：$[\alpha]_D^{29} +131°$ （$c=6.9$，$CHCl_3$）[1]。

【纯度检查】

薄层色谱

1. 薄层板 硅胶 G 板

展开剂 石油醚-甲苯-乙酸乙酯 （7：2：1）

检 识 1%香草醛硫酸溶液显色，日光下检视

2. 薄层板 硅胶 G 板

展开剂 三氯甲烷-环己烷 （5：1）

检 识 1%香草醛硫酸溶液显色，日光下检视

高效液相色谱

色谱柱 Agilent C_{18}，5μm （4.6mm×250mm）

流动相 甲醇-水 （70：30），1.0ml/min

检测波长 210nm

【结构鉴定】 UV λ_{max}^{MeOH}（nm）：203。

IR ν_{max}^{KBr}（cm^{-1}）：2976，1763，1660，1439，1404，1311，1288，1246，1198，1138，1057，968。

EI-MS m/z：232$[M]^+$，217，204，175。

^{1}H-NMR（$CDCl_3$，600MHz） δ：4.85（1H，brd，$J=12.0$Hz，H-1），4.74（1H，d，$J=10.2$Hz，H-5），4.57（1H，dd，$J=9.6,9.0$Hz，H-6），2.57（1H，m，H-7），2.45（1H，dd，$J=13.8,6.0$Hz，H-9），6.26（1H，d，$J=3.0$Hz，H-13），5.52（1H，d，$J=3.0$Hz，H-13），1.42（3H，s，H-14），1.70（3H，s，H-15）[2]。

^{13}C-NMR（$CDCl_3$，150MHz） δ：127.0（C-1），28.0（C-2），41.0（C-3），140.1（C-4），127.3（C-5），81.9（C-6），50.4（C-7），26.2（C-8），39.5（C-9），137.0（C-10），141.5（C-11），170.5（C-12），119.6（C-13），16.1（C-14），17.4（C-15）。

【贮藏】 冷冻。

参考文献

[1] 常新全，丁丽霞. 中药活性成分分析手册[M]. 北京：学苑出版社，2002：455.

[2] Hiroshige Hibasami, Yayoi Yamada, Hiroyuki Moteki, et al. Sesquiterpenes (costunolide and zaluzanin D) isolated from laurel (Laurus nobilis L.) induce cell death and morphological change indicative of apoptotic chromatin condensation in leukemia HL-60 cells[J]. International Journal of Molecular Medicine, 2003, 12：147-151.

去氢木香内酯

Dehydrocostus lactone

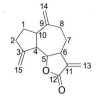

【分子式及分子量】 $C_{15}H_{18}O_2$；230.30

【来源】 菊科植物木香（*Aucklandia lappa Decne*）的干燥根。

【性状】 白色粉末。

可溶于乙酸乙酯、丙酮。

熔点：60～61℃。

【纯度检查】

薄层色谱

1. 薄层板 硅胶 G 板

展开剂 环己烷-甲酸乙酯-甲酸 （15：5：1）

检 识 5%香草醛硫酸溶液显色后日光下检视

2. 薄层板 硅胶 G 板

展开剂 环己烷-三氯甲烷 （1：5）

检 识 5%香草醛硫酸溶液显色后日光下检视

高效液相色谱

色谱柱 Agilent TC C_{18}，$5\mu m$ （4.6mm×250mm）

流动相 甲醇-水 （65：35），流速 1ml/min

检测波长 225nm

【结构鉴定】 UV λ_{max}^{MeOH}(nm)：202。

IR ν_{max}^{KBr}(cm^{-1})：2964，2919，2834，1756，1635，1254，1128，1010，948，909，892，813。

EI-MS m/z：230[M]$^+$。

^{1}**H-NMR**(CDCl$_3$,600MHz) δ：3.95(1H,t,$J=9.0$Hz,H-5)，4.89(1H,s,H-14a)，4.81(1H,s,H-14b)，5.26(1H,d,$J=1.5$Hz,H-15a)，5.06(1H,d,$J=1.5$Hz,H-15b)，6.21(1H,d,$J=3.0$Hz,H-13a)，5.48(1H,d,$J=3.0$Hz,H-13b)。

^{13}**C-NMR**(CDCl$_3$,150 HMz) δ：30.3(C-1)，36.2(C-2)，149.2(C-3)，52.0(C-4)，85.2(C-5)，47.6(C-6)，30.9(C-7)，32.6(C-8)，139.7(C-9)，45.1(C-10)，151.2(C-11)，170.2(C-12)，120.2(C-13)，109.6(C-14)，112.6(C-15)。

【贮藏】 干燥、密闭。

蒙花苷
Buddleoside

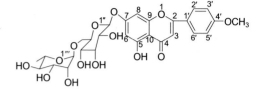

【分子式及分子量】 $C_{28}H_{32}O_{14}$；592.55

【来源】 马钱科植物密蒙花 *Buddleia officinalis* Maxim. 的干燥花蕾和花序。

【性状】 白色粉末。

本品易溶于甲醇，几乎不溶于乙醚。

熔点：269～272℃。

【纯度检查】

薄层色谱

1. 薄层板 硅胶 GF_{254} 板

   展开剂 三氯甲烷-甲醇（7：3）

   检 识 紫外灯（254nm）下检视，10％硫酸乙醇液显色后日光下检视

2. 薄层板 硅胶 GF_{254} 板

   展开剂 环己烷-甲醇-冰醋酸（8：2：0.5）

   检 识 紫外灯（254nm）下观察，10％硫酸乙醇液显色后日光下检视

高效液相色谱

   色谱柱 Diamensil™ C_{18}，5μm（4.6mm×250mm）

   流动相 甲醇-0.5％冰醋酸（53：47），1ml/min

   检测波长 326nm

差示量热扫描法

   起始温度50℃，终点温度300℃，升温速率5℃/min

【结构鉴定】 UV λ_{max}^{MeOH}(nm)：330，268。

IR ν_{max}^{KBr}(cm^{-1})：3472，2936，1660，1608，1583，1300，1246，1184，1070。

FAB-MS m/z：593[M＋H]$^+$。

^{1}H-NMR(DMSO-d_6，500MHz) δ：8.05(2H,d,$J=9.0$Hz,H-2′,6′)，7.16(2H,d,$J=9.0$Hz,H-3′,5′)，6.95(1H,s,H-3)，6.46(1H,d,$J=2.0$Hz,H-6)，6.80(1H,d,$J=2.0$Hz,H-8)，5.07(1H,d,$J=7.0$Hz,H-1″)，4.55(1H,s,H-1‴)，3.88(3H,s,4′-OCH$_3$)，1.08(3H,d,$J=6.5$Hz,5‴-CH$_3$)$^{[1]}$。

^{13}C-NMR(DMSO-d_6，125MHz) δ：163.9(C-2)，103.8(C-3)，182.0(C-4)，161.1(C-5)，99.6(C-6)，162.9(C-7)，94.8(C-8)，157.0(C-9)，105.4(C-10)，122.7(C-1′)，128.4(C-2′/6′)，114.7(C-3′/5′)，162.4(C-4′)，55.6(4′-OCH$_3$)，99.9(C-1″)，73.06(C-2″)，76.24(C-3″)，69.59(C-4″)，75.65(C-5″)，66.08(C-6″)，100.51(C-1‴)，70.73(C-2‴)，70.33(C-3‴)，72.04(C-4‴)，68.3(C-5‴)，17.8(C-6‴)$^{[1]}$。

【贮藏】 冷藏。

参考文献

[1] 谢国勇，石璐，王飒等. 密蒙花化学成分的研究[J]. 中国药学杂志，2017，52（21）：1893-1898.

五味子酯甲

Schisantherin A

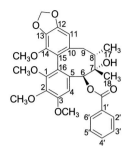

【分子式及分子量】 $C_{30}H_{32}O_9$；536.56

【来源】 木兰科植物北五味子 *Schisandrin Chinensis* Bail 的种子。

【性状】 白色结晶。

溶于甲醇、乙醇。

熔点：122～124℃。

【纯度检查】

薄层色谱

1. 薄层板　硅胶 GF_{254} 板

展开剂　石油醚-甲酸乙酯-甲酸（15∶5∶1）上层液

检　识　紫外灯（254nm）下及 10% 硫酸乙醇显色后可见光下检视

2. 薄层板　硅胶 GF_{254} 板

展开剂　甲苯-无水乙醇（9∶15）

检　识　紫外灯（254nm）下及 10% 硫酸乙醇显色后可见光下检视

高效液相色谱

色谱柱　Phenemenex C_{18}，$5\mu m$（4.6mm×250mm）

流动相　四氢呋喃-水（38∶62），流速 1ml/min

检测波长　254nm

【结构鉴定】 UV λ_{max}^{MeOH}(nm)：201，222。

IR ν_{max}^{KBr}(cm^{-1})：3369，2949，1726，1618，1597，1502，1477，1452，1269，1254，1107，820，719，660。

EI-MS m/z：536[M]$^+$，342，312，105，77，57[1]。

^{1}H-NMR(CDCl$_3$，600MHz)　δ：1.18(3H,d,$J=7.2$Hz,H-17)，1.37(3H,s,H-18)，2.13(1H,m,H-8)，2.22(1H,d,$J=13.8$Hz,H-9α)，2.35(1H,dd,$J=14.4$,10.2Hz,H-9β)，3.30，3.57，3.88，3.91(各 3H,s,4×-OCH$_3$)，5.64，5.77(各 H,d,$J=1.8$Hz,-OCH$_2$O-)，5.82(1H,d,$J=1.8$Hz,H-6)，6.56，6.82(各 H,s,H-4,11)，7.31-7.52(5H,m,Ar-H)[2]。

^{13}C-NMR(CDCl$_3$，150MHz)　δ：151.9(C-1)，134.1(C-2)，141.7(C-3)，109.8(C-4)，129.5(C-5)，84.8(C-6)，72.2(C-7)，42.6(C-8)，36.4(C-9)，132.9(C-10)，102.4(C-11)，148.7(C-12)，141.7(C-13)，152.1(C-14)，121.0(C-15)，122.1(C-16)，18.9(C-17)，28.1(C-18)，100.4(-OCH$_2$O-)，60.8，60.7，58.6(1,2,14-OCH$_3$)，55.9(3-OCH$_3$)，164.7(C=O)，135.1(C-1′)，130.3(C-2′,6′)，129.5(C-3′,5′)，127.8(C-4′)[1]。

【贮藏】 冷藏、避光。

参考文献

[1] 都姣娇，穆淑珍. 华中五味子化学成分的研究[J]. 首都医药，2011，9（下）：52-54.

[2] 胥春霞，刘嫚，陈东林等. 北五味子化学成分的研究[J]. 中成药，2017，39（3）：547-550.

毛蕊花糖苷
Verbascoside

【异名】 麦角甾苷

【分子式及分子量】 $C_{29}H_{36}O_{15}$; 624.59

【来源】 列当科植物肉苁蓉 Cistanche deserticola Ma 的干燥带鳞叶的肉质茎。

【性状】 淡黄色无定形粉末。

本品溶于甲醇，乙醇等。

熔点：138～139℃。

【纯度检查】

薄层色谱

1. 薄层板 聚酰胺薄膜

展开剂 甲醇-乙酸-水 (2∶1∶7)

检 识 5%$FeCl_3$乙醇试液，紫外灯 (366nm) 及日光下检视

2. 薄层板 聚酰胺薄膜

展开剂 36%乙酸

检 识 5%$FeCl_3$乙醇试液，紫外灯 (366nm) 及日光下检视

高效液相色谱

色谱柱 Diamond C_{18}，5μm (4.6mm×250mm)

流动相 乙腈-甲醇-0.1%冰醋酸水溶液 (10∶15∶75)，1.0ml/min

检测波长 330nm

【结构鉴定】 UV λ_{max}^{MeOH}(nm)：333，291，245，219，202。

IR ν_{max}^{KBr}(cm^{-1})：3391，2935，1702，1604，1519，1446，1280，1158，1115，1064，1039，812。

FAB-MS m/z：625[M+H]$^+$，325，316，288。

^{1}H-NMR(CD$_3$OD，600MHz) δ：7.05(1H,d,J=1.8Hz,H-2)，6.78(1H,dd,J=7.8，1.2Hz,H-5)，6.95(1H,dd,J=8.4,2.4Hz,H-6)，7.59(1H,d,J=16.2Hz,H-7)，6.27(1H,dd,J=15.6,1.2Hz,H-8)，6.69(1H,d,J=1.8Hz,H-2′)，6.67(1H,dd,J=7.8,1.8Hz,H-5′)，6.56(1H,dd,J=2.0,8.0Hz,H-6′)，4.37(1H,d,J=7.8Hz,H-1″)，5.19(1H,brs,H-1‴)，2.81(1H,m,H-7)，1.09(3H,d,J=6.6Hz,H-6‴)[1]。

^{13}C-NMR(CD$_3$OD，150MHz) δ：127.7(C-1)，115.2(C-2)，146.8(C-3)，149.8(C-4)，114.7(C-5)，123.2(C-6)，148.0(C-7)，116.5(C-8)，131.5(C-1′)，117.1(C-2′)，146.1(C-3′)，144.7(C-4′)，116.3(C-5′)，121.3(C-6′)，36.6(C-7′)，72.3(C-8′)，104.2(C-1″)，76.0(C-2″)，81.6(C-3″)，70.6(C-4″)，76.0(C-5″)，62.4(C-6″)，103.0(C-1‴)，72.0(C-2‴)，72.3(C-3‴)，73.8(C-4‴)，70.4(C-5‴)，18.5(C-6‴)[1]。

【贮藏】 －20℃保存。

参考文献

[1] 苑祥，张莉，赵建强等. 短管兔耳草化学成分研究[J]. 中草药，2015，46 (10)：1437-1440.

毛两面针素

Toddaloactone

【分子式及分子量】 $C_{16}H_{20}O_6$；308.33

【来源】 芸香科植物毛叶两面针 *Zanthoxylum nitidum*（Roxb.）DC. var. *Tomentosum* Huang 的根。

【性状】 白色粉末。

本品溶于甲醇、乙醇等。

熔点：152～153℃。

【纯度检查】

薄层色谱

1. 薄层板 硅胶 G 板

展开剂 石油醚（60～90℃）-三氯甲烷-甲醇（2：13：1）

检 识 紫外光（254nm、366nm）下检视

2. 薄层板 硅胶 G 板

展开剂 正己烷-乙酸乙酯-甲醇（3：7：1）

检 识 紫外光（254nm、366nm）下检视

高效液相色谱

色谱柱 Phenomenex C_{18}，$5\mu m$（4.6mm×250mm）

流动相 甲醇-水（50：50），1.0ml/min

检测波长 210nm

【结构鉴定】 **UV** λ_{max}^{MeOH}（nm）：329，254，225，206。

IR ν_{max}^{KBr}（cm^{-1}）：3350，3303，3065，2970，1727，1611，1564，1384，1233，1207，1138，950。

EI-MS m/z：308[M]$^+$。

^{1}H-NMR（CD$_3$OD，500MHz） δ：6.24（1H，d，$J=10.0$Hz，H-3），8.03（1H，d，$J=10.0$，H-4），6.77（1H，s，H-8），2.88（2H，d，$J=6.5$Hz，H-1'），3.66（1H，t，$J=6.5$Hz，H-2'），1.26，1.27（各 3H，s，2×-CH$_3$），3.90，3.92（各 3H，s，5,7-OCH$_3$）。

^{13}C-NMR（CD$_3$OD，125MHz） δ：163.8（C-2），112.6（C-3），141.2（C-4），156.2（C-5），120.3（C-6），163.4（C-7），96.3（C-8），157.8（C-9），108.5（C-10），27.1（C-1'），74.0（C-2'），78.3（C-3'），25.4，25.5（2×-CH$_3$），56.7，63.8（5,7-OCH$_3$）。

【贮藏】 冷处（2～8℃）保存。

岩白菜素
Bergenin

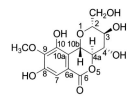

【异名】 岩白菜内酯、矮茶素、虎耳草素

【分子式及分子量】 $C_{14}H_{16}O_9$；328.27

【来源】 虎耳草科植物岩白菜 *Bergenia purpurascens* (Hook. f. et Thoms.) Engl. 的干燥全草。

【性状】 白色粉末。

本品溶于甲醇、乙醇等。

熔点：225～226℃。

比旋度：$[\alpha]_D^{20} -38.6°$ ($c=0.233$，CH_3OH)。

【纯度检查】

薄层色谱

1. 薄层板 硅胶 GF_{254} 板

展开剂 石油醚 (60～90℃)-三氯甲烷-无水乙醇 (5：5：4)

检 识 紫外灯 (254nm) 下检视

2. 薄层板 硅胶 G 板

展开剂 正己烷-乙酸乙酯-甲醇 (4：6：1)

检 识 10%硫酸乙醇试液，加热至斑点清晰，日光下检视

高效液相色谱

色谱柱 C_{18}，5μm (4.6mm×250mm)

流动相 甲醇-水 (25：75)，1ml/min

检测波长 275nm

【结构鉴定】 UV λ_{max}^{MeOH}(nm)：275，220。

IR ν_{max}^{KBr}(cm^{-1})：3301，1684，1665，1462，1372，1238。

FAB-MS m/z：329[M+H]$^+$。

^{1}H-NMR(CD$_3$OD，500MHz) δ：3.44(1H，t，$J=9.5$Hz，H-3)，3.67(1H，td，$J=7.0$，2.0Hz，H-11)，3.70(1H，t，$J=7.0$Hz，H-2)，3.81(1H，t，$J=8.5$Hz，H-4)，4.04(1H，t，$J=9.0$Hz，H-11)，4.06(1H，t，$J=10.5$，H-4a)，7.08(1H，s，H-7)，4.95(1H，d，$J=10.5$Hz，H-10b)，3.90(3H，s，9-OCH$_3$)[1]。

^{13}C-NMR(CD$_3$OD，125MHz) δ：83.0(C-2)，71.9(C-3)，75.6(C-4)，81.4(C-4a)，165.7(C-6)，119.4(C-6a)，111.0(C-7)，152.3(C-8)，142.3(C-9)，149.4(C-10)，117.3(C-10a)，74.2(C-10b)，62.7(2-CH$_2$OH)，60.9(9-OCH$_3$)。

【贮藏】 冷处 (2～8℃) 保存。

参考文献

[1] 刘宝，胡龙飞，雷福厚等. 灰色紫金牛化学成分研究[J]. 中药材，2019，42 (3)：560-562.

高三尖杉酯碱

Homoharringtonine

【分子式及分子量】 $C_{29}H_{39}NO_9$；545.62

【来源】 粗榧科植物海南粗榧 *Cephalotaxus hainanensis* Li 的干燥带叶枝条。

【性状】 白色粉末。

本品易溶于甲醇、乙醇。

熔点：145～146℃。

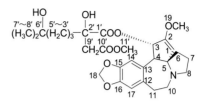

【纯度检查】

薄层色谱

1. 薄层板　硅胶 G 板

展开剂　三氯甲烷-甲醇（14∶1）

检　识　稀碘化铋钾试液，日光下检视

2. 薄层板　硅胶 G 板

展开剂　丙酮-乙酸乙酯（1∶1）

检　识　稀碘化铋钾试液，日光下检视

高效液相色谱

色谱柱　ZORBAX SB C_{18}，$5\mu m$（4.6mm×250mm）

流动相　甲醇-0.01mol/L 磷酸二氢钾水溶液（35∶65）（磷酸调 pH 2.5），1ml/min

检测波长　288nm

【结构鉴定】 UV λ_{max}^{MeOH}(nm)：293，239，203。

IR ν_{max}^{KBr}(cm^{-1})：3551，3417，2958，2814，1743，1654，1505，1488，1367，1274，1230，1191，1162，1031，932。

EI-MS m/z：545[M]$^{+}$[1]。

^{1}H-NMR(CDCl$_3$,600MHz) δ：5.05(1H,s,H-1)，6.00(1H,d,J＝9.6Hz,H-3)，3.77(1H,d,J＝9.6Hz,H-3,H-4)，2.02(1H,m,H-6)，1.92(H,m,H-6)，1.75(1H,m,H-7)，3.11(1H,m,H-8)，2.59(H,m,H-8)，2.97(1H,m,H-10)，2.59(1H,m,H-10)，3.11(1H,m,H-11)，2.38(1H,dd,J＝13.8，6.6Hz,H-11)，6.54(1H,s,H-14)，6.62(1H,s,H-17)，5.86(1H,m,H-18)，5.87(1H,m,H-18)，3.67(1H,s,H-19)，2.59(1H,m,H-10)，3.57(1H,s,H-11')，1.42(1H,m,H-4')，1.38(1H,m,H-5')，1.18(1H,s,H-7')，1.18(1H,s,H-8')[2]。

^{13}C-NMR(CDCl$_3$,150MHz) δ：100.2(C-1)，157.6(C-2)，74.7(C-3)，57.4(C-4)，70.8(C-5)，43.7(C-6)，20.2(C-7)，53.9(C-8)，48.6(C-10)，31.3(C-11)，128.3(C-12)，133.2(C-13)，112.6(C-14)，146.7(C-15)，145.8(C-16)，109.7(C-17)，100.9(C-18)，55.8(C-19)，173.9(C-1')，74.6(C-2')，43.3(C-3')，39.1(C-4')，17.9(C-5')，70.5(C-6')，29.3(C-7')，29.0(C-8')，42.5(C-9')，170.4(C-10')，51.5(C-11')[2]。

【贮藏】 冷处（2～8℃）保存。

参考文献

[1] 邢远清，郑敏，金奇庭. 秦岭产三尖杉中抗癌成分的分离和鉴定[J]. 西安建筑科技大学学报，1995，27（6）：215-217.

[2] 何毅仁. 贡山三尖杉化学成分及生物活性研究[D]. 第二军医大学硕士学位论文，2012.

白藜芦醇
Resveratrol

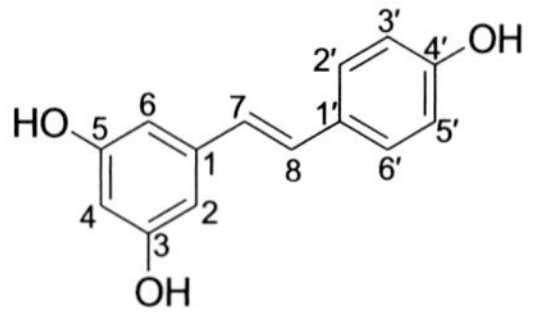

【分子式及分子量】 $C_{14}H_{12}O_3$ ；228.24

【来源】 蓼科植物虎杖 *Reynoutria japonica* Houtt. 的干燥根。

【性状】 白色粉末。

本品溶于甲醇、乙醇等。

熔点：260～262℃。

【纯度检查】

薄层色谱

1. 薄层板 硅胶 G 板

展开剂 三氯甲烷–甲醇 (7∶3)

检 识 10%硫酸乙醇试液，加热至斑点清晰，紫外灯 (366nm) 及日光下检视

2. 薄层板 硅胶 G 板

展开剂 苯–甲醇 (4∶1)

检 识 10%硫酸乙醇试液，加热至斑点清晰，紫外灯 (366nm) 及日光下检视

高效液相色谱

色谱柱 Aichrom Bond-AQ C_{18} ，$5\mu m$ (4.6mm×150mm)

流动相 乙腈–水 (25∶75)，1ml/min

检测波长 217nm

【结构鉴定】 UV λ_{max}^{MeOH}(nm)：306，217。

IR ν_{max}^{KBr}(cm^{-1})：3235，1606，1586，1512，1463，1443，1384，1325，1264，1148，1010，987，965，831，805。

ESI-MS m/z：229[M＋H]$^+$。

^{1}H-NMR(CD$_3$COCD$_3$,500MHz) δ：7.40(2H,d,J＝9.0Hz,H-2',6')，6.82(2H,d,J＝9.0Hz,H-3',5')，6.99(1H,d,J＝16.5Hz,H-8)，6.87(1H,d,J＝16.5Hz,H-7)，6.53(2H,d,J＝2.0Hz,H-2,6)，6.28(1H,t,H-4)[1]。

^{13}C-NMR(CD$_3$COCD$_3$,125MHz) δ：140.9(C-1)，105.7(C-2,6)，159.6(C-3,5)，102.7(C-4)，126.8(C-7)，129.1(C-8)，130.0(C-1')，128.7(C-2',6')，116.4(C-3',5')，158.1(C-4')[1]。

【贮藏】 冷处 (2～8℃) 保存。

参考文献

[1] 刘晓秋，于黎明，吴立军. 虎杖化学成分研究[J]. 中国中药杂志，2003，28 (1)：47-49.

土贝母苷甲
Tubeimoside I

【分子式及分子量】　$C_{63}H_{98}O_{29}$；1319.43

【来源】　葫芦科植物土贝母 *Bolbostemma paniculatum*（Maxim.）Franquet 的干燥块茎。

【性状】　白色粉末。

本品溶于甲醇、乙醇等。

熔点：250～252℃。

【纯度检查】

薄层色谱

1. 薄层板　硅胶 G 板

   展开剂　三氯甲烷-乙酸乙酯-甲醇-甲酸-水（12:3:8:2:2）

   检　识　醋酐-硫酸-乙醇（1:1:10）混合试液，加热至斑点清晰，日光下检视

2. 薄层板　硅胶 G 板

   展开剂　三氯甲烷-甲醇-甲酸-水（8:3:1:0.5）

   检　识　10%硫酸乙醇试液，加热至斑点清晰，日光下检视

高效液相色谱

　　色谱柱　Platinum C_{18}，$5\mu m$（4.6mm×150mm）

　　流动相　甲醇-水（65:35），1ml/min

　　检测波长　214nm

【结构鉴定】　UV　λ_{max}^{MeOH}(nm)：202。

IR　ν_{max}^{KBr}(cm^{-1})：3425，2937，1736，1635，1456，1377，1254，1074，619。

FAB-MS　*m/z*：1319[M]$^+$，1187[M−Xyl]$^+$。

^{1}H-NMR(C_5D_5N,600MHz)　δ：6.18(2H,brs,H-1′,H-1‴),6.10(1H,t,$J=9.8$Hz,H-4‴‴),5.61(1H,d,$J=6.6$Hz,H-1″),5.56(1H,d,$J=6.6$Hz,H-4″),5.06(1H,d,$J=6.6$Hz,H-1′),5.05(1H,d,$J=7.2$Hz,H-1‴‴),1.53(3H,d,$J=6.6$Hz,H-6‴),2.05(3H,s,3‴‴‴-CH$_3$),1.63(3H,s,H-25),1.57(3H,s,H-24),1.26(3H,s,H-27),1.17(3H,s,H-26),0.92(6H,s,H-29,30)[1]。

^{13}C-NMR(C_5D_5N,150MHz)　δ：44.1(C-1),69.4(C-2),83.0(C-3),43.1(C-4),48.0(C-5),19.3(C-6),33.1(C-7)^a,40.1(C-8),48.6(C-9),37.2(C-10),23.9(C-11),123.2(C-12),144.2(C-13),41.9(C-14),29.2(C-15),22.7(C-16),47.1(C-17),41.4(C-18),46.0(C-19)^c,30.8(C-20),34.0(C-21),32.3(C-22)^a,64.6(C-23)^d,15.6(C-24),17.7(C-25),17.7(C-26),26.0(C-27)^b,176.1(C-28),33.1(C-29),23.7(C-30),103.1(C-1′),79.7(C-2′),79.0(C-3′)^e,71.5(C-4′),78.3(C-5′)^e,62.5(C-6′),104.4(C-1″),73.8(C-2″),72.3(C-3″),72.5(C-4″),64.6(C-5″)^d,94.1(C-1‴),74.6(C-2‴),70.2(C-3‴),68.0(C-4‴),64.4(C-5‴),100.6(C-1‴‴),72.5(C-2‴‴),78.1(C-3‴‴),73.2(C-4‴‴),68.0(C-5‴‴),18.3(C-6‴‴),106.7(C-1‴‴‴),74.8(C-2‴‴‴),78.5(C-3‴‴‴),71.1(C-4‴‴‴),67.0(C-5‴‴‴),171.5(C-1‴‴‴‴),47.1(C-2‴‴‴‴),70.2(C-3‴‴‴‴),46.3(C-4‴‴‴‴)^c,171.2(C-5‴‴‴‴),26.5(3‴‴‴‴-CH$_3$)$^{b[1]}$。

　　注：相同上标的化学位移可以相互交换。

【贮藏】　冷处（2～8℃）保存。

参考文献

[1] 孔凡华, 朱大元, 徐任生. 土贝母化学成分的研究[J]. 化学学报, 1988, 46 (4): 772-778.

松脂醇二葡萄糖苷

Pinoresinol Diglucoside

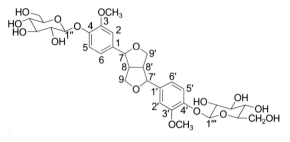

【分子式及分子量】 $C_{32}H_{42}O_{16}$；682.67

【来源】 杜仲科植物杜仲 *Eucommia ulmoides* Oliv. 的干燥树皮。

【性状】 白色粉末。

本品易溶于沸水，略溶于冷水，不溶于乙醇、乙醚等有机溶剂。

熔点：225～226℃。

【纯度检查】

薄层色谱

1. 薄层板 硅胶 G 板

展开剂 三氯甲烷-甲醇-水 (3∶1∶0.2)

检 识 10%硫酸乙醇试液，加热至斑点清晰，日光下检视

2. 薄层板 硅胶 G 板

展开剂 乙酸乙酯-甲醇-水 (7∶3∶0.2)

检 识 10%硫酸乙醇试液，加热至斑点清晰，日光下检视

高效液相色谱

色谱柱 C_{18}，5μm (4.6mm×250mm)

流动相 甲醇-0.1%冰醋酸水溶液 (27∶73)，0.8ml/min

检测波长 277nm

【结构鉴定】 UV λ_{max}^{MeOH}(nm)：277，227，204。

IR ν_{max}^{KBr}(cm^{-1})：3386，2920，1597，1514，1468，1417，1076，1032，849，808。

ESI-MS m/z：700[M+NH$_4$]$^+$。

^{1}H-NMR(DMSO-d_6，600MHz) δ：6.95(2H,d,J=1.8Hz,H-2,2′)，7.04(2H,d,J=8.4Hz,H-5,5′)，6.86(2H,dd,J=8.4,1.2Hz,H-6,6′)，4.67(2H,d,J=3.6Hz,H-7,7′)，3.05(2H,m,H-8,8′)，4.15(2H,dd,J=9.0,6.6Hz,H-9)，3.78(2H,dd,J=9.6,3.6Hz,H-9′)，3.77(6H,s,3,3′-OCH$_3$)，4.88(2H,d,J=7.2Hz,H-1″,1‴)，3.12～3.28(8H,m,H-2″,2‴～5″,5‴)，3.66(2H,dd,J=12.0,3.0Hz,H-6″)，3.44(2H,m,H-6‴)。

^{13}C-NMR(DMSO-d_6，150MHz) δ：135.2(C-1,1′)，110.5(C-2,2′)，148.9(C-3,3′)，145.8(C-4,4′)，115.2(C-5,5′)，118.1(C-6,6′)，84.9(C-7,7′)，53.7(C-8,8′)，71.0(C-9,9′)，55.7(3,3′-OCH$_3$)，100.1(C-1″,1‴)，73.2(C-2″,2‴)，77.0(C-3″,3‴)，69.7(C-4″,4‴)，76.9(C-5″,5‴)，60.7(C-6″,6‴)。

【贮藏】 −20℃保存。

槲皮苷

Quercitrin

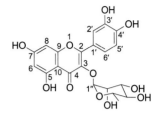

【分子式及分子量】　$C_{21}H_{20}O_{11}$；448.38

【来源】　柏科植物侧柏 *Platycladus orientalis* (L.) Franco 的干燥枝梢及叶。

【性状】　黄色粉末。

本品溶于乙醇、碱性水溶液，几乎不溶于冷水、乙醚[1]。

熔点：182～185℃。

【纯度检查】

薄层色谱

1. 薄层板　硅胶 G 板

展开剂　三氯甲烷-甲醇-甲酸（8∶2∶0.2）

检　识　三氯化铝试液，紫外灯（366nm）下检视

2. 薄层板　硅胶 G 板

展开剂　乙酸乙酯-丁酮-甲酸-水（10∶1∶1∶0.5）

检　识　三氯化铝试液，紫外灯（366nm）下检视

高效液相色谱

色谱柱　Agilent TC C_{18}，$5\mu m$（4.6mm×250mm）

流动相　甲醇-0.01mol/L 磷酸二氢钾-冰醋酸（40∶60∶1.5），1ml/min

检测波长　254nm

差示量热扫描法

起始温度 50℃，终点温度 300℃，升温速率 5℃/min

【结构鉴定】　UV　λ_{max}^{MeOH}(nm)：350，258。

IR　ν_{max}^{KBr}(cm^{-1})：3426，1659，1612，1504。

ESI-MS　m/z：447.9[M－H]$^{-}$。

^{1}H-NMR(DMSO-d_6，500MHz)　δ：6.21(1H，d，$J=2.0$Hz，H-8)，6.39(1H，d，$J=2.0$Hz，H-6)，6.86(1H，d，$J=8.0$Hz，H-5′)，7.25(1H，dd，$J=8.0$，2.0Hz，H-6′)，7.30(1H，d，$J=2.5$Hz，H-2′)，5.26(1H，d，$J=1.5$Hz，H-1″)，0.80(3H，d，$J=6.0$Hz，H-6″)[1]。

^{13}C-NMR(DMSO-d_6，125MHz)　δ：156.4(C-2)，134.2(C-3)，177.7(C-4)，161.3(C-5)，93.6(C-6)，164.1(C-7)，98.6(C-8)，157.3(C-9)，104.1(C-10)，121.1(C-1′)，115.4(C-2′)，145.2(C-3′)，148.4(C-4′)，115.6(C-5′)，120.7(C-6′)，101.8(C-1″)，70.3(C-2″)，70.6(C-3″)，71.1(C-4″)，70.0(C-5″)，17.5(C-6″)[1]。

【贮藏】　冷处（2～8℃）保存。

参考文献

[1] 江纪武，肖庆祥等. 植物药有效成分手册[M]. 北京：人民卫生出版社，1986.

薯蓣皂苷元
Diosgenin

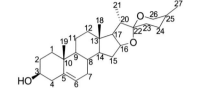

【异名】 地奥配质

【分子式及分子量】 $C_{27}H_{42}O_3$ ；414.62

【来源】 薯蓣科植物白薯莨 *Dioscorea hispida* Dennst.（D. daemona Roxb.）。

【性状】 白色粉末。

本品溶于甲醇、乙醇等有机溶剂，不溶于水。

熔点：206～209℃

【纯度检查】

薄层色谱

1. 薄层板　硅胶 G 板

展开剂　三氯甲烷-甲醇（20：0.2）

检　识　10％磷钼酸乙醇试液，加热至斑点清晰，日光下检视

2. 薄层板　硅胶 G 板

展开剂　三氯甲烷-丙酮（93：7）

检　识　10％磷钼酸乙醇试液，加热至斑点清晰，日光下检视

高效液相色谱

色谱柱　Platinum C_{18}，$5\mu m$（4.6mm×250mm）

流动相　甲醇，1ml/min

检　测　蒸发光散射检测器，漂移管温度70℃，N_2 流速 2.0L/min

【结构鉴定】 UV λ_{max}^{MeOH}(nm)：210。

IR ν_{max}^{KBr}(cm^{-1})：3452，2930，1456，1053，897。

EI-MS m/z：414[M]$^+$，381，355，342，300，282，139。

^{1}H-NMR(CDCl$_3$，600MHz) δ：0.78(3H,d,J=6.6Hz,H-27)，0.78(3H,s,H-18)，0.97(3H,d,J=6.6Hz,H-21)，1.02(3H,s,H-19)，5.34(1H,m,H-6)[1]。

^{13}C-NMR(CDCl$_3$，150MHz) δ：37.2(C-1)，31.6(C-2)，71.5(C-3)，42.2(C-4)，140.8(C-5)，121.3(C-6)，32.0(C-7)，31.4(C-8)，50.1(C-9)，36.6(C-10)，20.9(C-11)，39.8(C-12)，40.2(C-13)，56.5(C-14)，31.8(C-15)，80.7(C-16)，62.1(C-17)，16.3(C-18)，19.4(C-19)，41.6(C-20)，14.5(C-21)，109.1(C-22)，31.4(C-23)，28.8(C-24)，30.3(C-25)，66.7(C-26)，17.1(C-27)[1]。

【贮藏】 －20℃保存。

参考文献

[1] 江纪武，肖庆祥等. 植物药有效成分手册[M]. 北京：人民卫生出版社，1986.

反丁烯二酸

Fumaric Acid

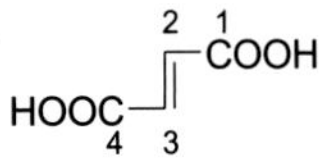

【分子式及分子量】 $C_4H_4O_4$；116.07

$$\underset{4\quad3}{\text{HOOC}}\rule{0pt}{0pt}\overset{2\quad1}{\rule{0pt}{0pt}\text{COOH}}$$

【来源】 试剂。

【性状】 白色粉末。

本品溶于甲醇、乙醇等。

熔点：160℃开始升华，未观察到明显熔点。

【纯度检查】

薄层色谱

1. 薄层板 硅胶 G 板

展开剂 甲苯-乙酸乙酯-甲酸（5：5：1）

检 识 溴甲酚绿试液，日光下检视

2. 薄层板 硅胶 G 板

展开剂 三氯甲烷-甲醇-甲酸（10：1.5：1）

检 识 溴甲酚绿试液，日光下检视

高效液相色谱

色谱柱 Shiseido Capcell Pak C_{18} AQ，5μm（4.6mm×250mm）

流动相 0.16mol/L 磷酸二氢钾溶液（磷酸调 pH 至 2.80），1ml/min

检测波长 210nm

【结构鉴定】 UV λ_{max}^{MeOH}(nm)：208。

IR ν_{max}^{KBr}(cm^{-1})：3084，1667，1424，1320，1274，1230，1012，927，780，720，646，579，444。

EI-MS m/z：116[M]$^+$。

^{1}H-NMR(DMSO-d_6,500MHz) δ:13.09(2H,s,OH),6.61(2H,s,H-2,3)。

^{13}C-NMR(DMSO-d_6,125MHz) δ:134.0(C-2,3),166.0(C-1,4)。

【贮藏】 冷处（2～8℃）保存。

九里香酮

5,7,3′,4′-Tetramethoxyflavone

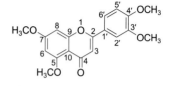

【分子式及分子量】 $C_{19}H_{18}O_6$；342.34

【来源】 芸香科植物九里香 *Murraya exotica L.* 的干燥叶或带叶嫩枝。

【性状】 白色粉末。

本品溶于三氯甲烷、甲醇、乙醇等。

熔点：194～195℃。

【纯度检查】

薄层色谱

1. 薄层板 硅胶 GF_{254} 板

展开剂 环己烷-丙酮 (1:1)

检 识 紫外灯 (254nm) 下检视

2. 薄层板 反相硅胶板

展开剂 甲醇-水 (15:1)

检 识 紫外灯 (366nm) 下检视

高效液相色谱

色谱柱 Phenomenex C_{18}，$5\mu m$ (4.5mm×250mm)

流动相 甲醇-水 (65:35)，1ml/min

检测波长 337nm

【结构鉴定】 UV λ_{max}^{MeOH}(nm)：333，265，242，212。

IR ν_{max}^{KBr}(cm^{-1})：3004，2942，2840，1647，1606，1516，1448，1461，1421，1356，1322，1270，1254，1221，1140，1187，1018，872，834，806，767。

EI-MS m/z：342[M]$^+$。

^{1}H-NMR(CDCl$_3$,500MHz) δ:7.49(1H,dd,J=8.5,2.0Hz,H-6′),7.30(1H,d,J=2.0Hz,H-2′),6.94(1H,d,J=8.5Hz,H-5′),6.60(1H,s,H-3),6.54(1H,d,J=2.0Hz,H-8),6.36(1H,d,J=2.5Hz,H-6)[1]。

^{13}C-NMR(CDCl$_3$,125MHz) δ:160.9(C-2),107.9(C-3),177.6(C-4),160.6(C-5),96.1(C-6),163.9(C-7),92.8(C-8),159.8(C-9),109.2(C-10),124.0(C-1′),108.6(C-2′),149.2(C-3′),151.7(C-4′),111.0(C-5′),119.5(C-6′),56.1(5-OCH$_3$),55.7(7-OCH$_3$),56.0(3′-OCH$_3$),56.4(4′-OCH$_3$)[1]。

【贮藏】 冷处 (2～8℃) 保存。

参考文献

[1] 李林福，肖海，胡海波等. 九里香叶中的化学成分[J]. 中国实验方剂学杂志，2016，22 (7)：50-53.

蔓荆子黄素

Vitexicarpin

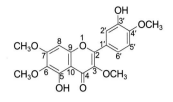

【异名】 牡荆子黄素、黄荆素、紫花牡荆素

【分子式及分子量】 $C_{19}H_{18}O_8$；374.34

【来源】 马鞭草科植物蔓荆 *Vitex trifolia* L. 的果实。

【性状】 黄色针状结晶。

本品溶于甲醇、乙醇等，几乎不溶于乙醚。

熔点：189～190℃。

【纯度检查】

薄层色谱

1. 薄层板 1%氢氧化钠溶液硅胶 G 板

   展开剂 环己烷-乙酸乙酯-甲醇 （3：2：0.2）

   检 识 1%三氯化铝乙醇试液，日光及紫外灯 （366nm） 下检视

2. 薄层板 1%氢氧化钠溶液硅胶 G 板

   展开剂 三氯甲烷-甲醇 （10：1）

   检 识 1%三氯化铝乙醇试液，日光及紫外灯 （366nm） 下检视

高效液相色谱

   色谱柱 Aichrom Hypersil C_{18}，5μm （4.6mm×250mm）

   流动相 甲醇-0.4%磷酸水溶液 （60：40），1ml/min

   检测波长 258nm

差示量热扫描法

   起始温度 50℃，终点温度 300℃，升温速率 5℃/min

【结构鉴定】 **UV** λ_{max}^{MeOH}（nm）：350，273，256。

IR ν_{max}^{KBr}（cm^{-1}）：3435，2927，1653，1591，1475。

EI-MS m/z：374[M]$^+$，359，355，331，316，301，285，273，257，245。

^{1}H-NMR（DMSO-d_6，500MHz） δ：7.58（2H，brs，H-2′，8），6.87（1H，d，$J=5.0$Hz，H-5′），7.10（1H，brd，$J=7.5$Hz，H-6′），3.72，3.79，3.86，3.91（各 3H，s，3，6，7，4′-OCH$_3$）[1]。

^{13}C-NMR（DMSO-d_6，125MHz） δ：151.6（C-2），138.0（C-3），178.3（C-4），131.6（C-5），158.7（C-6），151.8（C-7），91.3（C-8），155.6（C-9），105.6（C-10），122.2（C-1′），111.9（C-2′），146.4（C-3′），150.3（C-4′），115.1（C-5′），120.4（C-6′），60.0（3-OCH$_3$），59.7（6-OCH$_3$），56.5（7-OCH$_3$），55.6（4′-OCH$_3$）[1]。

【贮藏】 冷处 （2～8℃） 保存。

参考文献

[1] 陈鸿雁，程伟贤，冯宇等. 单叶蔓荆子黄酮类化学成分研究[J]. 天然产物研究与开发，2008，20：582-584.

石吊兰素

Lysionotin

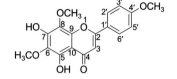

【分子式及分子量】 $C_{18}H_{16}O_7$；344.32

【来源】 苦苣苔科植物石吊兰 *Lysionotus pauciflorus* Maxim. 的全草。

【性状】 黄色针状结晶。

本品溶于甲醇、乙醇等。

熔点：164~165℃。

【纯度检查】

薄层色谱

1. 薄层板 硅胶 GF_{254} 板

   展开剂 甲苯-甲酸乙酯-甲酸 （10：4：1）

   检 识 紫外灯 （254nm） 下检视；2%三氯化铝乙醇试液，日光下检视

2. 薄层板 硅胶 GF_{254} 板

   展开剂 三氯甲烷-甲醇 （15：1）

   检 识 紫外灯 （254nm） 下检视；2%三氯化铝乙醇试液，日光下检视

高效液相色谱

色谱柱 Agilent Extend C_{18}，$5\mu m$ （4.6mm×250mm）

流动相 甲醇-1%冰醋酸水溶液 （65：35），1ml/min

检测波长 284nm

【结构鉴定】 UV λ_{max}^{MeOH}(nm)：330，284。

IR ν_{max}^{KBr}(cm^{-1})：3402，2939，2840，1662，1588，1511，1425，1387，1269，1227，1182，1118，1061，1024，876，827，578。

EI-MS m/z：344[M]$^+$。

^{1}H-NMR(DMSO-d_6，500MHz) δ：12.76(1H,s,5-OH)，10.41(1H,s,7-OH)，8.01(1H,d,$J=8.5$Hz,H-2′,6′)，7.13(1H,d,$J=8.5$Hz,H-3′,H-5′)，6.88(1H,s,H-3)，3.86，3.85，3.77(9H,s,6,8,4′-OCH$_3$)。

^{13}C-NMR(DMSO-d_6，125MHz) δ：162.3(C-2)，103.1(C-3)，182.3(C-4)，148.3(C-5)，131.5(C-6)，163.1(C-7)，145.4(C-8)，148.3(C-9)，103.0(C-10)，122.9(C-1′)，128.1(C-2′)，114.7(C-3′)，150.9(C-4′)，114.7(C-5′)，128.0(C-6′)，61.2，60.1，55.5(6,8,4′-OCH$_3$)。

【贮藏】 冷处 （2~8℃） 保存。

次野鸢尾黄素

Irisflorentin

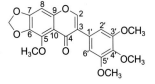

【分子式及分子量】 $C_{20}H_{18}O_8$；386.35

【来源】 鸢尾科植物射干 *Belamcanda Chinensis* (L.) DC. 的干燥根茎。

【性状】 白色结晶。

本品溶于三氯甲烷等。

熔点：166～167℃。

【纯度检查】

薄层色谱

1. 薄层板 硅胶 GF_{254} 板

   展开剂 三氯甲烷-甲醇 (9:1)

   检 识 紫外光 (254nm) 下检视；10%硫酸乙醇试液，加热至斑点清晰，日光下检视

2. 薄层板 硅胶 GF_{254} 板

   展开剂 正己烷-乙酸乙酯 (8:2)

   检 识 紫外光 (254nm) 下检视；10%硫酸乙醇试液，加热至斑点清晰，日光下检视

高效液相色谱

   色谱柱 Agilent C_{18}，$5\mu m$ (4.6mm×250mm)

   流动相 甲醇-水 (50:50)，1.0ml/min

   检测波长 260nm

【结构鉴定】 UV λ_{max}^{MeOH}(nm)：321，266。

IR ν_{max}^{KBr}(cm^{-1})：1651，1581，1473，1277，1128。

EI-MS m/z：386[M]$^+$，358，343，177，149，134。

^{1}**H-NMR**(CDCl$_3$,500MHz) δ:6.07(2H,s,-OCH$_2$O-),6.64(1H,s,H-8),4.08(3H,s,5-OCH$_3$),7.80(1H,s,H-2),6.75(2H,brs,H-2′,6′),3.88(6H,s,3′,5′-OCH$_3$),3.86(3H,s,4′-OCH$_3$)。

^{13}**C-NMR**(CDCl$_3$,125MHz) δ:175.2(C-4),154.6(C-6),153.1(C-5′,3′),152.9(C-7),150.7(C-2),141.7(C-5),138.1(C-4′),135.6(C-6),127.4(C-1′),125.6(C-3),113.7(C-10),106.7(C-2′,6′),102.2(-OCH$_2$O-),93.2(C-8),61.3(5-OCH$_3$),60.8(4′-OCH$_3$),56.2(3′,5′-OCH$_3$)。

【贮藏】 冷处 (2～8℃) 保存。

龙血素 B
Loureirin B

【分子式及分子量】 $C_{18}H_{20}O_5$；316.35

【来源】 百合科植物剑叶龙血树 *Dracaena cochinensis* (Lour.) S. C. Chen 的含树脂木材提取的树脂。

【性状】 白色粉末。

　　　　本品溶于甲醇、乙醇等。

　　　　熔点：137～138℃。

【纯度检查】

薄层色谱

1. 薄层板　硅胶 GF_{254} 板

　　展开剂　三氯甲烷–甲醇（97：3）

　　检　识　紫外灯（254nm）下检视；10%硫酸乙醇试液，加热至斑点清晰，日光下检视

2. 薄层板　硅胶 GF_{254} 板

　　展开剂　石油醚（60～90℃）-乙酸乙酯（1：1）

　　检　识　紫外灯（254nm）下检视；10%硫酸乙醇试液，加热至斑点清晰，日光下检视

高效液相色谱

　　色谱柱　ZORBAX SB C_{18}，5μm（4.6mm×250mm）

　　流动相　乙腈–1%冰醋酸水溶液（45：55），1ml/min

　　检测波长　280nm

【结构鉴定】 UV λ_{max}^{MeOH}(nm)：277，205。

IR ν_{max}^{KBr}(cm^{-1})：3107，2940，2833，2692，1647，1603，1574，1499，1454，1421，1315，1291，1226，1205，1177，1151，1126，1045，991，947，825，795，747，593。

EI-MS m/z：316[M]$^+$。

^{1}H-NMR(CDCl$_3$，500MHz) δ：7.93(2H,dd,J=7.0,2.0Hz,H-2',6'),6.89(2H,dd,J=8.5,2.5Hz,H-3',5'),6.12(2H,s,H-3,5),3.80(3H,s,-OCH$_3$),3.76(6H,s,2×-OCH$_3$),3.05(2H,m,H-α),2.98(2H,m,H-β)[1]。

^{13}C-NMR(CDCl$_3$，125MHz) δ：200.4(C=O),109.8(C-1),159.6(C-2,6),90.5(C-3,5),158.8(C-4),129.9(C-1'),130.9(C-2',6'),115.3(C-3',5'),160.3(C-4'),55.3,55.6(2,4,6-OCH$_3$),38.5(C-α),18.7(C-β)[1]。

【贮藏】 冷处（2～8℃）保存。

参考文献

[1] Duangdeun Meksuriyen, Geoffrey A Cordell. Retrodihydrochalcones from *Dracaena loureiri* [J]. J Nat Prod, 1988, 51 (6)：1129-1135.

剑叶龙血素 C

Cochinchinenin C

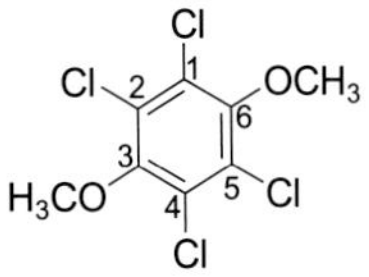

【分子式及分子量】 $C_8H_6Cl_4O_2$；275.94

【来源】 百合科植物剑叶龙血树 *Dracaena cochinensis* （Lour.） S. C. Chen 的含树脂木材提取的树脂。

【性状】 白色粉末。

本品溶于三氯甲烷、甲醇、乙醇等。

熔点：167~168℃。

【纯度检查】

薄层色谱

1. 薄层板　硅胶 GF_{254} 板

   展开剂　石油醚（60~90℃）-三氯甲烷（10：1）

   检　识　紫外灯（254nm）下检视

2. 薄层板　硅胶 GF_{254} 板

   展开剂　石油醚（60~90℃）-乙酸乙酯（20：1）

   检　识　紫外灯（254nm）下检视

高效液相色谱

色谱柱　ZORBAX SB C_{18}，$5\mu m$（4.6mm×250mm）

流动相　乙腈-1%冰醋酸水溶液（60：40），1ml/min

检测波长　287nm

【结构鉴定】 UV λ_{max}^{MeOH}(nm)：294，210。

IR ν_{max}^{KBr}(cm^{-1})：2992，2952，2866，1463，1389，1372，1336，1201，1158，1004，827，718，696。

EI-MS m/z：274[M]$^+$。

^{1}H-NMR(CDCl$_3$，500MHz)　δ:3.89(6H,s,3,6-OCH$_3$)。

^{13}C-NMR(CDCl$_3$，125MHz)　δ:150.5(C-3,6)，127.6(C-1,2,4,5)，60.8(3,6-OCH$_3$)。

【贮藏】 冷处（2~8℃）保存。

辛夷脂素

Fargesin

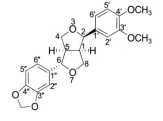

【分子式及分子量】 $C_{21}H_{22}O_6$；370.40

【来源】 木兰科植物望春玉兰 *Magnolia biondii* Pamp. 的花蕾。

【性状】 无色结晶。

本品易溶于三氯甲烷、甲醇、乙醇等。

熔点：134～135℃。

【纯度检查】

薄层色谱

1. 薄层板 硅胶 G 板

展开剂 三氯甲烷-乙醚（5:1）

检 识 10%硫酸乙醇试液，加热至斑点显色清晰，日光下检视

2. 薄层板 硅胶 G 板

展开剂 甲苯-乙酸乙酯（9:1）

检 识 10%硫酸乙醇试液，加热至斑点显色清晰，日光下检视

高效液相色谱

色谱柱 HiQ Sil C_{18}，$5\mu m$（4.6mm×250mm）

流动相 乙腈-水（48:52），1ml/min

检测波长 282nm

【结构鉴定】 UV λ_{max}^{MeOH}(nm)：283，234，204。

IR ν_{max}^{KBr}(cm^{-1})：2957，2855，1609，1591，1516，1505，1440，1416，1363，1342，1271，1244，1234，1141，1082，1028，968，922，819，761，738。

EI-MS m/z：370[M]$^+$。

^{1}H-NMR(CDCl$_3$，500MHz) δ：6.98(1H，brs，H-2″)，6.81-6.87(4H，m，H-5″，6″，2′，6′)，6.77(1H，d，$J=8.0$Hz，H-5′)，5.94(2H，s，-OCH$_2$O-)，4.86(1H，d，$J=5.5$Hz，H-2)，4.41(1H，d，$J=7.0$Hz，H-6)，4.11(1H，d，$J=9.5$Hz，H-4b)，3.91(3H，s，-OCH$_3$)，3.88(3H，s，-OCH$_3$)，3.84(2H，m，H-4a，8b)，3.31(2H，m，H-1，8a)，2.87(1H，m，H-5)[1]。

^{13}C-NMR(CDCl$_3$，125MHz) δ：50.1(C-1)，82.0(C-2)，71.0(C-4)，54.6(C-5)，87.6(C-6)，69.7(C-8)，130.9(C-1′)，109.0(C-2′)，148.8(C-3′)，148.0(C-4′)，111.0(C-5′)，117.7(C-6′)，135.2(C-1″)，106.5(C-2″)，147.9(C-3″)，147.2(C-4″)，108.1(C-5″)，119.5(C-6″)，55.9(2×-OCH$_3$)，101.0(-OCH$_2$O-)[1]。

【贮藏】 冷处（2～8℃）保存。

参考文献

[1] 李定祥，刘敏，周小江. 野花椒中一个新的木脂素二聚体[J]. 中国中药杂志，2015，40（14）：2843-2848.

丹酚酸 B

Salvianolic Acid B

【分子式及分子量】 $C_{36}H_{30}O_{16}$；718.61

【来源】 唇形科植物丹参 *Salvia miltior-rhiza* Bunge 的根及根茎。

【性状】 淡黄色絮状结晶。

本品可溶于水、乙醇、甲醇等。

熔点：113～117℃。

比旋度：$[\alpha]_D^{20} + 92°$（$c = 0.07$，CH_3CH_2OH）。

【纯度检查】

薄层色谱

1. 薄层板 硅胶 G 板

展开剂 甲苯-三氯甲烷-乙酸乙酯-甲醇-甲酸（2:3:4:0.5:2）

检 识 1%三氯化铝乙醇试液，日光下检视

2. 薄层板 聚酰胺薄膜

展开剂 三氯甲烷-甲醇-甲酸（7:2:0.5）

检 识 1%三氯化铝乙醇试液，日光下检视

高效液相色谱

色谱柱 Agilent C_{18}，$5\mu m$（4.6mm×250mm）

流动相 乙腈-0.1%冰醋酸水溶液（25:75），1ml/min

检测波长 286nm

差示量热扫描法

起始温度 50℃，终点温度 300℃，升温速率 5℃/min

【结构鉴定】 **UV** λ_{max}^{MeOH}（nm）：330，308，288，253，203。

IR ν_{max}^{KBr}（cm^{-1}）：3402，1685，1608，1520，1444，1286，1263，1186，1115，1038，976，866，810，781。

ESI-MS m/z：717[M－H]$^-$。

^{1}H-NMR（CD_3OD，600MHz） δ：6.85（1H，d，$J=8.4Hz$，H-5），7.17（1H，d，$J=8.4Hz$，H-6），7.54（1H，d，$J=15.6Hz$，H-7），6.22（1H，d，$J=16.2Hz$，H-8），6.53（1H，d，$J=1.8Hz$，H-2'），6.56（1H，d，$J=8.4Hz$，H-5'），6.32（1H，dd，$J=7.8,1.8Hz$，H-6'），3.06（2H，m，H-7'），5.21（1H，d，$J=8.7Hz$，H-8'），6.78（1H，d，$J=2.4Hz$，H-2''），6.71（1H，d，$J=7.8Hz$，H-5''），6.76（1H，d，$J=6.6Hz$，H-6''），5.87（1H，d，$J=4.8Hz$，H-7''），4.37（1H，d，$J=4.8Hz$，H-8''），6.75（1H，d，$J=2.4Hz$，H-2'''），6.67（1H，dd，$J=8.4,1.8Hz$，H-5'''），6.63（1H，dd，$J=8.4,1.8Hz$，H-6'''），3.06（2H，m，H-7'''），5.22（1H，d，$J=9.0Hz$，H-8'''）[1]。

^{13}C-NMR（CD_3OD，150MHz） δ：124.6（C-1），126.4（C-2），146.8（C-3），149.1（C-4），118.4（C-5），121.7（C-6），143.6（C-7），117.5（C-8），168.0（C-9），128.9（C-1'），116.39（C-2'），146.6（C-3'），146.1（C-4'），116.47（C-5'），122.1（C-6'），37.9（C-7'），74.6（C-8'），173.6（C-9'），133.6（C-1''），113.3（C-2''），145.9（C-3''），145.2（C-4''），116.36（C-5''），117.3（C-6''），88.3（C-7''），

57.9(C-8″),172.5(C-9″),129.2(C-1‴),116.54(C-2‴),145.08(C-3‴),145.05(C-4‴),118.3(C-5‴),122.2(C-6‴),37.5(C-7‴),75.5(C-8‴),172.2(C-9‴)[1]。

【贮藏】 －20℃保存。

参考文献

[1] Sun Yinshi, Zhu Haifang, Wang Jianhua. Isolation and purification of salvianolic acid A and salvianolic acid B from *Salvia miltiorrhiza* by high-speed counter-current chromatography and comparison of their antioxidant activity[J]. J Chromatogr B, 2009, 877: 733-737.

荷叶碱
Nuciferine

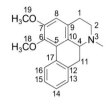

【分子式及分子量】 $C_{19}H_{21}NO_2$；295.38

【来源】 睡莲科植物莲 *Nclumbo nucifcra* Gacrtn 的干燥叶。

【性状】 淡黄色结晶。

本品易溶于苯、乙醚、三氯甲烷，几乎不溶于水。

熔点：167～168℃。

【纯度检查】

薄层色谱

1. 薄层板 硅胶 GF_{254} 板

   展开剂 正丁醇-36%乙酸-水（4∶1∶1）上层液

   检 识 紫外灯（254nm、366nm）下检视；稀碘化铋钾试液，日光下检视

2. 薄层板 硅胶 G 板

   展开剂 正丁醇-36%乙酸（8∶2）

   检 识 紫外灯（254nm、366nm）下检视；稀碘化铋钾试液，日光下检视

高效液相色谱

   色谱柱 Phenomenex ODS，$5\mu m$（4.6mm×250mm）

   流动相 甲醇-0.1%磷酸二氢钠水溶液（58∶42），0.7ml/min

   检测波长 270nm

差示量热扫描法

   起始温度30℃，终点温度220℃，升温速率5℃/min

【结构鉴定】 UV λ_{max}^{MeOH}(nm)：271，228，209。

IR ν_{max}^{KBr}(cm^{-1})：2958，2887，2771，1594，1496，1449，1371，1241，1192，1109，1002，981，764。

EI-MS m/z：295[M]$^+$，294[M—H]$^-$。

^{1}H-NMR(CDCl$_3$，500MHz) δ：2.55(3H，s，-NCH$_3$)，3.66，3.88(各 3H，s，6,7-OCH$_3$)，8.36(1H，d，$J=8.0$Hz，H-16)，6.63(1H，s，H-8)，7.20～7.32(3H，m，H-13,14,15)。

^{13}C-NMR(CDCl$_3$，125MHz) δ：29.2(C-1)，53.3(C-2)，44.0(-N-CH$_3$)，62.3(C-4)，126.9(C-5)，145.2(C-6)，152.0(C-7)，111.3(C-8)，128.0(C-9)，128.7(C-10)，35.1(C-11)，136.5(C-12)，128.3(C-13)，127.3(C-14)，127.0(C-15)，127.8(C-16)，132.1(C-17)，60.2(C-18)，55.8(C-19)。

【贮藏】 冷处（2～8℃）保存。

雷公藤甲素

Triptolide

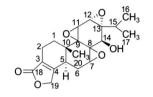

【分子式及分子量】 $C_{20}H_{24}O_6$ ；360.40

【来源】 卫矛科植物雷公藤 *Tripterygium wilfordii* Hook. f. 的根。

【性状】 白色粉末。

本品易溶于三氯甲烷、甲醇、乙醇等。

熔点：232～235℃。

【纯度检查】

薄层色谱

1. 薄层板　硅胶 G 板

展开剂　三氯甲烷-甲醇（98∶1.5）

检　识　10%硫酸乙醇试液，加热至斑点清晰，紫外灯（366nm）及日光下检视

2. 薄层板　硅胶 G 板

展开剂　三氯甲烷-乙醚（2∶1）

检　识　10%硫酸乙醇试液，加热至斑点清晰，紫外灯（366nm）及日光下检视

高效液相色谱

色谱柱　ZORBAX SB C_{18} ，5μm（4.6mm×250mm）

流动相　甲醇-水（42∶58），1ml/min

检测波长　220nm

【结构鉴定】 UV　λ_{max}^{MeOH}（nm）：217。

IR　ν_{max}^{KBr}（cm^{-1}）：3451，2963，1769，1679，1443，1245，1074，1022，966，902，745。

ESI-MS　m/z：361[M＋H]$^+$。

^{1}H-NMR（CDCl$_3$，600MHz）　δ：0.87（3H，d，$J=6.6$Hz，16-CH$_3$），1.00（3H，d，$J=7.1$Hz，17-CH$_3$），1.11（3H，s，20-CH$_3$），2.72（1H，d，$J=10.2$Hz，-OH），3.37（1H，d，$J=5.4$Hz，H-7），3.40（1H，d，$J=10.8$Hz，H-14），3.51（1H，d，$J=1.8$Hz，H-12），3.89（1H，d，$J=3.6$Hz，H-11），4.67（1H，m，H-19）[1]。

^{13}C-NMR（CDCl$_3$，150MHz）　δ：29.7（C-1），17.0（C-2），125.5（C-3），159.9（C-4），40.4（C-5），23.6（C-6），60.0（C-7），60.7（C-8），65.7（C-9），35.8（C-10），56.7（C-11），54.5（C-12），66.2（C-13），73.4（C-14），28.1（C-15），16.8（C-16），17.7（C-17），173.2（C-18），69.9（C-19），13.6（C-20）[1]。

【贮藏】 －20℃保存。

参考文献

[1] 马鹏程，闫玮，吕杨等. 雷公藤内酯四醇的研究[J]. 植物学报，1995，37（10）：822-828.

乌药醚内酯

Linderane

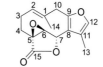

【分子式及分子量】　$C_{15}H_{16}O_4$；260.29

【来源】　樟科植物乌药 *Lindera aggreata* (sime) kosterm. 的干燥根及根茎。

【性状】　白色结晶。

本品溶于甲醇、乙醇等。

熔点：192～193℃。

【纯度检查】

薄层色谱

1. 薄层板　硅胶 G 板

   展开剂　石油醚（60～90℃）-乙酸乙酯（8：2）

   检　识　10％硫酸乙醇试液，加热至斑点清晰，日光及紫外灯（366nm）下检视

2. 薄层板　硅胶 G 板

   展开剂　甲苯-乙酸乙酯（15：1）

   检　识　10％硫酸乙醇试液，加热至斑点清晰，日光及紫外灯（366nm）下检视

高效液相色谱

色谱柱　Phenemenex Prodigy ODS，$5\mu m$（4.6mm×250mm）

流动相　乙腈-水（56：44），1ml/min

检测波长　235nm、254nm

差示量热扫描法

起始温度 50℃，终点温度 300℃，升温速率 5℃/min

【结构鉴定】　**UV**　λ_{max}^{MeOH}(nm)：214。

IR　ν_{max}^{KBr}(cm^{-1})：3130，3060，1775，1615，1555，1460，1380。

EI-MS　m/z：260[M]$^+$，173，159，145，121，91，55。

^{1}**H-NMR**(DMSO-d_6，600MHz)　δ：1.40(3H，s，H-14)，1.56～1.62(1H，m，H-4b)，1.95(3H，s，H-13)，2.20～2.23(1H，m，H-3b)，2.44～2.47(1H，m，H-4a)，2.49～2.53(1H，m，H-3a)，3.39(1H，d，$J=15.6$Hz，H-10b)，3.62(1H，d，$J=15.6$Hz，H-10a)，4.55(1H，m，H-6)，5.36(1H，m，H-7)，5.54(1H，d，$J=10.8$Hz，H-2)，7.39(1H，s，H-12)。

^{13}**C-NMR**(DMSO-d_6，150MHz)　δ：130.4(C-1)，130.3(C-2)，22.7(C-3)，25.9(C-4)，60.9(C-5)，64.7(C-6)，73.3(C-7)，113.9(C-8)，153.0(C-9)，39.5(C-10)，122.3(C-11)，137.3(C-12)，8.0(C-13)，15.3(C-14)，171.5(C-15)。

【贮藏】　−20℃保存。

异鼠李素-3-O-新橙皮糖苷

Isorhamnefin-3-O-neohesperidoside

【分子式及分子量】 $C_{28}H_{32}O_{16}$；624.54

【来源】 香蒲科植物东方香蒲 *Typha orientalis* Presl 的花粉。

【性状】 黄色粉末。

本品溶于甲醇、乙醇等。

熔点：178～180℃。

【纯度检查】

薄层色谱

1. 薄层板　硅胶 GF_{254} 板

展开剂　乙酸乙酯-丁酮-甲酸-水 (5：3：1：1)

检　识　紫外灯 (254nm、365nm) 与日光下检视

2. 薄层板　硅胶 GF_{254} 板

展开剂　乙酸乙酯-甲酸-水 (8：1：1)

检　识　紫外灯 (254nm、365nm) 与日光下检视

高效液相色谱

色谱柱　Agilent SB C_{18}，5μm (4.6mm×250mm)

流动相　乙腈-水 (13：87)，1ml/min

检测波长　254nm

【结构鉴定】 **UV** λ_{max}^{MeOH}(nm)：354，254。

IR ν_{max}^{KBr}(cm^{-1})：3416，1659，1609，1506。

ESI-MS m/z：625[M＋H]$^+$。

^{1}**H-NMR**(DMSO-d_6,500MHz) δ:12.60(1H,s,-OH),10.84(1H,s,-OH),9.75(1H,s,-OH),7.94(1H,d,$J=2.0$Hz,H-2'),7.48(1H,dd,$J=8.5,2.0$Hz,H-6'),6.90(1H,d,$J=8.5$Hz,H-5'),6.43(1H,d,$J=2.0$Hz,H-8),6.19(1H,d,$J=2.0$Hz,H-6),5.75(1H,d,$J=7.5$Hz,H-1''),5.30(1H,d,$J=6.0$Hz,H-1'''),0.64(3H,d,$J=6.0$Hz,6'''-CH$_3$)[1]。

^{13}**C-NMR**(DMSO-d_6,125MHz) δ:156.3(C-2),132.5(C-3),177.3(C-4),161.1(C-5),98.3(C-6),164.1(C-7),93.6(C-8),156.0(C-9),104.0(C-10),121.7(C-1'),115.1(C-2'),149.3(C-3'),146.8(C-4'),113.4(C-5'),120.9(C-6'),55.6(-OCH$_3$),98.6(C-1''),77.6(C-2''),77.3(C-3''),70.5(C-4''),77.1(C-5''),60.5(C-6''),100.7(C-1'''),70.5(C-2'''),71.6(C-3'''),70.1(C-4'''),68.2(C-5'''),16.9(C-6''')[1]。

【贮藏】 冷处 (2～8℃) 保存。

参考文献

[1] 刘斌，陆蕴如. 东方香蒲花粉化学成分的研究[J]. 中国药学杂志，1998，33 (10)：587-590.

远志皂苷元
Senegenin

【分子式及分子量】 $C_{30}H_{45}ClO_6$ ；537.13

【来源】 远志科植物远志 *Polygala tenuifolia* Willd. 的干燥根。

【性状】 白色粉末。

本品溶于甲醇、乙醇等。

熔点：280～281℃。

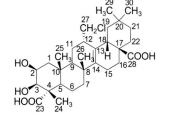

【纯度检查】

薄层色谱

1. 薄层板 硅胶 G 板

展开剂 甲苯-乙酸乙酯-冰乙酸 (14：8：0.5)

检 识 5％香草醛硫酸试液，紫外灯 (366nm) 及日光下检视

2. 薄层板 硅胶 G 板

展开剂 三氯甲烷-甲醇-冰乙酸 (20：1：0.5)

检 识 5％香草醛硫酸试液，紫外灯 (366nm) 及日光下检视

高效液相色谱

色谱柱 ZORBAX SB C_{18} ，5μm (4.6mm×250mm)

流动相 甲醇-0.1％甲酸水溶液 (73：27)，1ml/min

检测波长 210nm

【结构鉴定】 UV λ_{max}^{MeOH}(nm)：204。

IR ν_{max}^{KBr}(cm^{-1})：3412，2933，2624，1699，1649，1455，1274，740。

ESI-MS m/z：535[M−H]$^-$。

^{1}H-NMR(C_5D_5N，600MHz) δ：4.06(1H，m，H-3)，3.65(1H，m，H-2)，2.82(1H，m，H-18)，2.68(1H，m，H-12)，2.01，1.51，1.05，0.98，0.96(5×-CH$_3$)。

^{13}C-NMR(C_5D_5N，150MHz) δ：45.0(C-1)，71.8(C-2)，76.1(C-3)，54.0(C-4)，52.6(C-5)，20.6(C-6)，42.6(C-7)，39.8(C-8)，52.2(C-9)，33.1(C-10)，22.0(C-11)，38.6(C-12)，130.5(C-13)，144.1(C-14)，21.5(C-15)，21.7(C-16)，45.8(C-17)，39.6(C-18)，46.8(C-19)，31.4(C-20)，36.8(C-21)，33.8(C-22)，180.9(C-23)，13.4(C-24)，18.1(C-25)，19.3(C-26)，48.7(C-27)，180.0(C-28)，31.1(C-29)，24.7(C-30)。

【贮藏】 冷处 (2～8℃) 保存。

香蒲新苷
Typhaneoside

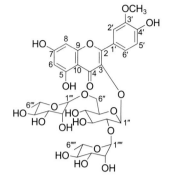

【分子式及分子量】 $C_{34}H_{42}O_{20}$；770.68

【来源】 香蒲科植物水烛香蒲 *Typha an-gustifolia* L.、东方香蒲 *Typha orientalis* Presl 或同属植物的干燥花粉。

【性状】 淡黄色粉末。

本品易溶于甲醇、乙醇等。

熔点：188～190℃。

【纯度检查】

薄层色谱

1. 薄层板　硅胶 GF_{254} 板

展开剂　乙酸乙酯-丁酮-甲酸-水（5∶3∶1.1∶0.9）

检　识　紫外灯（254nm）下检视

2. 薄层板　硅胶 GF_{254} 板

展开剂　乙酸乙酯-甲酸-水（8∶1∶1）

检　识　紫外灯（254nm）下检视

高效液相色谱

色谱柱　C_{18}，$5\mu m$（4.6mm×250mm）

流动相　乙腈-0.05%磷酸水溶液（15∶85），1ml/min

检测波长　254nm

【结构鉴定】 UV λ_{max}^{MeOH}(nm)：353，254。

IR ν_{max}^{KBr}(cm^{-1})：3402，1662，1608，1516，1456，1356，1288，1207，1130，1059。

ESI-MS m/z：793[M+Na]$^+$，771[M+H]$^+$。

^{1}H-NMR(DMSO-d_6，600MHz) δ：7.85(1H,d,$J=1.8$Hz,H-2'),7.49(1H,dd,$J=8.4,1.8$Hz,H-6'),6.90(1H,d,$J=8.4$Hz,H-5'),6.42(1H,d,$J=1.8$Hz,H-8),6.20(1H,d,$J=1.8$Hz,H-6),5.62(1H,d,$J=7.8$Hz,H-1″),5.16(1H,d,$J=6.0$Hz,H-1⁗),4.47(1H,d,$J=5.4$Hz,H-1‴),3.85(3H,s,3'-OCH$_3$),0.96(3H,d,$J=6.0$Hz,H-6⁗),0.70(3H,d,$J=6.6$Hz,H-6‴)[1]。

^{13}C-NMR(DMSO-d_6，150MHz) δ：156.3(C-2),132.44(C-3),179.2(C-4),161.2(C-5),98.6(C-6),164.0(C-7),93.7(C-8),156.4(C-9),104.0(C-10),121.0(C-1'),113.2(C-2'),146.8(C-3'),149.2(C-4'),115.2(C-5'),122.1(C-6'),98.7(C-1″),77.5(C-2″),77.0(C-3″),70.4(C-4″),75.8(C-5″),55.6(C-6″),100.7(C-1‴),70.5(C-2‴),70.6(C-3‴),71.7(C-4‴),68.3(C-5‴),17.1(C-6‴),100.9(C-1⁗),70.3(C-2⁗),70.6(C-3⁗),71.7(C-4⁗),68.3(C-5⁗),17.7(C-6⁗)[1~2]。

【贮藏】 冷处（2～8℃）保存。

参考文献

[1] 刘斌，陆蕴如. 东方香蒲花粉化学成分的研究[J]. 中国药学杂志，1998，33（10）：587-590.

[2] 陈玥，石萍萍，李晓霞等. 卢旺达产金盏菊的黄酮苷类成分[J]. 沈阳药科大学学报，2014，31（3）：179-183.

紫丁香苷

Syringin

【分子式及分子量】 $C_{17}H_{24}O_9$；372.37

【来源】 五加科植物刺五加 *Acanthopanax senticosus*（Rupr. et Maxim.）Harms 的干燥根及根茎。

【性状】 淡黄色粉末。

本品溶于热水和乙醇，微溶于冷水，不溶于醚。

熔点：191～193℃[1]。

【纯度检查】

薄层色谱

1. 薄层板 硅胶 GF_{254} 板

   展开剂 三氯甲烷-甲醇-水（8∶4∶0.2）

   检 识 紫外灯（254nm、366nm）下检视

2. 薄层板 硅胶 GF_{254} 板

   展开剂 三氯甲烷-甲醇-甲酸（8∶2∶0.2）

   检 识 紫外灯（254nm、366nm）下检视

高效液相色谱

色谱柱 Phenemex prodigy C_{18}，$5\mu m$（4.6mm×250mm）

流动相 甲醇-水（20∶80），1ml/min

检测波长 220nm

差示量热扫描法

起始温度50℃，终点温度300℃，升温速率5℃/min

【结构鉴定】 UV λ_{max}^{MeOH}(nm)：266，221。

IR ν_{max}^{KBr}(cm^{-1})：3379，2931，2900，1650，1583，1508，1466，1419，1242，1136，852。

FAB-MS m/z：373[M＋H]$^+$，371[M－H]$^{-[1]}$。

^{1}**H-NMR**(DMSO-d_6,500MHz) δ：6.72(2H,s,H-2,6)，6.48(1H,brd,$J=15.5$Hz,H-7)，6.32(1H,dt,$J=15.5,5.0$Hz,H-8)，4.91(1H,d,$J=7.0$Hz,H-1$'$)，4.84(1H,t,$J=5.5$Hz,4$'$-OH)，4.27(1H,t,$J=5.5$Hz,6$'$-OH)，4.10(2H,dt,$J=5.5,1.5$Hz,H-9)，3.77(6H,s,3 and 5-OCH$_3$)，3.00-3.61(6H,m,H-2$'$～6$'$)$^{[1]}$。

^{13}**C-NMR**(DMSO-d_6,125MHz) δ：132.6(C-1)，104.5(C-2)，152.7(C-3)，133.9(C-4)，152.7(C-5)，104.5(C-6)，130.1(C-7)，128.4(C-8)，61.4(C-9)，56.3(3,5-OCH$_3$)，102.5(C-1$'$)，74.2(C-2$'$)，76.5(C-3$'$)，69.9(C-4$'$)，77.2(C-5$'$)，60.9(C-6$'$)$^{[1]}$。

【贮藏】 冷处（2～8℃）保存。

参考文献

[1] Zhang Yongyu, Guo Yunzhen, Ageta Hiroyuki, et al. Studies on the constituents of aerial parts of *Scutellaria planipes*[J]. J Chin Pharm Sci, 1998, 7 (2): 100-102.

虎杖苷

Polydatin

【异名】 云杉新苷、Piceid

【分子式及分子量】 $C_{20}H_{22}O_8$；390.38

【来源】 蓼科植物虎杖 *Polygonum cuspi-datum* Sieb. et Zucc. 的干燥根茎和根。

【性状】 白色粉末。

本品易溶于甲醇、乙醇，微溶于水、乙酸乙酯。

熔点：225～226℃。

【纯度检查】

薄层色谱

1. 薄层板　硅胶 G 板

展开剂　苯–甲醇（4：1）

检　识　10%硫酸乙醇试液，加热至斑点清晰，日光下检视

2. 薄层板　硅胶 G 板

展开剂　三氯甲烷–甲醇（7：3）

检　识　10%硫酸乙醇试液，加热至斑点清晰，日光下检视

高效液相色谱

色谱柱　C_{18}，5μm（4.6mm×150mm）

流动相　乙腈–水（20：80），1.0ml/min

检测波长　306nm

【结构鉴定】 UV λ_{max}^{MeOH}(nm)：321，308，218。

IR ν_{max}^{KBr}(cm^{-1})：3363，1583，1514，1088，1034，964，839。

ESI-MS m/z：390[M]$^+$。

^{1}**H-NMR**(DMSO-d_6，500MHz)　δ：6.73(1H,brs,H-2)，6.33(1H,t,$J=2.0$Hz,H-4)，6.56(1H,brs,H-6)，6.86(1H,d,$J=16.0$Hz,H-7)，7.03(1H,d,$J=16.5$Hz,H-8)，7.38(2H,brd,$J=8.5$Hz,H-2′,6′)，6.76(2H,brd,$J=8.5$Hz,H-3′,5′)，4.80(1H,d,$J=7.5$Hz,H-1″)，3.10～3.74(H-2″～H-6″)。

^{13}**C-NMR**(DMSO-d_6，125MHz)　δ：139.3(C-1)，104.8(C-2)，158.9(C-3)，102.7(C-4)，158.3(C-5)，107.1(C-6)，125.2(C-7)，128.0(C-8)，128.5(C-1′)，127.9(C-2′,6′)，157.3(C-4′)，115.5(C-3′,5′)，100.7(C-1″)，77.1(C-2″)，73.3(C-3″)，69.8(C-4″)，76.7(C-5″)，60.7(C-6″)。

【贮藏】 冷处（2～8℃）保存。

甲基橙皮苷

Methyl Hesperidin

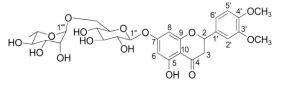

【分子式及分子量】 $C_{29}H_{36}O_{15}$；624.59

【来源】 由橙皮苷甲基化制备而成。

【性状】 白色粉末。

本品易溶于甲醇、乙醇等。

熔点：149～150℃。

【纯度检查】

薄层色谱

1. 薄层板 硅胶 G 板

   展开剂 乙酸乙酯–甲醇–水 (100：17：13)

   检 识 2%三氯化铝试液，紫外灯 (366nm) 下检视

2. 薄层板 硅胶 G 板

   展开剂 甲苯–乙酸乙酯–甲酸–水 (20：10：1：1)

   检 识 2%三氯化铝试液，紫外灯 (366nm) 下检视

高效液相色谱

色谱柱 ZORBAX SB C_{18}，$5\mu m$ (4.6mm×250mm)

流动相 甲醇–水 (40：60)，1ml/min

检测波长 275nm

【结构鉴定】 UV λ_{max}^{MeOH}(nm)：327，284，203。

IR ν_{max}^{KBr}(cm^{-1})：3427，2935，1646，1519，1300，1240，1069，837。

FAB-MS m/z：625[M＋H]$^+$。

^{1}H-NMR(DMSO-d_6,500MHz) δ:12.02(1H,s,5-OH),7.13(1H,m,H-2'),7.05(1H,dd,$J=8.0,1.5$Hz,H-6'),6.97(1H,d,$J=8.0$Hz,H-5'),6.14(2H,m,H-6、8),5.55(1H,dd,$J=12.5,3.0$Hz,H-2),4.97(1H,d,$J=7.5$Hz,H-1″),3.44、3.76(6H,s,3'、4'-OCH$_3$),2.77(1H,dd,$J=17.0,3.0$Hz,H-3)。

^{13}C-NMR(DMSO-d_6,125MHz) δ:78.6(C-2),42.0(C-3),197.1(C-4),162.5(C-5),96.5(C-6),165.1(C-7),95.5(C-8),163.0(C-9),103.2(C-10),130.7(C-1'),111.6(C-2'),148.7(C-3'),149.1(C-4'),110.7(C-5'),119.6(C-6'),99.4(C-1″),76.2(C-2″),75.6(C-3″),70.3(C-4″),72.9(C-5″),65.9(C-6″),100.5(C-1‴),70.7(C-2‴),69.6(C-3‴),72.0(C-4‴),68.3(C-5‴),17.8(C-6‴),55.6(-OCH$_3$),55.6(-OCH$_3$)。

【贮藏】 冷处 (2～8℃) 保存。

紫菀酮

Shionone

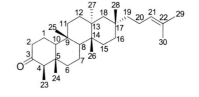

【分子式及分子量】 $C_{30}H_{50}O$；426.72

【来源】 菊科植物紫菀 *Aster tataricus* L. f. 的干燥根及根茎。

【性状】 白色结晶。
本品溶于甲醇。
熔点：157~158℃。

【纯度检查】

薄层色谱

1. 薄层板 硅胶 G 板
   展开剂 正己烷-丙酮 (10：0.5)
   检 识 10%硫酸乙醇试液，加热至斑点清晰，可见光及紫外灯 (366nm) 下检视
2. 薄层板 硅胶 G 板
   展开剂 石油醚 (60~90℃)-乙酸乙酯 (8：0.5)
   检 识 10%硫酸乙醇试液，加热至斑点清晰，可见光及紫外灯 (366nm) 下检视

高效液相色谱

色谱柱 Alltech Alltima C_8，$5\mu m$ (4.5mm×250mm)
流动相 乙腈，1ml/min
检 测 蒸发光散射检测器，漂移管温度75℃，N_2 流速1.8L/min，紫外检测器 200nm

差示量热扫描法

起始温度50℃，终点温度300℃，升温速率5℃/min

【结构鉴定】 UV $\lambda_{max}^{MeOH}(nm)$：214。

IR $\nu_{max}^{KBr}(cm^{-1})$：2924，2866，1716，1448，1390。

EI-MS m/z：426$[M]^+$。

^{1}**H-NMR**(CDCl$_3$,600MHz) δ：5.10(1H,t,$J=7.2Hz$,H-21),1.68(3H,s,29-CH$_3$), 1.60(3H,s,30-CH$_3$),1.13(3H,s,27-CH$_3$),0.92(3H,s,25-CH$_3$),0.90(3H,s,28-CH$_3$), 0.88(3H,s,26-CH$_3$),0.86(3H,d,$J=6.6Hz$,23-CH$_3$),0.71(3H,s,24-CH$_3$)。

^{13}**C-NMR**(CDCl$_3$,150MHz) δ：22.3(C-1),41.5(C-2),213.2(C-3),58.2(C-4),42.2(C-5), 41.0(C-6),17.9(C-7),49.9(C-8),38.5(C-9),59.6(C-10),35.2(C-11),32.3(C-12),36.9(C-13), 38.6(C-14),29.2(C-15),34.7(C-16),31.7(C-17),44.4(C-18),43.6(C-19),23.2(C-20), 125.2(C-21),130.8(C-22),6.8(C-23),14.6(C-24),19.6(C-25),15.2(C-26),20.6(C-27), 33.0(C-28),25.7(C-29),17.6(C-30)。

【贮藏】 −20℃保存。

青阳参苷元

Cynanchagenin

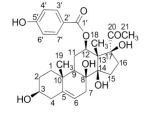

【分子式及分子量】 $C_{28}H_{36}O_8$；500.58

【来源】 萝摩科植物青阳参 *Cynanchum oto-phyllum* Schneid. 的根。

【性状】 白色粉末。

本品易溶于三氯甲烷、甲醇、乙醇等。

熔点：＞300℃。

【纯度检查】

薄层色谱

1. 薄层板 硅胶 G 板

展开剂 三氯甲烷-甲醇（6∶1）

检 识 10％硫酸乙醇试液，加热至斑点清晰，日光下检视

2. 薄层板 硅胶 G 板

展开剂 正己烷-乙酸乙酯（1∶2）

检 识 10％硫酸乙醇试液，加热至斑点清晰，日光下检视

高效液相色谱

色谱柱 C_{18}，$5\mu m$（4.6mm×150mm）

流动相 甲醇-水（60∶40），1ml/min

检测波长 260nm

【结构鉴定】 UV λ_{max}^{MeOH}(nm)：259，205。

IR ν_{max}^{KBr}(cm^{-1})：3450，2947，1707，1608，1514，1354，1279，1049，982，850，771。

ESI-MS m/z：500[M]$^+$。

^{1}H-NMR(CDCl$_3$,500MHz) δ：1.18(3H,s,H-19),1.66(3H,s,H-18),2.10(3H,s,H-21),3.46(1H,m,H-3),4.78(1H,dd,J=12.0,4.0Hz,H-12),5.36(1H,d,J=3.0Hz,H-6),6.84(2H,dt,J=9.0,2.0Hz,H-4′,6′),7.82(2H,dt,J=9.0,2.0Hz,H-3′,7′)。

^{13}C-NMR(CDCl$_3$,125MHz) δ：39.8(C-1),31.7(C-2),72.6(C-3),42.9(C-4),140.6(C-5),119.2(C-6),35.2(C-7),75.0(C-8),45.1(C-9),38.0(C-10),25.5(C-11),74.1(C-12),59.1(C-13),90.0(C-14),34.3(C-15),33.5(C-16),93.1(C-17),10.8(C-18),18.6(C-19),212.1(C-20),27.8(C-21),166.8(C-1′),122.4(C-2′),132.8(C-3′),116.1(C-4′),163.6(C-5′),116.1(C-6′),132.8(C-7′)。

【贮藏】 冷处（2～8℃）保存。

二氢欧山芹醇当归酸酯

Columbianadin

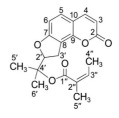

【异名】 二氢欧山芹素、哥伦比亚内酯、Zosimin

【分子式及分子量】 $C_{19}H_{20}O_5$；328.36

【来源】 伞形科植物重齿毛当归 *Angelica pubescens* Maxim. *f. biserrata* Shan et Yuan 的干燥根。

【性状】 白色细针状结晶。

本品易溶于甲醇、乙酸乙酯、三氯甲烷、丙酮、乙醚等。

熔点：118～119℃[1]。

【纯度检查】

薄层色谱

1. 薄层板　硅胶 G 板

展开剂　石油醚（60～90℃）-乙酸乙酯（7∶3）

检　识　紫外灯（366nm）下检视

2. 薄层板　硅胶 G 板

展开剂　三氯甲烷-丙酮（8∶0.5）

检　识　紫外灯（366nm）下检视

高效液相色谱

色谱柱　Diamonsil™ C_{18}，$5\mu m$（4.6mm×250mm）

流动相　甲醇-0.4%磷酸水溶液（85∶15），1ml/min

检测波长　327nm

【结构鉴定】 UV λ_{max}^{MeOH}(nm)：326，260，250[2]。

IR ν_{max}^{KBr}(cm^{-1})：1725，1618，1575，1275，1130，1110，830[2]。

EI-MS m/z：351[M+Na]$^+$ [2]。

^{1}H-NMR(CDCl$_3$，500MHz) δ：1.67(3H,t,$J=1.5$Hz,H-5″)，1.89(3H,dd,$J=7.5$,1.5Hz,H-4″)，5.98(1H,qd,$J=7.5$,1.5Hz,H-3″)，1.64(3H,s,H-6′)，1.60(3H,s,H-5′)，3.38(2H,m,H-3′)，5.13(1H,td,$J=8.0$,1.5Hz,H-2′)，6.74(1H,d,$J=8.0$Hz,H-6)，7.26(1H,d,$J=8.5$Hz,H-5)，7.63(1H,d,$J=9.5$Hz,H-4)，6.21(1H,d,$J=9.5$Hz,H-3)[1]。

^{13}C-NMR(CDCl$_3$，125MHz) δ：164.0(C-2)，112.2(C-3)，144.0(C-4)，128.7(C-5)，106.7(C-6)，161.0(C-7)，113.5(C-8)，113.0(C-9)，151.3(C-10)，89.3(C-2′)，27.6(C-3′)，82.0(C-4′)，21.2(C-5′)，22.3(C-6′)，167.1(C-1″)，128.8(C-2″)，137.6(C-3″)，15.6(C-4″)，20.5(C-5″)[1]。

【贮藏】 冷处（2～8℃）保存。

参考文献

[1] 蔡金娜. 蛇床子中的一新角型呋喃香豆素[J]. 药学学报，1996，31（4）：267-270.

[2] 王志军. 中药独活活性成分研究[J]. 沈阳药学院学报，1988，5（3）：183-187.

西红花苷-Ⅰ
Crocin-Ⅰ

【异名】 番红花苷、藏红花素、藏红江原色素、西红花素、Di-gentiobiose ester of crocetin、α-Crocin[1]

【分子式及分子量】 $C_{44}H_{64}O_{24}$；976.96

【来源】 鸢尾科植物番红花 *Crocus sativus* L. 的干燥柱头。

【性状】 暗红色粉末状结晶。

本品易溶于热水，微溶于无水乙醇、乙醚及其他有机溶剂[1]。

熔点：174～177℃。

【纯度检查】

薄层色谱

1. 薄层板　硅胶 G 板

展开剂　乙酸乙酯-甲醇-水（50：10：7）

检　识　日光下检视

2. 薄层板　硅胶 G 板

展开剂　丙酮-甲醇-水（8：1：0.7）

检　识　日光下检视

高效液相色谱

色谱柱　Agilent C_{18}，$5\mu m$（4.6mm×250mm）

流动相　甲醇-水（45：55），1.0ml/min

检测波长　440nm

【结构鉴定】 UV　λ_{max}^{MeOH}（nm）：459，433。

IR　ν_{max}^{KBr}（cm^{-1}）：3315，2883，1699，1576，1612，1470，1225，1065，970。

FAB-MS　m/z：977[M+H]$^{+}$[2]。

^{1}H-NMR（DMSO-d_6，600MHz）　δ：7.34（2H，d，$J=11.4$Hz，H-10,10′），6.66（2H，dd，$J=14.4$，11.4Hz，H-11,11′），6.81（2H，d，$J=15.0$Hz，H-12,12′），6.52（2H，m，H-14,14′），6.86（2H，dd，$J=7.8$，1.8Hz，H-15,15′），1.96（6H，s，H-19,19′），1.99（6H，s，H-20,20′），5.41（2H，d，$J=7.8$Hz，H-1′,1‴），3.09～3.54（m，糖上其他质子信号），3.58（2H，dd，$J=10.8$，4.8Hz，H-6′α,6‴α），3.97（2H，brd，$J=11.0$，H-6′β,6‴β），4.16（2H，d，$J=7.8$Hz，H-1″,1⁗），3.63（2H，dd，$J=10.8$，6.0Hz，H-6″β,6⁗β）[2]。

^{13}C-NMR（DMSO-d_6，150MHz）　δ：166.2（C-8,8′），125.3（C-9,9′），139.9（C-10,10′），123.9（C-11,11′），144.6（C-12,12′），136.9（C-13,13′），136.0（C-14,14′），132.0（C-15,15′），12.7（C-19,19′），12.6（C-20,20′），94.5（C-1′,1‴），72.4（C-2′,2‴），76.2（C-3′,3‴），69.2（C-4′,4‴），76.2（C-5′,5‴），67.9（C-6′,6‴），103.1（C-1″,1⁗），73.4（C-2″,2⁗），76.7（C-3″,3‴），69.9（C-4″,

$4''''$),76.9(C-5$''$,5$''''$),61.0(C-6$''$,6$''''$)[2]。

　　【贮藏】　−20℃保存。

参考文献

[1] 常新全，丁丽霞. 中药活性成分分析手册[M]. 北京：学苑出版社，2002：947.

[2] Heung Jin Choi, Yeon Sil Park, Moon Goo Kim, et al. Isolation and characterization of the major colorant in Gardenia fruit[J]. Dys and Pigmants, 2001, 49 (1)：15-20.

西红花苷-Ⅱ
Crocin-Ⅱ

【分子式及分子量】 $C_{38}H_{54}O_{19}$；814.82

【来源】 鸢尾科植物番红花 *Crocus sativus* L. 的干燥柱头。

【性状】 暗红色粉末状结晶。

本品易溶于水，溶于无水乙醇、甲醇。

熔点：208～210℃[1]。

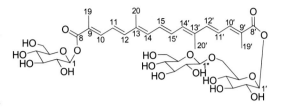

【纯度检查】

薄层色谱

1. 薄层板 硅胶 G 板

   展开剂 乙酸乙酯-甲醇-水（5∶1∶0.7）

   检 识 日光及紫外灯（366nm）下检视

2. 薄层板 硅胶 G 板

   展开剂 丙酮-甲醇-水-甲酸（8∶0.2∶0.3∶0.1）

   检 识 日光及紫外灯（366nm）下检视

高效液相色谱

色谱柱 Chromolith Performance C_{18}，$5\mu m$（4.6mm×100mm）

流动相 甲醇-水（45∶55），1.0ml/min

检测波长 440nm

【结构鉴定】 UV λ_{max}^{MeOH}(nm)：465，440，261，212。

IR ν_{max}^{KBr}(cm^{-1})：3440，3357，2914，1676，1612，1577，1398，1319，1271，1068，966，744。

ESI-MS m/z：837[M＋Na]$^+$，813[M－H]$^-$。

^{1}H-NMR(DMSO-d_6，600MHz) δ：7.35(2H,d,J＝11.4Hz,H-10,10$'$)，6.87(2H,m,H-15,15$'$)，6.81(2H,d,J＝15.0Hz,H-12,12$'$)，6.68(1H,d,J＝12.0Hz,H-11)，6.66(1H,d,J＝11.4Hz,H-11)，6.52(2H,m,H-14,14$'$)，5.42(1H,d,J＝7.8Hz,H-1$'''$)，5.42(1H,d,J＝7.8Hz,H-1$'$)，4.16(2H,d,J＝7.8Hz,H-1$''$,1$''''$)，1.96(6H,s,H-20,20$'$)，1.99(6H,s,H-19,19$'$)，2.94～3.99(m,糖上其他质子信号)[2]。

^{13}C-NMR(DMSO-d_6，150MHz) δ：166.2(C-8,8$'$)，125.33(C-9)，125.26(C-9$'$)，139.8(C-10,10$'$)，123.9(C-11,11$'$)，144.5(C-12)，139.9(C-12$'$)，136.9(C-13,13$'$)，136.0(C-14,14$'$)，132.0(C-15,15$'$)，12.7(C-19,19$'$)，12.6(C-20,20$'$)，94.5，94.6(C-1,1$'$)，72.5(C-2)，76.3(C-3)，69.2(C-4)，76.7(C-5)，67.9(C-6)，72.4(C-2$'$)，76.2(C-3$'$)，69.5(C-4$'$)，77.8(C-5$'$)，60.5(C-6$'$)，103.1(C-1$''$)，73.4(C-2$''$)，76.4(C-3$''$)，69.9(C-4$''$)，76.9(C-5$''$)，60.9(C-6$''$)[1~2]。

【贮藏】 －20℃保存。

参考文献

[1] 刘素娟，张现涛，王文明等. 水栀子化学成分的研究[J]. 中草药，2012，43（2）：238-241.

[2] 谢国勇，石璐，王飒等. 密蒙花化学成分的研究[J]. 中国药学杂志，2017，52（21）：1893-1898.

重楼皂苷 I

Chonglou Saponin I

【异名】 Polyphyllin I

【分子式及分子量】 $C_{44}H_{70}O_{16}$；855.02

【来源】 百合科植物云南重楼 *Paris polyphylla* Smith var. *yunnanensis*（Franch.）Hand.-Mazz. 或七叶一枝花 *Paris polyphylla* Smith var. *chinensis*（Franch.）Hara 的干燥根茎。

【性状】 白色粉末。

本品易溶于甲醇、水。

熔点：231～233℃。

【纯度检查】

薄层色谱

1. 薄层板　硅胶 G 板

展开剂　二氯甲烷-四氢呋喃-甲醇-水（30∶20∶10∶3.3）

检　识　10%硫酸乙醇试液，加热至斑点清晰，日光及紫外灯（366nm）下检视

2. 薄层板　硅胶 G 板

展开剂　三氯甲烷-甲醇-水（7∶3∶0.5）

检　识　10%硫酸乙醇试液，加热至斑点清晰，日光及紫外灯（366nm）下检视

高效液相色谱

色谱柱　HiQ Sil C_{18}，$5\mu m$（4.6mm×250mm）

流动相　乙腈-水（40∶60），1ml/min

检测波长　210nm

【结构鉴定】[1]　　**IR** $\nu_{max}^{KBr}(cm^{-1})$：3411，2934，1651，1454，1378，1242，1056，982，918，899。

ESI-MS m/z：853[M−H]⁻。

¹H-NMR$(C_5D_5N，600MHz)$ δ：0.68（3H，d，$J=5.4Hz$，H-27），1.13（3H，d，$J=7.2Hz$，H-21），1.76（3H，d，$J=6.6Hz$，CH_3-Rha），0.82（3H，s，H-18），1.04（3H，s，H-19），4.95（1H，d，$J=7.8Hz$，Glc-H-1），5.92（1H，s，Ara-H-1），6.28（1H，s，Rha-H-1），5.30（1H，d，$J=4.8Hz$，H-6）。

¹³C-NMR$(C_5D_5N，150MHz)$ δ：37.2(C-1)，30.2(C-2)，77.9(C-3)，39.0(C-4)，140.8(C-5)，121.8(C-6)，31.9(C-7)，31.7(C-8)，50.3(C-9)，37.5(C-10)，21.1(C-11)，39.9(C-12)，

40.5(C-13),56.7(C-14),32.3(C-15),81.1(C-16),62.9(C-17),16.4(C-18),19.4(C-19),
42.0(C-20),15.1(C-21),109.6(C-22),32.3(C-23),29.3(C-24),30.6(C-25),66.9(C-26),
17.4(C-27),100.2(C-1′),77.7(C-2′),77.0(C-3′),78.1(C-4′),76.8(C-5′),62.5(C-6′),
102.0(C-1″),72.5(C-2″),72.8(C-3″),74.2(C-4″),69.5(C-5″),18.7(C-6″),109.3(C-1‴),
82.7(C-2‴),77.4(C-3‴),86.7(C-4‴),61.4(C-5‴)。

【贮藏】　−20℃保存。

参考文献 ⋯⋯⋯⋯⋯⋯⋯⋯⋯⋯⋯⋯⋯⋯⋯⋯⋯⋯⋯⋯⋯⋯⋯⋯⋯⋯⋯⋯⋯⋯⋯⋯⋯⋯⋯⋯⋯

[1] 景松松，王颖，李雪娇等. 黑籽重楼化学成分及抗肿瘤活性研究[J]. 中草药，2017，48 (6)：1093-1098.

重楼皂苷Ⅱ

Chonglou Saponin Ⅱ

【异名】 PolyphyllinⅡ

【分子式及分子量】 $C_{51}H_{82}O_{20}$；1015.18

【来源】 百合科植物云南重楼 *Paris polyphylla* Smith var. *yunnanensis* （Franch.） Hand.-Mazz. 或七叶一枝花 *Paris polyphylla* Smith var. *chinensis* （Franch.） Hara 的干燥根茎。

【性状】 白色粉末。

本品易溶于甲醇、水。

熔点：231～233℃。

【纯度检查】

薄层色谱

1. 薄层板 硅胶 G 板

展开剂 二氯甲烷-四氢呋喃-甲醇-水 （30∶20∶10∶3.3）

检 识 10％硫酸乙醇试液，加热至斑点清晰，日光及紫外灯 （366nm） 下检视

2. 薄层板 硅胶 G 板

展开剂 三氯甲烷-甲醇-水 （7∶3∶0.5）

检 识 10％硫酸乙醇试液，加热至斑点清晰，日光及紫外灯 （366nm） 下检视

高效液相色谱

色谱柱 HiQ Sil C_{18}，$5\mu m$ （4.6mm×250mm）

流动相 乙腈-水 （40∶60），1ml/min

检测波长 210nm

【结构鉴定】[1] **IR** $\nu_{max}^{KBr}(cm^{-1})$: 3425，2937，1645，1456，1379，1049，982，899。

ESI-MS m/z：1013[M－H]⁻。

¹H-NMR(C_5D_5N,600MHz) δ:0.68(3H,d,J=6.0Hz,H-27),1.12(3H,d,J=6.6Hz, H-21),0.82(3H,s,H-18),1.04(3H,s,H-19),5.30(1H,d,J=4.8Hz,H-6),1.77(3H,d,J= 6.0Hz,CH₃-Rha),1.58(3H,d,J=6.0Hz,CH₃-Rha),1.59(3H,d,J=6.0Hz,CH₃-Rha)。

¹³C-NMR(C_5D_5N,150MHz) δ:37.2(C-1),30.2(C-2),78.1(C-3),39.0(C-4),140.8 (C-5),121.8(C-6),32.3(C-7),31.7(C-8),50.3(C-9),37.5(C-10),21.1(C-11),39.9(C-12), 40.5(C-13),56.7(C-14),32.3(C-15),81.1(C-16),62.9(C-17),16.4(C-18),19.4(C-19), 42.0(C-20),15.1(C-21),109.3(C-22),31.9(C-23),29.3(C-24),30.6(C-25),66.9(C-26),

17.4(C-27),100.4(C-1'),77.8(C-2'),77.7(C-3'),78.0(C-4'),77.1(C-5'),61.2(C-6'),102.2(C-1''),72.7(C-2''),72.7(C-3''),73.3(C-4''),70.5(C-5''),18.9(C-6''),102.2(C-1'''),72.7(C-2'''),74.2(C-3'''),73.0(C-4'''),69.6(C-5'''),18.7(C-6'''),103.4(C-1''''),72.6(C-2''''),74.1(C-3''''),72.9(C-4''''),68.4(C-5''''),18.5(C-6'''')。

【贮藏】　－20℃保存。

参考文献

[1] 景松松，王颖，李雪娇等. 黑籽重楼化学成分及抗肿瘤活性研究[J]. 中草药，2017，48（6）：1093-1098.

重楼皂苷Ⅵ

Chonglou Saponin Ⅵ

【异名】 PolyphyllinⅥ

【分子式及分子量】 $C_{39}H_{62}O_{13}$；738.90

【来源】 百合科植物云南重楼 *Paris polyphylla* Smith var. *yunnanensis*（Franch.）Hand.-Mazz. 或七叶一枝花 *Paris polyphylla* Smith var. *chinensis*（Franch.）Hara 的干燥根茎。

【性状】 白色粉末。

本品易溶于甲醇、水。

熔点：238～239℃。

【纯度检查】

薄层色谱

1. 薄层板 硅胶 G 板

展开剂 二氯甲烷-四氢呋喃-甲醇-水（9:6:3:1）

检 识 10%硫酸乙醇试液，加热至斑点清晰，日光及紫外灯（366nm）下检视

2. 薄层板 硅胶 G 板

展开剂 三氯甲烷-甲醇-水（7:3:0.5）

检 识 10%硫酸乙醇试液，加热至斑点清晰，日光及紫外灯（366nm）下检视

高效液相色谱

色谱柱 HiQ Sil C_{18}，$5\mu m$（4.6mm×250mm）

流动相 乙腈-水（40:60），1ml/min

检测波长 210nm

【结构鉴定】[1] **IR** $\nu_{max}^{KBr}(cm^{-1})$：3425，2952，2931，1645，1456，1379，1053，978，893。

ESI-MS m/z：737[M-H]$^-$。

^{1}H-NMR（C_5D_5N，600MHz） δ：0.67（3H,d,$J=5.4Hz$,H-27），1.22（3H,d,$J=6.6Hz$,H-21），1.08（3H,s,H-19），0.95（3 H,s,H-18）。

^{13}C-NMR（C_5D_5N，150MHz） δ：37.6（C-1），30.5（C-2），78.3（C-3），39.0（C-4），140.8（C-5），121.8（C-6），32.5（C-7），32.1（C-8），50.3（C-9），37.2（C-10），21.0（C-11），32.1（C-12），45.2（C-13），53.1（C-14），32.4（C-15），90.1（C-16），90.2（C-17），17.3（C-18），19.5（C-19），44.8（C-20），9.8（C-21），109.8（C-22），31.9（C-23），28.8（C-24），30.2（C-25），66.7（C-26），17.2（C-27），100.4（C-1'），79.7（C-2'），77.9（C-3'），72.9（C-4'），77.8（C-5'），62.7（C-6'），102.1（C-1''），71.8（C-2''），72.6（C-3''），74.2（C-4''），69.5（C-5''），18.7（C-6''）。

【贮藏】 -20℃保存。

参考文献

[1] 景松松，王颖，李雪娇等. 黑籽重楼化学成分及抗肿瘤活性研究[J]. 中草药，2017，48（6）：1093-1098.

重楼皂苷Ⅶ

Chonglou Saponin Ⅶ

【分子式及分子量】 $C_{51}H_{82}O_{21}$；1031.18

【来源】 百合科植物云南重楼 *Paris polyphylla* Smith var. *Yunnanensis*（Franch.）Hand.-Mazz 的干燥根茎。

【性状】 白色粉末。

本品溶于甲醇、乙醇等。

熔点：258～260℃。

【纯度检查】

薄层色谱

1. 薄层板　硅胶 G 板

　　展开剂　二氯甲烷-四氢呋喃-甲醇-水（9∶6∶3∶1）

　　检　识　10％硫酸乙醇试液，加热至斑点清晰，紫外灯（366nm）及日光下检视

2. 薄层板　硅胶 G 板

　　展开剂　三氯甲烷-甲醇-水（7∶3∶1）下层液

　　检　识　10％硫酸乙醇试液，加热至斑点清晰，紫外灯（366nm）及日光下检视

高效液相色谱

　　色谱柱　ZORBAX SB C_{18}，$5\mu m$（4.6mm×250mm）

　　流动相　乙腈-水（38∶62），1ml/min

　　检测波长　203nm

【结构鉴定】 UV λ_{max}^{MeOH}(nm)：201。

IR ν_{max}^{KBr}(cm^{-1})：3424，2930，1644，1456，1054，979，893，802。

ESI-MS m/z：1029[M－H]$^-$。

^{1}H-NMR(C_5D_5N,600MHz) δ：0.68(3H,d,J=4.8Hz,H-27)，1.23(3H,dd,J=7.2,1.8Hz,H-21)，0.96(3H,s,H-18)，1.08(3H,s,H-19)，4.91(1H, brs,H-1$'$)，5.29(1H, s,H-6)，5.84,6.29,6.40(各 1H, brs,H-1$''$,1$'''$,1$''''$)[1]。

^{13}C-NMR(C_5D_5N,150MHz) δ：37.6(C-1)，30.5(C-2)，77.7(C-3)，39.0(C-4)，140.8(C-5)，121.9(C-6)，32.5(C-7)，31.9(C-8)，50.3(C-9)，37.2(C-10)，21.0(C-11)，37.6(C-12)，45.2(C-13)，53.1(C-14)，32.1(C-15)，90.2(C-16)，90.1(C-17)，17.2(C-18)，19.5(C-19)，44.8(C-20)，9.8(C-21)，109.9(C-22)，32.4(C-23)，28.8(C-24)，30.2(C-25)，66.7(C-26)，

17.4(C-27),100.3(C-1′),78.1(C-2′),77.8(C-3′),78.0(C-4′),77.0(C-5′),61.2(C-6′),102.2,72.6,72.7,74.2,69.6,18.7(Rha),103.4,72.9,72.9,80.4,70.5,18.5(Rha),102.2,72.6,72.7,74.1,68.4,18.9(Rha)[1]。

【贮藏】　−20℃保存。

参考文献

[1] 景松松，王颖，李雪娇等. 黑籽重楼化学成分及抗肿瘤活性研究[J]. 中草药，2017, 48（6）：1093-1098.

黄芩素
Baicalein

【分子式及分子量】 $C_{15}H_{10}O_5$；270.24

【来源】 唇形科植物黄芩 *Scutellaria Baicalensis* Georgi 的干燥根。

【性状】 黄色粉末。

本品溶于甲醇、乙醇、丙酮、乙酸乙酯及热冰醋酸，微溶于三氯甲烷，溶于稀氢氧化钠呈绿棕色，但不稳定，易氧化成绿色。

熔点：265～267℃。

【纯度检查】

薄层色谱

1. 薄层板 硅胶 GF_{254} 板

    展开剂 三氯甲烷-甲醇（19：1）

    检 识 紫外灯（254nm）下检视

2. 薄层板 硅胶 GF_{254} 板

    展开剂 苯-丙酮-甲酸（4：1：0.1）

    检 识 紫外灯（254nm）下检视

高效液相色谱

色谱柱 Phenomenex C_{18}，$5\mu m$（4.6mm×250mm）

流动相 乙腈-1.5%冰醋酸水溶液（30：70），1ml/min

检测波长 322nm

【结构鉴定】 UV λ_{max}^{MeOH}(nm)：324，275，215，203。

IR ν_{max}^{KBr}(cm^{-1})：3410，3095，1658，1618，1585，1471，1388，1298，1163，1086，1022，899，854，827，733，683。

EI-MS m/z：271.3[M+H]$^+$，270.3[M]$^+$。

^{1}H-NMR(DMSO-d_6，500MHz) δ：12.65（1H，s，5-OH），10.55（1H，s，7-OH），8.79（1H，s，6-OH），8.05（2H，m，H-2′，6′），7.62-7.50（3H，m，H-3′，4′，5′），6.91（1H，m，H-3），6.62（1H，s，H-8）[1]。

^{13}C-NMR(DMSO-d_6，125MHz) δ：162.9（C-2），104.3（C-3），182.1（C-4），147.0（C-5），129.3（C-6），153.6（C-7），94.0（C-8），149.8（C-9），104.5（C-10），130.9（C-1′），126.3（C-2′，6′），129.1（C-3′，5′），131.8（C-4′）[1]。

【贮藏】 冷处（2～8℃）保存。

参考文献
[1] 徐丹洋，陈佩东，张丽等. 黄芩的化学成分研究[J]. 中国实验方剂学杂志，2011，17（1）：78-80.

胡黄连苷 Ⅱ
Picroside Ⅱ

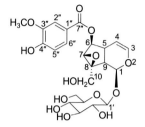

【分子式及分子量】 $C_{23}H_{28}O_{13}$；512.46

【来源】 玄参科植物胡黄连 *Picrorhiza scro-phulariiflora*. Pennell 的根茎。

【性状】 白色结晶性粉末。

本品溶于甲醇、乙醇等。

熔点：184～185℃。

【纯度检查】

薄层色谱

1. 薄层板 硅胶 GF_{254} 板

   展开剂 三氯甲烷-甲醇-甲酸 (9∶1∶0.5)

   检 识 紫外灯 (254nm) 下检视

2. 薄层板 硅胶 GF_{254} 板

   展开剂 乙酸乙酯-甲酸-水 (8∶1∶1)

   检 识 10％硫酸乙醇试液，加热至斑点清晰，日光下检视

高效液相色谱

色谱柱 C_{18}，$5\mu m$ (4.6mm×250mm)

流动相 甲醇-水-磷酸 (35∶65∶0.1)，1ml/min

检测波长 275nm

【结构鉴定】 **UV** λ_{max}^{MeOH}(nm)：294，263，220。

IR ν_{max}^{KBr}(cm^{-1})：3406，2933，1709，1655，1597，1516，1288，1070，1016。

ESI-MS m/z：513[M+H]$^+$。

^{1}**H-NMR**(CD$_3$OD,600MHz) δ：5.21(1H,d,$J=9.6$Hz,H-1),6.40(1H,d,$J=6.0$Hz,H-3),5.02(1H,dd,$J=6.0,4.2$Hz,H-4),2.65-2.71(2H,m,H-5,H-9),5.15(1H,d,$J=7.2$Hz,H-6),3.77(1H,s,H-7),3.87(1H,d,$J=13.2$Hz,H-10),4.20(1H,d,$J=13.2$Hz,H-10),4.82(1H,d,$J=8.4$Hz,H-1′),3.67(1H,dd,$J=12.0,6.6$Hz,H-6′),3.95(1H,dd,$J=12.0,1.8$Hz,H-6′),7.59(1H,d,$J=1.8$Hz,H-2″),6.88(1H,d,$J=8.4$Hz,H-5″),7.62(1H,dd,$J=8.4,1.8$Hz,H-6″),3.92(3H,s,3″-OCH$_3$)[1]。

^{13}**C-NMR**(CD$_3$OD,150MHz) δ：95.1(C-1),142.4(C-3),103.0(C-4),36.8(C-5),81.7(C-6),60.3(C-7),66.9(C-8),43.2(C-9),61.3(C-10),99.7(C-1′),74.9(C-2′),78.7(C-3′),71.8(C-4′),77.7(C-5′),63.0(C-6′),122.1(C-1″),113.6(C-2″),153.1(C-3″),148.8(C-4″),116.0(C-5″),125.3(C-6″),167.9(C-7″),56.5(-OCH$_3$)[1]。

【贮藏】 冷处 (2～8℃) 保存。

参考文献

[1] 张刘强，韩曼飞，易婧羽等. 西藏胡黄连根茎的化学成分研究[J]. 中华中医药杂志，2017，32 (5)：2070-2074.

雷公藤内酯甲

Wilforlide A

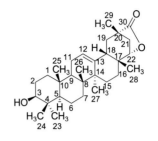

【分子式及分子量】 $C_{30}H_{46}O_3$；454.68

【来源】 卫矛科植物雷公藤 *Tripterygium wilfordii* Hook. f. 的根。

【性状】 白色粉末。

本品易溶于三氯甲烷、甲醇、乙醇等。

熔点：325～326℃。

【纯度检查】

薄层色谱

1. 薄层板 硅胶 G 板

   展开剂 三氯甲烷-甲醇（95∶5）

   检 识 10％硫酸乙醇试液，加热至斑点清晰，紫外灯（366nm）及日光下检视

2. 薄层板 硅胶 G 板

   展开剂 三氯甲烷-丙酮（9∶1）

   检 识 10％硫酸乙醇试液，加热至斑点清晰，紫外灯（366nm）及日光下检视

高效液相色谱

色谱柱 ZORBAX Eclipse XDB C_8，5μm（4.6mm×250mm）

流动相 乙腈-水（72∶28），1ml/min

检测波长 194nm

【结构鉴定】 UV λ_{max}^{MeOH}(nm)：203。

IR ν_{max}^{KBr}(cm^{-1})：3488，2948，1748，1456，1363，1099，955。

EI-MS m/z：454[M]$^+$。

^{1}H-NMR(CDCl$_3$，600MHz) δ：0.78(3H,s,H-24)，0.86(3H,s,H-28)，0.93(3H,s,H-26)，0.94(3H,s,H-25)，0.99(3H,s,H-23)，1.07(3H,s,H-27)，1.21(3H,s,H-29)，3.22(1H,dd,J=11.4,4.8Hz,H-3)，4.15(1H,d,J=6.0Hz,H-22)，5.29(1H,t,J=3.6Hz,H-12)[1]。

^{13}C-NMR(CDCl$_3$，150MHz) δ：38.6(C-1)，27.2(C-2)，78.9(C-3)，38.7(C-4)，55.2(C-5)，18.3(C-6)，33.1(C-7)，42.6(C-8)，47.5(C-9)，37.0(C-10)，23.5(C-11)，124.6(C-12)，140.2(C-13)，39.3(C-14)，25.2(C-15)，24.3(C-16)，35.2(C-17)，43.4(C-18)，39.8(C-19)，39.5(C-20)，33.8(C-21)，83.1(C-22)，28.1(C-23)，15.6(C-24)，15.6(C-25)，17.0(C-26)，24.0(C-27)，25.0(C-28)，21.0(C-29)，182.4(C-30)[1]。

【贮藏】 −20℃保存。

参考文献

[1] 胡新玲，王奎武. 南川卫矛的化学成分研究[J]. 林产化学与工业，2011，31（4）：83-86.

脱水穿心莲内酯琥珀酸半酯

Dehydroandrograpolide Succinate

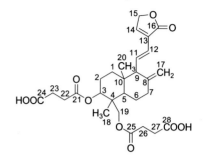

【分子式及分子量】 $C_{28}H_{36}O_{10}$；532.58

【来源】 合成。

【性状】 白色粉末。

本品易溶于甲醇、乙醇等。

熔点：128～130℃。

【纯度检查】

薄层色谱

1. 薄层板 硅胶 G 板

展开剂 三氯甲烷-甲醇-冰醋酸 （10：0.5：0.2）

检 识 10％硫酸乙醇试液，加热至斑点清晰，紫外灯 （366nm） 及日光下检视

2. 薄层板 硅胶 G 板

展开剂 三氯甲烷-无水乙醇-冰醋酸 （10：0.5：0.3）

检 识 10％硫酸乙醇试液，加热至斑点清晰，紫外灯 （366nm） 及日光下检视

高效液相色谱

色谱柱 ZORBAX SB C_{18}，$5\mu m$ （4.6mm×250mm）

流动相 甲醇-0.05％磷酸二氢钾水溶液 （磷酸调 pH 至 2.5） （60：40），1ml/min

检测波长 251nm

【结构鉴定】 UV $\lambda_{max}^{MeOH}(nm)$：249，202。

IR $\nu_{max}^{KBr}(cm^{-1})$：3079，2939，2851，1751，1721，1643，1438，1417，1352，1327，1252，1166，1088，1050，1003，892。

ESI-MS m/z：531$[M-H]^{-}$。

^{1}H-NMR$(CD_3OD, 600MHz)$ δ：7.47(1H,s,H-14)，6.90(1H,dd,J=15.6,10.2Hz,H-11)，6.21(1H,d,J=15.6Hz,H-12)，4.54(1H,d,J=1.2Hz,H-17)，4.80(1H,d,J=1.2Hz,H-17)，4.39(1H,d,J=11.4Hz,H-19β)，4.28(1H,d,J=11.4Hz,H-19α)，1.07(3H,s,H-18)，0.92(3H,s,H-20)。

^{13}C-NMR$(CD_3OD, 150MHz)$ δ：176.1-173.8(5×C=O)，149.9(C-8)，147.0(C-12)，136.1(C-14)，129.5(C-13)，122.8(C-11)，109.3(C-17)，81.7(C-3)，71.6(C-15)，66.2(C-9)，62.5(C-19)，55.8(C-5)，42.7(C-4)，39.7～25.1(C-1,2,6,7,10,22,23,26,27)，23.0(C-18)，15.6(C-20)。

【贮藏】 冷处 （2～8℃） 保存。

丹参酮Ⅱ_A磺酸钠

Sulfotanshinone Sodium

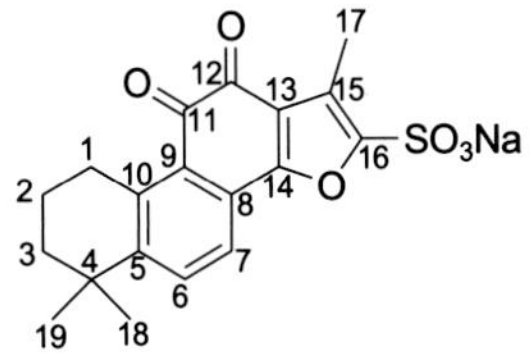

【分子式及分子量】　$C_{19}H_{17}NaO_6S$；396.39

【来源】　合成。

【性状】　红色粉末。

本品溶于甲醇、乙醇等。

熔点：233～234℃。

【纯度检查】

薄层色谱

1. 薄层板　硅胶 G 板

   展开剂　三氯甲烷-甲醇（3∶1）

   检　识　紫外灯（366nm）及日光下检视

2. 薄层板　硅胶 G 板

   展开剂　乙酸乙酯-甲醇（10∶1）

   检　识　紫外灯（366nm）及日光下检视

高效液相色谱

色谱柱　ZORBAX SB C_{18}，$5\mu m$（4.6mm×250mm）

流动相　甲醇-1%冰醋酸水溶液（60∶40），1ml/min

检测波长　271nm、254nm

【结构鉴定】　UV　λ_{max}^{MeOH}(nm)：279，271，255。

IR　ν_{max}^{KBr}(cm^{-1})：3488，2936，1684，1463，1244，1051，924，847，708，669，656。

ESI-MS　m/z：815$[2M+Na]^+$，419$[M+Na]^+$，397$[M+H]^+$，373$[M-Na]^-$，769$[2M-Na]^-$。

^{1}H-NMR(CD_3OD,600MHz)　δ：3.18(2H,t,$J=6.0$Hz,H-1)，1.82，1.69(4H,m,H-2，3)，7.81(1H,d,$J=8.4$Hz,H-6)，7.73(1H,d,$J=8.4$Hz,H-7)，2.47(3H,s,H-17)，1.33(6H,s,H-18，H-19)。

^{13}C-NMR(CD_3OD,150MHz)　δ：39.0(C-1)，32.1(C-2,3)，35.7(C-4)，121.2(C-5)，120.9(C-6)，135.1(C-7)，145.5(C-8)，152.0(C-9)，128.1(C-10)，184.1(C-11)，177.1(C-12)，152.9(C-13)，128.2(C-14)，122.0(C-15)，161.6(C-16)，9.6(C-17)，20.2(C-18)，31.2(C-19)。

【贮藏】　冷处（2～8℃）保存。

芒果苷
Mangiferin

【分子式及分子量】 $C_{19}H_{18}O_{11}$；422.34

【来源】 槭树科植物杧果 *Mangifera indica* L. 的叶。

【性状】 淡黄色粉末。

本品易溶于甲醇、乙醇等。

熔点：263～265℃。

【纯度检查】

薄层色谱

1. 薄层板　硅胶 GF_{254} 板

展开剂　正丁醇-乙酸-水 （4：1：5） 上层液

检　识　紫外灯 （254nm 及 366nm） 下检视

2. 薄层板　聚酰胺薄膜

展开剂　乙醇-水 （8：2）

检　识　紫外灯 （254nm、366nm） 下检视

高效液相色谱

色谱柱　X-Bridge C_{18}，5μm （4.6mm×250mm）

流动相　乙腈-0.1%磷酸水溶液 （10：90），1ml/min

检测波长　254nm

【结构鉴定】 **UV** λ_{max}^{MeOH}(nm)：365，316，258，241，201。

IR ν_{max}^{KBr}(cm^{-1})：3368，2939，1650，1622，1494，1407，1296，1254，1200，1096，1075，1051，1033，829，590。

ESI-MS m/z：423[M+H]$^+$。

^{1}H-NMR(DMSO-d_6,500MHz) δ：13.74(1H,s,8-OH)，10.54(2H,s,2-OH,3-OH)，9.81(1H,s,6-OH)，7.37(1H,s,H-1)，6.85(1H,s,H-4)，6.36(1H,s,H-5)，3.06～4.84(m,Glu)[1]。

^{13}C-NMR(DMSO-d_6,125MHz) δ：108.1(C-1)，143.7(C-2)，150.7(C-3)，102.6(C-4)，93.3(C-5)，163.8(C-6)，107.6(C-7)，161.8(C-8)，154.0(C-4a)，179.1(C-9)，156.2(C-4b)，101.3(C-8a)，111.7(C-8b)，73.1(C-1′)，70.2(C-2′)，79.0(C-3′)，70.6(C-4′)，81.6(C-5′)，61.5(C-6′)[1]。

【贮藏】 冷处 （2～8℃） 保存。

参考文献

[1] Djemgou Pierre C，Hussien Taha A，Hegazy Mohamed-Elamir F，et al. C-Glucoside xanthone from the stem bark extract of *Bersama engleriana* [J]. Phcog Res，2010，2 (4)：229-232.

甘草苷

Liquiritin

【分子式及分子量】 $C_{21}H_{22}O_9$；418.39

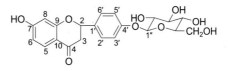

【来源】 豆科植物甘草 *Glycyrrhiza uralensis* Fisch. 的干燥根及根茎。

【性状】 黄色粉末。

本品易溶于甲醇、乙醇等，几乎不溶于乙醚。

熔点：210～211℃。

【纯度检查】

薄层色谱

1. 薄层板 硅胶 GF_{254} 板

   展开剂 三氯甲烷-甲醇-36％乙酸（8：2：2滴）

   检 识 紫外灯（254nm）下检视

2. 薄层板 硅胶 GF_{254} 板

   展开剂 三氯甲烷-乙酸乙酯-甲醇-甲酸（7：1：2：1滴）

   检 识 紫外灯（254nm）下检视

高效液相色谱

   色谱柱 Agilent C_{18}，$5\mu m$（4.6mm×250mm）

   流动相 乙腈-0.05％ H_3PO_4 水溶液（18：72），1ml/min

   检测波长 237nm

差示量热扫描法

   起始温度50℃，终点温度300℃，升温速率5℃/min

【结构鉴定】 **UV** λ_{max}^{MeOH}(nm)：311，276，230，218，202。

IR ν_{max}^{KBr}(cm^{-1})：3558，3425，3330，2912，1649，1608，1512，1468，1379，1286，1230，1126，1084，1043，997，891，833。

ESI-MS m/z：440.8[M+Na]$^+$，419.0[M+H]$^+$。

^{1}H-NMR(DMSO-d_6，500MHz) δ：10.56(1H,s,7-OH)，7.64(1H,d,$J=8.5$Hz,H-5)，7.44(2H,d,$J=8.5$Hz,H-2′,6′)，7.05(2H,d,$J=8.5$Hz,H-3′,5′)，6.50(1H,dd,$J=8.5$，2.0Hz,H-6)，6.34(1H,d,$J=2.0$Hz,H-8)，5.52(1H,dd,$J=12.5$,2.5Hz,H-2)，5.30(1H,d,$J=4.5$Hz,H-1″)。

^{13}C-NMR(DMSO-d_6，125MHz) δ：78.6(C-2)，43.2(C-3)，189.8(C-4)，128.4(C-5)，110.5(C-6)，164.6(C-7)，102.6(C-8)，163.0(C-9)，113.5(C-10)，132.3(C-1′)，128.0(C-2′,6′)，116.2(C-3′,5′)，157.4(C-4′)，100.3(C-1″)，73.2(C-2″)，76.6(C-3″)，69.7(C-4″)，77.0(C-5″)，60.7(C-6″)。

【贮藏】 冷处（2～8℃）保存。

牛磺酸
Taurine

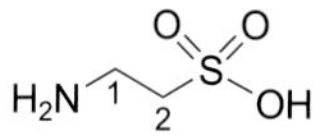

【分子式及分子量】 $C_2H_7NO_3S$；125.15

【来源】 合成。

【性状】 白色结晶性粉末。

本品溶于三氯甲烷。

熔点：299～300℃（分解）。

【纯度检查】

薄层色谱

1. 薄层板 硅胶 G 板

展开剂 水-无水乙醇-正丁醇-乙酸（150∶150∶100∶1）

检 识 茚三酮试液，日光下检视

2. 薄层板 硅胶 G 板

展开剂 乙酸乙酯-乙醇-水-乙酸（10∶8∶4∶0.1）

检 识 茚三酮试液，日光下检视

高效液相色谱

色谱柱 Waters Symmetry Shield RP_{18}，$5\mu m$（4.6mm×250mm）

流动相 水（用 0.01mol/L 三氟乙酸调 pH 值至 4.8），0.2ml/min

检 测 蒸发光散射检测器，漂移管温度 115℃，N_2 流速 3.2L/min

【结构鉴定】 **IR** $\nu_{max}^{KBr}(cm^{-1})$：3211，3046，2970，1616，1511，1304，1214，1183，1111，1038，737，597，523，467。

EI-MS m/z：251$[2M+H]^+$，148$[M+Na]^+$，126$[M+H]^+$。

^{1}**H-NMR**$(D_2O,500MHz)$ δ：3.35(2H,br,H-1),3.18(2H,br,H-2)。

^{13}**C-NMR**$(D_2O,125MHz)$ δ：50.3(C-1),38.2(C-2)。

【贮藏】 冷处（2～8℃）保存。

二甲基甲酰胺

Dimethyl Formamide

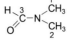

【分子式及分子量】 C_3H_7NO；73.09

【来源】 合成。

【性状】 无色液体。

本品易溶于甲醇、乙酸乙酯、三

氯甲烷、丙酮等。

沸点：153～154℃。

【纯度检查】

气相色谱

色谱柱 INNOWAX，0.50μm（30m×0.32mm）

色谱条件 起始温度50℃，升温速率10℃/min，升至120℃，保持5min，进样口温

度230℃，检测器温度250℃

【结构鉴定】 UV λ_{max}^{MeOH}(nm)：203。

IR ν_{max}^{KBr}(cm^{-1})：2929，2859，1671，1504，1439，1388，1257，1093，658。

ESI-MS m/z：74[M+H]$^+$。

^{1}H-NMR(CDCl$_3$，500MHz) δ：7.97(1H,s,H-3),2.91(3H,s,H-2),2.83(3H,s,H-1)。

^{13}C-NMR(CDCl$_3$，125MHz) δ：29.8(C-1),35.0(C-2),161.1(C-3)。

【贮藏】 冷处（2～8℃）保存。

油酸

Oleic Acid

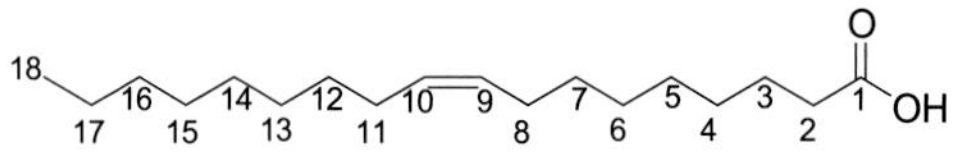

【分子式及分子量】 $C_{18}H_{34}O_2$；282.46

【来源】 合成。

【性状】 无色液体。

本品易溶于乙酸乙酯、三氯甲烷、

石油醚，不溶于水。

【纯度检查】

薄层色谱

1. 薄层板 硅胶 G 板

   展开剂 石油醚（60～90℃）-乙酸乙酯-乙酸（10∶1∶2）

   检 识 10％硫酸乙醇试液，加热至斑点清晰，日光及紫外灯（366nm）下检视

2. 薄层板 硅胶 G 板

   展开剂 三氯甲烷-甲醇（10∶1）

   检 识 10％硫酸乙醇试液，加热至斑点清晰，日光及紫外灯（366nm）下检视

高效液相色谱

   色谱柱 C_{18}，$5\mu m$（4.6mm×250mm）

   流动相 甲醇-0.1％甲酸水溶液（90∶10），1ml/min

   检 测 蒸发光散射检测器，漂移管温度75℃，N_2 流速 2.0L/min

【结构鉴定】 UV λ_{max}^{MeOH}(nm)：203。

IR ν_{max}^{KBr}(cm^{-1})：2926，2854，1712，1465，1413，1285，938，723。

ESI-MS m/z：282$[M]^+$。

^{1}H-NMR(CDCl$_3$,500MHz) δ：2.34(2H,t,$J=7.5$Hz,H-2),1.63(2H,m,H-3),1.32(20H,m,H-4～7,H-12～17),2.01(4H,m,H-8,11),5.34(2H,m,H-9,10),0.88(3H,t,$J=6.5$Hz,H-18)。

^{13}C-NMR(CDCl$_3$,125MHz) δ：180.6(C-1),129.7,130.0(C-9,10),22.7～34.1(C-2～8,11～17),14.1(C-18)。

【贮藏】 -20℃保存。

亚油酸

Linoleic Acid

【分子式及分子量】 $C_{18}H_{32}O_2$；280.45

$$\overset{18}{H_3C}-(CH_2)_4-\overset{13}{CH}=\overset{12}{CH}-\overset{11}{CH_2}-\overset{10}{CH}=\overset{9}{CH}-(CH_2)_7-\overset{1}{COOH}$$

【来源】 合成。

【性状】 无色液体。

本品易溶于甲醇、乙醇等。

【纯度检查】

薄层色谱

1. 薄层板 硅胶 G 板

   展开剂 石油醚（60～90℃）-乙酸乙酯-冰醋酸（10：1：2）

   检 识 10%硫酸乙醇溶液，加热至斑点清晰，日光下检视

2. 薄层板 硅胶 G 板

   展开剂 三氯甲烷-甲酸（10：1）

   检 识 10%硫酸乙醇溶液，加热至斑点清晰，日光下检视

气相色谱

   色谱柱 DB-WAX，$30m \times 0.25mm \times 0.5\mu m$

   柱 温 240℃

【结构鉴定】 UV $\lambda_{max}^{MeOH}(nm)$：201。

IR $\nu_{max}^{KBr}(cm^{-1})$：2927，2856，1710，1465，1413，1285。

ESI-MS m/z：279$[M-H]^-$。

^{1}H-NMR(CDCl$_3$，500MHz) δ：5.36(4H，m，H-9，H-10，H-12，H-13)，2.77(2H，t，$J=$ 6.5Hz，H-11)，2.35(2H，t，$J=7.5$Hz，H-2)，2.05(4H，m，H-8，H-14)，1.67～1.26(16H，m，H-3～7，H-15～17)，0.89(3H，t，$J=6.5$Hz，H-18)。

^{13}C-NMR(CDCl$_3$，125MHz) δ：14.0(C-18)，34.1(C-2)，129.9(C-9)，127.9(C-10)，128.0(C-12)，130.1(C-13)，22.5-31.5(C-3～8，C-11，C-14～17)，180.5(C-1)。

【贮藏】 -20℃保存。

柯里拉京
Corilagin

【分子式及分子量】 $C_{27}H_{22}O_{18}$；634.45

【来源】 大戟科植物叶下株 *Phyllanthus urinaria* L. 的干燥地上部分。

【性状】 灰白色粉末。

本品易溶于水。

熔点：205～206℃。

【纯度检查】

薄层色谱

1. 薄层板 硅胶 G 板

   展开剂 乙腈-10％乙酸(9：1)

   检 识 1％三氯化铁乙醇试液,日光下检视

2. 薄层板 硅胶 G 板

   展开剂 正丁醇-冰醋酸-水(4：5：1)

   检 识 1％三氯化铁乙醇试液,日光下检视

高效液相色谱

色谱柱 C_{18},5μm(4.6mm×250mm)

流动相 甲醇-0.1％冰醋酸(20：80),1ml/min

检测波长 272nm

【结构鉴定】 UV λ_{max}^{MeOH}(nm):270。

IR ν_{max}^{KBr}(cm^{-1}):3415,1716,1695,1615,1169,1360,1200,1033。

ESI-MS m/z:635[M+H]$^+$。

^{1}H-NMR(DMSO-d_6,500MHz) δ:8.09～9.24(9H, m,9×Ar-OH),7.00(2H,s,H-23,27),6.55(1H,s,H-3),6.48(1H,s,H-12),6.19(1H,d,$J=7.0$Hz,H-20),3.85～5.82(6H,m,H-15～19)[1,2]。

^{13}C-NMR(DMSO-d_6,125MHz) δ:166.7(C-1),123.1(C-2),106.9(C-3),144.0(C-4),135.5(C-5),144.3(C-6),115.8(C-7),115.5(C-8),144.7(C-9),135.4(C-10),144.8(C-11),106.1(C-12),123.9(C-13),167.1(C-14),64.0(C-15),76.4(C-16),62.2(C-17),77.6(C-18),71.7(C-19),92.2(C-20),164.8(C-21),118.7(C-22),109.0(C-23),145.6(C-24),139.0(C-25),145.6(C-26),109.0(C-27)[1,2]。

【贮藏】 冷处（2～8℃）保存。

参考文献

[1] 朱红霖, 韦万兴, 周敏等. 珠子草化学成分的研究[J]. 天然产物研究与开发, 2011, 23：401-403.

[2] 沙东旭, 刘英华, 王顺龙等. 叶下珠化学成分的研究[J]. 沈阳药科大学学报, 2000, 17 (3)：176-178.

α-亚麻酸甲酯
α-Methyl Linolenate

$$\overset{18}{H_3C}-\overset{17}{CH_2}-\overset{16}{HC}=\overset{15}{CH}-\overset{14}{CH_2}-\overset{13}{HC}=\overset{12}{CH}-\overset{11}{CH_2}-\overset{10}{CH}=\overset{9}{CH}-\overset{}{(CH_2)_7}-\overset{1}{COOCH_3}$$

【分子式及分子量】 $C_{19}H_{32}O_2$；292.46

【来源】 合成。

【性状】 无色液体。

本品易溶于甲醇、乙醇等。

【纯度检查】

薄层色谱

1. 薄层板 硅胶 G 板

展开剂 石油醚（30～60℃)-乙酸乙酯（10：0.3）

检 识 碘蒸气，日光下检视

2. 薄层板 硅胶 G 板

展开剂 石油醚（30～60℃)-乙醚（10：1）

检 识 碘蒸气，日光下检视

气相色谱

色谱柱 HP-5 毛细管柱，30m×0.25mm×0.5μm

色谱条件 起始温度180℃，以10℃/min 的速率升至230℃

【结构鉴定】 **UV** λ_{max}^{MeOH}(nm)：200。

IR ν_{max}^{KBr}(cm^{-1})：3011，2930，2855，1743，1436，1245，1197，1171，719。

EI-MS m/z：292[M]$^+$。

^{1}H-NMR(CDCl$_3$，500MHz) δ：0.98(3H，t，$J=7.5$Hz，H-18)，1.31(10H，m，H-3～7)，2.06(4H，m，H-8，H-17)，2.30(2H，t，$J=7.5$Hz，H-2)，2.81(4H，t，$J=7.0$Hz，H-11，H-14)，3.67(3H，s，-COOCH$_3$)，5.36(6H，m，H-9，H-10，H-12，H-13，H-15，H-16)。

^{13}C-NMR(CDCl$_3$，125MHz) δ：174.1(C-1)，130.1(C-9)，127.6(C-10)，128.1，128.2(C-12,13)，127.0(C-15)，131.8(C-16)，20.5～34.0(C-2～8，C-11，C-14，C-17)，14.2(C-18)，51.3(-OCH$_3$)。

【贮藏】 −20℃保存。

亚油酸甲酯
Methyl Linoleate

$$\overset{18}{H_3C}-(CH_2)_4-\overset{13}{CH}=\overset{12}{CH}-\overset{11}{CH_2}-\overset{10}{CH}=\overset{9}{CH}-(CH_2)_7-\overset{1}{COOCH_3}$$

【分子式及分子量】 $C_{19}H_{34}O_2$；294.47

【来源】 合成。

【性状】 无色液体。

本品易溶于甲醇、乙醇等。

【纯度检查】

薄层色谱

1. 薄层板 硅胶 G 板

展开剂 石油醚（30～60℃）-乙酸乙酯（10:0.5）

检 识 碘蒸气，日光下检视

2. 薄层板 硅胶 G 板

展开剂 石油醚（30～60℃）-丙酮（10:0.3）

检 识 碘蒸气，日光下检视

气相色谱

色谱柱 HP-5 毛细管柱，30m×0.25mm×0.5μm

色谱条件 起始温度180℃，以 10℃/min 的速率升至230℃，保持 5min

【结构鉴定】 UV λ_{max}^{MeOH}(nm)：200。

IR ν_{max}^{KBr}(cm^{-1})：2927，2855，1743，1458，1436，1245，1196，1171。

EI-MS m/z：294[M]$^+$。

^{1}H-NMR(CDCl$_3$,500MHz) δ:0.89(3H, t, J=6.5Hz,H-18),1.62(2H,m,H-3),1.31(14H,m,H-4～7,H-15～17),2.05(4H,m,H-8,H-14),2.30(2H,t,J=7.5Hz,H-2),2.77(2H,t,J=6.5Hz,H-11),3.67(3H,s,-OCH$_3$),5.35(4H,m,H-9,H-10,H-12,H-13)。

^{13}C-NMR(CDCl$_3$,125MHz) δ:174.2(C-1),130.0(C-9),127.9(C-10),128.0(C-12),130.1(C-13),22.5～34.0(C-2～8,C-11,C-14～17),14.0(C-18),51.3(-OCH$_3$)。

【贮藏】 －20℃保存。

5-羟甲基糠醛

5-Hydroxymethyl-2 Furaldehyde

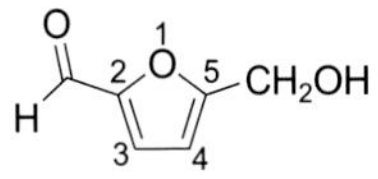

【**异名**】 5-羟基甲基呋喃甲醛

【**分子式及分子量**】 $C_6H_6O_3$；126.11

【**来源**】 合成。

【**性状**】 白色粉末（$-4℃$），无色液体（常温）。

　　　　本品易溶于甲醇、乙醇等。

　　　　熔点：32℃。

【**纯度检查**】

薄层色谱

1. 薄层板　硅胶 G 板

　　展开剂　石油醚（60～90℃）-乙酸乙酯（1：1）

　　检　识　2,4-二硝基苯肼乙醇试液，日光下检视

2. 薄层板　硅胶 GF_{254} 板

　　展开剂　环己烷-乙酸乙酯（1：1）

　　检　识　2,4-二硝基苯肼乙醇试液，日光下检视

高效液相色谱

　　色谱柱　Agilent SB C_{18}，$5\mu m$（4.6mm×250mm）

　　流动相　甲醇-水（5：95），1ml/min

　　检测波长　280nm

【**结构鉴定**】[1]　UV　λ_{max}^{MeOH}(nm)：280。

IR　ν_{max}^{KBr}(cm^{-1})：3395，3134，2932，2843，1682，1581，1521，1390，1367，1334，1281，1188，1068，1020，990，971，818，721。

EI-MS　m/z：127$[M+H]^+$，126$[M]^+$，109$[M-OH]^+$。

¹H-NMR(CDCl₃,500MHz)　δ：2.19(brs,-OH)，4.72(2H,s,-CH₂-)，6.52(1H,d,$J=3.5Hz$,H-4)，7.21(1H,d,$J=3.5Hz$,H-3)，9.60(1H,s,-CHO)。

¹³C-NMR(CDCl₃,125MHz)　δ：57.7(-CH₂-)，110.0(C-4)，122.5(C-3)，152.4(C-2)，160.4(C-5)，177.6(C=O)。

【**贮藏**】　$-20℃$保存。

参考文献

[1] 夏云，李志明，朱丹妮等. 生脉散复方化学动态变化与药效关系的研究——生脉散复方化学的研究（Ⅰ）[J]. 中国中药杂志，1998，23（4）：230-231.

2-*O*-没食子酰基金丝桃苷

2-*O*-Galloylhyperin

【分子式及分子量】 $C_{28}H_{24}O_{16}$；616.48

【来源】 鹿蹄草科鹿蹄草 *Pyrola calliantha* H. Andtres 的干燥全草。

【性状】 淡黄色粉末。

本品溶于甲醇、乙醇等。

熔点：205～208℃。

【纯度检查】

薄层色谱

1. 薄层板　硅胶 G 板

   展开剂　乙酸乙酯-甲酸-水 (8∶1∶1)

   检　识　10%硫酸乙醇溶液，加热至斑点清晰，紫外灯 (366nm) 下检视

2. 薄层板　硅胶 G 板

   展开剂　三氯甲烷-甲醇-水 (16∶9∶1)

   检　识　10%硫酸乙醇溶液，加热至斑点清晰，紫外灯 (366nm) 下检视

高效液相色谱

色谱柱　C_{18}，$5\mu m$ (4.6mm×250mm)

流动相　乙腈-0.1%磷酸水溶液 (20∶80)，1ml/min

检测波长　267nm

【结构鉴定】 **UV** λ_{max}^{MeOH}(nm)：267，211。

IR ν_{max}^{KBr}(cm^{-1})：3388，1702，1655，1608，1498，1361，1301，1201，1034，1000，815，760。

ESI-MS m/z：617[M＋H]$^+$。

^{1}H-NMR(CD$_3$OD，500MHz) δ：7.66(1H，d，$J=2.0$Hz，H-2′)，7.51(1H，dd，$J=8.5$，2.0Hz，H-6′)，7.15(2H，s，H-2‴，H-6‴)，6.80(1H，d，$J=8.5$Hz，H-5′)，6.35(1H，d，$J=2.0$Hz，H-8)，6.18(1H，d，$J=2.0$Hz，H-6)，5.71(1H，d，$J=8.0$Hz，H-1″)，5.46(1H，dd，$J=10.0$，8.0Hz，H-2″)，3.94(1H，d，$J=3.5$Hz，H-4″)，3.83(1H，dd，$J=10.0$，3.5Hz，H-3″)，3.74-3.66(2H，m，H-6″)，3.61(1H，m，H-5″)[1,2]。

^{13}C-NMR(CD$_3$OD，125MHz) δ：158.1(C-2)，135.1(C-3)，179.2(C-4)，163.1(C-5)，99.7(C-6)，165.7(C-7)，94.5(C-8)，158.3(C-9)，105.9(C-10)，121.6(C-1′)，116.2(C-2′)，146.3(C-3′)，149.7(C-4′)，117.2(C-5′)，123.0(C-6′)，101.2(C-1″)，74.5(C-2″)，73.5(C-3″)，70.6(C-4″)，77.5(C-5″)，62.1(C-6″)，123.1(C-1‴)，110.6(C-2‴)，145.9(C-3‴)，139.8(C-4‴)，146.3(C-5‴)，110.6(C-6‴)，168.2(C-7‴)[1,2]。

【贮藏】 冷处 (2～8℃) 保存。

参考文献

[1] 屈清慧，张璐，鲍和等. 栾树花化学成分研究[J]. 中药材，2011，34 (11)：1716-1719.

[2] 任凤霞，张爱军，赵毅民. 鹿蹄草化学成分研究[J]. 天然产物研究与开发，2010，22：54-57.

糠酸

Furoic Acid

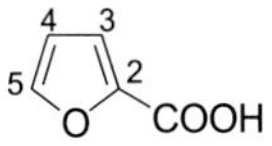

【分子式及分子量】 $C_5H_4O_3$；112.08

【来源】 合成。

【性状】 白色粉末。

本品易溶于水。

熔点：132～134℃。

【纯度检查】

薄层色谱

1. 薄层板 硅胶 G 板

展开剂 三氯甲烷-乙酸乙酯-甲醇-甲酸（2：1：0.6：0.7）

检 识 0.05％溴甲酚绿乙醇试液，日光下检视

2. 薄层板 硅胶 G 板

展开剂 甲苯-乙酸乙酯-甲醇（5：4：1）

检 识 0.05％溴甲酚绿乙醇试液，日光下检视

高效液相色谱

色谱柱 C_{18}，$5\mu m$（4.6mm×250mm）

流动相 乙腈-0.05％磷酸水溶液（5：95），1ml/min

检测波长 254nm

【结构鉴定】 UV λ_{max}^{MeOH}(nm)：248。

IR ν_{max}^{KBr}(cm^{-1})：3143，2578，1687，1583，1471，1427，1304，1192，1126，1018，933，887，762，592，548。

ESI-MS m/z：111$[M-H]^-$。

^{1}H-NMR(CD_3OD，500MHz） δ：7.22(1H,d,$J=3.5$Hz,H-3)，6.60(1H,dd,$J=3.5$,1.5Hz,H-4)，7.73(1H,s,H-5)。

^{13}C-NMR(CD_3OD，125MHz） δ：161.8(C=O)，148.0(C-5)，146.4(C-2)，119.0(C-3)，112.9(C-4)。

【贮藏】 冷处（2～8℃）保存。

α-亚麻酸

α-Linolenic Acid

$$\underset{18}{CH_3}-\underset{17}{CH_2}-\underset{16}{CH}=\underset{15}{CH}-\underset{14}{CH_2}-\underset{13}{CH}=\underset{12}{CH}-\underset{11}{CH_2}-\underset{10}{CH}=\underset{9}{CH}\underset{1}{(CH_2)_7COOH}$$

【分子式及分子量】 $C_{18}H_{30}O_2$；278.43

【来源】 合成。

【性状】 无色透明液体。

本品易溶于乙酸乙酯等。

【纯度检查】

薄层色谱

1. 薄层板 硅胶 G 板

展开剂 石油醚（60～90℃）-乙酸乙酯-36％乙酸（10：1：2）上层液

检 识 5％香草醛硫酸试液，加热至斑点清晰，日光下检视

2. 薄层板 硅胶 G 板

展开剂 三氯甲烷-甲醇-36％乙酸（10：0.5：0.1）

检 识 5％香草醛硫酸试液，加热至斑点清晰，日光下检视

气相色谱

色谱柱 INNOWAX，30m×0.25mm×0.25μm

柱 温 180℃

【结构鉴定】 IR $\nu_{max}^{KBr}(cm^{-1})$：3010，2929，2854，1709，1462，1412。

EI-MS m/z：278$[M]^+$，222，209，108，79。

^{1}H-NMR(CD$_3$OD，500MHz) δ：0.99(3H,t,J=7.5Hz,H-18)，1.35(10H,br,H-3～7)，1.61(2H,m,H-2)，2.10(2H,m,H-8)，2.29(2H,t,J=7.5Hz,H-17)，2.83(4H,t,J=6.0Hz，H-11,H-14)，5.36(6H,m,H-9,H-10,H-12,H-13,H-15,H-16)。

^{13}C-NMR(CD$_3$OD，125MHz) δ：177.6(C-1)，131.1(C-9)，128.8(C-10)，129.2(C-12,13)，128.2(C-15)，132.7(C-16)，21.5-35.0(C-2～8,C-11,C-14,C-17)，14.7(C-18)[1]。

【贮藏】 -20℃保存。

参考文献

[1] 喻晓雁. 鸡矢藤化学成分研究[J]. 中草药，2011，42（4）：661-663.

射干苷

Belamcandin（Tectoridin）

【分子式及分子量】 $C_{22}H_{22}O_{11}$；462.40

【来源】 鸢尾科植物鸢尾 *Iris tectorum* Maxim.
的干燥根茎。

【性状】 无色针晶。

本品溶于甲醇、乙醇等。

熔点：257～258℃[1]。

【纯度检查】

薄层色谱

1. 薄层板　聚酰胺薄膜

展开剂　三氯甲烷-丁酮-甲醇（3∶1∶1）

检　识　三氯化铝试液，紫外灯（366nm）下检视

2. 薄层板　硅胶GF_{254}板

展开剂　三氯甲烷-甲醇-冰醋酸（8∶2∶0.1）

检　识　紫外灯（254nm）下检视

高效液相色谱

色谱柱　Agilent C_{18}，$5\mu m$（4.6mm×250mm）

流动相　甲醇-0.05mol/L 磷酸二氢钾溶液（用磷酸调节 pH 值至 3.0）（32∶68），
1ml/min

检测波长　265nm

【结构鉴定】 **UV** λ_{max}^{MeOH}（nm）：266，209[2]。

IR ν_{max}^{KBr}（cm^{-1}）：3472，1635，1517，1498，1469，1433，1100～1000[2]。

FAB-MS m/z：463[M+H]$^{+}$[2]。

^{1}H-NMR（DMSO-d_6，500MHz）　δ：12.92（1H，s，5-OH），9.59（1H，s，4'-OH），8.44（1H，s，H-2），7.39（2H，d，$J=8.5Hz$，H-2'，6'），6.88（1H，s，H-8），6.82（2H，d，$J=8.5Hz$，H-3'，5'），5.13（1H，d，$J=5.0Hz$，H-1″），3.76（3H，s，6-OCH₃），3.45（2H，m，H-5″，H-6″a），3.71（1H，m，H-6″b），3.17（1H，m，H-4″），3.31（2H，m，H-2″，3″）。

^{13}C-NMR（DMSO-d_6，125MHz）　δ：154.7（C-2），122.0（C-3），180.8（C-4），152.9（C-5），132.4（C-6），156.6（C-7），94.0（C-8），152.4（C-9），106.4（C-10），121.0（C-1'），130.1（C-2'，6'），115.1（C-3'，5'），157.4（C-4'），100.1（C-1″），73.1（C-2″），76.7（C-3″），69.6（C-4″），77.3（C-5″），60.3（C-6″）[2]。

【贮藏】 冷处（2～8℃）保存。

参考文献

[1] 柳伟，李陆军，李宇等. 川射干中射干苷的制备方法[J]. 中草药，2006，37（2）：209-210.

[2] Hee-Juhn Park, Jong-Hee Park, Jeon-Ok Moon, et al. Isoflavone glycosides from the flowers of *Pueraria thunbergiana*[J]. Phytochemistry, 1999, 51: 147-151.

正十八烷

n-Octadecane

【分子式及分子量】 $C_{18}H_{38}$；254.49 $CH_3CH_2(CH_2)_{15}CH_3$

【来源】 合成。

【性状】 无色结晶，超过 25℃时为无色透明液体。

本品易溶于甲醇、乙醇等。

熔点：26～28℃。

【纯度检查】

气相色谱

色谱柱 HP-5 毛细管柱，30m×0.25mm×0.5μm

柱 温 180℃保持 15min

【结构鉴定】 **IR** $\nu_{max}^{KBr}(cm^{-1})$：2954，2916，2849，1471，1370，717。

EI-MS m/z：254[M]$^+$。

^{1}H-NMR(CDCl$_3$，500MHz) δ：1.26(32H，brs，16×-CH$_2$-)，0.88(6H，t，$J=7.0$Hz，2×-CH$_3$)。

^{13}C-NMR(CDCl$_3$，125MHz) δ：29.5～32.1(C-3～16)，22.8(C-2,C-17)，14.1(-CH$_3$)。

【贮藏】 冷处（2～8℃）保存。

羟基红花黄色素 A
Hydroxysafflor Yellow A

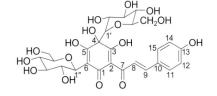

【分子式及分子量】 $C_{27}H_{32}O_{16}$；612.53

【来源】 菊科植物红花 *Carthamus tinctorius* L. 的干燥花。

【性状】 黄色无定形结晶。

　　　　本品溶于甲醇、乙醇等。

　　　　熔点：184～187℃[1]。

【纯度检查】

薄层色谱

1. 薄层板　聚酰胺薄膜

　　展开剂　36%乙酸

　　检　识　1%三氯化铝乙醇试液，紫外灯（366nm）下检视

2. 薄层板　聚酰胺薄膜

　　展开剂　水-乙醇-甲酸-乙酰丙酮（5:1.5:1:0.5）

　　检　识　1%三氯化铝乙醇试液，紫外灯（366nm）下检视

高效液相色谱

　　色谱柱　Phenomenex C_{18}，5μm（4.6mm×250mm）

　　流动相　甲醇-1%冰醋酸水溶液（30:70），1ml/min

　　检测波长　403nm

差示量热扫描法

　　起始温度50℃，终点温度300℃，升温速率5℃/min

【结构鉴定】　**UV**　λ_{max}^{MeOH}（nm）：400，344（sh），227[1]。

IR　ν_{max}^{KBr}（cm^{-1}）：3380，1650，1600，1515，1505，1420，1170，1075，1025，930[1]。

ESI-MS　m/z：651[M+K]$^+$，635[M+Na]$^+$，613[M+H]$^+$。

^{1}H-NMR（DMSO-d_6，600MHz）　δ：7.37（1H，d，$J=15.5$Hz，H-8），7.25（1H，d，$J=15.5$Hz，H-9），7.39（2H，d，$J=8.4$Hz，H-11，15），6.75（2H，d，$J=8.4$Hz，H-12，14），2.89-4.12（12H，H-2'～6'，2"～6"），9.70（1H，brs，OH-5）[2]。

^{13}C-NMR（DMSO-d_6，150MHz）　δ：188.7（C-1），106.7（C-2），195.5（C-3），85.6（C-4），182.8（C-5），99.0（C-6），178.3（C-7），123.5（C-8），135.2（C-9），127.4（C-10），129.2（C-11，C-15），115.5（C-12，C-14），158.2（C-13），85.6（C-1'），69.9（C-2'），78.4（C-3'），68.6（C-4'），80.4（C-5'），61.8（C-6'），73.9（C-1"），68.6（C-2"），79.1（C-3"），71.2（C-4"），80.8（C-5"），61.5（C-6"）[2]。

【贮藏】　−20℃保存。

参考文献

[1] 安熙强，方圣鼎. 红花中黄色素和红色素的分离和鉴定[J]. 中草药，1990，21（4）：44-45.

[2] Meselhy Meselhy R, Kadota Shigetoshi, Momose Yasunori, et al. Two new quinochalcone yellow pigments from *Carthamus tinctorins* and Ca^{2+} antagonistic activity of tinctormine[J]. Chem. Pharm. Bull. , 1993, 41（10）：1796-1801.

蜕皮甾酮

Ecdysterone

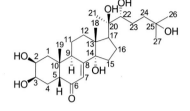

【异名】 *β*-蜕皮素、20-羟基蜕皮酮

【分子式及分子量】 $C_{27}H_{44}O_7$；480.63

【来源】 鸭趾草科植物露水草 *Cyanotis arach-noidea* C. B. Clarke 全草。

【性状】 白色粉末。

本品乙醇中易溶，在丙酮中略溶，在乙酸乙酯、三氯甲烷及热水中微溶，在乙醚中几乎不溶。

熔点：235～237℃。

比旋度：$[\alpha]_D^{20}$ + 60°（c＝0.2，CH_3OH）。

【纯度检查】

薄层色谱

1. 薄层板 硅胶 GF_{254} 板

展开剂 三氯甲烷-乙酸乙酯-甲醇（65∶35∶10）

检 识 紫外灯（254nm）下检视；香草醛浓硫酸试液，日光下检视

2. 薄层板 硅胶 GF_{254} 板

展开剂 三氯甲烷-乙醇（4∶1）

检 识 紫外灯（254nm）下检视；香草醛浓硫酸试液，日光下检视

高效液相色谱

色谱柱 Aichrom Hypersil C_{18}，5μm（4.6mm×250mm）

流动相 甲醇-水（4∶1），1ml/min

检测波长 243nm、260nm

差示量热扫描法

起始温度50℃，终点温度300℃，升温速率5℃/min

【结构鉴定】 UV λ_{max}^{MeOH}(nm)：238，204[1]。

IR ν_{max}^{KBr}(cm^{-1})：3462，1649。

ESI-MS m/z：481[M＋H]$^+$。

^{1}H-NMR(C_5D_5N,600MHz) δ：6.25(1H,s,H-7)，1.59(3H,s,H-21)，1.37(6H,s,H-26,H-27)，1.22(3H,s,H-18)，1.07(3H,s,H-19)[2]。

^{13}C-NMR(C_5D_5N,150MHz) δ：38.0(C-1)，68.2(C-2)，68.1(C-3)，32.5(C-4)，51.5(C-5)，203.5(C-6)，121.7(C-7)，166.2(C-8)，34.5(C-9)，38.7(C-10)，21.2(C-11)，31.8(C-12)，48.2(C-13)，84.2(C-14)，32.1(C-15)，21.8(C-16)，50.2(C-17)，17.9(C-18)，24.5(C-19)，76.9(C-20)，21.5(C-21)，77.6(C-22)，27.5(C-23)，42.7(C-24)，69.6(C-25)，30.1(C-26)，30.2(C-27)[2]。

【贮藏】 冷处（2～8℃）保存。

参考文献

[1] 顾世海，张丹，徐丽珍等. 鸡毛松化学成分的研究（Ⅱ）[J]. 中国中药杂志，1997，22（3）：169.

[2] Cui Zhenhua, Qiao Liang, Gao Congyuan, et al. Chemical Constituents of *Silence jenissensis* Root[J]. J Chin Pharm Sci, 1995, 4（1）：30-31.

马钱苷
Loganin

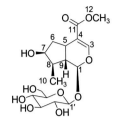

【异名】 番木鳖苷、马钱素

【分子式及分子量】 $C_{17}H_{26}O_{10}$；390.38

【来源】 山茱萸科植物山茱萸 *Cornus officinalis* Sieb. et Zucc. 的干燥成熟果肉。

【性状】 白色粒状结晶。

本品溶于乙醇、甲醇等。

熔点：222～223℃。

比旋度：$[\alpha]_D^{20}$ −83.4°（$c=1.3$，CH_3OH）。

【纯度检查】

薄层色谱

1. 薄层板 硅胶 G 板

展开剂 乙酸乙酯-乙醇-冰醋酸（50：10：1）

检 识 5%香草醛硫酸试液，加热至斑点清晰，日光下检视

2. 薄层板 硅胶 GF_{254} 板

展开剂 三氯甲烷-甲醇（8：2）

检 识 10%硫酸乙醇试液，加热至斑点清晰，日光及紫外灯（366nm）下检视

高效液相色谱

色谱柱 Agilent C_{18}，$5\mu m$（4.6mm×250mm）

流动相 乙腈-水（15：85），1ml/min

检测波长 240nm

【结构鉴定】 UV λ_{max}^{MeOH}(nm)：236。

IR ν_{max}^{KBr}(cm^{-1})：3550，3300，1715，1650，1440，1300，1070，1040，860。

ESI-MS m/z：413$[M+Na]^+$，429$[M+K]^+$，803$[2M+Na]^+$。

^{1}H-NMR(CD$_3$OD,500MHz) δ：5.29(1H,d,$J=4.5$Hz,H-1)，7.40(1H,s,H-3)，3.13(1H,m,H-5)，1.64(1H,m,H-6α)，2.24(1H,m,H-6β)，4.05(1H,m,H-7)，1.90(1H,m,H-8)，2.04(1H,m,H-9)，1.11(3H,d,$J=7.0$Hz,H-10)，3.70(3H,s,H-12)，4.66(1H,d,$J=8.0$Hz,H-1$'$)[1]。

^{13}C-NMR(CD$_3$OD,125MHz) δ：97.7(C-1)，152.1(C-3)，114.1(C-4)，32.2(C-5)，42.7(C-6)，75.1(C-7)，42.2(C-8)，46.5(C-9)，13.4(C-10)，169.5(C-11)，51.6(C-12)，100.1(C-1$'$)，74.8(C-2$'$)，78.1(C-3$'$)，71.6(C-4$'$)，78.4(C-5$'$)，62.8(C-6$'$)。

【贮藏】 冷处（2～8℃）保存。

参考文献

[1] 韩淑燕，潘扬，丁岗等. ^{1}HNMR 和 ^{13}CNMR 在山茱萸环烯醚萜类化合物结构鉴定中的应用[J]. 中医药学刊，2004，22（1）：56-59.

甲基丁香酚
Methyleugenol

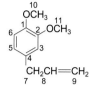

【分子式及分子量】 $C_{11}H_{14}O_2$；178.23

【来源】 合成。

【性状】 无色液体。

本品易溶于甲醇、乙醇等。

【纯度检查】

薄层色谱

1. 薄层板　硅胶 G 板

展开剂　环己烷-乙酸乙酯（8∶2）

检　识　10%硫酸乙醇试液，加热至斑点清晰，日光下检视

2. 薄层板　硅胶 G 板

展开剂　石油醚（30～60℃）-乙酸乙酯（9∶1）

检　识　10%硫酸乙醇试液，加热至斑点清晰，日光下检视

气相色谱

色谱柱　HP-INNOWAX，$30m \times 0.25mm \times 0.5\mu m$

色谱条件　起始温度80℃，以10℃/min 的速率升至180℃

【结构鉴定】 UV　$\lambda_{max}^{MeOH}(nm)$：280，230。

IR　$\nu_{max}^{KBr}(cm^{-1})$：2833，1637，1591，1516，1464，1261，1236，1140，1030，916，806。

ESI-MS　m/z：179$[M+H]^+$。

^{1}**H-NMR**(CD$_3$OD，500MHz)　δ：6.82(1H，m，H-6)，6.76(1H，brs，H-3)，6.70(1H，m，H-5)，5.94(1H，m，H-8)，5.03(2H，m，H-9)，3.78(6H，brs，2×-OCH$_3$)，3.29(2H，m，H-7)。

^{13}**C-NMR**(CD$_3$OD，125MHz)　δ：148.8(C-1)，150.4(C-2)，113.6(C-3)，134.2(C-4)，121.8(C-5)，113.1(C-6)，40.7(C-7)，139.1(C-8)，115.7(C-9)，56.5，56.3(2×-OCH$_3$)。

【贮藏】 冷处（2～8℃）保存。

香叶醇
Geraniol

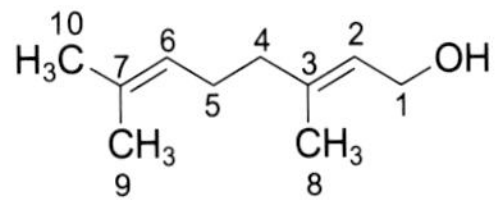

【分子式及分子量】 $C_{10}H_{18}O$；154.25

【来源】 合成。

【性状】 无色液体。

本品易溶于甲醇、乙醇等。

【纯度检查】

薄层色谱

1. 薄层板 硅胶 G 板

   展开剂 正己烷-乙酸乙酯 (8∶2)

   检 识 10%硫酸乙醇试液，加热至斑点清晰，日光下检视

2. 薄层板 硅胶 G 板

   展开剂 石油醚 (30～60℃)-乙酸乙酯-甲酸 (85∶15∶2)

   检 识 10%硫酸乙醇试液，加热至斑点清晰，日光下检视

气相色谱

色谱柱 HP-INNOWAX，30m×0.25mm×0.5μm

色谱条件 起始温度80℃，以10℃/min 的速率升至180℃

【结构鉴定】 UV $\lambda_{max}^{MeOH}(nm)$：204。

IR $\nu_{max}^{KBr}(cm^{-1})$：3008，2925，2854，1709，1464，1412，1284，1246，939。

ESI-MS m/z：153[M—H]$^-$。

^{1}H-NMR(CD$_3$OD,500MHz) δ：5.37(1H,m,H-2)，5.13(1H,m,H-6)，4.09(2H,d,J = 6.5Hz,H-1)，2.16～2.02(4H,m,H-4,5)，1.69(6H,m,H-9,10)，1.63(3H,s,H-8)。

^{13}C-NMR(CD$_3$OD,125MHz) δ：59.4(C-1)，124.9(C-2)，139.4(C-3)，40.7(C-4)，27.5(C-5)，125.1(C-6)，132.4(C-7)，16.2(C-8)，17.7(C-9)，25.8(C-10)。

【贮藏】 冷处 (2～8℃) 保存。

鬼臼毒素
Podophyllotoxin

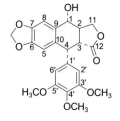

【异名】 Podofilox

【分子式及分子量】 $C_{22}H_{22}O_8$；414.41

【来源】 小檗科植物八角莲 *Dysosma versipellis* （Hance.） M. Cheng 的根茎。

【性状】 白色粉末。

本品易溶于甲醇、乙醇、三氯甲烷等。

熔点：179～180℃。

【纯度检查】

薄层色谱

1. 薄层板 硅胶 GF_{254} 板

   展开剂 三氯甲烷–甲醇 （9∶1）

   检 识 紫外灯 （254nm） 下检视；10%硫酸乙醇试液，加热至斑点清晰，日光下检视

2. 薄层板 硅胶 GF_{254} 板

   展开剂 三氯甲烷–乙酸乙酯 （7∶3）

   检 识 紫外灯 （254nm） 下检视；10%硫酸乙醇试液，加热至斑点清晰，日光下检视

高效液相色谱

色谱柱 Phenomenex Gemini C_{18}，$5\mu m$ （4.6mm×250mm）

流动相 甲醇–1%冰醋酸水溶液 （50∶50），1ml/min

检测波长 290nm

【结构鉴定】[1,2] UV λ_{max}^{MeOH} (nm)：292，204。

IR ν_{max}^{KBr} (cm^{-1})：3467，1755，1585，1585，1506，1483，1419，1333，1240，1126，1038。

ESI-MS m/z：415[M＋H]$^+$。

^{1}H-NMR(CDCl$_3$，600MHz) δ：2.76(1H,m,H-2)，2.83(1H,dd,J＝14.4,4.8Hz,H-3)，3.75(6H,s,3'-OCH$_3$，5'-OCH$_3$)，3.81(3H,s,4'-OCH$_3$)，4.08(1H,t,J＝9.6Hz,H-11α)，4.59(2H,m,H-4,H-11β)，4.76(1H,d,J＝9.6Hz,H-1)，5.97(2H,dd,J＝12.0Hz,-OCH$_2$O-)，6.37(2H,s,H-2',6')，6.51(1H,s,H-5)，7.11(1H,s,H-8)。

^{13}C-NMR(CDCl$_3$，150MHz) δ：72.8(C-1)，40.8(C-2)，44.1(C-3)，45.3(C-4)，109.8(C-5)，147.7(C-6)，147.8(C-7)，106.3(C-8)，133.1(C-9)，131.1(C-10)，71.3(C-11)，174.4(C-12)，135.4(C-1')，108.3(C-2',6')，152.6(C-3',5')，137.2(C-4')，56.3(3',5'-OCH$_3$)，60.8(4'-OCH$_3$)，101.5(-OCH$_2$O-)。

【贮藏】 冷处 （2～8℃） 保存。

参考文献

[1] 陈有根，张丽芳，刘育辰等. 桃儿七化学成分和细胞毒性研究[J]. 中草药，2010，41 (10)：1619-1622.

[2] 蒋子华，陈泗英. 川八角莲的化学成分[J]. 云南植物研究，1989，11 (4)：479-481.

千金藤素

Cepharanthin

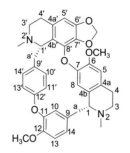

【**分子式及分子量**】 $C_{37}H_{38}N_2O_6$；606.71

【**来源**】 防己科千金藤属头花千金藤 *Stephania cepharananta* Hayata 的根茎。

【**性状**】 白色粉末。

本品溶于三氯甲烷、甲醇、乙醇等。

熔点：189～191℃。

【**纯度检查**】

薄层色谱

1. 薄层板　硅胶 G 板

展开剂　三氯甲烷–甲醇（8：1）

检　识　碘蒸气，日光下检视

2. 薄层板　硅胶 G 板

展开剂　三氯甲烷–丙酮（1：2）

检　识　碘蒸气，日光下检视

高效液相色谱

色谱柱　C_{18}，5μm（4.6mm×250mm）

流动相　甲醇–0.05％三乙胺水溶液（82：18），1ml/min

检测波长　283nm

【**结构鉴定**】 UV　λ_{max}^{MeOH}（nm）：283，207。

IR　ν_{max}^{KBr}（cm^{-1}）：2924，1625，1510，1476，1272，1127，1068，1032。

ESI-MS　m/z：607[M＋H]$^+$。

^{1}**H-NMR**（CDCl$_3$，600MHz）　δ：7.38（1H,d,$J=7.8$Hz,H-14′），7.03（1H,brs,H-10′），6.95（1H,brs,H-13′），6.64（1H,s,H-8），6.34（3H,brs,H-5,5′ 11′），5.61（1H,s,H-14），5.54（1H,d,$J=1.2$Hz,H-13），5.45（1H,s,H-10），4.18（1H,s,H-1′），3.89（3H,s,12-OCH$_3$），3.69（3H,s,6-OCH$_3$），3.62（1H,s,H-1），2.64（3H,s,2′-CH$_3$），2.57（3H,s,2-CH$_3$）。

^{13}**C-NMR**（CDCl$_3$，150MHz）　δ：61.8（C-1），43.9（2-CH$_3$），51.1（C-3），28.8（C-4），126.2（C-4a），138.0（C-4b），37.7（C-a），111.0（C-5），148.6（C-6），141.7（C-7），118.4（C-8），130.6（C-9），116.6（C-10），148.6（C-11），147.0（C-12），110.6（C-13），123.7（C-14），54.9（6-OCH$_3$），55.9（12-OCH$_3$），61.8（C-1′），42.2（2′-CH$_3$），45.1（C-3′），25.6（C-4′），123.7（C-4a′），138.9（C-4b′），40.3（C-a′），102.2（C-5′），132.3（C-6′），147.0（C-7′），148.8（C-8′），132.8（C-9′），131.7（C-10′），120.9（C-11′），152.2（C-12′），122.2（C-13′），128.0（C-14′），100.4（-O-CH$_2$-O-）。

【**贮藏**】 冷处（2～8℃）保存。

卡维丁
Cavidine

【分子式及分子量】 $C_{21}H_{23}NO_4$；353.41

【来源】 罂粟科植物岩黄连 *Corydalis thalictrifolia* Franch 的根。

【性状】 白色粉末。

本品易溶于甲醇、乙醇等。

熔点：168～169℃。

【纯度检查】

薄层色谱

1. 薄层板 硅胶 G 板

展开剂 正丁醇-冰醋酸-水（7：1：2）

检 识 展开后放置 12 h，日光下检视

2. 薄层板 硅胶 G 板

展开剂 乙酸乙酯-三氯甲烷-甲醇-浓氨试液（10：2：2：2）

检 识 展开后放置 12 h，日光下检视

高效液相色谱

色谱柱 C_{18}，$5\mu m$（4.6mm×250mm）

流动相 磷酸二氢钾-十二烷基磺酸钠-水-乙腈（1.36g：0.68g：200ml：200ml），1ml/min

检测波长 210nm

【结构鉴定】 UV λ_{max}^{MeOH}(nm)：286，236。

IR ν_{max}^{KBr}(cm^{-1})：3005，2962，2902，2742，1610，1514，1460，1356，1255，1228，1144，1038，997，928，860，808。

EI-MS m/z：353[M]$^+$。

^{1}H-NMR(DMSO-d_6,600MHz) δ：3.72(6H,s,2×-OCH$_3$)，5.96，5.99(各 1H,s,H-15)，3.60(1H,brs,H-14)，0.81(3H,d,$J=7.2$Hz,13-CH$_3$)，6.69，6.76(各 1H,d,$J=7.8$Hz,H-11，H-12)，6.67，6.82(各 1H,s,H-1,H-4)[1]。

^{13}C-NMR(DMSO-d_6,150MHz) δ：109.3(C-1)，146.8(C-2)，147.4(C-3)，109.3(C-4)，121.2(C-4a)，28.7(C-5)，50.6(C-6)，52.8(C-8)，111.5(C-8a)，144.2(C-9)，142.5(C-10)，106.6(C-11)，116.3(C-12)，135.7(C-12a)，37.3(C-13)，62.5(C-14)，127.9(C-14a)，100.8(C-15)，55.3(2-OCH$_3$)，55.7(3-OCH$_3$)，18.6(13-CH$_3$)[1]。

【贮藏】 冷处（2～8℃）保存。

参考文献

[1] 何志超，王冬梅，李国成等. 岩黄连生物碱类成分及其抗氧化活性研究[J]. 中草药，2014，45 (11)：1526-1531.

氧化槐果碱
Oxysophocarpine

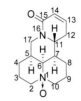

【分子式及分子量】　$C_{15}H_{22}N_2O_2$；262.35

【来源】　豆科植物苦参 *Sophora flavescens* Alt. 的干燥根。

【性状】　白色粉末。

本品溶于三氯甲烷、甲醇、乙醇等。

熔点：207～210℃。

【纯度检查】

薄层色谱

1. 薄层板　硅胶 G 板

    展开剂　二氯甲烷-甲醇-氨水（10：10：1）

    检　识　稀碘化铋钾试液，日光下检视

2. 薄层板　硅胶 G 板

    展开剂　甲苯-乙酸乙酯-甲醇-氨水（1：2：6：1）

    检　识　稀碘化铋钾试液，日光下检视

高效液相色谱

色谱柱　CSH C_{18}，5μm（4.6mm×250mm）

流动相　甲醇-0.02%三乙胺水溶液（17：83），1ml/min

检测波长　258nm

【结构鉴定】　**UV**　λ_{max}^{MeOH}(nm)：258，206。

IR　ν_{max}^{KBr}(cm^{-1})：3525，2933，2205，1656，1595，1448，1422，947，822。

ESI-MS　m/z：263[M+H]$^+$。

^{1}H-NMR(CDCl$_3$，600MHz)　δ：6.44(1H,m,H-13)，5.90(1H,d,J=10.8Hz,H-14)，5.10(1H,m,H-11)，4.18(1H,t,J=12.6Hz,Ha-17)，4.06(1H,dd,J=12.6,5.4Hz,Hb-17)，3.12(5H,m,Hb-10,Hb-2,H-6,Ha-2,Ha-10)，2.76(1H,m,Hb-12)，2.64(2H,m,Ha-3,Ha-9)，2.09～1.51(9H,m,Hb-4,Ha-8,Hb-8,Hb-3,Hb-9,H-7,H-5,Ha-4,Ha-12)[1]。

^{13}C-NMR(CDCl$_3$，150MHz)　δ：69.1(C-2)，17.2(C-3)，26.2(C-4)，33.6(C-5)，66.9(C-6)，40.6(C-7)，24.9(C-8)，17.1(C-9)，69.3(C-10)，51.4(C-11)，28.8(C-12)，137.0(C-13)，125.0(C-14)，166.3(C-15)，42.6(C-17)[1]。

【贮藏】　冷处（2～8℃）保存。

参考文献

[1] 刘斌，石任兵. 苦参汤中生物碱部位的化学成分[J]. 中国中药杂志，2006，31（7）：557-560.

白鲜碱

Dictamnine

【分子式及分子量】 $C_{12}H_9NO_2$；199.21

【来源】 芸香科植物白鲜 *Dictamnus dasy-carpus* Turcz. 的根。

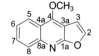

【性状】 淡黄色粉末。

本品易溶于甲醇、乙醇等。

熔点：132～133℃。

【纯度检查】

薄层色谱

1. 薄层板 硅胶 G 板

展开剂 石油醚（30～60℃）-乙酸乙酯（3∶1）

检 识 稀碘化铋钾试液，日光下检视

2. 薄层板 硅胶 G 板

展开剂 苯-丙酮（9∶1），氨蒸气饱和

检 识 稀碘化铋钾试液，日光下检视

高效液相色谱

色谱柱 C_{18}，$5\mu m$（4.6mm×250mm）

流动相 乙腈-水（30∶70），1ml/min

检测波长 236nm

【结构鉴定】 **UV** λ_{max}^{MeOH}(nm)：330，310，236。

IR ν_{max}^{KBr}(cm^{-1})：3118，1624，1579，1506，1369，1120，1086，980，758，721。

ESI-MS m/z：200[M＋H]$^+$。

^{1}**H-NMR**(CD$_3$OD，500MHz) δ：8.22(1H，d，J＝8.5Hz，H-5)，7.84(1H，d，J＝8.5Hz，H-8)，7.78(1H，d，J＝3.0Hz，H-2)，7.69(1H，m，H-7)，7.44(1H，m，H-6)，7.30(1H，d，J＝3.0Hz，H-3)，4.46(3H，s，4-OCH$_3$)[1]。

^{13}**C-NMR**(CD$_3$OD，125MHz) δ：165.2(C-1a)，145.0(C-2)，106.3(C-3)，104.7(C-3a)，158.8(C-4)，119.7(C-4a)，123.6(C-5)，124.9(C-6)，131.0(C-7)，127.5(C-8)，146.1(C-8a)，60.0(-OCH$_3$)[1]。

【贮藏】 冷处（2～8℃）保存。

参考文献

[1] 郑建宇，纳智，胡华斌. 海南山小橘枝叶的化学成分[J]. 中草药，2013，44（6）：651-654.

亚硫酸氢钠穿心莲内酯

Sodium Andrographolide Hydrogen Sulfite

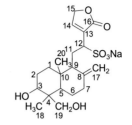

【分子式及分子量】 $C_{20}H_{29}NaO_7S$；436.50

【来源】 合成。

【性状】 白色粉末。

　　　　本品易溶于甲醇。

　　　　熔点：230.2℃（变黄分解）。

【纯度检查】

薄层色谱

1. 薄层板　硅胶 G 板

　　展开剂　三氯甲烷-丙酮-乙醇-水（5:5:5:1）

　　检　识　2% 3,5-二硝基苯甲酸乙醇-5%氢氧化钾乙醇（1:1），日光下检视

2. 薄层板　硅胶 G 板

　　展开剂　三氯甲烷-甲醇-正丁醇（2:2:1）

　　检　识　2% 3,5-二硝基苯甲酸乙醇-5%氢氧化钾乙醇（1:1），日光下检视

高效液相色谱

　　色谱柱　C_{18}，$5\mu m$（4.6mm×250mm）

　　流动相　甲醇-乙腈（2:1）-0.02mol/L 磷酸二氢钾水溶液（22:78），1ml/min

　　检测波长　220nm

【结构鉴定】 **UV** λ_{max}^{MeOH}(nm)：202。

IR ν_{max}^{KBr}(cm^{-1})：3386，2930，2873，1745，1650，1440，1353，1212，1084，1035，891，761，627。

ESI-MS m/z：413[M－Na]$^-$。

^{1}H-NMR(DMSO-d_6，600MHz)　δ:7.48(1H,s,H-14)，4.88(1H,dd,$J=18.6$,1.8Hz,H-15a)，4.77～4.81(3H,H-15b,H-17)，3.80(1H,d,$J=10.8$Hz,H-19b)，3.45(1H,d,$J=10.8$Hz,H-19a)，3.14(1H,m,H-3)，1.03(3H,s,H-18)，0.58(3H,s,H-20)。

^{13}C-NMR(DMSO-d_6，150MHz)　δ:36.4(C-1)，27.9(C-2)，78.3(C-3)，42.3(C-4)，54.4(C-5)，23.9(C-6)，37.9(C-7)，147.2(C-8)，52.7(C-9)，38.4(C-10)，26.9(C-11)，53.4(C-12)，131.5(C-13)，147.5(C-14)，70.4(C-15)，174.1(C-16)，107.4(C-17)，23.0(C-18)，62.6(C-19)，14.8(C-20)。

【贮藏】 －20℃保存。

5-羟色胺盐酸盐

5-Hydroxytryptamine Hydrochloride

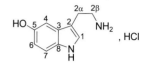

【分子式及分子量】 $C_{10}H_{12}N_2O \cdot HCl$；212.67

【来源】 合成。

【性状】 白色粉末。

本品易溶于水。

熔点：165~168℃。

【纯度检查】

薄层色谱

1. 薄层板　硅胶 G 板

展开剂　正丁醇-冰醋酸-水（19:5:5）

检　识　乙醇制对二甲氨基苯甲醛试液，日光下检视

2. 薄层板　硅胶 G 板

展开剂　正丁醇-丙酮-氨水（4:1:0.4）

检　识　乙醇制对二甲氨基苯甲醛试液，日光下检视

高效液相色谱

色谱柱　Aq C_{18}，$5\mu m$（4.6mm×250mm）

流动相　水（含 0.1mol/L 的 KH_2PO_4 和 1.0％冰醋酸），1ml/min

检测波长　275nm

【结构鉴定】 UV λ_{max}^{MeOH}(nm)：300，276，203。

IR ν_{max}^{KBr}(cm^{-1})：3388，3275，2994，1582，1526，1456，1366，1201，1097，936，840，797，636，517。

ESI-MS m/z：177[M−Cl]$^+$。

^{1}H-NMR(D_2O,500MHz) δ：7.41（1H，d，$J=8.5$Hz，H-7），7.28（1H，s，H-1），7.09（1H，s，H-4），6.86（1H，d，$J=8.5$Hz，H-6），3.30（2H，brs，H-2β），3.10（2H，brs，H-2α）[1]。

^{13}C-NMR(D_2O,125MHz) δ：128.3(C-1)，111.4(C-2)，130.1(C-3)，105.4(C-4)，151.7(C-5)，114.8(C-6)，115.8(C-7)，134.6(C-8)，25.6(C-2α)，42.6(C-2β)[1]。

【贮藏】 冷处（2~8℃）保存。

参考文献

[1] Päivi Uutela, Ruut Reinilä, Kirsi Harju, et al. Analysis of Intact Glucuronides and Sulfates of Serotonin, Dopamine, and Their Phase I Metabolites in Rat Brain Microdialysates by Liquid Chromatography-Tandem Mass Spectrometry[J]. Anal Chem, 2009, 81, 8417-8425.

龙血素 A

Loureirin A

【分子式及分子量】 $C_{17}H_{18}O_4$；286.32

【来源】 百合科剑叶龙血树 *Dracaena co-chinensis* （Lour.） S. C. Chen 的含树脂木材提取的树脂。

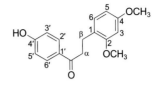

【性状】 类白色结晶。

本品溶于甲醇、乙醇等。

熔点：128～129℃。

【纯度检查】

薄层色谱

1. 薄层板 硅胶 G 板

   展开剂 三氯甲烷-甲醇 （99∶1）

   检 识 10%硫酸乙醇试液，加热至斑点清晰，日光下检视

2. 薄层板 硅胶 G 板

   展开剂 石油醚 （30～60℃）-乙酸乙酯 （1∶1）

   检 识 10%硫酸乙醇试液，加热至斑点清晰，日光下检视

高效液相色谱

色谱柱 C_{18}，$5\mu m$ （4.6mm×250mm）

流动相 乙腈-1%冰醋酸水溶液 （40∶60），1ml/min

检测波长 275nm

【结构鉴定】 **UV** λ_{max}^{MeOH}(nm)：279，219，203。

IR ν_{max}^{KBr}(cm^{-1})：3359，3005，2933，2831，1655，1606，1579，1506，1665，1300，1275，1207，1155。

ESI-MS m/z：287[M＋H]$^+$。

^{1}H-NMR(CD$_3$OD,500MHz) δ:7.87(2H,d,$J=8.5$Hz,H-2′,6′),7.03(1H,d,$J=8.5$Hz,H-6),6.83(2H,d,$J=8.5$Hz,H-3′,5′),6.50(1H,d,$J=2.5$Hz,H-3),6.42(1H,dd,$J=8.0,2.5$Hz,H-5),3.77,3.81(各 3H,s,2×-OCH$_3$),3.13(2H,t,$J=7.5$,Hz,H-α),2.89(2H,t,$J=7.5$Hz,H-β)[1]。

^{13}C-NMR(CD$_3$OD,125MHz) δ:122.8(C-1),159.6(C-2),99.3(C-3),161.1(C-4),105.4(C-5),131.2(C-6),39.8(C-α),26.8(C-β),130.1(C-1′),131.9(C-2′,6′),163.7(C-4′),116.2(C-3′,5′),201.5(C=O),55.7(2×-OCH$_3$)[1]。

【贮藏】 冷处 （2～8℃） 保存。

参考文献

[1] Meksuriyen Duangdeun, Cordell Geoffrey A. Retrodihydrochalcones from *Dracaena loureiri* [J]. J Nat Prod, 1988, 51 (6): 1129-1135.

木栓酮
Friedelin

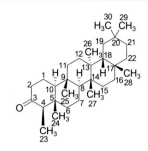

【分子式及分子量】 $C_{30}H_{50}O$；426.72

【来源】 菊科植物紫菀 *Aster tataricus* L. f. 的干燥根及根茎。

【性状】 白色结晶。
本品溶于三氯甲烷、甲醇、乙醇等。
熔点：252～254℃。

【纯度检查】

薄层色谱

1. 薄层板　硅胶 G 板

　　展开剂　正己烷-丙酮 (10:0.5)

　　检　识　10％硫酸乙醇试液，加热至斑点清晰，日光下检视

2. 薄层板　硅胶 G 板

　　展开剂　石油醚 (30～60℃)-乙酸乙酯 (8:0.5)

　　检　识　10％硫酸乙醇试液，加热至斑点清晰，日光下检视

高效液相色谱

　　色谱柱　C_{18}，5μm (4.6mm×250mm)

　　流动相　乙腈-水 (93:7)，1ml/min

　　检　测　蒸发光散射检测器，漂移管温度50℃，N_2 流速 0.8L/min

【结构鉴定】　UV　λ_{max}^{MeOH}(nm)：203。

IR　ν_{max}^{KBr}(cm^{-1})：2925，2870，1714，1464，1388，1072，924。

ESI-MS　m/z：449[M+Na]$^+$。

^{1}H-NMR(CDCl$_3$,600MHz)　δ：2.25(1H,q,J=6.6Hz,H-4),0.72(3H,s,H-24),0.88(3H,d,J=6.6Hz,H-23),0.87(3H,s,H-25),0.95(3H,s,H-30),1.00(3H,s,H-29),1.00(3H,s,H-26),1.05(3H,s,H-27),1.18(3H,s,H-28)[1]。

^{13}C-NMR(CDCl$_3$,150MHz)　δ：22.3(C-1),41.5(C-2),213.3(C-3),58.2(C-4),42.1(C-5),41.3(C-6),18.2(C-7),53.1(C-8),37.4(C-9),59.4(C-10),35.6(C-11),30.5(C-12),39.7(C-13),38.3(C-14),32.7(C-15),36.0(C-16),30.0(C-17),42.8(C-18),35.3(C-19),28.2(C-20),32.4(C-21),39.2(C-22),6.8(C-23),14.7(C-24),17.9(C-25),20.3(C-26),18.7(C-27),32.0(C-28),31.8(C-29),35.0(C-30)[1]。

【贮藏】　冷处 (2～8℃) 保存。

参考文献

[1] 赵明,黄淑蕾,徐阳宏等. 东北岩高兰中三萜类化学成分研究[J]. 中草药, 2018, 49 (1)：69-74.

表木栓醇

Epifriedelanol

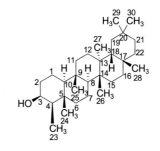

【分子式及分子量】 $C_{30}H_{52}O$；428.73

【来源】 菊科植物紫菀 *Aster tataricus* L. f. 的干燥根及根茎。

【性状】 白色结晶。

本品溶于三氯甲烷、甲醇、乙醇等。

熔点：280～283℃。

【纯度检查】

薄层色谱

1. 薄层板 硅胶 G 板

展开剂 正己烷-丙酮（10∶0.5）

检 识 10％硫酸乙醇试液，加热至斑点清晰，日光下检视

2. 薄层板 硅胶 G 板

展开剂 石油醚（30～60℃）-乙酸乙酯（8∶0.5）

检 识 10％硫酸乙醇试液，加热至斑点清晰，日光下检视

高效液相色谱

色谱柱 C_{18}，$5\mu m$（4.6mm×250mm）

流动相 乙腈-水（93∶7），1ml/min

检 测 蒸发光散射检测器，漂移管温度50℃，N_2 流速0.8L/min

【结构鉴定】 **UV** λ_{max}^{MeOH}(nm)：203。

IR ν_{max}^{KBr}(cm^{-1})：3475，2931，2870，1448，1385，1001，980。

ES-MS m/z：428[M]$^+$。

^{1}**H-NMR**(CDCl$_3$,600MHz) δ:0.86(3H,s,H-24),0.94(3H,d,J=7.8Hz,H-23),0.94(3H,s,H-25),0.96(3H,s,H-30),0.99(3H,s,H-29),0.99(3H,s,H-26),1.00(3H,s,H-27),1.17(3H,s,H-28),3.73(1H,m,H-3)[1]。

^{13}**C-NMR**(CDCl$_3$,150MHz) δ:16.4(C-1),35.2(C-2),72.7(C-3),49.1(C-4),37.8(C-5),41.7(C-6),17.5(C-7),53.2(C-8),37.1(C-9),61.3(C-10),35.3(C-11),30.6(C-12),38.3(C-13),39.6(C-14),32.3(C-15),36.1(C-16),30.0(C-17),42.8(C-18),35.5(C-19),28.2(C-20),32.8(C-21),39.3(C-22),11.6(C-23),15.8(C-24),18.2(C-25),18.7(C-26),20.1(C-27),32.1(C-28),35.0(C-29),31.8(C-30)[1]。

【贮藏】 冷处（2～8℃）保存。

参考文献

[1] 赵明，黄淑蕾，徐阳宏等. 东北岩高兰中三萜类化学成分研究[J]. 中草药，2018，49（1）：69-74.

牻牛儿酮
Germacrone

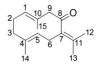

【异名】 吉马酮

【分子式及分子量】 $C_{15}H_{22}O$；218.33

【来源】 杜鹃花科植物兴安杜鹃 *Rhododendron dauricum* L. 的叶。

【性状】 白色粉末。

本品溶于甲醇、乙醇等。

熔点：56～57℃[1]。

【纯度检查】

薄层色谱

1. 薄层板　硅胶 G 板

展开剂　石油醚 (60～90℃)-乙酸乙酯 (14∶1)

检　识　5%香草醛硫酸试液，加热至斑点清晰，日光下检视

2. 薄层板　硅胶 G 板

展开剂　正己烷-乙酸乙酯 (14∶1)

检　识　5%香草醛硫酸试液，加热至斑点清晰，日光下检视

高效液相色谱

色谱柱　Ailtech 氰基柱，5μm (4.6mm×250mm)

流动相　乙腈-水 (20∶80)，1ml/min

检测波长　210nm、280nm

差示量热扫描法

起始温度50℃，终点温度300℃，升温速率5℃/min

【结构鉴定】 UV λ_{max}^{MeOH}(nm)：312，242，207[1]。

IR ν_{max}^{KBr}(cm^{-1})：1670，1655，998，857[1]。

EI-MS m/z：218[M]$^+$。

^{1}H-NMR(CDCl$_3$,500MHz) δ：1.77(3H,s,H-13),1.72(3H,s,H-12),1.63(3H,s,H-15),1.44(3H,s,H-14),3.41(1H,d,J=10.5Hz,H-9β),4.98(1H,d,J=11.5Hz,H-1),4.71(1H,dd,J=11.5,2.5Hz,H-5),2.94(2H,m,H-6α,9α),2.85(1H,brd,J=13.5Hz,H-6β),2.05-2.39(4H,m,H-2,3)[2]。

^{13}C-NMR(CDCl$_3$,125MHz) δ：132.7(C-1),24.1(C-2),38.1(C-3),126.7(C-4),125.4(C-5),29.2(C-6),129.5(C-7),207.9(C-8),55.9(C-9),135.0(C-10),137.3(C-11),19.9(C-12),22.3(C-12,13),15.6(C-14),16.7(C-15)[2]。

【贮藏】 冷处 (2～8℃) 保存。

参考文献

[1] 国家医药管理局. 植物药有效成分手册[M]. 北京：人民卫生出版社，1986，500.

[2] Sung Ok Lee, Sang Zin Choi, Sang Un Choi, et al. Cytotoxic terpene hydroperoxides from the aerial parts of *Aster spathulifolius* [J]. Archives of Pharmacal Research，2006，29 (10)：845-848.

二氢辣椒素

Dihydrocapsaicin

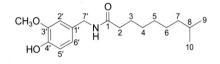

【**异名**】　二氢辣椒碱

【**分子式及分子量**】　$C_{18}H_{29}NO_3$；307.43

【**来源**】　茄科植物辣椒 *Capsicum frutescent* L. 的果实。

【**性状**】　无色透明液体。

本品溶于三氯甲烷、甲醇、乙醇等。

熔点：67～68℃。

【**纯度检查**】

薄层色谱

1. 薄层板　硅胶 G 板

展开剂　石油醚（30～60℃)-乙醇（9∶1）

检　识　10%硫酸乙醇试液，加热至斑点清晰，紫外灯（254nm）及日光下检视

2. 薄层板　硅胶 GF_{254} 板

展开剂　三氯甲烷-丙酮（8.5∶1.5）

检　识　10%硫酸乙醇试液，加热至斑点清晰，紫外灯（254nm）及日光下检视

高效液相色谱

色谱柱　HiQ Sil C_{18}，$5\mu m$（4.6mm×250mm）

流动相　乙腈-水（50∶50），1ml/min

检测波长　280nm

【**结构鉴定**】　**UV**　λ_{max}^{MeOH}(nm)：281，230，209。

IR　ν_{max}^{KBr}(cm^{-1})：3485，3317，2927，2854，1649，1635，1550，1520，1279，1238，1122，1039，1020。

ESI-MS　m/z：615[2M＋H]$^+$，637[2M＋Na]$^+$，308[M＋H]$^+$。

^{1}**H-NMR**(CDCl$_3$，500MHz)　δ：0.85(6H，d，J＝6.5Hz，H-9，10)，2.19(2H，t，J＝7.5Hz，H-2)，1.11～1.67(11H，m，H-3～8)，5.68(4$'$-OH，-NH-)，4.35(2H，d，J＝5.5Hz，H-7$'$)，3.87(3H，s，3$'$-OCH$_3$)，6.75(1H，dd，J＝8.0，2.0Hz，H-6$'$)，6.80(1H，d，J＝2.0Hz，H-2$'$)，6.86(1H，d，J＝8.0Hz，H-5$'$)。

^{13}**C-NMR**(CDCl$_3$，125MHz)　δ：172.9(C-1)，38.9～25.8(C-2～8)，22.6(C-9，10)，130.4(C-1$'$)，114.4(C-2$'$)，146.7(C-3$'$)，145.1(C-4$'$)，110.7(C-5$'$)，120.8(C-6$'$)，55.9(3$'$-OCH$_3$)，43.5(C-7$'$)。

【**贮藏**】　冷处（2～8℃）保存。

脱氢卡维丁

Dehydrocavidine

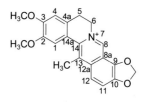

【分子式及分子量】 $C_{21}H_{20}NO_4$；350.39

【来源】 罂粟科植物岩黄连 *Corydalis thalic-trifolia* Franch 的根。

【性状】 白色粉末。

本品溶于甲醇、乙醇等。

熔点：264℃变黑，282～284℃熔融分解。

【纯度检查】

薄层色谱

1. 薄层板 硅胶 G 板

　　展开剂 正丁醇-冰醋酸-水（7：1：2）

　　检 识 紫外灯（366nm）下检视

2. 薄层板 硅胶 G 板

　　展开剂 乙酸乙酯-三氯甲烷-甲醇-浓氨试液（10：2：2：2）

　　检 识 紫外灯（366nm）下检视

高效液相色谱

　　色谱柱 C_{18}，$5\mu m$（4.6mm×250mm）

　　流动相 磷酸二氢钾-十二烷基磺酸钠-水-乙腈（1.36 g：0.68 g：200ml：200ml），1ml/min

　　检测波长 347nm

【结构鉴定】 UV λ_{max}^{MeOH}(nm)：452，349，269，240，222，201。

IR ν_{max}^{KBr}(cm^{-1})：3008，1603，1522，1468，1361，1290，1250，1188，1159，1093，1065，1028，964，887，822，769。

ESI-MS m/z：351[M+H]$^+$。

^{1}H-NMR（DMSO-d_6，600MHz） δ：2.96(3H,s,13-CH$_3$)，3.13(2H,t,$J=6.0$Hz,H-5)，3.88(3H,s,-OCH$_3$)，3.84(3H,s,-OCH$_3$)，4.78(2H,t,$J=6.0$Hz,H-6)，6.55(2H,s,O-CH$_2$-O)，7.16(1H,s,H-1)，7.37(1H,s,H-4)，7.99(1H,d,$J=9.0$Hz,H-12)，8.05(1H,d,$J=9.0$Hz,H-11)，9.94(1H,s,H-8)[1]。

^{13}C-NMR（DMSO-d_6，150MHz） δ：18.1(-CH$_3$)，26.7（C-5），55.8（3-OCH$_3$），56.1(2-OCH$_3$)，56.7(C-6)，104.6(O-CH$_2$-O)，110.8(C-4)，110.9(C-1)，114.4(C-11)，119.1(C-12)，119.4(C-13)，120.1(C-14a)，130.4(C-14)，131.7(C-12a)，132.4(C-8a)，135.6(C-4a)，143.0(C-8)，144.6(C-10)，146.9(C-9)，147.1(C-3)，150.6(C-2)[1]。

【贮藏】 冷处（2～8℃）保存。

参考文献

[1] 何志超，王冬梅，李国成等．岩黄连生物碱类成分及其抗氧化活性研究[J]．中草药，2014，45（11）：1526-1531.

牡荆素鼠李糖苷

Rhamnosylvitexin

【分子式及分子量】 $C_{27}H_{30}O_{14}$；578.52

【来源】 蔷薇科植物山里红 *Crataegus pin-natifida* Bge. Var. major N. E. Br 的叶。

【性状】 黄色粉末。

本品溶于甲醇、乙醇等。

熔点：206～209℃。

【纯度检查】

薄层色谱

1. 薄层板 硅胶 GF_{254} 板

   展开剂 乙酸乙酯-甲醇-水 （20：3：2）

   检 识 紫外灯 （254nm） 下检视；$FeCl_3$ 试液，日光下检视

2. 薄层板 硅胶 GF_{254} 板

   展开剂 甲苯-甲醇-甲酸 （8：2：0.05）

   检 识 紫外灯 （254nm） 下检视；$FeCl_3$ 试液，日光下检视

高效液相色谱

   色谱柱 Agilent SB C_{18}，$10\mu m$ （4.6mm×250mm）

   流动相 2.5%冰醋酸水溶液-［四氢呋喃-甲醇-乙腈 （30：3：2）］ （78：22），1ml/min

   检测波长 330nm

【结构鉴定】 UV λ_{max}^{MeOH}(nm)：327，305，270。

IR ν_{max}^{KBr}(cm^{-1})：3385，2934，1655，1612，1572，1506。

ESI-MS m/z：579$[M+H]^+$。

^{1}H-NMR(DMSO-d_6，500MHz) δ：6.78(1H，s，H-3)，6.24(1H，s，H-6)，8.05(2H，d，$J=9.0$Hz，H-2',6')，6.89(2H，d，$J=9.0$Hz，H-3',5')，4.76(1H，d，$J=10.0$Hz，H-1'')，4.97(1H，s，H-1''')，10.30(1H，brs，4'-OH)，10.8(1H，brs，7-OH)。

^{13}C-NMR(DMSO-d_6，125MHz) δ：164.0(C-2)，102.4(C-3)，182.1(C-4)，161.1/160.6(C-5)，98.2(C-6)，162.3(C-7)，104.4(C-8)，155.8(C-9)，104.2(C-10)，121.6(C-1')，129.0(C-2')，115.8(C-3')，161.1(C-4')，115.8(C-5')，129.0(C-6')，71.6(C-1'')，75.0(C-2'')，79.9(C-3'')，70.4(C-4'')，81.8(C-5'')，61.1(C-6'')，100.3(C-1''')，70.6(C-2''')，70.2(C-3''')，71.4(C-4''')，68.2(C-5''')，17.7/18.5(C-6''')。

【贮藏】 冷处 （2～8℃） 保存。

老龙皮酸

Retigeric Acid A

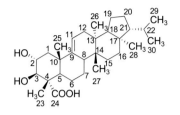

【分子式及分子量】 $C_{30}H_{48}O_4$；472.70

【来源】 牛皮叶科植物光肺叶 *Lobaria ku-rokawae* Yoshim 的干燥体。

【性状】 白色粉末。

本品溶于甲醇、乙醇等。

熔点：272～275℃（变黄分解）。

【纯度检查】

薄层色谱

1. 薄层板　硅胶 G 板

展开剂　环己烷-乙酸乙酯-甲酸（6：3.5：0.5）

检　识　10％硫酸乙醇试液，加热至斑点显色清晰，日光下检视

2. 薄层板　硅胶 G 板

展开剂　甲苯-乙酸乙酯-甲酸（10：5：1）

检　识　10％硫酸乙醇试液，加热至斑点显色清晰，日光下检视

高效液相色谱

色谱柱　C_{18}，5μm（4.6mm×250mm）

流动相　乙腈-0.1％磷酸水溶液（85：15），1ml/min

检测波长　210nm

【结构鉴定】 **UV** λ_{max}^{MeOH}(nm)：204。

IR ν_{max}^{KBr}(cm^{-1})：3376，2947，2888，1704，1472，1381，1265，1252，1066，974，699，587。

ESI-MS *m/z*：471[M−H]$^-$。

^{1}H-NMR(C_5D_5N，600MHz)　δ：0.68(3H，s，26-CH$_3$)，0.74(3H，s，28-CH$_3$)，0.77(3H，s，27-CH$_3$)，0.82(3H，d，*J*=6.6Hz，29-CH$_3$)，0.86(3H，d，*J*=6.6Hz，30-CH$_3$)，1.81(3H，s，23-CH$_3$)，1.31(3H，s，25-CH$_3$)，4.60(1H，d，*J*=9.6Hz，H-3)，4.29(1H，ddd，*J*=9.6，9.6，4.2Hz，H-2)[1]。

^{13}C-NMR(C_5D_5N，150MHz)　δ：49.0(C-1)，68.9(C-2)，80.9(C-3)，53.8(C-4)，42.2(C-5)，20.3(C-6)，18.1(C-7)，40.0(C-8)，151.4(C-9)，39.6(C-10)，117.0(C-11)，37.0(C-12)，36.9(C-13)，37.9(C-14)，29.3(C-15)，36.4(C-16)，43.1(C-17)，52.1(C-18)，20.7(C-19)，28.4(C-20)，59.7(C-21)，30.9(C-22)，13.1(C-23)，179.7(C-24)，26.8(C-25)，15.7(C-26)，16.0(C-27)，14.1(C-28)，23.2(C-29)，22.3(C-30)[2]。

【贮藏】 冷处（2～8℃）保存。

参考文献

[1] 李波，林中文，孙汉董. 针芽肺衣的化学成分[J]. 云南植物研究，1990，12（4）：447-451.

[2] 杜远东. 老龙皮的药效物质及质量标准研究[D]. 陕西中医学院硕士学位论文，2012.

松果菊苷
Echinacoside

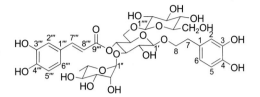

【**异名**】 海胆苷

【**分子式及分子量**】 $C_{35}H_{46}O_{20}$；786.73

【**来源**】 列当科植物肉苁蓉 *Cistanche deserticola* 的干燥鳞叶的后茎。

【**性状**】 淡黄色无定形粉末。

本品易溶于甲醇、乙醇、水等。

熔点：167～168℃。

【**纯度检查**】

薄层色谱

1. 薄层板 聚酰胺薄膜

   展开剂 甲醇-水-冰醋酸 (2：7：1)

   检 识 5%$FeCl_3$乙醇试液，紫外灯 (365nm) 及日光下检视

2. 薄层板 硅胶 G 板

   展开剂 乙酸乙酯-甲醇-9%乙酸 (20：3：2)

   检 识 5%$FeCl_3$乙醇试液，日光下检视

高效液相色谱

色谱柱 C_{18}，$5\mu m$ (4.6mm×250mm)

流动相 乙腈-甲醇-1%甲酸水溶液 (10：15：75)，1ml/min

检测波长 335nm、290nm

【**结构鉴定**】 **UV** λ_{max}^{MeOH}(nm)：334，290，204。

IR ν_{max}^{KBr}(cm^{-1})：3377，1699，1604，1522，1446，1373，1281，1159，1045，814。

ESI-MS m/z：804[M+NH$_4$]$^+$。

^{1}**H-NMR**(CD$_3$OD，600MHz) δ：7.07(1H，d，$J=1.8$Hz，H-2$'''$)，6.80(1H，d，$J=8.4$Hz，H-5$'''$)，6.98(1H，dd，$J=8.4$，2.4Hz，H-6$'''$)，7.61(1H，d，$J=15.6$Hz，H-7$'''$)，6.30(1H，d，$J=15.6$Hz，H-8$'''$)，6.72(1H，d，$J=1.8$Hz，H-2)，6.70(1H，d，$J=8.4$Hz，H-5)，6.59(1H，dd，$J=8.4$，2.1Hz，H-6)，2.81(2H，t，$J=7.5$，3.6Hz，H-7)，3.91(1H，m，H-8)，3.56(1H，m，H-8)，4.38(1H，d，$J=7.8$Hz，H-1$'$)，3.85(1H，dd，$J=9.6$，2.4Hz，H-3$'$)，5.03(1H，dd，$J=9.6$，9.6Hz，H-4$'$)，5.20(1H，d，$J=1.8$Hz，H-1$''$)，1.07(3H，d，$J=6.0$Hz，H-6$''$)，4.31(1H，d，$J=7.8$Hz，H-1$''''$)[1]。

^{13}**C-NMR**(CD$_3$OD，150MHz) δ：131.4(C-1)，116.5(C-2)，144.7(C-3)，146.1(C-4)，117.1(C-5)，121.3(C-6)，36.6(C-7)，72.4(C-8)，104.2(C-1$'$)，76.1(C-2$'$)，81.6(C-3$'$)，70.4(C-4$'$)，74.7(C-5$'$)，69.4(C-6$'$)，103.1(C-1$''$)，72.3(C-2$''$)，72.0(C-3$''$)，73.8(C-4$''$)，70.6(C-5$''$)，18.4(C-6$''$)，127.6(C-1$'''$)，114.7(C-2$'''$)，149.8(C-3$'''$)，146.8(C-4$'''$)，116.3(C-5$'''$)，123.3(C-6$'''$)，148.2(C-7$'''$)，115.3(C-8$'''$)，168.5(C-9$'''$)，104.7(C-1$''''$)，74.7(C-2$''''$)，77.9(C-3$''''$)，71.4(C-4$''''$)，77.8(C-5$''''$)，62.6(C-6$''''$)[1]。

【**贮藏**】 冷处 (2～8℃) 保存。

参考文献

[1] Xie Jun, Deng Jun, Tan Feng, et al. Separation and purification of echinacoside from *Penstemon barbatus* (Can.) Roth by recycling high-speed counter-current chromatography[J]. J Chromatogr B, 2010, 878 (28): 2665-2668.

焦性没食子酸

Pyrogallic Acid

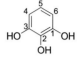

【分子式及分子量】 $C_6H_6O_3$；126.11

【来源】 合成。

【性状】 白色粉末。

本品易溶于水。

熔点：137～138℃。

【纯度检查】

薄层色谱

1. 薄层板 硅胶 G 板

展开剂 三氯甲烷-乙酸乙酯-甲醇-甲酸 (4：2：1.2：1.4)

检 识 5%三氯化铁乙醇试液，日光下检视

2. 薄层板 硅胶 G 板

展开剂 甲苯-乙酸乙酯-甲醇 (5：4：1)

检 识 5%三氯化铁乙醇试液，日光下检视

高效液相色谱

色谱柱 C_{18}，5μm (4.6mm×250mm)

流动相 乙腈-0.1%磷酸溶液 (5：95)，1ml/min

检测波长 271nm

【结构鉴定】 **UV** λ_{max}^{MeOH}(nm)：267，203。

IR ν_{max}^{KBr}(cm^{-1})：3425，3377，3238，1622，1523，1482，1323，1244，1192。

ESI-MS m/z：125[M−H]$^-$。

^{1}H-NMR(DMSO-d_6，500MHz) δ：8.70(2H,s,1,3-OH),7.98(H,s,2-OH),6.40(1H,t,J=8.0Hz,H-5),6.23(2H,d,J=8.0Hz,H-4,6)[1]。

^{13}C-NMR(DMSO-d_6，125MHz) δ：146.2 (C-1,3)，133.1 (C-2)，118.4 (C-5)，107.1 (C-4,6)[1]。

【贮藏】 冷处 (2～8℃) 保存。

参考文献

[1] 蔡元元. 月季花正丁醇部位的化学成分及抗肿瘤活性的研究[D]. 郑州大学硕士学位论文，2014.

酪醇
Tyrosol

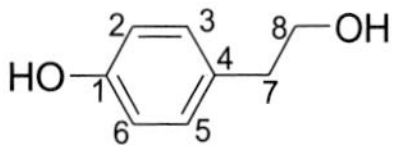

【分子式及分子量】　$C_8H_{10}O_2$；138.16

【来源】　景天科植物大花红景天 *Rhodiola crenulata*（Hook. f. et Thoms.）H. Ohba 的干燥根及根茎。

【性状】　白色结晶。

本品溶于甲醇、乙醇等。

熔点：90～91℃。

【纯度检查】

薄层色谱

1. 薄层板　硅胶 G 板

   展开剂　三氯甲烷-甲醇（10：1）

   检　识　10%硫酸乙醇试液，加热至斑点清晰，日光下检视

2. 薄层板　硅胶 G 板

   展开剂　三氯甲烷-乙酸乙酯（6：1）

   检　识　10%硫酸乙醇试液，加热至斑点清晰，日光下检视

高效液相色谱

色谱柱　Phenomenex C_{18}，$5\mu m$（4.6mm×250mm）

流动相　乙腈-水（90：10），1ml/min

检测波长　220nm、276nm

【结构鉴定】　UV　λ_{max}^{MeOH}(nm)：278，224。

IR　ν_{max}^{KBr}(cm^{-1})：3024，1598，1513，1452，1363，1232，1053，1015，818。

ESI-MS　m/z：137[M−H]$^-$。

^{1}H-NMR(CD$_3$OD，500MHz)　δ：7.04(2H,d,$J=8.5$Hz,H-2,6)，6.72(2H,d,$J=8.5$Hz,H-3,5)，3.70(2H,t,$J=7.2$Hz,H-8)，2.73(2H,t,$J=7.2$Hz,H-7)[1~2]。

^{13}C-NMR(CD$_3$OD，125MHz)　δ：156.8(C-1)，130.9，131.0(C-3,5)，116.1(C-2,6)，64.6(C-8)，39.4(C-7)[1~2]。

【贮藏】　冷处（2～8℃）保存。

参考文献

[1] 李义秀. 益母草化学成分及药理活性研究[D]. 北京协和医学院博士学位论文，2011.

[2] 章娟. 大花红景天质量控制和相关成分药代动力学研究[D]. 沈阳药科大学博士学位论文，2008.

咖啡酸乙酯

Caffeoyl Acetate

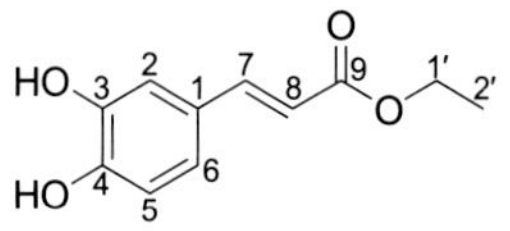

【分子式及分子量】 $C_{11}H_{12}O_4$；208.21

【来源】 试剂。

【性状】 土黄色粉末。

本品易溶于甲醇、乙醇、丙酮等。

熔点：145.2～150.0℃。

【纯度检查】

薄层色谱

1. 薄层板 硅胶 GF_{254} 板

   展开剂 三氯甲烷-甲醇-甲酸（9：1：0.5）

   检 识 紫外灯（254nm）下检视

2. 薄层板 硅胶 GF_{254} 板

   展开剂 甲苯-三氯甲烷-丙酮-甲酸（4：1：2：0.5）

   检 识 紫外灯（254nm）下检视

高效液相色谱

色谱柱 C_{18}，$5\mu m$（4.6mm×250mm）

流动相 乙腈-水梯度洗脱，1ml/min

检测波长 325nm

【结构鉴定】 UV $\lambda_{max}^{MeOH}(nm)$：328，244，218。

IR $\nu_{max}^{KBr}(cm^{-1})$：3437，3178，1660，1608，1533，1444，1404，1306，1282，1219，974，814。

FAB-MS m/z：417$[2M+H]^+$，231$[M+Na]^+$，209$[M+H]^+$。

^{1}H-NMR(DMSO-d_6，500MHz) δ：7.03(1H，d，$J=2.0Hz$，H-2)，6.75(1H，d，$J=8.0Hz$，H-5)，6.98(1H，dd，$J=8.0$，2.0Hz，H-6)，7.46(1H，d，$J=16.0Hz$，H-7)，6.24(1H，d，$J=16.0Hz$，H-8)，4.14(2H，q，$J=7.0Hz$，H-1′)，1.22(3H，t，$J=7.0Hz$，H-2′)

^{13}C-NMR(DMSO-d_6，125MHz) δ：125.5(C-1)，114.8(C-2)，145.0(C-3)，148.3(C-4)，115.7(C-5)，121.3(C-6)，145.5(C-7)，114.0(C-8)，166.5(C-9)，59.7(C-1′)，14.2(C-2′)。

【贮藏】 冷处（2～8℃）保存。

柠檬酸

Citric Acid

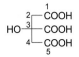

【分子式及分子量】 $C_6H_8O_7$；192.12

【来源】 试剂。

【性状】 白色粉末。

本品溶于甲醇、乙醇等。

熔点：156～157℃。

【纯度检查】

薄层色谱

1. 薄层板 硅胶 G 板

展开剂 甲苯-甲酸乙酯-甲醇-甲酸（4∶3∶2∶1）

检 识 0.04%溴酚蓝乙醇试液，加热至斑点清晰，日光下检视

2. 薄层板 硅胶 G 板

展开剂 三氯甲烷-甲醇（1∶1）

检 识 0.04%溴酚蓝乙醇试液，加热至斑点清晰，日光下检视

高效液相色谱

色谱柱 Spursil C_{18}，5μm（4.6mm×250mm）

流动相 甲醇-25mmol/L 磷酸二氢钾水溶液（磷酸调 pH 值至2.5）（3∶97），1ml/min

检测波长 214nm

【结构鉴定】 **UV** λ_{max}^{MeOH}(nm)：202。

IR ν_{max}^{KBr}(cm^{-1})：3496，3292，2643，1754，1701，1430，1390，1359，1242，1175，1142，1082，782。

ESI-MS m/z：191[M－H]$^-$。

^{1}**H-NMR**(CD$_3$OD,500MHz) δ:2.87(4H,dd,J=57.0,16.0Hz,H-2,4)。

^{13}**C-NMR**(CD$_3$OD,125MHz) δ:176.8(3-COOH),173.5(C-1,5),74.1(C-3),43.8(C-2,4)。

【贮藏】 冷处（2～8℃）保存。

氢溴酸槟榔碱
Arecoline Hydrobromide

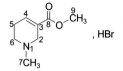

【分子式及分子量】 $C_8H_{13}NO_2 \cdot HBr$；236.12

【来源】 合成。

【性状】 白色结晶性粉末。

本品溶于甲醇、乙醇、三氯甲烷等[1]。

熔点：169～171℃[2]。

【纯度检查】

薄层色谱

1. 薄层板　硅胶 G 板

   展开剂　环己烷-乙酸乙酯-浓氨试液（7.5∶7.5∶0.2），氨蒸气预饱和

   检　识　碘蒸气熏，日光下检视

2. 薄层板　硅胶 G 板

   展开剂　二氯甲烷-无水乙醇（10∶0.3）

   检　识　稀碘化铋钾试液，日光下检视

高效液相色谱

色谱柱　SCX-强阳离子交换树脂柱

流动相　乙腈-磷酸溶液（2→1000，浓氨试液调节 pH 值至 3.8）（55∶45），1ml/min。

检测波长　215nm

差示量热扫描法

起始温度 50℃，终点温度 300℃，升温速率 5℃/min

【结构鉴定】 **UV** λ_{max}^{MeOH}(nm)：202。

IR ν_{max}^{KBr}(cm^{-1})：3036，3018，2937，2672，2609，2548，2425，1714，1657，1434，1325，1274，1130，1105，1004，957，725。

ESI-MS m/z：156[M－Br]$^+$。

^{1}H-NMR(D_2O,500MHz)　δ：7.22(1H,brs,H-4),4.79(4H,brs,H-2,6),3.81(3H,s,H-9),3.02(3H,s,H-7),2.72(2H,brs,H-5)。

^{13}C-NMR(D_2O,125MHz)　δ：52.3(C-2),126.1(C-3),140.9(C-4),25.5(C-5),53.3(C-6),45.2(C-7),168.9(C-8),55.4(C-9)。

【贮藏】 冷处（2～8℃）保存。

参考文献

[1] 江纪武，肖庆祥等. 植物药有效成分手册[M]. 北京：人民卫生出版社，1986.

[2] Susan Budavari. The Merck Index, twelfth edition[M]. Merck Research laboratories Division of MERCK&CO Inc. 1996.

川续断皂苷Ⅵ
Asperosaponin Ⅵ

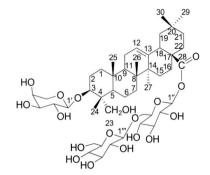

【异名】 木通皂苷 D、Akeboside D

【分子式及分子量】 $C_{47}H_{76}O_{18}$；928.50

【来源】 川续断科植物川续断 *Dipsacus asper* Wall. ex Henry 的干燥根。

【性状】 白色粉末。

　　　　 本品易溶于甲醇、乙醇、吡啶等。

　　　　 熔点：210～213℃。

【纯度检查】

薄层色谱

1. 薄层板　硅胶 G 板
　 展开剂　正丁醇-乙酸-水（4：1：5）[1]
　 检　识　10%硫酸乙醇试液，加热至斑点清晰，日光及紫外灯（366nm）下检视
2. 薄层板　硅胶 G 板
　 展开剂　三氯甲烷-甲醇-水（65：35：10）10℃以下放置的下层液
　 检　识　10%硫酸乙醇试液，加热至斑点清晰，日光及紫外灯（366nm）下检视

高效液相色谱

　 色谱柱　Phenomenex C_{18}，$5\mu m$（4.6mm×250mm）

　 流动相　乙腈-水（30：70），1ml/min

　 检测波长　212nm

【结构鉴定】 UV λ_{max}^{MeOH}(nm)：203。

IR ν_{max}^{KBr}(cm^{-1})：3419，2943，1732，1456，1387，1078。

FAB-MS m/z：967[M+K]$^+$，816[M+K－Ara－H$_2$O]$^+$，787[M+K－Glu－H$_2$O]$^+$。

^{1}**H-NMR**(C$_5$D$_5$N,600MHz)　δ：0.85(3H,s,29-CH$_3$),0.86(3H,s,30-CH$_3$),0.92(3H,s,25-CH$_3$),0.97(3H,s,26-CH$_3$),1.12(3H,s,24-CH$_3$),1.16(3H,s,27-CH$_3$),3.17(1H,d,J=10.5Hz,H-18),4.96(1H,d,J=6.0Hz,H-1'),5.01(1H,dd,J=6.5,2.0Hz,H-1″),5.40(1H,brs,J=7.26Hz,H-12),6.24(1H,d,J=8.1Hz,H-1‴)。

^{13}**C-NMR**(C$_5$D$_5$N,150MHz)　δ：38.9(C-1),26.1(C-2),81.9(C-3),43.5(C-4),48.2(C-5),18.2(C-6),32.6(C-7),40.0(C-8),47.6(C-9),37.0(C-10),23.9(C-11),122.9(C-12),144.2(C-13),42.2(C-14),28.3(C-15),23.4(C-16),47.1(C-17),41.7(C-18),46.2(C-19),30.8(C-20),34.0(C-21),32.8(C-22),64.5(C-23),13.6(C-24),16.3(C-25),17.6(C-26),26.1(C-27),176.6(C-28),33.1(C-29),23.7(C-30),106.7(C-1'),73.2(C-2'),74.8(C-3'),69.7(C-4'),67.0(C-5'),95.7(C-1″),73.9(C-2″),78.8(C-3″),71.0(C-4″),78.0(C-5″),69.4(C-6″),105.4(C-1‴),75.2(C-2‴),78.5(C-3‴),71.5(C-4‴),78.4(C-5‴),62.7(C-6‴)。

【贮藏】 －20℃保存。

参考文献

[1] 马双成，陈德昌，赵淑杰. 蒴藋子的化学成分研究Ⅲ[J]. 天然产物研究与开发，1997，10（3）：49-51.

人参皂苷 Rb₃

Ginsenoside Rb₃

【分子式及分子量】 $C_{53}H_{90}O_{22}$；1079.28

【来源】 五加科植物三七 *Panax notoginseng* (Burk.) F. H. Chen 的茎叶。

【性状】 白色粉末。

本品易溶于甲醇、乙醇等。

熔点：193～195℃[1]。

【纯度检查】

薄层色谱

1. 薄层板 硅胶 G 板

   展开剂 三氯甲烷-甲醇-水（65∶35∶10）10℃以下放置的下层液[2]

   检 识 10%硫酸乙醇试液，加热至斑点清晰，日光及紫外灯（366nm）下检视

2. 薄层板 硅胶 G 板

   展开剂 三氯甲烷-乙酸乙酯-甲醇-水（15∶40∶22∶10）10℃以下放置的下层液

   检 识 10%硫酸乙醇试液，加热至斑点清晰，日光及紫外灯（366nm）下检视

高效液相色谱

色谱柱 Agilent C_{18}，$10\mu m$（4.6mm×250mm）

流动相 乙腈-0.2%磷酸水溶液（30∶70），1ml/min

检测波长 203nm

【结构鉴定】 UV λ_{max}^{MeOH}(nm)：202。

IR ν_{max}^{KBr}(cm^{-1})：3402，2943，2879，1647，1456，1388，1078，1039[1]。

ESI-MS m/z：1079[M+H]$^+$，1011[M+Na]$^+$。

^{1}H-NMR(C_5D_5N,600MHz) δ：0.80(3H,s,H-19)，0.94(3H,s,H-18)，0.95(3H,s,H-30)，1.09(3H,s,H-29)，1.27(3H,s,H-28)，1.59(3H,s,H-26)，1.64(6H,s,21,H-27)，4.91(1H,d,J=7.8Hz,H-1′)，5.36(1H,d,J=7.8Hz,H-1″)，5.12(1H,d,J=7.8Hz,H-1‴)，4.97(1H,d,J=7.2Hz,H-1‴′)[1~2]。

^{13}C-NMR(C_5D_5N,150MHz) δ：39.2(C-1)，26.8(C-2)，89.0(C-3)，39.7(C-4)，56.4(C-5)，18.5(C-6)，35.2(C-7)，40.1(C-8)，51.4(C-9)，36.9(C-10)，30.8(C-11)，71.1(C-12)，49.5(C-13)，50.2(C-14)，30.8(C-15)，25.8(C-16)，51.6(C-17)，16.3(C-18)，16.6(C-19)，83.5(C-20)，22.3(C-21)，36.2(C-22)，23.2(C-23)，126.1(C-24)，131.0(C-25)，26.7(C-26)，18.0(C-27)，28.1(C-28)，16.1(C-29)，17.4(C-30)，105.1(C-1′)，83.5(C-2′)，78.1(C-3′)，71.7(C-4′)，78.0(C-5′)，62.9(C-6′)，106.1(C-1″)，77.2(C-2″)，78.4(C-3″)，71.6(C-4″)，78.0(C-5″)，62.7(C-6″)，98.1(C-1‴)，74.9(C-2‴)，78.3(C-3‴)，71.7(C-4‴)，77.0(C-5‴)，70.1(C-6‴)，105.9(C-1‴′)，74.9(C-2‴′)，79.4(C-3‴′)，71.1(C-4‴′)，67.0(C-5‴′)[1~2]。

【贮藏】 −20℃保存。

参考文献

[1] 张树臣. 中国人参[M]. 上海科技教育出版社，1992.

[2] 王本祥. 人参研究进展[M]. 天津科学技术出版社，1991.

牡荆苷
Vitexin

【分子式及分子量】 $C_{21}H_{20}O_{10}$；432.11

【来源】 豆科植物木豆 *Cajuns Cajan*（L.）Millp 的干燥枝叶。

【性状】 黄色粉末。

本品溶于甲醇、乙醇等。

熔点：246～249℃。

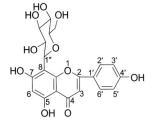

【纯度检查】

薄层色谱

1. 薄层板 硅胶 G 板

   展开剂 乙酸乙酯-甲醇-水（20：3：2）

   检 识 10%三氯化铝试液，紫外灯（366nm）下检视

2. 薄层板 硅胶 G 板

   展开剂 甲苯-甲醇-甲酸（5：3：0.5）

   检 识 10%三氯化铝试液，紫外灯（366nm）下检视

高效液相色谱

色谱柱 Agilent SB C_{18}，$10\mu m$（4.6mm×250mm）

流动相 甲醇-0.5%冰乙酸水溶液（30：70），1ml/min

检测波长 267nm

【结构鉴定】 UV λ_{max}^{MeOH}(nm)：332，270，215，202。

IR ν_{max}^{KBr}(cm^{-1})：3381，3249，1653，1614，1570，1508。

ESI-MS m/z：827[2M+Na]$^+$，455[M+Na]$^+$，433[M+H]$^+$。

^{1}H-NMR(DMSO-d_6，500MHz) δ：13.16(1H,s,5-OH)，10.82(1H,s,7-OH)，10.33(1H,s,4'-OH)，8.02(2H,d,J=8.5Hz,H-2',6')，6.88(2H,d,J=8.5Hz,H-3',5')，6.77(1H,s,H-6)，6.26(1H,s,H-3)，4.68(1H,d,J=10.0Hz,H-1″)，4.58～4.99(m,br,glucosyl-OH)，3.21～3.85(m,glucosyl-H)。

^{13}C-NMR(DMSO-d_6，125MHz) δ：163.9(C-2)，102.4(C-3)，182.1(C-4)，161.1/160.4(C-5)，98.1(C-6)，162.5(C-7)，104.6(C-8)，155.9(C-9)，104.0(C-10)，121.6(C-1')，128.9(C-2',6')，115.8(C-3',5')，78.6(C-1″)，73.4(C-2″)，70.8(C-3″)，70.5(C-4″)，81.8(C-5″)，61.3(C-6″)。

【贮藏】 冷处（2～8℃）保存。

右旋龙脑

（＋）-Borneol

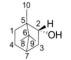

【分子式及分子量】 $C_{10}H_{18}O$；154.25

【来源】 樟科植物樟 *Cinnamomum camphora*
(L) Presl 的新鲜枝、叶。

【性状】 无色结晶。

本品溶于甲醇、乙醇等。

熔点：206～208℃。

比旋度：$[\alpha]_D^{20}+35.0°$ ($c=0.16$，CH_3OH)。

【纯度检查】

薄层色谱

1. 薄层板 硅胶 G 板

展开剂 石油醚 (30～60℃)–乙酸乙酯 (17：3)

检 识 1％香草醛硫酸试液，日光下检视

2. 薄层板 硅胶 G 板

展开剂 正己烷–乙酸乙酯 (17：3)

检 识 1％香草醛硫酸试液，日光下检视

气相色谱

色谱柱 HP-INNOWAX，$30m×0.32mm×0.25\mu m$

色谱条件 起始温度80℃，以 10℃/min 的速率升至230℃

【结构鉴定】 UV λ_{max}^{MeOH}(nm)：202。

IR ν_{max}^{KBr}(cm^{-1})：3327，2951，1455，1388，1109，1055，1020。

EI-MS m/z：139$[M-CH_3]^+$。

^{1}H-NMR(CD_3OD，500MHz) δ：0.86(3H,s,H-10)，0.89(3H,s,H-8)，0.90(3H,s,H-9)，3.97(1H,dq,$J=9.0,3.0Hz$,H-2)。

^{13}C-NMR(CD_3OD，125MHz) δ：50.4(C-1)，77.8(C-2)，39.3(C-3)，46.5(C-4)，29.2(C-5)，27.0(C-6)，48.5(C-7)，19.1(C-8)，20.6(C-9)，13.7(C-10)。

【贮藏】 冷处（2～8℃）保存。

β,β-二甲基丙烯酰阿卡宁

β,β-Dimethylacrylalkannin

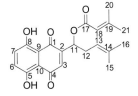

【**异名**】　β,β-二甲基丙烯酰紫草素

【**分子式及分子量**】　$C_{21}H_{22}O_6$；370.39

【**来源**】　紫草科植物紫草 *Lithospernum eryth-rorhizon* Sieb. et Zucc. 的干燥根。

【**性状**】　紫色片、块状结晶。

本品溶于乙醇。

熔点：$116\sim117℃^{[1]}$。

比旋度：$[\alpha]_D^{20}-143°$（$c=5.68\times10^{-3}$，CH_3CH_2OH）[1]。

【**纯度检查**】

薄层色谱

1. 薄层板　硅胶 G 板

    展开剂　环己烷-甲苯-乙酸乙酯-甲酸（5：5：0.5：0.1）

    检　识　日光下检视；10%氢氧化钾甲醇试液，紫外灯（366nm）下检视

2. 薄层板　硅胶 G 板

    展开剂　二氯甲烷-环己烷-乙酸乙酯-丙酮（5：5：0.2：0.1）

    检　识　日光下检视；10%氢氧化钾甲醇试液，紫外灯（366nm）下检视

高效液相色谱

色谱柱　HiQ Sil C_{18}，$5\mu m$（4.6mm×250mm）

流动相　乙腈-水-甲酸（70：30：0.05），1ml/min

检测波长　275nm

差示量热扫描法

起始温度50℃，终点温度300℃，升温速率5℃/min

【**结构鉴定**】　UV　λ_{max}^{MeOH}（nm）：558，514，484，273[2]。

IR　ν_{max}^{KBr}（cm^{-1}）：1735，1710，1610，1573，1450，1410，1220，1218，1135，850，760[1]。

EI-MS　m/z：370[M]$^+$，270，255，83[1]。

^{1}H-NMR（$CDCl_3$，500MHz）　δ：1.58，1.68（各 3H，s，H-15，16），1.94，2.16（各 3H，d，$J=1.0Hz$，H-20，21），2.62，2.47（各 1H，m，H-12），5.14（1H，t，$J=7.2Hz$，H-13），5.78（1H，m，H-18），6.01（1H，dd，$J=6.8,0.5Hz$，H-11），6.97（1H，d，$J=1.0Hz$，H-3），7.18（2H，s，H-6，7），12.59，12.43（各 1H，s，5，8-OH）[3~4]。

^{13}C-NMR（$CDCl_3$，125MHz）　δ：177.5（C-1），149.0（C-2），131.6（C-3），179.0（C-4），165.2（C-5），132.6（C-6），132.4（C-7），166.3（C-8），111.9（C-9），111.6（C-10），68.6（C-11），32.9（C-12），118.0（C-13），135.8（C-14），20.3（C-15），17.9（C-16），166.8（C-17），115.3（C-18），158.9（C-19），27.5（C-20），25.7（C-21）[3~4]。

【**贮藏**】　冷处（2~8℃）保存。

参考文献

[1] 傅善林. 新疆软紫草中萘醌色素的研究[J]. 中草药, 1986, 17 (10): 2.

[2] 刘国声. 新疆紫草中新萘醌成分阿卡宁的分离和鉴定[J]. 药学学报, 1981, 16 (5): 14-15.

[3] 艾克蕙, 李凤英, 李勇. 密花滇紫草萘醌成分研究及紫草素含量测定[J]. 植物学报, 1989, 31 (7): 549-553.

[4] 赵海青, 刘军锋, 刘珂. 新疆紫草羟基萘醌类化学成分的研究及对 PDE_4 的抑制作用[J]. 中国实验方剂学杂志, 2003, 16 (10): 96-98.

白果新酸

Ginkgoneolic Acid

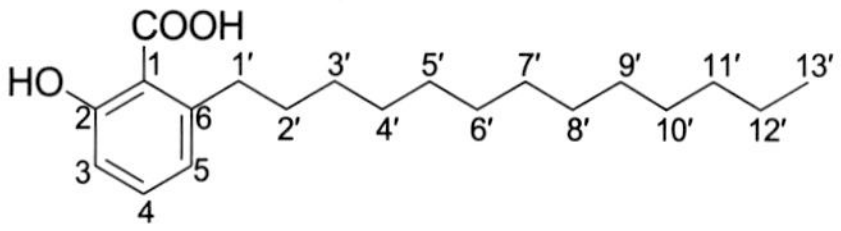

【分子式及分子量】 $C_{20}H_{32}O_3$；320.47

【来源】 银杏科植物银杏 *Ginkgo biloba* L. 的干燥叶。

【性状】 无色细针状结晶。

本品溶于三氯甲烷等。

熔点：88～90℃。

【纯度检查】

薄层色谱

1. 薄层板 硅胶 G 板

展开剂 甲苯-乙酸乙酯-甲酸 （9：1：0.1）

检 识 10%硫酸乙醇试液，加热至斑点清晰，紫外灯 （366nm） 下检视

2. 薄层板 硅胶 G 板

展开剂 环己烷-乙酸乙酯-冰醋酸 （8：1.5：0.5）

检 识 10%硫酸乙醇试液，加热至斑点清晰，紫外灯 （366nm） 下检视

高效液相色谱

色谱柱 Agilent C_{18}，$5\mu m$ （4.6mm×250mm）

流动相 甲醇-1%冰醋酸 （90：10），1.0ml/min

检测波长 310nm

【结构鉴定】 UV λ_{max}^{MeOH}(nm)：302，208。

IR ν_{max}^{KBr}(cm^{-1})：2918，2850，1655，1604，1466，1446，1309，1246，1211，883，816，731，708，646。

ESI-MS m/z：319[M－H]$^-$。

^{1}H-NMR(CDCl$_3$，500MHz) δ：10.97(1H，s，-COOH)，7.36(1H，t，J＝8.0Hz，Ar-H)，6.87(1H，d，J＝8.5Hz，Ar-H)，6.78(1H，d，J＝7.5Hz，Ar-H)，2.98(2H，t，J＝8.0Hz)，1.60(2H，m)，1.25(20H，m)，0.88(3H，t，J＝7.0Hz)。

^{13}C-NMR(CDCl$_3$，125MHz) δ：175.9(C＝O)，163.7(C-2)，147.8(C-6)，135.4(C-4)，122.8(C-5)，115.9(C-3)，110.3(C-1)，36.5(C-1′)，32.0～29.4(C-2′～11′)，22.7(C-12′)，14.1(C-13′)。

【贮藏】 冷处 （2～8℃） 保存。

香荆芥酚
Carvacrol

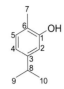

【异名】 香芹酚、Isothymol

【分子式及分子量】 $C_{10}H_{14}O$；150.22

【来源】 唇形科植物石香薷 *Mosla chinensis* Maxim. 或江香薷 *Mosla chinensis* 'Jiangxiangru' 的干燥地上部分。

【性状】 无色透明液体。

本品溶于甲醇、乙醇等。

【纯度检查】

薄层色谱

1. 薄层板 硅胶 G 板

   展开剂 甲苯

   检 识 5%香草醛硫酸试液，日光下检视

2. 薄层板 硅胶 G 板

   展开剂 苯-乙酸乙酯 (10:1)

   检 识 5%香草醛硫酸试液，日光下检视

气相色谱

色谱柱 INNOWAX，$30m \times 0.53mm$

色谱条件 起始温度 80℃，终止温度 200℃，进样口温度 230℃，FID 检测器 250℃

【结构鉴定】[1,2] UV $\lambda_{max}^{MeOH}(nm)$：276，216，202。

IR $\nu_{max}^{KBr}(cm^{-1})$：2960，2870，1622，1589，1460，1421，1252，1174，1117，812。

EI-MS m/z：150$[M]^+$。

^{1}H-NMR(CD_3OD,500MHz) δ:6.94(1H,d,$J=7.5Hz$,H-5),6.64(1H,d,$J=1.5Hz$,H-2),6.58(1H,dd,$J=7.5,1.5Hz$,H-4),2.76(1H,m,H-8),2.15(3H,s,H-7),1.20(6H,d,$J=7.0Hz$,H-9,10)。

^{13}C-NMR(CD_3OD,125MHz) δ:156.2(C-1),122.6(C-2),131.5(C-3),118.4(C-4),148.8(C-5),113.6(C-6),15.8(C-7),35.0(C-8),24.5(C-9,10)。

【贮藏】 −20℃保存。

参考文献

[1] 刘华，张东明，罗永明. 江西道地药材江香薷的化学成分研究[J]. 中国实验方剂学杂志，2010，16 (3)：56-59.

[2] 刘刚，刘俊峰，刘焱文. 牛至化学成分研究[J]. 中药材，2003，26 (9)：642-643.

甘油三油酸酯
Glyceryl Trioleate

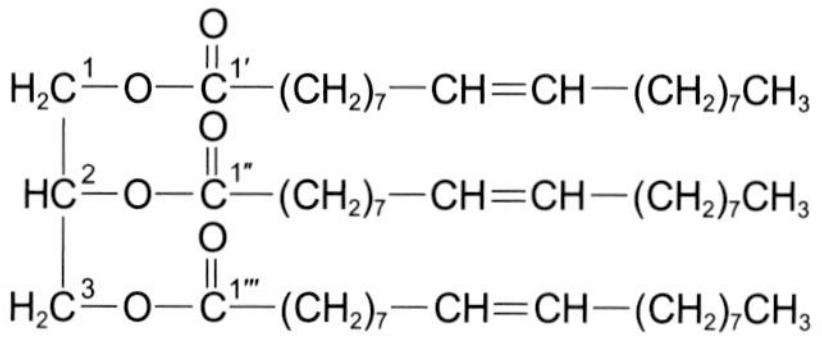

$$H_2C^1-O-C^{1'}(CH_2)_7-CH=CH-(CH_2)_7CH_3$$
$$HC^2-O-C^{1''}(CH_2)_7-CH=CH-(CH_2)_7CH_3$$
$$H_2C^3-O-C^{1'''}(CH_2)_7-CH=CH-(CH_2)_7CH_3$$

【分子式及分子量】 $C_{57}H_{104}O_6$；885.43

【来源】 合成。

【性状】 无色透明液体。

本品易溶于三氯甲烷、石油醚，不溶于水。

【纯度检查】

薄层色谱

1. 薄层板 硅胶 G 板

展开剂 石油醚 (60～90℃)-乙醚-乙酸 (10∶1∶0.1)

检 识 10%硫酸乙醇试液，加热至斑点清晰，日光下检视

2. 薄层板 硅胶 G 板

展开剂 石油醚 (60～90℃)-乙酸乙酯 (10∶1)

检 识 10%硫酸乙醇试液，加热至斑点清晰，日光下检视

高效液相色谱

色谱柱 HiQ Sil C_{18}，$5\mu m$ (4.6mm×250mm)

流动相 乙腈-二氯甲烷 (60∶40)，1ml/min

检 测 蒸发光检测器，漂移管温度 80℃

【结构鉴定】 UV λ_{max}^{MeOH}(nm)：201。

IR ν_{max}^{KBr}(cm^{-1})：2925，2854，1747，1458，1163。

ESI-MS m/z：903$[M+NH_4]^+$，754，681，604。

^{1}H-NMR(CDCl$_3$，500MHz) δ：5.31(6H，m，9'，10'，9''，10''，9'''，10'''-CH=CH-)，5.24(1H，s，H-2)，4.13，4.28(4H，dd，J=12.0，6.0Hz，H-1,3)，1.26～2.32(84H，-CH$_2$-)，0.87(9H，t，J=7.0Hz，18'，18''，18'''-CH$_3$)。

^{13}C-NMR(CDCl$_3$，125MHz) δ：173.0(C-1'，3')，172.8(C-2')，129.7～130.0(C=C)，68.9(C-2)，62.1(C-1,3)，22.7～34.2(-CH$_2$-)，14.1(C-18'，18''，18''')。

【贮藏】 －20℃保存。

甘油三亚油酸酯
Glyceryl Trilinoleate

$$\begin{array}{l} H_2C\overset{1}{-}O-\overset{O}{\underset{\|}{C}}\,^{1'}(CH_2)_7-CH{=}CH-CH_2-CH{=}CH-(CH_2)_4CH_3 \\ HC\overset{2}{-}O-\overset{O}{\underset{\|}{C}}\,^{1''}(CH_2)_7-CH{=}CH-CH_2-CH{=}CH-(CH_2)_4CH_3 \\ H_2C\overset{3}{-}O-\overset{O}{\underset{\|}{C}}\,^{1'''}(CH_2)_7-CH{=}CH-CH_2-CH{=}CH-(CH_2)_4CH_3 \end{array}$$

【分子式及分子量】 $C_{57}H_{98}O_6$；879.38

【来源】 合成。

【性状】 无色透明液体。

本品易溶于三氯甲烷、石油醚，几乎不溶于水。

【纯度检查】

薄层色谱

1. 薄层板 硅胶 G 板

   展开剂 石油醚（60～90℃)-乙醚-冰醋酸（10：1：0.1）

   检 识 10%硫酸乙醇试液，加热至斑点清晰，日光下检视

2. 薄层板 硅胶 G 板

   展开剂 石油醚（60～90℃)-乙酸乙酯（10：1）

   检 识 10%硫酸乙醇试液，加热至斑点清晰，日光下检视

高效液相色谱

   色谱柱 HiQ Sil C_{18}，$5\mu m$ (4.6mm×250mm)

   流动相 乙腈-二氯甲烷（60：40），1ml/min

   检 测 蒸发光检测器，漂移管温度80℃

【结构鉴定】 UV λ_{max}^{MeOH}(nm)：202。

IR $\nu_{max}^{KBr}(cm^{-1})$：2927，2856，1747，1458，1238，1163。

ESI-MS m/z：897$[M+NH_4]^+$，505，383，146，128，86。

^{1}H-NMR(CDCl$_3$，500MHz) δ：5.32(12H,m,8',9',8'',9'',8''',9''',11',12',11'',12'',11''', 12'''-CH=CH-)，5.25(1H,s,H-2)，2.76(6H,m,10',10'',10'''-H)，4.13,4.28(4H,dd,$J=$ 12.0,6.0Hz,H-1,3)，1.29～2.30(66H,-CH$_2$-)，0.88(9H,t,$J=7.0$Hz,18',18'',18'''-CH$_3$)。

^{13}C-NMR(CDCl$_3$，125MHz) δ：173.2(C-1',3')，172.8(C-2')，127.9～130.2(C=C)， 68.9(C-2)，62.1(C-1,3)，22.6～34.2(-CH$_2$-)，14.1(C-18',18'',18''')。

【贮藏】 —20℃保存。

槐角苷

Sophoricoside

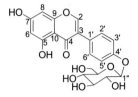

【异名】 槐属甙、槐角甙、染料木素-4-葡萄糖甙

【分子式及分子量】 $C_{21}H_{20}O_{10}$；432.38

【来源】 豆科植物槐 *Sophora japonica* L. 的干燥成熟果实。

【性状】 灰白色粉末。

本品溶于甲醇、乙醇等。

熔点：297℃。

【纯度检查】

薄层色谱

1. 薄层板 硅胶 G 板

展开剂 三氯甲烷-丙酮（10∶1.5）

检 识 5％三氯化铝乙醇试液，紫外灯（366nm）下检视

2. 薄层板 聚酰胺薄膜

展开剂 36％乙酸

检 识 1％三氯化铝乙醇试液，日光及紫外灯（366nm）下检视

高效液相色谱

色谱柱 HiQ Sil C_{18}，$5\mu m$（4.6mm×250mm）

流动相 甲醇-乙腈-0.07％磷酸水溶液（12∶20∶68），1ml/min

检测波长 260nm、280nm、330nm

差示量热扫描法

起始温度 50℃，终点温度 300℃，升温速率 5℃/min

【结构鉴定】 UV λ_{max}^{MeOH}(nm)：260，210。

IR ν_{max}^{KBr}(cm^{-1})：3313，1658，1620，1576，1514，1300，1232，1178，1076，827。

ESI-MS m/z：433[M+H]$^{+}$，339，271。

^{1}H-NMR(CD_3OD,500MHz) δ：12.91(1H,s,5-OH),8.39(1H,s,H-2),7.50(2H,t,$J=$ 8.5,2.0Hz,H-2′,6′),7.09(2H,t,$J=$8.5,2.0Hz,H-3′,5′),6.40(1H,d,$J=$2.0Hz,H-8), 6.23(1H,d,$J=$2.0Hz,H-6),4.91(1H,d,$J=$7.5Hz,H-1″)。

^{13}C-NMR(CD_3OD,125MHz) δ：180.0(C-4),164.4(C-7),161.9(C-5),157.6(C-4′), 157.3(C-9),154.4(C-2),130.1(C-2′,6′),124.2(C-3),121.9(C-1′),116.0(C-3′,5′),104.4 (C-10),100.3(C-1″),99.0(C-6),93.7(C-8),77.0(C-5″),76.6(C-3″),73.2(C-2″),69.7(C-4″), 60.7(C-6″)。

【贮藏】 冷处（2~8℃）保存。

鸭脚树叶碱

Picrinine

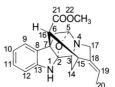

【分子式及分子量】 $C_{20}H_{22}N_2O_3$ ；338.41

【来源】 山茱萸科植物灯台树 *Cornus contro-versa* Hemsley 的干燥叶。

【性状】 白色结晶。

本品溶于三氯甲烷、甲醇、乙醇等。

熔点：213～214℃。

【纯度检查】

薄层色谱

1. 薄层板　硅胶 GF_{254} 板

　　展开剂　三氯甲烷-丙酮 （1∶1）

　　检　识　紫外灯 （254nm） 下检视；稀碘化铋钾试液，日光下检视

2. 薄层板　硅胶 GF_{254} 板

　　展开剂　三氯甲烷-甲醇 （10∶1）

　　检　识　紫外灯 （254nm） 下检视；稀碘化铋钾试液，日光下检视

高效液相色谱

　　色谱柱　Agilent C_{18} ，$5\mu m$ （4.6mm×250mm）

　　流动相　乙腈-0.01％二乙胺水溶液 （40∶60），1ml/min

　　检测波长　235nm、287nm

【结构鉴定】 **UV** λ_{max}^{MeOH}(nm)：288，235，204。

IR ν_{max}^{KBr}(cm^{-1})：3390，2959，2866，1724，1610，1464，1203，1168，1016，993，868，760，748，655，529，484。

ESI-MS m/z：339[M＋H]$^+$。

^{1}H-NMR(CDCl$_3$,600MHz) δ:3.60(1H,d,J=4.0Hz,H-3),4.81(1H,brs, H-5),3.42(1H,d,J=11.0Hz,H-6a),3.42(1H,dd,J=11.0,2.2Hz,H-6b),7.14(1H,d,J=6.5Hz,H-9),6.79(1H,td,J=6.5,1.0Hz,H-10),7.08(1H,td,J=6.0,1.0Hz,H-11),6.75(1H,d,J=6.5Hz,H-12),1.85(1H,dd,J=11.5,2.2Hz,H-14a),2.15(1H,ddd,J=11.5,4.0,2.2Hz,H-14b),3.28(1H,d,J=2.0Hz,H-15),2.44(1H,d,J=2.0Hz,H-16),3.09(1H,d,J=18.0Hz,H-17a),3.77(1H,dt,J=14.7,2.0Hz,H-17b),5.40(1H,q,J=6.0Hz,H-19),1.48(3H,dd,J=6.0,2.0Hz,H-20),3.65(1H,s, H-22)$^{[1\sim2]}$。

^{13}C-NMR(CDCl$_3$,150MHz) δ:106.3(C-2),51.4(C-3),87.3(C-5),40.6(C-6),51.2(C-7),136.2(C-8),125.1(C-9),120.3(C-10),120.7(C-11),127.9(C-12),147.5(C-13),26.0(C-14),31.0(C-15),52.0(C-16),46.4(C-17),135.2(C-18),110.6(C-19),12.7(C-20),172.4(C-21),51.8(C-22)$^{[1\sim2]}$。

【贮藏】 冷处 （2～8℃） 保存。

参考文献

[1] 孙赟，惠婷婷，朱丽萍等. 灯台叶中鸭脚树叶碱化学对照品的制备[J]. 云南中医学院学报，2007，30 （6）：1-4.

[2] Tatsuo Yamauchi, Fumiko Abe, Rong-Fu Chen, et al. Alkaloids from the leaves of *Alstoria Scholaris* in Taiwan, Thailand, Indonesia and the Philippines[J]. Phytochemistry, 1990, 29 (11)：3547-3552.

异阿魏酸

Isoferulic Acid

【分子式及分子量】 $C_{10}H_{10}O_4$；194.18

【来源】 合成。

【性状】 白色粉末。

本品易溶于乙醇、乙醚，难溶于冷水、三氯甲烷、苯，不溶于石油醚[1]。

熔点：220~223℃。

【纯度检查】

薄层色谱

1. 薄层板 硅胶 GF_{254} 板

展开剂 苯-冰醋酸-甲醇（30∶1∶3）

检 识 紫外灯（254nm、366nm）下检视

2. 薄层板 硅胶 GF_{254} 板

展开剂 苯-乙酸乙酯-甲酸（6∶3.5∶0.5）

检 识 紫外灯（254nm、366nm）下检视

高效液相色谱

色谱柱 Aichrom Bond AQ C_{18}，$5\mu m$（4.6mm×150mm）

流动相 乙腈-0.1%磷酸水溶液（15∶85），1ml/min

检测波长 316nm

【结构鉴定】 UV λ_{max}^{MeOH}(nm)：316，290，238，219。

IR ν_{max}^{KBr}(cm^{-1})：3408，2846，2586，1672，1630，1614，1514，1444，1323，1265，1138，1024，978，949，858，818，762，507。

ESI-MS m/z：406[2M+NH$_4$]$^+$，389[2M+H]$^+$，212[M+NH$_4$]$^+$，195[M+H]$^+$，177。

^{1}**H-NMR**(CD$_3$COCD$_3$，500MHz) δ：7.60(1H,d,J=16.0Hz,H-7)，7.20(1H,d,J=2.0Hz,H-2)，7.15(1H,dd,J=8.5,2.0Hz,H-6)，7.02(1H,d,J=8.5Hz,H-5)，6.33(1H,d,J=16.0Hz,H-8)，3.92(3H,s,4-OCH$_3$)。

^{13}**C-NMR**(CD$_3$COCD$_3$，125MHz) δ：128.7(C-1)，112.3(C-2)，147.8(C-3)，150.6(C-4)，114.5(C-5)，116.6(C-6)，145.6(C-7)，122.2(C-8)，168.0(C-9)，56.3(4-OCH$_3$)。

【贮藏】 冷处（2~8℃）保存。

参考文献

[1] 常新全，丁丽霞. 中药活性成分分析手册[M]. 北京：学苑出版社，2002.

高良姜素
Galangin

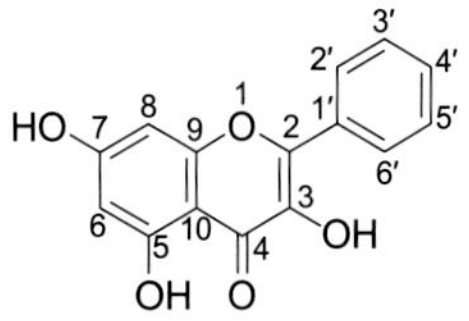

【分子式及分子量】 $C_{15}H_{10}O_5$；270.24

【来源】 姜科植物高良姜 *Alpinia officina-rum* Hance 的根。

【性状】 淡黄色针状结晶。

本品易溶于乙醇、乙醚等。

熔点：215～217℃。

【纯度检查】

薄层色谱

1. 薄层板 硅胶 GF_{254} 板

   展开剂 三氯甲烷-甲醇-丁酮 (9.4∶0.3∶0.3)

   检 识 紫外灯 (254nm) 下检视；三氯化铝试液，紫外灯 (366nm) 下检视

2. 薄层板 硅胶 G 板

   展开剂 乙酸乙酯-三氯甲烷-丁酮 (8∶1.6∶0.4)

   检 识 三氯化铝试液，紫外灯 (366nm) 下检视

高效液相色谱

   色谱柱 AichromBond AQ C_{18}，$5\mu m$ (4.6mm×250mm)

   流动相 甲醇-0.1%磷酸水溶液 (65∶35)，1ml/min

   检测波长 268nm

差示量热扫描法

   起始温度 50℃，终点温度 250℃，升温速率 8℃/min

【结构鉴定】 UV λ_{max}^{MeOH}(nm)：360，267。

IR ν_{max}^{KBr}(cm^{-1})：3404，1653，1626，1606，1564，1504，1371，1167，881。

ESI-MS m/z：271[M＋H]$^+$。

^{1}H-NMR(DMSO-d_6，500MHz) δ:6.22(1H,d,J=2.0Hz,H-6),6.47(1H,d,=2.0Hz,H-8),7.50～7.57(3H,m,H-3′,4′,5′),8.15(2H,d,J=8.0Hz,H-2′,6′),9.67(1H,s,3-OH),10.86(1H,s,7-OH),12.36(1H,s,5-OH)。

^{13}C-NMR(DMSO-d_6，125MHz) δ:145.7(C-2),137.1(C-3),176.3(C-4),156.4(C-5),98.3(C-6),164.2(C-7),93.6(C-8),160.7(C-9),103.2(C-10),130.9(C-1′),128.5(C-2′,6′),127.5(C-3′,5′),129.9(C-4′)。

【贮藏】 冷处 (2～8℃) 保存。

梣酮

Fraxinellon

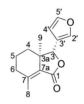

【分子式及分子量】 $C_{14}H_{16}O_3$；232.28

【来源】 芸香科植物白藓 *Dictamnus dasy-carpus* Turcz. 的干燥根皮。

【性状】 无色块状结晶。

本品溶于三氯甲烷、乙酸乙酯等。

熔点：117～119℃。

【纯度检查】

薄层色谱

1. 薄层板 硅胶 GF_{254} 板

展开剂 石油醚（60～90℃）-乙酸乙酯（10：1）

检 识 紫外灯（254nm）下检视，10%硫酸乙醇试液，加热至斑点清晰，日光下检视

2. 薄层板 硅胶 GF_{254} 板

展开剂 三氯甲烷

检 识 紫外灯（254nm）下检视，5%香草醛硫酸试液，加热至斑点清晰，日光下检视

高效液相色谱

色谱柱 HiQ Sil C_{18}，$5\mu m$（4.6mm×250mm）

流动相 甲醇-水（62：38），1ml/min

检测波长 218nm

差示量热扫描法

起始温度40℃，终点温度250℃，升温速率5℃/min

【结构鉴定】 UV λ_{max}^{MeOH}(nm)：217。

IR $\nu_{max}^{KBr}(cm^{-1})$：3130，2931，1743，1672，1606，1504，1373，1203，1161，1024，978，872，816。

ESI-MS m/z：233[M＋H]$^+$。

^{1}H-NMR(CDCl$_3$,500MHz) δ：0.85(3H,s,H-9),2.12(3H,s,H-8),4.87(1H,s,H-3),6.34(1H,brs,H-4'),7.43(1H,brs,H-2'),7.46(1H,brs,H-5')。

^{13}C-NMR(CDCl$_3$,125MHz) δ：169.8(C-1),83.4(C-3),43.0(C-3a),20.3(C-4),31.7(C-5),32.1(C-6),148.5(C-7),127.4(C-7a),139.8(C-2'),120.6(C-3'),108.6(C-4'),143.4(C-5'),18.5(C-9),18.2(C-8)。

【贮藏】 -20℃保存。

白杨素

Chrysin

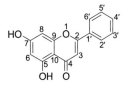

【分子式及分子量】 $C_{15}H_{10}O_4$；254.24

【来源】 唇形科黄芩属植物粘毛黄芩（*Scutellaria viscidula* Bge.）的根。

【性状】 浅黄色结晶性粉末。

本品溶于甲醇、乙醇等，不溶于乙醚。

熔点：274～276℃。

【纯度检查】

薄层色谱

1. 薄层板　硅胶 G 板

   展开剂　三氯甲烷-甲醇-丁酮（9.4：0.3：0.3）

   检　识　三氯化铝试液，紫外灯（366nm）下检视

2. 薄层板　硅胶 G 板

   展开剂　乙酸乙酯-丁酮（9.6：0.4）

   检　识　三氯化铝试液，紫外灯（366nm）下检视

高效液相色谱

色谱柱　Diamansil C_{18}，$5\mu m$（4.6mm×250mm）

流动相　甲醇-0.1%磷酸水溶液（65：35），1ml/min

检测波长　268nm

差示量热扫描法

起始温度50℃，终点温度300℃，升温速率5℃/min

【结构鉴定】 UV λ_{max}^{MeOH}(nm)：313，269。

IR ν_{max}^{KBr}(cm^{-1})：3014，2887，2632，1653，1614，1577，1498，1450，1356，1169，1034，908，843，808，642，511。

ESI-MS m/z：255[M+H]$^+$。

^{1}H-NMR(DMSO-d_6，500MHz) δ：12.82(1H，s，5-OH)，10.91(1H，s，7-OH)，8.07(2H，m，H-2′，6′)，7.59(3H，m，H-3′，4′，5′)，6.97(1H，s，H-3)，6.53(1H，d，$J=2.0$Hz，H-8)，6.22(1H，d，$J=2.0$Hz，H-6)[1]。

^{13}C-NMR(DMSO-d_6，125MHz) δ：163.1(C-2)，105.2(C-3)，181.8(C-4)，161.4(C-5)，99.0(C-6)，164.4(C-7)，94.1(C-8)，157.4(C-9)，103.9(C-10)，130.7(C-1′)，126.4(C-2′，6′)，129.1(C-3′，5′)，132.0(C-4′)[1]。

【贮藏】 冷处（2～8℃）保存。

参考文献

[1] 王红燕，肖丽和，刘丽等. 粘毛黄芩根的化学成分研究[J]. 沈阳药科大学学报，2003，20（5）：339-348.

芥子碱硫氰酸盐

Sinapine Cyanide Sulfonate

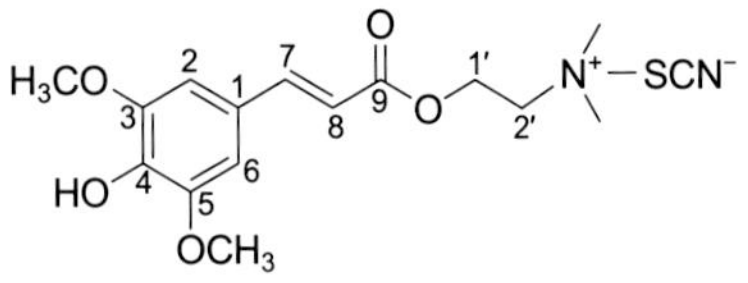

【分子式及分子量】 $C_{16}H_{24}NO_5 \cdot SCN$；368.14

【来源】 十字花科植物白芥 *Sinapis alba* L.
或芥 *Brassica juncea* L. 的干燥成熟
种子。

【性状】 白色粉末。

本品溶于甲醇、乙醇等。

熔点：178～180℃。

【纯度检查】

薄层色谱

1. 薄层板 硅胶 G 板

展开剂 乙酸乙酯-丙酮-甲酸-水 (5：3：1：0.5)

检 识 紫外灯 (366nm) 检视；稀碘化铋钾试液，日光下检视

2. 薄层板 硅胶 G 板

展开剂 丁酮-冰醋酸-水 (7：1：2)

检 识 紫外灯 (366nm) 检视；稀碘化铋钾试液，日光下检视

高效液相色谱

色谱柱 Agilent SB C_{18}，$10\mu m$ (4.6mm×250mm)

流动相 乙腈-3%冰醋酸水溶液 (15：85)，1ml/min

检测波长 240nm

【结构鉴定】 UV λ_{max}^{MeOH}(nm)：333，241，226，203。

IR ν_{max}^{KBr}(cm^{-1})：3462，3350，3049，2954，2839，2060，1711，1637，1604，1516，1109，984，972。

ESI-MS m/z：310[M-SCN]$^+$。

^{1}H-NMR(DMSO-d_6,500MHz) δ：9.04(1H,s,-OH)，7.61(1H,d,$J=16.0$Hz,H-7)，7.03(2H,s,H-2,6)，6.56(1H,d,$J=16.0$Hz,H-8)，4.58(2H,brs,H-1′)，3.81(6H,s,3,5-OCH$_3$)，3.72(2H,m,H-2′)，3.17(9H,brs,-N(CH$_3$)。

^{13}C-NMR(DMSO-d_6,125MHz) δ：53.0(3×-CH$_3$)，64.0(C-2′)，57.6(C-1′)，165.9(C-9)，114.1(C-8)，146.2(C-7)，138.6(C-1)，106.4(C-2,6)，148.0(C-3,5)，124.2(C-4)，56.1(3,5-OCH$_3$)。

【贮藏】 冷处 (2～8℃) 保存。

芒柄花素
Formononetin

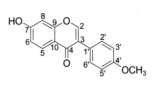

【异名】　芒柄花黄素、刺芒柄花素、生原禅宁 B、普拉脑、大豆黄素 4′-甲基醚

【分子式及分子量】　$C_{16}H_{12}O_4$；268.26

【来源】　豆科植物刺芒柄花 *Ononis spinosa*。

【性状】　白色细针状结晶。

本品溶于甲醇、乙醇和丙酮。

熔点：255～256℃。

【纯度检查】

薄层色谱

1. 薄层板　硅胶 G 板

展开剂　三氯甲烷–甲醇（30∶1）

检　识　紫外灯（254nm）下检视

2. 薄层板　硅胶 G 板

展开剂　乙酸乙酯–丁酮（3∶1）

检　识　紫外灯（254nm）下检视

高效液相色谱

色谱柱　Agilent C_{18}，5μm（4.6mm×250mm）

流动相　甲醇–1%冰醋酸水溶液（60∶40），1ml/min

检测波长　250nm

【结构鉴定】　UV　λ_{max}^{MeOH}(nm)：302，249。

IR　ν_{max}^{KBr}(cm^{-1})：3132，1639，1610，1568，1514，1452，1385，887，808。

ESI-MS　m/z：269[M+H]$^+$。

^{1}H-NMR(DMSO-d_6,500MHz)　δ：10.79(1H,s,7-OH)，8.33(1H,s,H-2)，7.97(1H,d,$J=8.5$Hz,H-5)，7.51(2H,brd,$J=9.0$Hz,H-2′,6′)，6.96(2H,brd,$J=9.0$Hz,H-3′,5′)，6.94(1H,dd,$J=9.0,2.0$Hz,H-6)，6.87(1H,d,$J=2.0$Hz,H-8)，3.78(3H,s,4′-OCH$_3$)。

^{13}C-NMR(DMSO-d_6,125MHz)　δ：153.1(C-2)，123.1(C-3)，174.6(C-4)，127.3(C-5)，115.1(C-6)，162.5(C-7)，102.1(C-8)，157.4(C-9)，116.6(C-10)，124.2(C-1′)，130.0(C-2′,6′)，113.6(C-3′,5′)，158.9(C-4′)，55.1(4′-OCH$_3$)。

【贮藏】　冷处（2～8℃）保存。

染料木素
Genistein

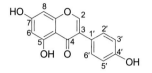

【分子式及分子量】 $C_{15}H_{10}O_5$；270.24

【来源】 豆科植物槐 *Sophora japonica* L. 的干燥成熟种子。

【性状】 淡黄色粉末。

本品溶于甲醇、乙醇等。

熔点：279～283℃。

【纯度检查】

薄层色谱

1. 薄层板　硅胶 GF_{254} 板

　　展开剂　三氯甲烷-甲醇-冰醋酸（15∶1∶0.1）

　　检　识　紫外灯（254nm）下检视；2%三氯化铝乙醇试液，紫外灯（366nm）下检视

2. 薄层板　硅胶 GF_{254} 板

　　展开剂　乙酸乙酯-甲醇（10∶1）

　　检　识　紫外灯（254nm）下检视；2%三氯化铝乙醇试液，紫外灯（366nm）下检视

高效液相色谱

　　色谱柱　Agilent SB C_{18}，$5\mu m$（4.6mm×250mm）

　　流动相　乙腈-1%乙酸水溶液（27∶73），1ml/min

　　检测波长　260nm

【结构鉴定】 UV λ_{max}^{MeOH}(nm)：261，200。

IR ν_{max}^{KBr}(cm^{-1})：3412，3104，1652，1616，1520，1310，1274，1203，1146，1044，912，886，841，811，791。

ESI-MS m/z：271[M+H]$^+$。

^{1}H-NMR（DMSO-d_6，500MHz）　δ：12.95(1H，s，5-OH)，10.86(1H，s，7-OH)，9.58(1H，s，4′-OH)，8.31(1H，s，H-2)，7.37(2H，brd，$J=8.5$Hz，H-2′，6′)，6.82(2H，brd，$J=8.5$Hz，H-3′，5′)，6.38(H，d，$J=2.0$Hz，H-8)，6.22(H，d，$J=2.0$Hz，H-6)[1]。

^{13}C-NMR（DMSO-d_6，125MHz）　δ：153.9(C-2)，121.2(C-3)，180.2(C-4)，162.0(C-5)，98.9(C-6)，164.2(C-7)，93.6(C-8)，157.4(C-9)，104.4(C-10)，122.2(C-1′)，130.1(C-2′，6′)，115.0(C-3′，5′)，157.6(C-4′)[1]。

【贮藏】 冷处（2～8℃）保存。

参考文献 ·····

[1] 薛峰. 维药鹰嘴豆化学成分及降糖活性研究[D]. 吉林农业大学硕士学位论文，2015.

(—)-薄荷酮
(—)-Menthone

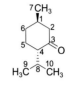

【分子式及分子量】 $C_{10}H_{18}O$；154.25

【来源】 试剂。

【性状】 无色液体。

本品易溶于有机溶剂，略溶于水[1]。

沸点：207℃。

比旋度：$[\alpha]_D^{20} -24.8°$（$c=0.5$，$CHCl_3$）。

【纯度检查】

气相色谱

色谱柱 HP-5 毛细管柱，30m×0.25μm

色谱条件 起始温度60℃，以每分钟10℃的速率升温至180℃

【结构鉴定】 UV λ_{max}^{MeOH}(nm)：289，202。

IR ν_{max}^{KBr}(cm^{-1})：2955，2871，1457，1367，1202。

MS m/z：154$[M]^+$，139，112，111，70，69，55，54。

^{1}H-NMR($CDCl_3$,600MHz) δ：2.35(1H,m,H-2)，1.84(1H,m,H-2)，0.85，0.91(各3H,d,$J=7.2$,H-9,10)，1.01(3H,d,$J=6.0$,H-7)。

^{13}C-NMR($CDCl_3$,150MHz) δ：35.5(C-1)，50.9(C-2)，212.4(C-3)，55.9(C-4)，27.9(C-5)，33.9(C-6)，22.3(C-7)，25.9(C-8)，21.2(C-9)，18.7(C-10)。

【贮藏】 冷冻。

参考文献

[1] 江纪武，肖庆祥等. 植物药有效成分手册[M]. 北京：人民卫生出版社，1986.

胡薄荷酮

Pulegone

【分子式及分子量】 $C_{10}H_{16}O$；152.23

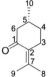

【来源】 合成。

【性状】 无色液体。

本品溶于正己烷、三氯甲烷、乙
酸乙酯等。

沸点：222℃。

比旋度：$[\alpha]_D^{20}+25.9°$（$c=5$，CH_3CH_2OH）。

【纯度检查】

薄层色谱

1. 薄层板 硅胶 G 板

展开剂 石油醚（60～90℃）-乙酸乙酯（12:1）

检 识 5%香草醛浓硫酸试液，日光下检视

2. 薄层板 硅胶 G 板

展开剂 甲苯-乙酸乙酯（19:1）

检 识 5%香草醛浓硫酸试液，日光下检视

高效液相色谱

色谱柱 C_{18}，5μm（4.6mm×250mm）

流动相 甲醇-水（70:30），1ml/min

检测波长 252nm

【结构鉴定】 UV λ_{max}^{MeOH}(nm)：253。

IR ν_{max}^{KBr}(cm^{-1})：2952，2925，2871，1682，1614，1456，1371，1209，1130，1028，935，876，646。

MS m/z：152[M]$^{+}$。

^{1}H-NMR(CDCl$_3$,500MHz) δ:0.97（3H,d,$J=6.5$Hz,10-CH$_3$），1.75,1.95（6H,s,8,9-CH$_3$）。

^{13}C-NMR(CDCl$_3$,125MHz) δ:204.2(C-1),131.9(C-2),28.6(C-3),32.8(C-4),31.6(C-5),50.9(C-6),141.8(C-7),23.0(C-8),22.1(C-9),21.8(C-10)。

【贮藏】 −20℃保存。

薯蓣皂苷

Dioscin

【分子式及分子量】 $C_{45}H_{72}O_{16}$；869.04

【来源】 薯蓣科植物穿龙薯蓣 *Dioscorea nipponica* Makino 的干燥根茎。

【性状】 白色粉末。

本品溶于甲醇、乙醇等。

熔点：291～294℃。

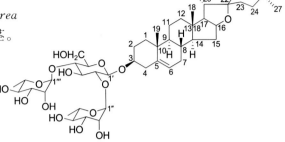

【纯度检查】

薄层色谱

1. 薄层板 硅胶 G 板

展开剂 三氯甲烷-甲醇（65∶35）

检 识 10％硫酸乙醇试液，加热至斑点清晰，日光下检视

2. 薄层板 硅胶 G 板

展开剂 乙酸乙酯-甲醇-水（3.5∶1∶1）

检 识 10％硫酸乙醇试液，加热至斑点清晰，日光下检视

高效液相色谱

色谱柱 Waters Symmetryshield™ C$_{18}$，5μm（4.6mm×250mm）

流动相 乙腈-水（44∶56），1ml/min

检测波长 203nm

【结构鉴定】 UV λ_{max}^{MeOH}(nm)：202。

IR ν_{max}^{KBr}(cm^{-1})：3422，1455，1379，1134，1049，981，919，900，866，839，811。

ESI-MS m/z：891[M＋Na]$^{+}$[1]。

^{1}H-NMR(C$_5$D$_5$N,600MHz) δ:0.71(3H,d,J=5.4Hz,H-27),0.85(3H,s,H-18),1.07(3H,s,H-19),1.16(3H,d,J=6.6Hz,H-21),1.66(3H,d,J=6.6Hz,H-6‴),1.79(3H,d,J=6.0Hz,H-6″),4.97(1H,d,J=6.6Hz,H-1′),5.88(1H,s,H-1‴),6.43(1H,s,H-1″),5.33(1H,brs,6-H)[2~3]。

^{13}C-NMR(C$_5$D$_5$N,150MHz) δ:38.0(C-1),30.6(C-2),79.1(C-3),39.5(C-4),141.3(C-5),122.3(C-6),32.7(C-7),32.3(C-8),50.8(C-9),37.6(C-10),21.6(C-11),40.3(C-12),40.9(C-13),57.1(C-14),32.8(C-15),81.6(C-16),63.4(C-17),16.8(C-18),19.9(C-19),42.5(C-20),15.5(C-21),109.7(C-22),32.2(C-23),29.8(C-24),31.1(C-25),67.3(C-26),17.8(C-27),100.8(C-1′),78.6(C-2′),77.4(C-3′),78.4(C-4′),78.3(C-5′),61.8(C-6′),102.5(C-1″),73.0(C-2″),73.2(C-3″),74.6(C-4″),70.0(C-5″),19.0(C-6″),103.4(C-1‴),73.1(C-2‴),73.3(C-3‴),74.4(C-4‴),70.9(C-5‴),19.1(C-6‴)[2]。

【贮藏】 冷处（2～8℃）保存。

参考文献

[1] 李克明，陈玉武，张永文. 地奥心血康中薯蓣皂苷及伪原薯蓣皂苷的分离与鉴定[J]. 中国药房，2007，18（30）：2339-2341.

[2] 康利平，马百平，王煜等. 穿山龙中甾体皂苷的分离鉴定[J]. 中国药学杂志，2005，40（20）：23-25.

[3] 李琳玉，刘星，周梦等. 小果菝葜根茎的甾体皂苷类化学成分研究[J]. 中药材，2017，40（9）：2084-2088.

染料木苷

Genistin

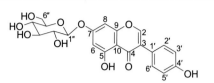

【异名】 Genistoside、Genistein-7-glucoside

【分子式及分子量】 $C_{21}H_{20}O_{10}$；432.38

【来源】 豆科植物大豆 *Glycine max*（L.）Merr. 的成熟种子。

【性状】 白色针晶。

本品溶于甲醇、乙醇等。

熔点：296～298℃。

【纯度检查】

薄层色谱

1. 薄层板　硅胶 G 板

展开剂　乙酸乙酯-甲醇-水（10：1.7：1.3）

检　识　2%三氯化铝乙醇试液，紫外灯（366nm）下检视

2. 薄层板　硅胶 G 板

展开剂　三氯甲烷-甲醇-冰醋酸（25：7：4）

检　识　2%三氯化铝乙醇试液，紫外灯（366nm）下检视

高效液相色谱

色谱柱　ZORBAX C_{18}，$5\mu m$（4.6mm×250mm）

流动相　乙腈-0.2%甲酸水溶液，梯度洗脱，1ml/min

检测波长　260nm

【结构鉴定】[1]　UV　λ_{max}^{MeOH}（nm）：327，264。

IR　ν_{max}^{KBr}（cm^{-1}）：3443，3236，1658，1710，1620，1580，1497，1181，1088，1043，988，828。

ESI-MS　m/z：431[M—H]$^{-}$。

^{1}H-NMR（DMSO-d_6，500MHz）　δ：12.94（1H，s，5-OH），9.60（1H，s，4'-OH），8.43（1H，s，H-2），7.40（2H，d，$J=8.5$Hz，H-2',6'），6.83（2H，d，$J=8.5$Hz，H-3',5'），6.72（1H，d，$J=2.0$Hz，H-8），6.47（1H，d，$J=2.0$Hz，H-6），5.13（1H，d，$J=5.0$Hz，H-1''）。

^{13}C-NMR（DMSO-d_6，125MHz）　δ：154.6（C-2），122.5（C-3），180.5（C-4），161.6（C-5），99.5（C-6），163.0（C-7），94.5（C-8），157.5（C-9），106.1（C-10），121.0（C-1'），130.1（C-2',6'），115.1（C-3',5'），157.2（C-4'），99.8（C-1''），73.1（C-2''），77.2（C-3''），69.6（C-4''），76.4（C-5''），60.6（C-6''）。

【贮藏】 冷处（2～8℃）保存。

参考文献
[1] 王春桃，唐于平，周玲等. 槐枝皮中黄酮类成分研究[J]. 江苏中医药，2008，40（7）：65-67.

白花前胡甲素

Praeruptorin A

【分子式及分子量】 $C_{21}H_{22}O_7$；386.40

【来源】 伞形科植物白花前胡 *Peucedanum praeruptorum* Dunn 的干燥根。

【性状】 白色晶体。

本品溶于三氯甲烷、甲醇、乙醇等。

熔点：132～134℃。

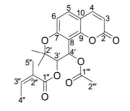

【纯度检查】

薄层色谱

1. 薄层板　硅胶 G 板

展开剂　石油醚（60～90℃）-乙酸乙酯（3∶1）

检　识　紫外灯（366nm）下检视

2. 薄层板　硅胶 G 板

展开剂　正己烷-乙酸乙酯（1∶1）

检　识　紫外灯（366nm）下检视

高效液相色谱

色谱柱　CAPCELL PAK C_{18} MG Ⅱ，$5\mu m$（4.6mm×250mm）

流动相　甲醇-水（65∶35），1ml/min

检测波长　321nm

【结构鉴定】 **UV** λ_{max}^{MeOH}（nm）：323，255。

IR ν_{max}^{KBr}（cm^{-1}）：3079，2976，1736，1604，1490，1375，1232，1147，1118，1007，892，851，772，607，531。

ESI-MS m/z：409$[M+Na]^{+}$[1]。

^{1}**H-NMR**（$CDCl_3$，600MHz）　δ：6.23（1H，d，$J=11.4$Hz，H-3），7.59（1H，d，$J=11.4$Hz，H-4），7.35（1H，d，$J=10.5$Hz，H-5），6.80（1H，d，$J=10.5$Hz，H-6），5.40（1H，d，$J=5.4$Hz，H-3'），6.59（1H，d，$J=5.4$Hz，H-4'），1.43，1.47（各 3H，s，2'-CH_3），6.13（1H，brq，$J=9.0$Hz，H-3''），1.95（3H，d，$J=9.0$Hz，H-4''），1.86（3H，brs，H-5''），2.10（3H，s，H-2'''）[2]。

^{13}**C-NMR**（$CDCl_3$，150MHz）　δ：159.9（C-2），113.2（C-3），143.3（C-4），129.1（C-5），114.3（C-6），156.8（C-7），107.1（C-8），154.0（C-9），112.5（C-10），77.7（C-2'），69.8（C-3'），61.0（C-4'），23.0，24.9（2'-CH_3），166.5（C-1''），127.0（C-2''），139.8（C-3''），15.8（C-4''），20.5（C-5''），169.8（C-1'''），20.7（C-2'''）[2]。

【贮藏】 冷处（2～8℃）保存。

参考文献

[1] 朱国元，陈光英，李庆洋等. HPLC/MS/MS 技术在中药白花前胡成分鉴定中的应用[J]. 中国天然药物，2004，2（5）：51-55.

[2] Renmin Liu, Lei Feng, Ailing Sun, et al. Preparative isolation and purification of coumarins from *Peucedanum praeruptorum* Dunn by high-speed counter-current chromatography. J Chromatogr A, 2004, 1057：89-94.

竹节香附素 A
Raddeanin A

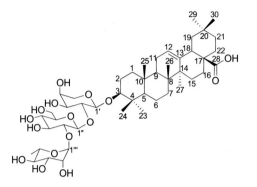

【分子式及分子量】 $C_{47}H_{76}O_{16}$；897.10

【来源】 毛茛科银莲花属植物红背银莲花 *Anemone raddeana* Regel 的根茎。

【性状】 针状结晶。

本品溶于水。

熔点：242～244℃[1]。

比旋度：$[\alpha]_D^{25}$ −8° (CH_3OH)[1]。

【纯度检查】

薄层色谱

1. 薄层板 硅胶 G 板

展开剂 石油醚（60～90℃）-乙酸乙酯-甲醇-冰醋酸（8：5：0.4：0.8）

检 识 香草醛硫酸试液，日光下检视

2. 薄层板 硅胶 G 板

展开剂 三氯甲烷-丙酮-正己烷-冰醋酸（9：4：0.3：0.8）

检 识 香草醛硫酸试液，日光下检视

高效液相色谱

色谱柱 ZORBAX C_{18}，5μm（4.6mm×250mm）

流动相 甲醇-0.2%磷酸水溶液（72：28），1ml/min

检测波长 210nm

【结构鉴定】 UV λ_{max}^{MeOH}(nm)：203。

IR ν_{max}^{KBr}(cm^{-1})：3100～3600，2900，1697，1640，1465，1398，1365，1310，1230，1154，1120，1070，1050，1024，885，845，810，710[1]。

FD-MS m/z：919[M＋Na]$^+$[1]。

^{1}H-NMR(C_5D_5N,600MHz) δ：0.86(3H,s,H-23),0.98(3H,s,H-24),1.01(3H,s,H-29),1.03(3H,s,H-30),1.12(3H,s,H-25),1.20(3H,s,H-26),1.32(3H,s,H-27),5.49(1H,t,J=3.6Hz,H-12),4.80(1H,d,J=5.0Hz,H-1'),5.17(1H,d,J=7.8Hz,H-1''),6.20(1H,brs,H-1'''),1.67(3H,d,J=6.6Hz,H-6''')。

^{13}C-NMR(C_5D_5N,150MHz) δ：39.4(C-1),26.7(C-2),89.2(C-3),40.0(C-4),56.5(C-5),19.2(C-6),33.8(C-7),40.2(C-8),48.5(C-9),37.5(C-10),24.3(C-11),122.9(C-12),145.4(C-13),42.7(C-14),28.8(C-15),24.3(C-16),47.2(C-17),42.5(C-18),47.0(C-19),31.5(C-20),34.8(C-21),33.7(C-22),28.5(C-23),17.5(C-24),16.0(C-25),17.9(C-26),27.1(C-27),180.2(C-28),33.8(C-29),24.2(C-30),105.5(C-1'),76.8(C-2'),73.0(C-3'),70.3(C-4'),65.0(C-5'),106.9(C-1''),80.2(C-2''),76.0(C-3''),71.8(C-4''),79.0(C-5''),63.0(C-6''),102.3(C-1'''),73.0(C-2'''),72.8(C-3'''),74.6(C-4'''),70.3(C-5'''),19.0(C-6''')[2]。

【贮藏】 冷处（2～8℃）保存。

参考文献

[1] 吴凤锷，朱子清. 中药竹节香附（*Anemone raddeana* Rdgel）化学成分的研究Ⅱ[J]. 化学学报，1984，42（3）：253-258.

[2] 匡海学，田振坤，张宁. 两头尖的化学成分研究[J]. 中草药，1996，27（6）：328-330.

刺五加苷 E

Eleutheroside E

【异名】 刺木骨苷 E、无梗五加苷 D、Acanthoside D

【分子式及分子量】 $C_{34}H_{46}O_{18}$；742.72

【来源】 五加科植物刺五加 *Acantho-panax senticosus*（Rupr. et Maxim.）Harms 的干燥根。

【性状】 白色结晶状粉末。

本品易溶于水。

熔点：259～261℃。

【纯度检查】

薄层色谱

1. 薄层板 硅胶 G 板

   展开剂 三氯甲烷-甲醇-乙腈（10∶3∶0.2）

   检 识 10%硫酸乙醇试液，加热至斑点清晰，日光下检视

2. 薄层板 硅胶 G 板

   展开剂 苯-甲醇（5∶5）

   检 识 5%香草醛硫酸试液，加热至斑点清晰，日光下检视

高效液相色谱

色谱柱 C_{18}，$5\mu m$（4.6mm×250mm）

流动相 甲醇-乙腈-水（13∶10∶80），1.0ml/min

检测波长 269nm

【结构鉴定】 UV λ_{max}^{MeOH}（nm）：208。

IR ν_{max}^{KBr}（cm^{-1}）：3379，1595，1508，1466，1423，1236，1132，1074，1022，995，810，636。

ESI-MS m/z：765[M＋Na]⁺，743[M＋H]⁺。

¹H-NMR（DMSO-d_6，500MHz） δ：6.66（4H，s，H-2,6,2′,6′），4.67（2H，d，$J=3.5Hz$，H-7,7′），3.01（2H，m，H-8,8′），4.20（2H，m，H-9,9′），3.83（2H，m，H-9,9′），3.76（12 H，s，4×-OCH_3），4.89（2H，d，$J=6.6Hz$，H-1″,1‴）。

¹³C-NMR（DMSO-d_6，125MHz） δ：133.7（C-1,1′），104.2（C-2,2′），152.6（C-3,3′），137.1（C-4,4′），152.6（C-5,5′），104.2（C-6,6′），85.0（C-7,7′），53.6（C-8,8′），71.3（C-9,9′），56.4（4×-OCH_3），102.6（C-1″,1‴），74.1（C-2″,2‴），76.5（C-3″,3‴），69.9（C-4″,4‴），77.2（C-5″,5‴），60.9（C-6″,6‴）。

【贮藏】 －20℃保存。

1,3-O-二咖啡酰奎宁酸

1,3-O-Dicaffeoylquinic Acid

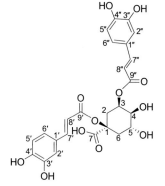

【异名】 洋蓟素、洋蓟酸、朝鲜蓟酸、朝蓟素、菜蓟素、Cynarin

【分子式及分子量】 $C_{25}H_{24}O_{12}$；516.45

【来源】 菊科植物短葶飞蓬 *Erigeron breviscapus*（Vant.）Hand.-Mazz. 的干燥全草。

【性状】 白色粉末。

本品易溶于水、甲醇、乙醇等。

熔点：231～232℃[1]。

【纯度检查】

薄层色谱

1. 薄层板　硅胶 G 板

展开剂　三氯甲烷-甲醇-水（65∶35∶10）10℃以下放置的下层液

检　识　5%三氯化铁乙醇试液，日光下检视

2. 薄层板　硅胶 G 板

展开剂　甲苯-乙酸乙酯-甲酸（2∶7∶1）

检　识　5%三氯化铁乙醇试液，日光下检视

高效液相色谱

色谱柱　AichromBond C_{18}，$10\mu m$（4.6mm×250mm）

流动相　乙腈-5%冰醋酸水溶液（10∶90），1ml/min

检测波长　325nm

【结构鉴定】 **UV** λ_{max}^{MeOH}(nm)：325，300，244，217，202。

IR ν_{max}^{KBr}(cm^{-1})：3396，2943，2970，1716，1684，1597，1533，1444，1367，1308，1279，1205，1157，1093，978，814，602。

ESI-MS m/z：1071[2M＋K]$^+$，1055[2M＋Na]$^+$，555[M＋K]$^+$，539[M＋Na]$^+$，463，312。

^{1}H-NMR(DMSO-d_6,600MHz) δ：9.56,9.42,9.12,9.08(each 1H,s,-OH),7.43(1H,d,J=19.2Hz,H-7$'$),7.39(1H,d,J=19.2Hz,H-7$''$),7.01(1H,d,J=2.4Hz,H-2$''$),6.90(1H,d,J=2.4Hz,H-2$'$),6.87(1H,dd,J=9.6,2.4Hz,H-6$'$),6.66(1H,d,J=10.2Hz,H-5$'$),6.62(1H,dd,J=9.9,1.5Hz,H-6$''$),6.52(1H,d,J=9.6Hz,H-5$''$),6.20(1H,d,J=19.2Hz,H-8$'$),6.06(1H,d,J=19.2Hz,H-8$''$),5.28(1H,d,J=4.8Hz,H-3),5.00(1H,d,J=6.0Hz,-OH),4.94(1H,s,-OH),4.00(1H,br,H-5),3.49(1H,m,H-4),1.71～2.48(4H,m,H-2,6)[1~2]。

^{13}C-NMR(DMSO-d_6,150MHz) δ：79.4(C-1),31.8(C-2),65.8(C-5),72.8(C-4),71.0(C-3),39.8(C-6),172.4(C-7),125.3(C-1$'$),115.7(C-2$'$),145.3(C-3$'$),148.5(C-4$'$),115.8(C-5$'$),120.9(C-6$'$),145.6(C-7$'$),114.0(C-8$'$),165.2(C-9$'$),125.2(C-1$''$),114.4(C-2$''$),144.8(C-3$''$),148.0(C-4$''$),115.9(C-5$''$),119.9(C-6$''$),145.5(C-7$''$),115.3(C-8$''$),166.0(C-9$''$)[1~2]。

【贮藏】 冷处（2～8℃）保存。

参考文献

[1] 张亚梅，刘梅，赵法兴. 3,5-O-二咖啡酰奎宁酸的合成[J]. 泰山医学院学报，2012，33（5）：331-334.

[2] Jiri Slanina，Eva Taborska，Hana Bochorakova，et al. New and facile method of preparation of the anti-HIV-1 agent，1,3-O-Dicaffeoylquinic acid[J]. Tetrahedron letters，2001，42：3383-3385.

白屈菜红碱

Chelerythrine

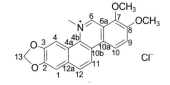

【分子式及分子量】 $C_{21}H_{18}ClNO_4$; 383.83

【来源】 罂粟科植物博落回 *Macleaya cordata* (willd) R. Br. 的果实。

【性状】 黄色粉末。

本品溶于三氯甲烷、甲醇、乙醇等。

熔点：179～180℃。

【纯度检查】

薄层色谱

1. 薄层板 硅胶 G 板

   展开剂 甲苯-乙酸乙酯-甲醇（10：2：0.2）

   检 识 紫外灯（254nm、366nm）下检视；稀碘化铋钾试液，日光下检视

2. 薄层板 硅胶 G 板

   展开剂 环己烷-二氯甲烷（1：12）

   检 识 紫外灯（254nm、366nm）下检视；稀碘化铋钾试液，日光下检视

高效液相色谱

   色谱柱 ZORBAX SB C_{18} , $5\mu m$ （4.6mm×250mm）

   流动相 乙腈-1‰三乙胺水溶液（磷酸调 pH 至 3.0）（26：74），1ml/min

   检测波长 269nm

【结构鉴定】 UV λ_{max}^{MeOH}(nm)：319，282，227。

IR ν_{max}^{KBr}(cm^{-1})：3364，2937，1636，1621，1599，1578，1542，1475，1455，1366，1329，1284，1257，1033，977，930。

ESI-MS m/z：349[M－Cl＋H]$^+$。

^{1}H-NMR(CDCl$_3$,500MHz) δ：7.93(1H,s,H-6)，7.49(1H,d,J=8.5Hz,H-10)，7.69(1H,d,J=8.5Hz,H-11)，7.45(1H,d,J=8.5Hz,H-12)，6.61(1H,s,H-4)，6.85(1H,d,J=9.0Hz,H-9)，7.17(1H,s,H-1)，6.11(2H,d,J=5.0Hz,H-13)，2.42(3H,s,-NCH$_3$)，3.06(3H,s,7-OCH$_3$)，3.73(3H,s,8-OCH$_3$)[1]。

^{13}C-NMR(CDCl$_3$,125MHz) δ：104.5(C-1)，148.1(C-2)，147.5(C-3)，100.9(C-4)，127.0(C-4a)，138.4(C-4b)，152.1(C-6)，125.5(C-6a)，146.3(C-7)，152.1(C-8)，112.3(C-9)，118.7(C-10)，125.5(C-10a)，123.0(C-10b)，119.8(C-11)，126.2(C-12)，131.2(C-12a)，60.4(7-OCH$_3$)，55.9(8-OCH$_3$)，101.1(C-13)，40.9(N-CH$_3$)[1]。

【贮藏】 冷处（2～8℃）保存。

参考文献

[1] 宋玉霞. 单面针根茎的化学成分研究[J]. 中国现代应用药学，2018，35（11）：1694-1697.

人参皂苷 Rf

Ginsenoside Rf

【分子式及分子量】 $C_{42}H_{72}O_{14}$；801.0

【来源】 五加科植物人参 *Panax ginseng* C. A. Meyer 的干燥根。

【性状】 白色粉末。

本品易溶于甲醇、乙醇等。

熔点：197～198℃。

比旋度：$[\alpha]_D^{20} +6.99°$ （$c=1.00$, CH_3OH）。

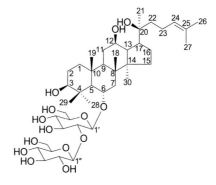

【纯度检查】

薄层色谱

1. 薄层板　硅胶 G 板

展开剂　三氯甲烷-乙酸乙酯-甲醇-水 （15：40：22：10） 10℃ 以下放置的下层液

检　识　10%硫酸乙醇试液，加热至斑点清晰，日光及紫外灯 （366nm） 下检视

2. 薄层板　硅胶 G 板

展开剂　三氯甲烷-甲醇-水 （65：35：10） 10℃ 以下放置的下层液

检　识　10%硫酸乙醇试液，加热至斑点显色清晰，日光及紫外灯 （366nm） 下检视

高效液相色谱

色谱柱　Agilent SB C_{18}，$10\mu m$ （4.6mm×250mm）

流动相　乙腈-水 （22：78），1ml/min

检测波长　203nm

【结构鉴定】　UV　λ_{max}^{MeOH}(nm)：202。

IR　ν_{max}^{KBr}(cm^{-1})：3380，1620[1]。

ESI-MS　m/z：799[M－H]$^-$。

^{1}H-NMR(C_5D_5N,600MHz)　δ：5.94(1H,d,$J=7.2$Hz,H-1″),5.35(1H,t,$J=6.6$Hz,H-24),4.94(1H,d,$J=7.2$Hz,H-1′),3.49(1H,dd,$J=11.4,4.8$Hz,H-3α),0.83(3H,s,H-19),0.97(3H,s,H-30),1.17(3H,s,H-18),1.42(3H,s,H-29),1.49(3H,s,H-28),1.65(3H,s,H-26),1.68(3H,s,H-27),2.10(3H,s,H-21)[1]。

^{13}C-NMR(C_5D_5N,150MHz)　δ：40.1(C-1),28.2(C-2),78.3(C-3),40.7(C-4),61.9(C-5),79.1(C-6),45.5(C-7),39.9(C-8),50.6(C-9),41.6(C-10),31.7(C-11),71.5(C-12),48.7(C-13),52.1(C-14),31.7(C-15),27.3(C-16),55.2(C-17),18.1(C-18),17.9(C-19),73.5(C-20),27.5(C-21),36.3(C-22),23.5(C-23),126.8(C-24),131.3(C-25),26.3(C-26),18.2(C-27),32.6(C-28),17.3(C-29),17.2(C-30),104.3(C-1′),80.1(C-2′),78.9(C-3′),72.8(C-4′),80.3(C-5′),63.8(C-6′),104.3(C-1″),78.5(C-2″),76.5(C-3″),72.2(C-4″),80.3(C-5″),63.4(C-6″)[2]。

【贮藏】　－20℃ 保存。

参考文献

[1] 常新全，丁丽霞. 中药活性成分分析手册[M]. 北京：学苑出版社，2002：29.

[2] 郭依俐，刘庆. 康艾注射液的化学成分研究[J]. 今日药学，2019，29 (1)：6-10.

木犀草苷
Luteolin-7-*O*-glucoside

【分子式及分子量】 $C_{21}H_{20}O_{11}$；448.39

【来源】 忍冬科植物忍冬 *Lonicera japonica* Thunb. 的干燥花蕾。

【性状】 淡黄色无定形粉末。

本品溶于 70％乙醇、甲醇。

熔点：256～258℃。

【纯度检查】

薄层色谱

1. 薄层板 硅胶 GF_{254} 板

展开剂 乙酸乙酯-甲酸-水 (8：1：0.5)

检 识 置紫外灯 (254nm) 及日光下检视

2. 薄层板 硅胶 GF_{254} 板

展开剂 三氯甲烷-甲醇-甲酸 (7：2：1)

检 识 置紫外灯 (254nm) 及日光下检视

高效液相色谱

色谱柱 Agilent C_{18}，5μm (4.6mm×250mm)

流动相 乙腈- 0.5％冰醋酸水溶液 (20：80)，1ml/min

检测波长 350nm、254nm

【结构鉴定】 UV λ_{max}^{MeOH}(nm)：349，268 (sh)，255。

IR ν_{max}^{KBr}(cm^{-1})：3452，1658，1609，1499，1272，1179，1089，840，631。

ESI-MS m/z：447[M－H]$^{-}$。

^{1}H-NMR(DMSO-d_6，500MHz) δ：7.45(1H,dd,J＝9.9,3.0Hz,H-6′),7.42(1H,d,J＝3.0Hz,H-2′),6.90(1H,d,J＝9.9Hz,H-5′),6.78(1H,d,J＝2.4Hz,H-8),6.75(1H,s,H-3),6.44(1H,d,J＝2.4Hz,H-6),5.08(1H,d,J＝7.5Hz,H-1″)[1]。

^{13}C-NMR(DMSO-d_6，125MHz) δ：164.4(C-2),103.2(C-3),181.8(C-4),156.9(C-5),99.5(C-6),162.9(C-7),94.7(C-8),161.1(C-9),105.3(C-10),119.1(C-1′),113.6(C-2′),145.7(C-3′),149.9(C-4′),115.9(C-5′),121.4(C-6′),99.9(C-1″),73.1(C-2″),76.4(C-3″),69.5(C-4″),77.1(C-5″),60.6(C-6″)[1]。

【贮藏】 －20℃保存。

参考文献

[1] 张达，姜宏梁，杨学东等. 北刘寄奴中黄酮类化学成分的研究[J]. 中草药，2002，33 (11)：974-975.

冬凌草甲素
Oridonin

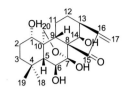

【分子式及分子量】 $C_{20}H_{28}O_6$；364.43

【来源】 唇形科植物碎米亚 *Rabdosia* rubescens (Hemsl.) Hara. 干燥地上部分。

【性状】 白色粉末。

本品溶于甲醇、乙醇等。

熔点：226～228℃。

【纯度检查】

薄层色谱

1. 薄层板　硅胶 GF_{254} 板

展开剂　三氯甲烷-丙酮（8∶2）

检　识　紫外灯（254nm）及日光下检视

2. 薄层板　硅胶 GF_{254} 板

展开剂　石油醚（60～90℃）-丙酮（6∶4）

检　识　紫外灯（254nm）及日光下检视

高效液相色谱

色谱柱　AichromBond AQ C_{18}，$5\mu m$（4.6mm×250mm）

流动相　甲醇-水（50∶50），1ml/min

检测波长　242nm

【结构鉴定】 UV λ_{max}^{MeOH}(nm)：238。

IR ν_{max}^{KBr}(cm^{-1})：3381，2943，1711，1645，1460，1080，1066，692，623。

ESI-MS m/z：767[2M＋K]$^+$，751[2M＋Na]$^+$，729[2M＋H]$^+$，403[M＋K]$^+$，387[M＋Na]$^+$，365[M＋H]$^+$，347，329，301。

^{1}H-NMR(DMSO-d_6,500MHz) δ：0.99,1.02(各 3H,s,H-18,19),1.76(1H,d d,J＝13.0,6.0Hz,H-9β),5.96(1H,s,H-17),5.57(1H,s,H-17),3.83(1H,d,J＝10.0Hz,H-20),4.09(1H,d,J＝10.0Hz,H-20)[1]。

^{13}C-NMR(DMSO-d_6,125MHz) δ：73.2(C-1),29.3(C-2),38.3(C-3),33.2(C-4),59.4(C-5),72.4(C-6),96.9(C-7),61.5(C-8),53.0(C-9),40.5(C-10),19.3(C-11),30.0(C-12),42.7(C-13),71.6(C-14),208.5(C-15),152.0(C-16),119.2(C-17),32.7(C-18),21.7(C-19),62.7(C-20)。

【贮藏】 冷处（2～8℃）保存。

参考文献

[1] 张玲霞，刘雅琳，吴鸿等. 鄂西香茶菜化学成分研究[J]. 中国中药杂志，2019，44（2）：319-323.

地肤子皂苷 Ic

Kochioside Ic

【分子式及分子量】　$C_{41}H_{64}O_{13}$；764.94

【来源】　藜科植物地肤 *Kochia scoparia* (L.) Schrad. 的干燥成熟果实。

【性状】　白色粉末。

本品溶于甲醇、乙醇等。

熔点：220～221℃。

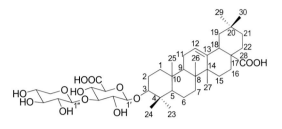

【纯度检查】

薄层色谱

1. 薄层板　硅胶 G 板

   展开剂　三氯甲烷-甲醇-水 (16：9：2)

   检　识　10%硫酸乙醇试液，加热至斑点清晰，日光下检视

2. 薄层板　硅胶 G 板

   展开剂　三氯甲烷-乙酸乙酯-甲醇-水 (15：40：22：10) 下层液

   检　识　10%硫酸乙醇试液，加热至斑点清晰，日光下检视

高效液相色谱

色谱柱　ZORBAX SB C_{18}，$5\mu m$ (4.6mm×250mm)

流动相　甲醇-水-冰醋酸 (85：15：0.2)，1.0ml/min

检　测　蒸发光散射检测器，漂移管温度100℃，N_2 流速 1.8L/min

差示量热扫描法

起始温度50℃，终点温度250℃，升温速率5℃/min

【结构鉴定】　UV　λ_{max}^{MeOH}(nm)：204。

IR　ν_{max}^{KBr}(cm^{-1})：3411，2944，1692，1463，1388，1364，1265，1161，1080，1039。

ESI-MS　m/z：787[M+Na]$^{+}$[1]。

^{1}H-NMR(C_5D_5N,600MHz)　δ：0.80(3H,s,H-23),0.98(3H,s,H-24),0.99(6H,s,H-29,30),1.02(3H,s,H-25),1.32(3H,s,H-26),1.34(3H,s,H-27),3.30(1H,d,J=13.2Hz,H-3),5.00(1H,s,H-1'),5.35(1H,s,H-1″),5.47(1H,H-12)[1]。

^{13}C-NMR(C_5D_5N,150MHz)　δ：15.9(C-25),17.5(C-24),17.9(C-26),19.0(C-6),24.2(C-11),24.3(C-16),24.3(C-30),27.0(C-27),26.7(C-2),28.6(C-15),28.8(C-23),31.5(C-20),33.7(C-22),33.8(C-7),33.7(C-29),34.7(C-21),37.4(C-10),39.1(C-1),40.0(C-4),40.2(C-8),42.5(C-18),42.7(C-14),47.0(C-19),47.2(C-17),56.2(C-5),48.5(C-9),89.7(C-3),123.0(C-12),145.3(C-13),180.7(C-28),107.2(C-1'),75.1(C-2'),86.8(C-3'),72.0(C-4'),78.5(C-5'),171.1(C-6'),106.6(C-1″),75.6(C-2″),77.8(C-3″),71.3(C-4″),67.9(C-5″)。

【贮藏】　－20℃保存。

参考文献

[1] 汪豪，范春林. 中药地肤子的三萜和皂苷成分研究[J]. 中国天然药物，2003，1 (3)：134-136.

奇壬醇

Kirenol

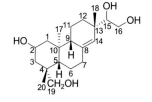

【分子式及分子量】 $C_{20}H_{34}O_4$；338.48

【来源】 菊科植物豨莶 *Siegesbeckia orientalis* L. 的干燥地上部分。

【性状】 白色晶体。

本品易溶于甲醇，难溶于水。

熔点：201～202℃[1]。

【纯度检查】

薄层色谱

1. 薄层板　硅胶 G 板

展开剂　三氯甲烷–甲醇（4∶1）

检　识　5%香草醛硫酸溶液，加热至斑点清晰，日光下检视

2. 薄层板　硅胶 G 板

展开剂　三氯甲烷–甲醇–甲酸（20∶5∶1）

检　识　5%香草醛硫酸溶液，加热至斑点清晰，日光下检视

高效液相色谱

色谱柱　C_{18}，$5\mu m$（4.6mm×250mm）

流动相　乙腈–水（20∶80），1.0ml/min

检测波长　215nm

【结构鉴定】 UV λ_{max}^{MeOH}(nm)：208。

IR ν_{max}^{KBr}(cm^{-1})：3314，2914，1650，1450，1397，1059，1033，857。

FAB-MS m/z：356[M+NH$_4$]$^+$。

^{1}H-NMR(CD$_3$OD，600MHz) δ：1.58(2H,m,H-1),3.76(1H,m,H-2),1.82(1H,dd,$J=8.4,8.4$Hz,H-3a),1.72(1H,m,H-3b),1.30(1H,m,H-5),2.28(1H,m,H-6a),2.18(1H,m,H-6b),1.22(1H,dd,$J=12.2,1.8$Hz,H-9),5.19(1H,s,H-14),3.68(1H,dd,$J=10.8,2.4$Hz,H-15),3.56(1H,dd,$J=9.0,2.4$Hz,H-16a),3.46(1H,dd,$J=10.8,9.0$Hz,H-16b),0.84(3H,s,CH$_3$-17),1.01(3H,s,CH$_3$-18),0.82(3H,s,CH$_3$-20)[1]。

^{13}C-NMR(CD$_3$OD，150MHz) δ：49.4(C-1),64.3(C-2),45.0(C-3),40.5(C-4),56.5(C-5),23.0(C-6),37.4(C-7),139.3(C-8),52.5(C-9),41.4(C-10),19.7(C-11),33.2(C-12),38.5(C-13),130.2(C-14),77.5(C-15),65.6(C-16),23.3(C-17),28.0(C-18),65.2(C-19),17.2(C-20)[1]。

【贮藏】 冷处（2～8℃）保存。

参考文献

[1] 俞桂新，王峥涛.豨莶草化学成分研究[J].中国药学杂志，2006，41（24）：1854-1857.

胡黄连苷 I
Picroside I

【分子式及分子量】 $C_{24}H_{28}O_{11}$；492.47

【来源】 玄参科植物胡黄连 *Picrorhiza scro-phulariiflora* Pennell. 的根茎。

【性状】 白色粉末。

本品溶于甲醇。

熔点：141～143℃。

【纯度检查】

薄层色谱

1. 薄层板 硅胶 GF_{254} 板

   展开剂 三氯甲烷-甲醇-甲酸（9：1：0.5）

   检 识 紫外灯（254nm）下检视

2. 薄层板 硅胶 G 板

   展开剂 乙酸乙酯-甲酸-水（8：1：1）

   检 识 10％硫酸乙醇试液，加热至斑点清晰，日光下检视

高效液相色谱

   色谱柱 C_{18}，$5\mu m$（4.6mm×250mm）

   流动相 甲醇-水-磷酸（35：65：0.1），1ml/min

   检测波长 275nm

【结构鉴定】 UV λ_{max}^{MeOH}(nm)：278，217，203。

IR ν_{max}^{KBr}(cm^{-1})：3400，1705，1636，1660，1605，1580，1495。

ESI-MS m/z：493[M+H]$^+$。

^{1}H-NMR(CD$_3$OD,600MHz) δ：4.87(1H,d,J=6.6Hz,H-1)，6.32(1H,dd,J=6.0，1.8Hz,H-3)，5.02(1H,dd,J=5.4，4.8Hz,H-4)，2.23(1H,m,H-5)，3.79(1H,brd,J=8.4Hz,H-7)，2.53(1H,dd,J=10.2，7.2Hz,H-9)，3.66(1H,d,J=13.2Hz,H-10)，4.15(1H,d,J=13.2Hz,H-10)，4.79(1H,d,J=7.8Hz,H-1′)，4.45(1H,dd,J=12.0，5.4Hz,H-6′)，4.53(1H,dd,J=12.0，1.8Hz,H-6′)，7.61(2H,dd,J=6.6，2.4Hz,H-2″，6″)，7.41(3H,m,H-3″，4″，5″)，7.70(1H,d,J=15.6Hz,H-7″)，6.56(1H,d,J=16.2Hz,H-8″)[1]。

^{13}C-NMR(CD$_3$OD,150MHz) δ：95.3(C-1)，141.8(C-3)，104.1(C-4)，39.1(C-5)，79.7(C-6)，62.4(C-7)，66.1(C-8)，43.4(C-9)，61.9(C-10)，99.8(C-1′)，74.8(C-2′)，77.5(C-3′)，71.5(C-4′)，75.9(C-5′)，64.1(C-6′)，135.6(C-1″)，130.1(C-2″)，129.3(C-3″)，131.6(C-4″)，129.3(C-5″)，130.1(C-6″)，146.6(C-7″)，118.6(C-8″)，168.3(C-9″)[1]。

【贮藏】 冷处（2～8℃）保存。

参考文献

[1] 汪豪，吴佳俊，刘戈等. 西藏胡黄连中的环烯醚萜类化学成分[J]. 中国天然药物，2006，4（1）：36-40.

柳穿鱼叶苷

Pectolinarin

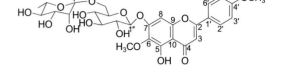

【异名】 大蓟苷

【分子式及分子量】 $C_{29}H_{34}O_{15}$；622.57

【来源】 菊科植物蓟 *Cirsium japonicum* Fisch. ex DC. 的干燥地上部分。

【性状】 黄色粉末。

本品易溶于甲醇。

熔点：269～271℃。

【纯度检查】

薄层色谱

1. 薄层板 聚酰胺薄膜

   展开剂 乙酰丙酮–丁酮–乙醇–水（1∶3∶3∶13）

   检 识 紫外灯（365nm）下检视

2. 薄层板 聚酰胺薄膜

   展开剂 丁酮–甲醇–水（1∶1∶3）

   检 识 紫外灯（365nm）下检视

高效液相色谱

   色谱柱 Diamonsil C_{18}，5μm（4.6mm×250mm）

   流动相 乙腈–0.1%磷酸水溶液（21∶79），1ml/min

   检测波长 330nm

【结构鉴定】[1,2] UV λ_{max}^{MeOH}(nm)：328，276，201。

IR ν_{max}^{KBr}(cm^{-1})：3560，3397，2940，1659，1612，1585，1512，1465，1355，1299，1249，1180，1130，1110，1070，833。

ESI-MS m/z：623[M＋H]$^+$，477[M＋H-Rha]$^+$，315[M＋H-Rha-Glu]$^+$。

^{1}H-NMR(DMSO-d_6,600MHz) δ：6.94(2H,s,H-3,8)，12.96(1H,s,5-OH)，8.05(2H,brd,J＝9.6Hz,H-2′,6′)，7.17(2H,brd,J＝9.0Hz,H-3′,5′)，3.86(3H,s,6-OCH$_3$)，3.77(3H,s,4′-OCH$_3$)，5.12(1H,d,J＝7.2Hz,H-1″)，4.56(1H,brs,H-1‴)，1.06(3H,d,J＝6.0Hz,H-6‴)。

^{13}C-NMR(DMSO-d_6,150MHz) δ：164.1(C-2)，100.4(C-3)，182.4(C-4)，152.2(C-5)，132.7(C-6)，156.5(C-7)，94.3(C-8)，152.5(C-9)，105.9(C-10)，122.7(C-1′)，128.3(C-2′)，114.7(C-3′)，162.4(C-4′)，114.8(C-5′)，128.4(C-6′)，103.4(C-1″)，73.1(C-2″)，76.4(C-3″)，69.5(C-4″)，75.7(C-5″)，66.0(C-6″)，100.3(C-1‴)，70.4(C-2‴)，70.8(C-3‴)，72.0(C-4‴)，68.3(C-5‴)，17.8(C-6‴)，55.6(4′-OCH$_3$)，60.3(6′-OCH$_3$)。

【贮藏】 冷处（2～8℃）保存。

参考文献

[1] 郑晗，万春鹏，张的凤等. 大蓟炭化学成分的研究[J]. 江西中医学院学报，2009，21（2）：83-85.

[2] 陆颖，段书涛，潘家祐等. 中药大蓟化学成分的研究[J]. 天然产物研究与开发，2009，21：563-565.

哈巴苷
Harpagide

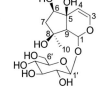

【分子式及分子量】 $C_{15}H_{24}O_{10}$；364.34

【来源】 玄参科植物玄参 *Scrophularia ning-poensis* Hemsl. 的干燥根。

【性状】 白色粉末。

本品易溶于甲醇、水。

熔点：130～132℃。

【纯度检查】

薄层色谱

1. 薄层板 硅胶 G 板

展开剂 乙酸乙酯-无水乙醇-水（4∶1∶0.6）

检 识 1%香草醛乙醇溶液与 3%高氯酸水溶液的等量混合溶液显色后，日光下检视

2. 薄层板 硅胶 G 板

展开剂 三氯甲烷-甲醇-水（8∶2∶1）下层液

检 识 0.2%香草醛硫酸试液，日光下检视

高效液相色谱

色谱柱 ZORBAX SB C_{18}，5μm（4.6mm×250mm）

流动相 乙腈-0.03%磷酸水溶液，梯度洗脱，1ml/min

检测波长 210nm

【结构鉴定】[1,2] **IR** $\nu_{max}^{KBr}(cm^{-1})$：3450，1710，1640。

ESI-MS m/z：365[M＋H]$^+$。

[1]**H-NMR**(CD_3OD,600MHz) δ：5.74(1H,s,H-1),6.31(1H,d,J=7.8Hz,H-3),4.95(1H,dd,J=7.8,1.8Hz,H-4),3.71(1H,d,J=4.8Hz,H-6),1.80(1H,dd,J=16.2,4.8Hz,H-7a),1.90(1H,dd,J=16.8,5.4Hz,H-7b),2.55(1H,s,H-9),1.25(3H,s,H-10),4.58(1H,d,J=9.6Hz,H-1'),3.67(1H,dd,J=12.4,6.6Hz,H-6'a),3.90(1H,dd,J=14.4,2.4Hz,H-6'b)。

[13]**C-NMR**(CD_3OD,150MHz) δ：93.2(C-1),142.5(C-3),108.4(C-4),72.5(C-5),77.5(C-6),47.2(C-7),78.3(C-8),59.6(C-9),24.9(C-10),99.4(C-1'),74.5(C-2'),78.2(C-3'),71.8(C-4'),78.1(C-5'),62.8(C-6')。

【贮藏】 冷处（2～8℃）保存。

参考文献

[1] 王敏娟. 北玄参与玄参比较研究[D]. 西北大学硕士学位论文，2010.

[2] Yin-Ming Li, Shao-Hao Jiang, Wen-Yun Gao, et al. Iridoid glycosides from *Scrophularia ningpoensis* [J]. Phytochemistry, 1999, 50：101-104.

哈巴俄苷
Harpagoside

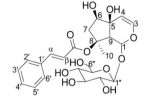

【分子式及分子量】 $C_{24}H_{30}O_{11}$；494.49

【来源】 玄参科植物玄参 *Scrophularia ning-poensis* Hemsl. 的干燥根。

【性状】 白色粉末。

本品易溶于甲醇、水。

熔点：128～130℃。

【纯度检查】

薄层色谱

1. 薄层板 硅胶 G 板

   展开剂 乙酸乙酯-无水乙醇-水 (4：1：0.6)

   检 识 1%香草醛乙醇溶液与3%高氯酸水溶液的等量混合溶液显色，日光下检视

2. 薄层板 硅胶 G 板

   展开剂 三氯甲烷-甲醇-水 (12：4：1) 下层液

   检 识 5%香草醛硫酸试液，日光下检视

高效液相色谱

   色谱柱 ZORBAX SB C_{18}，$5\mu m$ (4.6mm×250mm)

   流动相 乙腈-0.03%磷酸水溶液，梯度洗脱，1ml/min

   检测波长 210nm

【结构鉴定】[1,2] **UV** λ_{max}^{MeOH}(nm)：280。

IR ν_{max}^{KBr}(cm^{-1})：3400，1690，1600，1570，1505，1445，770。

ESI-MS m/z：493[M—H]$^-$。

^{1}**H-NMR**(CD$_3$OD,600MHz) δ：6.18(1H,s,H-1),6.42(1H,d,J=6.6Hz,H-3),4.94(1H,dd,J=6.0,1.8Hz,H-4),3.77(1H,d,J=3.6Hz,H-6),2.02(1H,dd,J=15.0,4.2Hz,H-7a),2.27(1H,d,J=15.0Hz,H-7b),2.94(1H,s,H-9),1.54(3H,s,H-10),6.52(1H,d,J=15.6Hz,H-α),7.67(1H,d,J=16.2Hz,H-β),7.60(1H,dd,J=6.6,2.4Hz,H-2′,6′),7.41(1H,m,H-3′,4′,5′),4.63(1H,d,J=8.4Hz,H-1″),3.72(1H,dd,J=12.0,6.0Hz,H-6″a),3.94(1H,dd,J=12.0,2.4Hz,H-6″b)。

^{13}**C-NMR**(CD$_3$OD,150MHz) δ：94.6(C-1),143.9(C-3),106.9(C-4),73.4(C-5),77.8(C-6),46.2(C-7),88.8(C-8),55.6(C-9),22.7(C-10),135.8(C-1′),130.0(C-2′),129.6(C-3′),131.5(C-4′),129.6(C-5′),129.2(C-6′),120.1(C-α),146.1(C-β),168.7(C=O),100.0(C-1″),74.6(C-2″),78.2(C-3″),71.8(C-4″),77.6(C-5″),63.0(C-6″)。

【贮藏】 冷处 (2～8℃) 保存。

参考文献

[1] 王敏娟. 北玄参与玄参比较研究[D]. 西北大学硕士学位论文，2010.

[2] Yin-Ming Li, Shao-Hao Jiang, Wen-Yun Gao, et al. Iridoid glycosides from *Scrophularia ningpoensis* [J]. Phytochemistry, 1999, 50：101-104.

秦皮素

Fraxetin

H₃CO、HO、OH 结构式（苯并吡喃酮环，标注碳位 2、3、4、5、6、7、8、9、10）

【异名】 嗪皮素、7,8-Dihydroxy-6-methoxycoumarin

【分子式及分子量】 $C_{10}H_8O_5$；208.17

【来源】 木犀科植物苦枥白蜡树 *Fraxinus rhynchophylla* Hance、白蜡树 *Fraxinus chinensis* Roxb.、尖叶白蜡树 *Fraxinus szaboana* Lingelsh. 或宿柱白蜡树 *Fraxinus stylosa* Lingelsh. 的干燥枝皮或干皮。

【性状】 黄色无定形粉末。

本品易溶于甲醇、丙酮。

熔点：234～236℃。

【纯度检查】

薄层色谱

1. 薄层板　硅胶 G 板

   展开剂　甲苯-乙酸乙酯-甲酸-乙醇（3：4：1：2）

   检　识　紫外灯（366nm）下检视

2. 薄层板　硅胶 G 板

   展开剂　三氯甲烷-甲醇-甲酸（6：1：0.5）

   检　识　紫外灯（366nm）下检视

高效液相色谱

色谱柱　Agilent Extend C_{18}，5μm（4.6mm×250mm）

流动相　甲醇-0.4%乙酸，梯度洗脱，1ml/min

检测波长　340nm

【结构鉴定】[1] **UV** λ_{max}^{MeOH}(nm)：340，265，215。

IR ν_{max}^{KBr}(cm^{-1})：3341，1687，1610，1576，1509。

ESI-MS m/z：209[M+H]$^+$。

¹H-NMR(CDCl₃，500MHz) δ：6.22(1H,d,J=9.5Hz,H-3)，7.88(1H,d,J=9.5Hz,H-4)，6.79(1H,s,H-5)，3.81(3H,s,-CH₃)。

¹³C-NMR(DMSO-d_6，125MHz) δ：160.6(C-2)，111.8(C-3)，145.1(C-4)，100.2(C-5)，145.3(C-6)，139.2(C-7)，132.8(C-8)，139.3(C-9)，110.2(C-10)，56.0(-OCH₃)。

【贮藏】 冷处（2～8℃）保存。

参考文献

[1] 孙严彤. 长白山花曲柳和水曲柳化学成分的研究[D]. 吉林大学硕士研究生毕业论文，2004.

党参炔苷

Lobetyolin

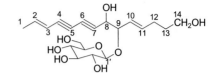

【分子式及分子量】 $C_{20}H_{28}O_8$；396.43

【来源】 桔梗科植物党参 *Codonopsis pilo-sula* (Franch.) Nannf. 的干燥根。

【性状】 棕黄色块状结晶。

本品易溶于甲醇、乙醇、丙酮和乙酸乙酯，溶于乙醚、乙酸和三氯甲烷，微溶于苯和水，不溶于二硫化碳和石油醚。

熔点：70～72℃。

【纯度检查】

薄层色谱

1. 薄层板 硅胶 G 板

展开剂 正丁醇-冰醋酸-水 (7:1:0.5)

检 识 10%硫酸乙醇试液，加热至斑点清晰，日光及紫外灯 (366nm) 下检视

2. 薄层板 硅胶 G 板

展开剂 三氯甲烷-甲醇-冰醋酸 (9:1:0.5)

检 识 10%硫酸乙醇试液，加热至斑点清晰，日光及紫外灯 (366nm) 下检视

高效液相色谱

色谱柱 Phenomenex Gemini C_{18}，$5\mu m$ (4.6mm×250mm)

流动相 乙腈-水 (80:20)，1ml/min

检测波长 267nm

【结构鉴定】 UV λ_{max}^{MeOH}(nm)：283，268，253，241，215，207。

IR ν_{max}^{KBr}(cm^{-1})：3385，2924，2879，2235，1626，1439，1078，1043，949。

ESI-MS m/z：831[2M+K]$^+$，815[2M+Na]$^+$，435[M+K]$^+$，419[M+Na]$^+$。

^{1}H-NMR(CD$_3$COCD$_3$，600MHz) δ：1.81(3H,dd,$J=8.4,1.8$Hz,H-1)，6.36(1H,dq,$J=15.6,7.8$Hz,H-2)，5.63(1H,brd,$J=17.4$Hz,H-3)，5.48(1H,dd,$J=18.8,9.6$Hz,H-10)，5.94(1H,dt,$J=15.6,8.4$Hz,H-11)，2.17(2H,brdd,$J=17.4,8.4$Hz,H-12)，1.62(2H,m,H-13)，3.57(2H,t,$J=7.8$Hz,H-14)，4.39(1H,d,$J=9.6$Hz,H-1′)。

^{13}C-NMR(CD$_3$COCD$_3$，150MHz) δ：18.8(C-1)，145.2(C-2)，110.2(C-3)，82.2(C-4)，77.8(C-5)，72.7(C-6)，70.4(C-7)，66.5(C-8)，81.7(C-9)，126.2(C-10)，138.0(C-11)，29.6(C-12)，33.1(C-13)，61.8(C-14)，101.0(C-1′)，74.7(C-2′)，78.1(C-3′)，71.8(C-4′)，77.7(C-5′)，62.9(C-6′)。

【贮藏】 −20℃保存。

常春藤皂苷元

Hederagenin

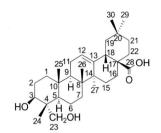

【分子式及分子量】 $C_{30}H_{48}O_4$；472.70

【来源】 木通科植物五叶木通 *Akebia quinata*
(Thunb.) Deene. 的藤茎。

【性状】 白色粉末。

本品溶于甲醇、乙醇等。

熔点：300～302℃。

【纯度检查】

薄层色谱

1. 薄层板 硅胶 G 板

展开剂 环己烷-乙酸乙酯-三氯甲烷-甲酸 (8∶8∶5∶0.2)

检 识 10％硫酸乙醇试液，加热至斑点清晰，日光及紫外灯 (366nm) 下检视

2. 薄层板 硅胶 G 板

展开剂 正己烷-乙酸乙酯-冰醋酸 (8∶4∶0.25)

检 识 10％硫酸乙醇试液，加热至斑点清晰，日光及紫外灯 (366nm) 下检视

高效液相色谱

色谱柱 Agilent C_{18}，$5\mu m$ (4.6mm×250mm)

流动相 甲醇-水-冰醋酸-三乙胺 (87∶13∶0.04∶0.02)，1ml/min

检测波长 210nm

【结构鉴定】 **UV** λ_{max}^{MeOH}(nm)：203。

IR ν_{max}^{KBr}(cm^{-1})：3450，2943，1698，1466，1388，1268，1207，1038。

ESI-MS m/z：967[2M＋Na]$^+$，945[2M＋H]$^+$，511[M＋K]$^+$，495[M＋Na]$^+$；943[2M－H]$^-$，471[M－H]$^-$。

^{1}H-NMR(C_5D_5N,600MHz) δ：5.49(1H,s,H-12),4.18(1H,m,H-3),4.17(1H,d,$J=$10.2Hz,H-23a),3.71(1H,d,$J=$10.2Hz,H-23b),1.23(3H,s,H-27),1.05(3H,s,H-26),1.04(3H,s,H-25),0.99(3H,s,H-30),0.96(3H,s,H-29),0.92(3H,s,H-24)。

^{13}C-NMR(C_5D_5N,150MHz) δ：39.3(C-1),26.7(C-2),73.9(C-3),42.5(C-4),49.1(C-5),19.1(C-6),33.5(C-7),40.3(C-8),48.7(C-9),37.7(C-10),24.4(C-11),123.1(C-12),145.3(C-13),43.4(C-14),28.8(C-15),24.3(C-16),47.2(C-17),42.7(C-18),46.9(C-19),31.4(C-20),34.7(C-21),33.7(C-22),68.4(C-23),13.6(C-24),16.5(C-25),18.0(C-26),28.2(C-27),180.7(C-28),33.7(C-29),24.2(C-30)。

【贮藏】 冷处 (2～8℃) 保存。

紫堇灵

Corynoline

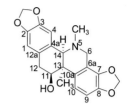

【分子式及分子量】 $C_{21}H_{21}NO_5$；367.40

【来源】 罂粟科植物紫堇 *Corydalis edulis* Maxim。

【性状】 白色粉末。

本品溶于三氯甲烷、甲醇、乙醇等。

熔点：218～219℃。

【纯度检查】

薄层色谱

1. 薄层板 0.4％氢氧化钠硅胶 G 板

展开剂 环己烷-三氯甲烷-甲醇 （7：2：1）

检 识 稀碘化铋钾试液，日光下检视

2. 薄层板 0.4％氢氧化钠硅胶 G 板

展开剂 环己烷-乙酸乙酯 （6：4）

检 识 稀碘化铋钾试液，日光下检视

高效液相色谱

色谱柱 ZORBAX SB C_{18}，$5\mu m$ （4.6mm×250mm）

流动相 甲醇－0.015mol/L 磷酸盐缓冲溶液 （氢氧化钠调 pH 至 6.7） （70：30），1ml/min

检测波长 289nm

【结构鉴定】 UV λ_{max}^{MeOH}(nm)：288，238，205。

IR ν_{max}^{KBr}(cm^{-1})：3195，2974，2778，1486，1459，1255，1231，1055，1028，931，865，844。

ESI-MS m/z：368[M＋H]$^+$[1]。

^{1}H-NMR(CDCl$_3$,500MHz) δ：6.64(1H,s,H-1)，6.66(1H,s,H-4)，4.04(1H,d,$J=$15.5Hz,H-6)，3.45(1H,d,$J=$15.0Hz,H-6)，6.80(1H,d,$J=$8.0Hz,H-9)，6.92(1H,d,$J=$8.0Hz,H-10)，5.94～5.99(4H,m,2×-OCH$_2$O-)，3.95(1H,d,$J=$1.5Hz,H-11)，3.30(1H,d,$J=$2.5Hz,H-14)，3.16(1H,d,$J=$17.5Hz,H-12α)，3.09(1H,dd,$J=$17.5,5.0Hz,H-12β)，2.22(3H,s,5-NCH$_3$)，1.14(3H,s,CH$_3$-13)$^{[2]}$。

^{13}C-NMR(CDCl$_3$,125MHz) δ：107.6(C-1)，145.3(C-2)，148.0(C-3)，101.0(2-O-CH$_2$-O-3)，112.7(C-4)，127.9(C-4a)，54.3(C-6)，116.8(C-6a)，142.7(C-7)，145.1(C-8)，101.3(7-O-CH$_2$-O-8)，109.4(C-9)，118.6(C-10)，136.0(C-10a)，76.1(C-11)，36.7(C-12)，125.2(C-12a)，40.8(C-13)，69.8(C-14)，43.2(5-NCH$_3$)，23.4(CH$_3$-13)$^{[2]}$。

【贮藏】 冷处 （2～8℃） 保存。

参考文献

[1] 项艳，李木子，谢亚萍等. 苦地丁化学成分和体内代谢产物的 LC-MS 鉴定[J]. 中草药，2022，53 （7）：1949-1963.

[2] 肖扬，杨春娟，钟明亮等. 苦地丁化学成分研究[J]. 天然产物研究与开发，2013，25：1665-1668，1689.

路路通酸

Liquidambaric Acid

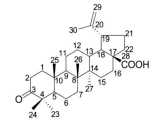

【分子式及分子量】 $C_{30}H_{46}O_3$ ；454.68

【来源】 金缕梅科植物枫香树 *Liquidambar formosana* Hance 的干燥成熟果序。

【性状】 白色粉末。

本品溶于甲醇、乙醇等。

熔点：244～246℃。

【纯度检查】

薄层色谱

1. 薄层板　硅胶 G 板

展开剂　石油醚（60～90℃）-乙酸乙酯-冰醋酸（80∶20∶0.4）

检　识　5%香草醛硫酸试液，加热至斑点清晰，日光下检视

2. 薄层板　硅胶 G 板

展开剂　甲苯-甲醇（9∶1）

检　识　10%磷钼酸乙醇试液，加热至斑点清晰，日光下检视

高效液相色谱

色谱柱　Phenomenex C_{18}，$5\mu m$（4.6mm×250mm）

流动相　甲醇-水-冰醋酸（87∶13∶0.1），1ml/min

检　测　蒸发光散射检测器，漂移管温度100℃，N_2 流速2.5L/min

差示量热扫描法

起始温度50℃，终点温度300℃，升温速率5℃/min

【结构鉴定】 UV λ_{max}^{MeOH} (nm)：203。

IR ν_{max}^{KBr} (cm^{-1})：3068～2870，1705，1691，1641，1458，1377，885。

EI-MS m/z：454[M]$^+$。

^{1}H-NMR(CDCl$_3$，500MHz) δ：4.74(1H，brs，H-29)，4.61(1H，brs，H-29)，1.69(3H，s，-CH$_3$)，1.07(3H，s，-CH$_3$)，1.01(3H，s，-CH$_3$)，0.99(3H，s，-CH$_3$)，0.97(3H，s，-CH$_3$)，0.92(3H，s，-CH$_3$)。

^{13}C-NMR(CDCl$_3$，125MHz) δ：39.7(C-1)，34.3(C-2)，218.4(C-3)，47.5(C-4)，55.1(C-5)，19.8(C-6)，33.7(C-7)，40.8(C-8)，50.0(C-9)，37.1(C-10)，21.5(C-11)，25.6(C-12)，38.6(C-13)，42.6(C-14)，29.8(C-15)，37.2(C-16)，56.5(C-17)，49.3(C-18)，47.0(C-19)，150.4(C-20)，30.7(C-21)，32.2(C-22)，26.8(C-23)，21.1(C-24)，16.0(C-25)，16.1(C-26)，14.8(C-27)，182.2(C-28)，109.9(C-29)，19.5(C-30)。

【贮藏】 冷处（2～8℃）保存。

藁本内酯
Ligustilide

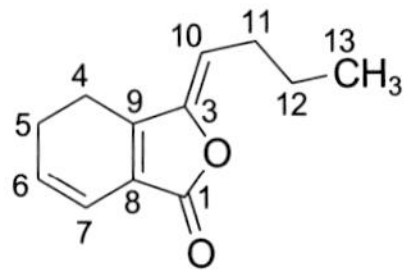

【分子式及分子量】 $C_{12}H_{14}O_2$；190.24

【来源】 伞形科植物当归 *Angelica sinensis* (Oliv) Diels. 的干燥根。

【性状】 黄色油状物。

本品易溶于甲醇、三氯甲烷、乙醚，不溶于水。

【纯度检查】

薄层色谱

1. 薄层板 硅胶 G 板

展开剂 环己烷-二氯甲烷-乙酸乙酯-甲酸 (4：1：1：0.1)

检 识 紫外灯 (366nm) 下检视

2. 薄层板 硅胶 G 板

展开剂 石油醚 (60～90℃)-乙酸乙酯 (4：1)

检 识 紫外灯 (366nm) 下检视

高效液相色谱

色谱柱 Agilent XDB C_{18}，5μm (4.6mm×250mm)

流动相 甲醇-水 (60：40)，1ml/min

检测波长 325nm

【结构鉴定】 UV λ_{max}^{MeOH}(nm)：324，294，283，208。

IR ν_{max}^{KBr}(cm^{-1})：2959，2871，1767，1668，1625，1463，1270，1051，960，705。

ESI-MS m/z：191[M＋H]$^+$。

^{1}H-NMR(CDCl$_3$,500MHz) δ：2.56(2H,dd,J=9.5,9.0Hz,H-4),2.45(2H,m,H-5),5.97(1H,dt,J=11.5,4.5Hz,H-6),6.24(1H,dt,J=12.5,2.0Hz,H-7),5.20(1H,t,J=8.0Hz,H-10),2.34(2H,m,H-11),1.48(2H,m,H-12),0.93(3H,t,J=7.5Hz,H-13)。

^{13}C-NMR(CDCl$_3$,125MHz) δ：167.5(C-1),148.5(C-3),18.5(C-4),22.3(C-5),129.8(C-6),117.0(C-7),123.9(C-8),147.0(C-9),112.8(C-10),28.1(C-11),22.4(C-12),13.7(C-13)。

【贮藏】 －20℃保存。

大豆苷

Daidzin

【分子式及分子量】 $C_{21}H_{20}O_9$；416.38

【来源】 豆科植物大豆 *Glycine max*（L.）Merr. 的成熟种子。

【性状】 白色针晶。

本品溶于 70％甲醇及 80％乙醇。

熔点：235～237℃。

【纯度检查】

薄层色谱

1. 薄层板 硅胶 G 板

展开剂 甲苯-甲酸乙酯-甲酸（5：4：1）

检 识 氨蒸气，紫外灯（366nm）下检视

2. 薄层板 聚酰胺薄膜

展开剂 无水乙醇-水-甲酸（10：5：1）

检 识 1％$FeCl_3$ 乙醇试液，日光下检视

高效液相色谱

色谱柱 Agilent C_{18}，5μm（4.6mm×250mm）

流动相 甲醇-1％冰醋酸酸水溶液（28：72），1ml/min

检测波长 260nm

【结构鉴定】 UV λ_{max}^{MeOH}(nm)：306（sh），270，248。

IR ν_{max}^{KBr}(cm^{-1})：3470，1618，1590，1462，1402，1271，1113。

EI-MS m/z：416[M]$^+$。

^{1}H-NMR(DMSO-d_6，500MHz) δ：8.39(1H,s,H-2)，8.05(1H,d,$J=9.0$Hz,H-5)，7.14(1H,dd,$J=9.0$,2.0Hz,H-6)，7.23(1H,d,$J=2.5$Hz,H-8)，7.41(2H,dd,$J=6.5$，2.0Hz,H-2′,6′)，6.82(2H,dd,$J=9.5$,2.0Hz,H-3′,5′)，9.54(1H,s,4′-OH)，5.10(1H,d,$J=7.5$Hz,H-1″)，3.72(1H,dd,$J=10.0$,5.0Hz,H-6″)。

^{13}C-NMR(DMSO-d_6，125MHz) δ：153.3(C-2)，123.7(C-3)，174.7(C-4)，126.9(C-5)，115.6(C-6)，161.4(C-7)，103.4(C-8)，157.0(C-9)，118.5(C-10)，122.3(C-1′)，130.1(C-2′)，115.0(C-3′)，157.2(C-4′)，115.0(C-5′)，130.1(C-6′)，100.0(C-1″)，77.2(C-2″)，76.5(C-3″)，73.1(C-4″)，69.6(C-5″)，60.6(C-6″)。

【贮藏】 冷处（2～8℃）保存。

7-羟基香豆素

7-Hydroxycoumarin

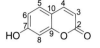

【分子式及分子量】 $C_9H_6O_3$；162.14

【来源】 合成。

【性状】 白色粉末。

本品溶于三氯甲烷、甲醇、乙醇等。

熔点：218～220℃。

【纯度检查】

薄层色谱

1. 薄层板 硅胶 GF_{254} 板

展开剂 石油醚（60～90℃）-丙酮（1.5：1）

检 识 紫外灯（254nm 及 366nm）下检视；碘蒸气，日光下检视

2. 薄层板 硅胶 GF_{254} 板

展开剂 正己烷-乙酸乙酯-甲酸（5：5：1 滴）

检 识 紫外灯（254nm 及 366nm）下检视；碘蒸气，日光下检视

高效液相色谱

色谱柱 Aichrom Hypersil C_{18}，5μm（4.6mm×250mm）

流动相 乙腈-0.02％磷酸水溶液（18：82），1ml/min

检测波长 218nm、324nm

【结构鉴定】 UV λ_{max}^{MeOH}(nm)：324，202。

IR ν_{max}^{KBr}(cm^{-1})：3161，1709，1682，1604，1570，1236，1138，835，484。

ESI-MS m/z：163[M+H]$^+$。

^{1}H-NMR(CDCl$_3$,500MHz) δ：6.26(1H,d,J=9.5Hz,H-3)，7.63(1H,d,J=9.5Hz,H-4)，7.36(1H,d,J=8.5Hz,H-5)，6.80(1H,dd,J=9.5,2.0Hz,H-6)，6.78(1H,d,J=2.0Hz,H-8)[1]。

^{13}C-NMR(DMSO-d_6,125MHz) δ：160.5(C-2)，113.1(C-3)，144.6(C-4)，129.7(C-5)，111.4(C-6)，161.3(C-7)，102.2(C-8)，155.5(C-9)，111.3(C-10)[1]。

【贮藏】 冷处（2～8℃）保存。

参考文献

[1] 李广志，李晓瑾，曹丽等. 新疆阿魏种子化学成分的研究[J]. 中草药，2015，46（12）：1730-1736.

1-羟基-3,4,5-三甲氧基𠮷酮

1-Hydroxy-3,4,5-trimethoxyxanthone

【分子式及分子量】 $C_{16}H_{14}O_6$；302.28

【来源】 龙胆科植物卵萼花锚 *Halenia elliptica* D. Don 的全草。

【性状】 淡黄色针状结晶。

本品溶于甲醇、乙醇等。

熔点：192～194℃。

【纯度检查】

薄层色谱

1. 薄层板 硅胶 GF_{254} 板

   展开剂 三氯甲烷-乙醚（13：1）

   检　识 紫外灯（254nm）及日光下检视

2. 薄层板 硅胶 GF_{254} 板

   展开剂 苯-丙酮（8：1）

   检　识 紫外灯（254nm）及日光下检视

高效液相色谱

色谱柱 Phenomenex Gemini C_{18}，$5\mu m$（4.6mm×250mm）

流动相 甲醇-1％冰醋酸水溶液（65：35），1ml/min

检测波长 243nm

【结构鉴定】 **UV** λ_{max}^{MeOH}(nm)：360，305，271，243，219，202。

IR ν_{max}^{KBr}(cm^{-1})：2943，2839，1660，1585，1496，1450，1361，1319，1232，1146，1107，993，791。

ESI-MS m/z：303[M＋H]$^+$。

^{1}H-NMR(DMSO-d_6，600MHz) δ：12.70(1H，s，1-OH)，6.86(1H，s，H-2)，7.52(1H，dd，$J=9.6$，1.8Hz，H-6)，7.41(1H，dd，$J=9.6$，9.6Hz，H-7)，7.68(1H，dd，$J=9.6$，1.8Hz，H-8)，3.99(3H，s，3-OCH$_3$)，3.97(3H，s，4-OCH$_3$)，3.76(3H，s，5-OCH$_3$)[1]。

^{13}C-NMR(DMSO-d_6，150MHz) δ：152.7(C-1)，91.6(C-2)，160.1(C-3)，131.3(C-4)，145.6(C-4a)，148.0(C-4b)，153.1(C-5)，115.6(C-6)，124.1(C-7)，116.6(C-8)，103.3(C-8a)，120.2(C-8b)，180.5(C-9)，60.0(3-OCH$_3$)，56.7(4-OCH$_3$)，56.2(5-OCH$_3$)[1]。

【贮藏】 冷处（2～8℃）保存。

参考文献

[1] 李忠荣，邱明华，聂瑞麟. 滇黄芩中的两个𠮷酮贰[J]. 天然产物研究与开发，1999，11（2）：8-11.

苦玄参苷ⅠA

Piefeltarraenin ⅠA

【分子式及分子量】 $C_{41}H_{62}O_{13}$ ；762.92

【来源】 玄参科植物苦玄参 *Picria fel-terrae* Lour. 的干燥全草。

【性状】 无色针晶。

本品溶于甲醇、乙醇等。

熔点：186～187℃[1]。

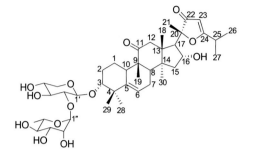

【纯度检查】

薄层色谱

1. 薄层板 硅胶 G 板

展开剂 三氯甲烷-甲醇（4:1）

检 识 5%香草醛浓硫酸试液，加热至斑点清晰，日光下检视

2. 薄层板 硅胶 G 板

展开剂 乙酸乙酯-甲醇-水（10:1:1）

检 识 3%磷钼酸乙醇试液，加热至斑点清晰，日光下检视

高效液相色谱

色谱柱 C_{18} ，$5\mu m$（4.6mm×250mm）

流动相 乙腈-水（35:65），1ml/min

检测波长 264nm

【结构鉴定】 UV λ_{max}^{MeOH}(nm)：260。

IR ν_{max}^{KBr}(cm^{-1})：3420，1685，1585，1160～950。

ESI-MS m/z：763[M+H]$^+$。

^{1}H-NMR(C_5D_5N,600MHz) δ:3.50(1H,dd,J=10.2,5.4Hz,H-3),5.74(1H,d,J=4.8Hz,H-6),2.46(1H,d,J=12.0Hz,H-12),3.22(1H,d,J=14.4Hz,H-12),0.99(3H,s,H-18),1.20(3H,s,H-19),1.66(3H,s,H-21),5.61(1H,s,H-23),1.13(3H,d,J=6.6Hz,H-26),1.12(3H,d,J=7.2Hz,H-27),1.38(3H,s,H-28),1.50(3H,s,H-29),1.40(3H,s,H-30)[1]。

^{13}C-NMR(C_5D_5N,150MHz) δ:30.8(C-1),25.9(C-2),80.7(C-3),47.0(C-4),143.1(C-5),119.2(C-6),24.6(C-7),36.4(C-8),48.6(C-9),43.9(C-10),213.5(C-11),49.1(C-12),49.6(C-13),51.2(C-14),42.4(C-15),70.2(C-16),59.5(C-17),91.5(C-20),207.3(C-22),101.6(C-23),195.6(C-24),27.5(C-25),25.7,23.7,22.7,20.9,20.6,20.1,19.9,19.6(8×-CH$_3$),101.9(C-1'),83.6(C-2'),76.6(C-3'),72.0(C-4'),67.7(C-5'),101.9(C-1''),73.1(C-2''),73.0(C-3''),74.7(C-4''),69.8(C-5''),19.5(C-6'')[2]。

【贮藏】 冷处（2～8℃）保存。

参考文献

[1] 成桂仁，金静兰，文永新等. 苦玄参化学成分的研究Ⅰ-苦玄参苷元Ⅰ的结构[J]. 化学学报，1982，40（8）：737-746.

[2] 成桂仁，金静兰，文永新等. 苦玄参化学成分的研究Ⅶ-苦玄参苷ⅠA和ⅠB的结构[J]. 化学学报，1985，43（4）：174-179.

20*S*-原人参二醇
20*S*-Protopanaxadiol

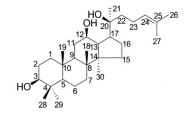

【分子式及分子量】 $C_{30}H_{52}O_3$；460.73

【来源】 五加科植物人参 *Panax ginseng*
C. A. Mey. 的干燥根及根茎。

【性状】 白色粉末。
本品溶于甲醇、乙醇等。
熔点：232～235℃。

【纯度检查】

薄层色谱

1. 薄层板　硅胶 G 板
   展开剂　三氯甲烷-甲醇-氨水（1∶8∶0.2）
   检　识　10%硫酸乙醇试液，加热至斑点清晰，紫外灯（366nm）及日光下检视
2. 薄层板　硅胶 G 板
   展开剂　三乙胺-正丙醇-水（3 滴∶6∶3）
   检　识　10%硫酸乙醇试液，加热至斑点清晰，紫外灯（366nm）及日光下检视

高效液相色谱

　　色谱柱　ZORBAX SB C_{18}，5μm（4.6mm×250mm）
　　流动相　乙腈-0.1%磷酸水溶液（50∶50），1ml/min
　　检测波长　202nm

【结构鉴定】 UV λ_{max}^{MeOH}(nm)：202。

IR ν_{max}^{KBr}(cm^{-1})：3287，2965，1452，1378，1346，1308，1080，1029，937，906。

ESI-MS m/z：483[M+Na]$^{+}$[1]。

^{1}H-NMR(C_5D_5N,600MHz) δ：3.43(1H,dd,J=11.4,4.2Hz,H-3),3.92(1H,m,H-12),5.32(1H,t,J=6.6Hz,H-24),1.65(3H,s,H-28),1.62(3H,s,H-21),1.42(3H,s,H-26),1.23(3H,s,H-27),1.03(3H,s,H-18),1.01(3H,s,H-29),0.94(3H,s,H-19),0.88(3H,s,H-30)[2]。

^{13}C-NMR(C_5D_5N,150MHz) δ：39.4(C-1),27.2(C-2),78.0(C-3),39.6(C-4),56.4(C-5),18.8(C-6),35.3(C-7),40.1(C-8),50.6(C-9),37.4(C-10),31.4(C-11),71.1(C-12),48.6(C-13),51.8(C-14),32.2(C-15),25.9(C-16),54.9(C-17),17.1(C-18),16.5(C-19),73.0(C-20),26.9(C-21),35.6(C-22),23.1(C-23),126.4(C-24),130.8(C-25),28.7(C-26),17.7(C-27),28.3(C-28),15.9(C-29),16.4(C-30)[2]。

【贮藏】 —20℃保存。

参考文献

[1] 杨秀伟，李珂珂，周琪乐. 人参茎叶中1个新皂苷20（S）-人参皂苷 Rf₂[J]. 中草药，2015，46（21）：3137-3145.
[2] 马丽媛，杨秀伟. 人参茎叶总皂苷酸水解产物化学成分研究[J]. 中草药，2015，46（17）：2522-2533.

20*S*-人参皂苷 Rh₂

20*S*-Ginsenoside Rh₂

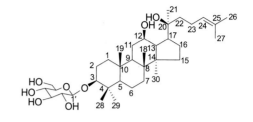

【分子式及分子量】 $C_{32}H_{62}O_8$；622.87

【来源】 五加科植物西洋参 *Panax quinque-folius* L 的果实。

【性状】 白色粉末。

本品溶于甲醇、乙醇等。

熔点：218～220℃。

【纯度检查】

薄层色谱

1. 薄层板 硅胶 G 板

展开剂 三氯甲烷-甲醇-水（8：2：0.2）

检 识 10％硫酸乙醇试液，加热至斑点清晰，日光下检视

2. 薄层板 硅胶 G 板

展开剂 二氯甲烷-甲醇-水（65：35：10）

检 识 10％硫酸乙醇试液，加热至斑点清晰，日光下检视

高效液相色谱

色谱柱 ZORBAX SB C_{18}，$5\mu m$（4.6mm×250mm）

流动相 甲醇-水（85：15），1ml/min

检测波长 203nm

【结构鉴定】 **UV** λ_{max}^{MeOH}(nm)：202。

IR ν_{max}^{KBr}(cm^{-1})：3385，2968，2876，1639，1455，1389，1309，1188，1163，1076，1028，891。

ESI-MS m/z：645[M＋Na]$^+$[1]。

¹H-NMR(C_5D_5N,600MHz) δ：3.40(1H,brd,J＝11.4Hz,H-3)，3.94(1H,m,H-12)，1.01(3H,s,H-18)，0.98(3H,s,H-19)，1.64(3H,s,H-21)，5.33(1H,brs,H-24)，1.45(3H,s,H-26)，1.34(3H,s,H-27)，1.67(3H,s,H-28)，0.98(3H,s,H-29)，0.82(3H,s,H-30)，4.97(1H,d,J＝6.6Hz,H-1′)[2]。

¹³C-NMR(C_5D_5N,150MHz) δ：39.6(C-1)，27.6(C-2)，89.3(C-3)，40.2(C-4)，56.9(C-5)，19.0(C-6)，35.7(C-7)，40.5(C-8)，50.9(C-9)，37.5(C-10)，31.8(C-11)，71.5(C-12)，49.1(C-13)，52.2(C-14)，32.6(C-15)，27.2(C-16)，55.3(C-17)，16.9(C-18)，16.3(C-19)，73.4(C-20)，27.4(C-21)，36.4(C-22)，23.5(C-23)，126.8(C-24)，131.2(C-25)，26.3(C-26)，18.2(C-27)，28.7(C-28)，17.3(C-29)，17.5(C-30)，107.5(C-1′)，76.3(C-2′)，79.3(C-3′)，72.4(C-4′)，78.9(C-5′)，63.6(C-6′)[2]。

【贮藏】 －20℃保存。

参考文献

[1] 杨秀伟，李珂珂，周琪乐. 人参茎叶中 1 个新皂苷 20(S)-人参皂苷 Rf₂[J]. 中草药，2015，46（21）：3137-3145.

[2] 唐晓慧. 人参叶化学成分的研究[D]. 沈阳药科大学硕士学位论文，2008.

左旋樟脑
（一）-Camphor

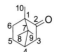

【分子式及分子量】 $C_{10}H_{16}O$；152.23

【来源】 合成。

【性状】 无色结晶。

本品溶于甲醇、乙醇等。

熔点：180～181℃。

比旋度：$[\alpha]_D^{20}$ −43.8°（c=1.22，CH_3OH）。

【纯度检查】

气相色谱

色谱柱 HP-INNOWAX，30m×0.32mm×0.25μm

色谱条件 起始温度80℃，以10℃/min的速率升至190℃

【结构鉴定】 **UV** λ_{max}^{MeOH}（nm）：290。

IR ν_{max}^{KBr}（cm^{-1}）：2960，1743，1448，1390，1371，1323，1045，750。

^{1}**H-NMR**（CD_3OD，500MHz） δ：2.36（1H，dt，J=22.2，4.8Hz，H-3α），1.85（1H，d，J=22.2Hz，H-3β），2.00（1H，m，H-4），2.10（1H，brdd，J=5.4，5.4Hz，H-5α），1.74（1H，m，H-5β），1.38（2H，m，H-6），0.99（3H，s，H-8），0.84（3H，s，H-9），0.89（3H，s，H-10）。

^{13}**C-NMR**（CD_3OD，125MHz） δ：58.8（C-1），218.0（C-2），44.4（C-3），44.1（C-4），27.8（C-5），31.0（C-6），47.8（C-7），20.1（C-8），19.4（C-9），9.6（C-10）。

【贮藏】 冷处（2～8℃）保存。

派可林酸

Pipecolinic Acid

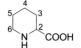

【分子式及分子量】 $C_6H_{11}NO_2$；129.16

【来源】 合成。

【性状】 白色粉末。

本品溶于甲醇、乙醇等。

熔点：248℃。

【纯度检查】

薄层色谱

1. 薄层板 硅胶 G 板

   展开剂 三氯甲烷–甲醇–36％乙酸（2：2：1）

   检 识 茚三酮试液，日光下检视

2. 薄层板 硅胶 G 板

   展开剂 正丁醇–冰醋酸（6：4）

   检 识 茚三酮试液，日光下检视

高效液相色谱

色谱柱 Alltima C_{18}，$5\mu m$（4.6mm×250mm）

流动相 乙腈–0.1％三氟乙酸水溶液（15：85），1ml/min

检 测 蒸发光散射检测器，漂移管温度115℃；N_2 流速 3.2L/min

【结构鉴定】 **UV** λ_{max}^{MeOH}(nm)：无明显吸收。

IR ν_{max}^{KBr}(cm^{-1})：2968，2941，1643，1400，1319，1126，1028，926，908，769，687。

ESI-MS m/z：152[M＋Na]$^+$，130[M＋H]$^+$。

^{1}**H-NMR**(CD$_3$OD，500MHz) δ:3.43(1H,dd,$J=$11.5,3.5Hz,H-2),2.95(1H,dt,$J=$3.5,12.5Hz,H-6),2.25(1H,m,H-2),1.56～1.89(5H,m,H-3～5)。

^{13}**C-NMR**(CD$_3$OD，125MHz) δ:60.6(C-2),23.6(C-3),23.2(C-4),28.1(C-5),44.7(C-6),174.1(-COOH)。

【贮藏】 冷处（2～8℃）保存。

菊苣酸

Cichoric Acid

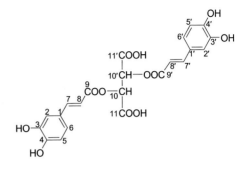

【分子式及分子量】　$C_{22}H_{18}O_{12}$；474.37

【来源】　紫锥菊。

【性状】　白色粉末。

本品溶于甲醇、乙醇等。

熔点：207～209℃。

【纯度检查】

薄层色谱

1. 薄层板　硅胶 GF_{254} 板

展开剂　三氯甲烷-乙酸乙酯-甲酸-水（6：12：5：2）

检　识　1%三氯化铝乙醇试液，紫外灯（366nm）下检视

2. 薄层板　硅胶 GF_{254} 板

展开剂　正丁醇-冰醋酸-水（6：1：3）

检　识　1%三氯化铝乙醇试液，紫外灯（366nm）下检视

高效液相色谱

色谱柱　ZORBAX SB C_{18}，$5\mu m$（4.6mm×250mm）

流动相　乙腈-0.2%磷酸水溶液（20：80），1ml/min

检测波长　326nm

【结构鉴定】　UV λ_{max}^{MeOH}(nm)：332，246，219。

IR ν_{max}^{KBr}(cm^{-1})：3356，3063，1747，1717，1683，1605，1516，1363，1301，1247，1218，1121，977。

ESI-MS m/z：497[M+Na]$^+$。

^{1}H-NMR(CD$_3$OD，600MHz)　δ：7.10(2H，d，$J=1.8$Hz，H-2，2′)，6.80(2H，d，$J=8.4$Hz，H-5，5′)，7.00(2H，dd，$J=8.4$，1.8Hz，H-6，6′)，6.38(2H，d，$J=16.2$Hz，H-7，7′)，7.66(2H，d，$J=15.6$Hz，H-8，8′)，5.81(2H，s，H-10，10′)。

^{13}C-NMR(CD$_3$OD，125MHz)　δ：127.5(C-1，1′)，115.2(C-2，2′)，148.6(C-3，3′)，150.0(C-4，4′)，113.6(C-5，5′)，123.4(C-6，6′)，146.9(C-7，7′)，116.5(C-8，8′)，169.5(C-9，9′)，72.4(C-10，10′)，167.6(C-11，11′)。

【贮藏】　冷处（2～8℃）保存。

R,S-告依春

R,S-Goitrin

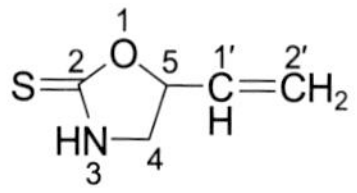

【分子式及分子量】 C_5H_7NOS；129.02

【来源】 十字花科植物菘蓝 *Isatis indigotica* Fort. 的干燥根。

【性状】 白色结晶。

本品溶于甲醇。

熔点：60～61℃。

【纯度检查】

薄层色谱

1. 薄层板 硅胶 G 板

展开剂 甲醇-三氯甲烷（0.5∶10）

检 识 碘蒸气，日光下检视

2. 薄层板 硅胶 G 板

展开剂 乙酸乙酯-石油醚（60～90℃）（1∶1 氨水饱和）

检 识 碘蒸气，日光下检视

高效液相色谱

色谱柱 ZORBAX SB C_{18}，$5\mu m$（4.6mm×250mm）

流动相 甲醇-0.02%磷酸水溶液（7∶93），1ml/min

检测波长 245nm

【结构鉴定】 UV λ_{max}^{MeOH}(nm)：295，244nm。

IR ν_{max}^{KBr}(cm^{-1})：3209，3091，2891，1518，1471，1367，1273，1169，1155，943。

ESI-MS m/z：297$[2M+K]^+$，168$[M+K]^+$。

^{1}H-NMR(CD_3OD,600MHz) δ：5.99(1H,ddd,$J=18.6,9.6,7.8$ Hz,H-1′),5.46(1H,brd,$J=20.4$Hz,H-2′),5.35(1H,brd,$J=11.4$Hz,H-2′),5.32(1H,m,H-5),3.90(1H,dd,$J=13.8,10.8$Hz,H-4),3.46(1H,dd,$J=12.0,9.0$Hz,H-4)。

^{13}C-NMR(CD_3OD,150MHz) δ：190.9(C-2),135.4(C-1′),119.7(C-2′),84.2(C-5),50.2(C-4)。

【贮藏】 －20℃保存。

罗汉果皂苷V

Mogroside V

【分子式及分子量】 $C_{60}H_{102}O_{29}$；1287.43

【来源】 葫芦科植物罗汉果 *Momordica grosvenori* Swingle 的干燥果实。

【性状】 白色粉末。

本品易溶于水。

熔点：197～200℃[1]。

【纯度检查】

薄层色谱

1. 薄层板　硅胶 G 板

展开剂　正丁醇-乙醇-水（8：2：3）

检　识　2%香草醛的 20%硫酸乙醇溶液，加热至斑点显色清晰

2. 薄层板　硅胶 G 板

展开剂　正丁醇-冰醋酸-水（4：1：2）

检　识　10%硫酸乙醇溶液，加热至斑点显色清晰

高效液相色谱

色谱柱　C_{18}，$5\mu m$（4.6mm×250mm）

流动相　乙腈-水（23：77），1ml/min

检测波长　203nm

【结构鉴定】 UV λ_{max}^{MeOH}(nm)：203。

IR ν_{max}^{KBr}(cm^{-1})：3419，1642，1465，1381，1169，1075。

ESI-MS m/z：1285[M－H]$^-$。

^{1}**H-NMR**(C_5D_5N，500MHz) δ：2.98(1H,d,J=10.0Hz,H-1)，1.97(1H,t,J=10.0Hz,H-1)，2.17(1H,t,J=12.5Hz,H-2)，2.46(1H,d,J=10.0Hz,H-2)，3.66(1H,m,H-3)，5.44(1H,m,H-6)，1.59(1H,d,J=7.0Hz,H-7)，2.24(1H,dd,J=17.5,7.0Hz,H-7)，1.54(1H,d,J=7.5Hz,H-8)，2.78(1H,d,J=10.0Hz,H-10)，4.13(1H,d,J=8.5Hz,H-11)，2.10(1H,m,H-12)，2.12(1H,m,H-12)，1.12(1H,m,H-15)，1.04(1H,m,H-15)，2.06(1H,m,H-16)，1.45(1H,m,H-16)，1.62(1H,m,H-17)，0.90(6H,s,CH₃-18,30)，1.31(3,s,CH₃-19)，1.51(1H,m,H-20)，1.06(3H,d,J=6.5Hz,CH₃-21)，1.76(1H,m,H-22)，1.78(1H,m,H-22)，1.86(1H,m,H-23)，2.03(1H,m,H-23)，3.73(1H,d,J=8.0Hz,H-24)，1.43(3H,s,CH₃-26)，1.30(3H,s,CH₃-27)，1.49(3H,s,CH₃-29)，4.78(1H,d,J=8.0Hz,H-1′)，3.91(1H,dd,J=8.5,5.0Hz,H-2′)，4.23(1H,m,H-3′)，4.28(1H,m,H-4′)，4.00(1H,t,J=5.0Hz,H-5′)，

$4.32(1H,d,J=12.5,5.0Hz,H-6')$，$4.76(1H,d,J=12.5Hz,H-6')$，$5.14(1H,d,J=7.5Hz,H-1'')$，$4.03(1H,dd,J=8.5,5.0Hz,H-2'')$，$4.26(1H,m,H-3'')$，$4.24(1H,m,H-4'')$，$3.88(1H,m,H-5'')$，$4.36(1H,dd,J=11.7,5.0Hz,H-6'')$，$4.50(1H,d,J=11.5Hz,H-6'')$，$4.90(1H,d,J=7.0Hz,H-1''')$，$4.14(1H,m,H-2''')$，$4.20(1H,m,H-3''')$，$4.18(1H,m,H-4''')$，$4.02(1H,m,H-5''')$，$4.89(1H,d,J=12.5Hz,H-6''')$，$3.93(1H,dd,J=11.0,5.0Hz,H-6''')$，$5.43(1H,d,J=7.5Hz,H-1'''')$，$4.06(1H,m,H-2'''')$，$4.17(1H,m,H-3'''')$，$4.08(1H,m,H-4'''')$，$3.93(1H,m,H-5'''')$，$4.47(1H,d,J=12.5Hz,H-6'''')$，$4.30(1H,dd,J=12.5,5.0Hz,H-6'''')$，$4.84(1H,d,J=7.5Hz,H-1''''')$，$4.02(1H,m,H-2''''')$，$4.22(1H,m,H-3''''')$，$3.91(1H,m,H-4''''')$，$4.02(1H,m,H-5''''')$，$4.50(1H,d,J=11.5Hz,H-6''''')$，$4.36(1H,dd,J=11.5,5.0Hz,H-6''''')^{[2]}$。

^{13}C-NMR$(C_5D_5N,125MHz)$ δ：$26.6(C-1)$，$29.3(C-2)$，$87.3(C-3)$，$42.1(C-4)$，$144.1(C-5)$，$118.2(C-6)$，$24.3(C-7)$，$43.3(C-8)$，$39.9(C-9)$，$36.5(C-10)$，$77.7(C-11)$，$40.9(C-12)$，$47.2(C-13)$，$49.5(C-14)$，$34.3(C-15)$，$28.3(C-16)$，$50.9(C-17)$，$16.9(C-18)$，$26.1(C-19)$，$36.2(C-20)$，$18.9(C-21)$，$33.0(C-22)$，$29.2(C-23)$，$91.9(C-24)$，$72.6(C-25)$，$24.3(C-26)$，$26.8(C-27)$，$27.4(C-28)$，$19.2(C-30)$，$106.8(C-1')$，$75.2(C-2')$，$78.4(C-3')$，$71.4(C-4')$，$77.1(C-5')$，$70.1(C-6')$，$105.4(C-1'')$，$75.1(C-2'')$，$78.3(C-3'')$，$71.4(C-4'')$，$78.1(C-5'')$，$62.5(C-6'')$，$103.4(C-1''')$，$82.2(C-2''')$，$76.2(C-3''')$，$72.6(C-4''')$，$77.8(C-5''')$，$70.0(C-6''')$，$105.2(C-1'''')$，$75.7(C-2'''')$，$78.2(C-3'''')$，$72.3(C-4'''')$，$78.2(C-5'''')$，$63.4(C-6'''')$，$104.6(C-1''''')$，$75.0(C-2''''')$，$78.2(C-3''''')$，$71.2(C-4''''')$，$78.0(C-5''''')$，$62.3(C-6''''')^{[2]}$。

【贮藏】 －20℃保存。

参考文献

[1] 斯建勇，陈迪华，常琪等. 罗汉果中三萜甙的分离和结构鉴定[J]. 植物学报，1996，38（6）：489-494.

[2] 杨秀伟，张建业，钱忠明. 罗汉果中一新葫芦烷型三萜皂苷——光果木鳖皂苷Ⅰ[J]. 中草药，2005，36（9）：1285-1290.

20S-原人参三醇
20S-Protopanaxatriol

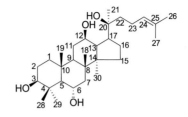

【分子式及分子量】 $C_{30}H_{52}O_4$；476.73

【来源】 五加科植物人参 *Panax ginseng* C. A. Mey 的干燥根和根茎。

【性状】 白色粉末。

本品易溶于甲醇。

熔点：194～196℃[1]。

【纯度检查】

1. 薄层板 硅胶 G 板

展开剂 三氯甲烷-甲醇-氨水（1：8：0.2）

检 识 10%硫酸乙醇溶液，105℃加热至斑点显色清晰，在紫外灯（366nm）及日光下检视

2. 薄层板 硅胶 G 板

展开剂 三乙胺-正丙醇-水（3 滴：6：3）

检 识 10%硫酸乙醇溶液，105℃加热至斑点显色清晰，在紫外灯（366nm）及日光下检视

高效液相色谱

色谱柱 Agilent SB C$_{18}$，5μm（4.6mm×250mm）

流动相 乙腈-0.1%磷酸（50：50），1ml/min

检测波长 202nm

【结构鉴定】 UV λ_{max}^{MeOH}（nm）：202。

IR ν_{max}^{KBr}（cm^{-1}）：3387，2964，1450，1375，1344，1311，1082，1026，934，905。

ESI-MS m/z：499.5[M+Na]$^+$，475.5[M-H]$^{-}$[1]。

^{1}H-NMR（C$_5$D$_5$N，600MHz） δ：3.52（1H,dd,J=11.4,4.8Hz,H-3），4.40（1H,m,H-6），3.92（1H,m,H-12），1.41（3H,s,18-CH$_3$），1.00（3H,s,19-CH$_3$），1.65（3H,s,21-CH$_3$），5.31（1H,t,J=7.2Hz,H-24），1.62（3H,s,26-CH$_3$），1.44（3H,s,27-CH$_3$），1.98（3H,s,28-CH$_3$），1.10（3H,s,29-CH$_3$），0.96（3H,s,30-CH$_3$）[1]。

^{13}C-NMR（C$_5$D$_5$N，150MHz） δ：39.8（C-1），28.6（C-2），78.9（C-3），40.8（C-4），62.3（C-5），68.2（C-6），48.0（C-7），41.6（C-8），50.6（C-9），39.8（C-10），32.5（C-11），71.5（C-12），48.7（C-13），52.1（C-14），32.6（C-15），27.5（C-16），55.3（C-17），17.9（C-18），18.2（C-19），73.4（C-20），27.5（C-21），36.3（C-22），23.5（C-23），126.8（C-24），131.3（C-25），26.3（C-26），18.0（C-27），31.8（C-28），17.0（C-29），17.6（C-30）[1]。

【贮藏】 2～8℃密闭保存。

参考文献

[1] 马丽媛，杨秀伟. 人参茎叶总皂苷酸水解产物化学成分研究[J]. 中草药，2015，46（17）：2522-2533.

二苯基庚烷 A
Diphenylheptane A

【分子式及分子量】 $C_{20}H_{24}O_4$；328.40

【来源】 姜科植物高良姜 *Alpiniae Officinarum* Hance 的干燥根茎。

【性状】 白色结晶。

本品易溶于甲醇。

熔点：63.9～65.0℃。

【纯度检查】

薄层色谱

1. 薄层板 硅胶 GF_{254} 板

展开剂 正己烷-甲苯-乙酸乙酯 (4：2：3)

检 识 紫外灯 (254nm) 下检视；5%香草醛硫酸乙醇溶液显色后日光下检视

2. 薄层板 硅胶 GF_{254} 板

展开剂 甲苯-乙酸乙酯 (9：1)

检 识 紫外灯 (254nm) 下检视；5%香草醛硫酸乙醇溶液显色后日光下检视

高效液相色谱

色谱柱 C_{18}，$5\mu m$ (4.6mm×250mm)

流动相 甲醇-水 (75：25)，1ml/min

检测波长 280nm、220nm

【结构鉴定】 UV λ_{max}^{MeOH}(nm)：202，281。

IR ν_{max}^{KBr}(cm^{-1})：3509，3458，2915，1696，1517，1429，1366，1280，1230，1200，1153，1047，750，704，662。

ESI-MS m/z：351[M+Na]$^+$。

^{1}H-NMR(CDCl$_3$，500MHz) δ：2.49～2.90(8H，m，H-1，2，4，7)，4.04(1H，m，H-5)，1.78(1H，m，H-6)，1.64(1H，m，H-6)，7.16～7.29(5H，H-2′～6′)，6.67(1H，dd，$J=8.0$，1.5Hz，H-2″)，6.70(1H，d，$J=1.5$Hz，H-5″)，6.83(1H，d，$J=8.0$Hz，H-6″)，3.87(3H，s，3″-OCH$_3$)。

^{13}C-NMR(CDCl$_3$，125MHz) δ：29.5(C-1)，45.0(C-2)，211.1(C-3)，49.3(C-4)，66.9(C-5)，38.4(C-6)，31.4(C-7)，140.7(C-1′)，128.3(C-2′)，128.6(C-3′)，126.3(C-41′)，128.5(C-5′)，128.2(C-6′)，133.7(C-1″)，111.1(C-2″)，146.4(C-3″)，143.8(C-4″)，114.3(C-5″)，120.9(C-6″)，55.9(3″-OCH$_3$)。

【贮藏】 冷处 (2～8℃) 保存。

西瑞香素

Daphnoretin

【分子式及分子量】 $C_{19}H_{12}O_7$；352.29

【来源】 瑞香科植物荛花属植物了哥王 Wik-stroemia indica (L.) C. A. Mey 的干燥根或根皮。

【性状】 白色粉末。

本品可溶于甲醇、乙醇，难溶于三氯甲烷、乙醚和丙酮。

熔点：249～252℃。

【纯度检查】

薄层色谱

1. 薄层板 硅胶 G 板

   展开剂 甲醇-三氯甲烷-甲酸 (0.6∶9∶0.1)

   检 识 紫外灯 (366nm) 下检视

2. 薄层板 硅胶 G 板

   展开剂 丙酮-三氯甲烷-甲酸 (1∶9∶0.1)

   检 识 紫外灯 (366nm) 下检视

高效液相色谱

色谱柱 Agilent Zorbax C_{18}，5μm (4.6mm×250mm)

流动相 甲醇-0.2%磷酸溶液 (48∶52)，1.0ml/min

检测波长 346nm

差示量热扫描法

起始温度50℃，终点温度300℃，升温速率5℃/min

【结构鉴定】 UV λ_{max}^{MeOH}(nm)：207，230，266，325，344。

IR ν_{max}^{KBr}(cm^{-1})：3341，1709，1613，1580，1509，1469，1345，1280，1135，1123，1086，1012，991，900，858，841。

FAB-MS m/z：603[M＋Na]$^+$，581[M＋H]$^+$。

^{1}**H-NMR**(DMSO-d_6，600MHz) δ：7.86(1H，s，H-4)，7.20(1H，s，H-5)，6.85(1H，s，H-8)，3.81(3H，s，6-OCH$_3$)，6.37(1H，d，$J＝9.0$Hz，H-3′)，8.03(1H，d，$J＝9.0$Hz，H-4′)，7.71(1H，d，$J＝9.0$Hz，H-5′)，7.10(1H，dd，$J＝2.4，9.0$Hz，H-6′)，7.16(1H，d，$J＝2.4$Hz，H-8′)，10.27(1H，s，7-OH)。

^{13}**C-NMR**(DMSO-d_6，150MHz) δ：156.9(C-2)，135.7(C-3)，130.8(C-4)，109.3(C-5)，145.6(C-6)，150.3(C-7)，102.7(C-8)，147.4(C-9)，110.1(C-10)，56.0(6-OCH$_3$)，159.9(C-2′)，113.8(C-3′)，144.0(C-4′)，129.9(C-5′)，113.4(C-6′)，159.6(C-7′)，104.0(C-8′)，155.0(C-9′)，114.3(C-10′)。

【贮藏】 冷处 (2～8℃) 保存。

11-羰基-β-乙酰乳香酸

Acetyl-11-keto-β-boswellic Acid

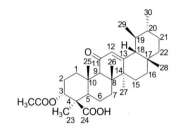

【分子式及分子量】 $C_{32}H_{48}O_5$；512.72

【来源】 橄榄科乳香属 *Boswellia* 属植物树皮渗出树脂。

【性状】 白色粉末。

本品易溶于甲醇。

熔点：233.9～235.2℃。

【纯度检查】

薄层色谱

1. 薄层板 硅胶 GF_{254} 板

展开剂 石油醚（60～90℃）-苯-乙酸乙酯-冰醋酸（10∶20∶5∶0.8）

检 识 紫外灯（254nm）下检视；5%香草醛硫酸乙醇溶液显色后日光下检视

2. 薄层板 硅胶 GF_{254} 板

展开剂 石油醚（60～90℃）-环己烷-乙酸乙酯-甲酸（2∶6∶3∶0.5）

检 识 紫外灯（254nm）下检视；5%香草醛硫酸乙醇溶液显色后日光下检视

高效液相色谱

色谱柱 C_{18}，$5\mu m$（4.6mm×250mm）

流动相 乙腈-0.1%冰醋酸（85∶15），1ml/min

检测波长 250nm

【结构鉴定】 **UV** λ_{max}^{MeOH}(nm)：250。

IR $\nu_{max}^{KBr}(cm^{-1})$：3157，2976，2924，1728，1660，1456，1322，1270，1236，1026，982。

ESI-MS m/z：513$[M+H]^+$，511$[M-H]^-$。

^{1}**H-NMR**(CDCl$_3$，600MHz) δ：5.30（1H，brs，H-3），2.41（1H，brs，H-9），5.56（1H，s，H-12），1.35（3H，s，23-CH$_3$），1.14（3H，s，25-CH$_3$），1.20（3H，s，26-CH$_3$），1.24（3H，s，27-CH$_3$），0.83（3H，s，28-CH$_3$），0.80（3H，d，$J=6.0$Hz，29-CH$_3$），0.95（3H，s，30-CH$_3$），2.09（3H，s，3-COOCH$_3$）。

^{13}**C-NMR**(CDCl$_3$，150MHz) δ：34.7（C-1），23.7（C-2），73.2（C-3），46.6（C-4），50.6（C-5），18.9（C-6），33.0（C-7），43.9（C-8），60.4（C-9），37.5（C-10），199.4（C-11），130.6（C-12），165.2（C-13），45.2（C-14），27.7（C-15），27.4（C-16），34.1（C-17），59.2（C-18），39.5（C-19），39.4（C-20），31.1（C-21），41.0（C-22），24.0（C-23），182.0（C-24），13.3（C-25），18.5（C-26），21.3（C-27），29.0（C-28），17.6（C-29），20.7（C-30），21.5（$\underline{C}$H$_3$COO），170.4（CH$_3$$\underline{C}$OO）。

【贮藏】 冷处（2～8℃）保存。

桃叶珊瑚苷

Aucubin

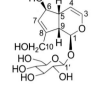

【分子式及分子量】　$C_{15}H_{22}O_9$；346.33

【来源】　杜仲科植物杜仲 *Eucommia ulmoides* Oliv. 的干燥树皮。

【性状】　白色粉末。

本品易溶于甲醇。

熔点：185.3～187.0℃。

【纯度检查】

薄层色谱

1. 薄层板　硅胶 G 板

展开剂　乙酸乙酯-乙醇-水（6：2：1）

检　识　紫外灯（366nm）下检视；10％硫酸乙醇溶液显色105℃加热后日光下检视

2. 薄层板　硅胶 G 板

展开剂　二氯甲烷-甲醇-水（16：5：1）

检　识　紫外灯（366nm）下检视；10％硫酸乙醇溶液显色105℃加热后日光下检视

高效液相色谱

色谱柱　C_{18}，$5\mu m$（4.6mm×250mm）

流动相　甲醇-水（7：93），1ml/min

检测波长　250nm

【结构鉴定】　UV　λ_{max}^{MeOH}(nm)：201。

IR　ν_{max}^{KBr}(cm^{-1})：3289，2981，2915，2883，1706，1652，1482，1360，1235，1150，1086，1073，964，754。

ESI-MS　m/z：369[M＋Na]$^+$。

^{1}H-NMR(CD$_3$OD,500MHz)　δ：5.09(1H,dd,$J=$6.5,4.0Hz,H-1)，6.31(1H,dd,$J=$6.0,2.0Hz,H-3)，4.95(1H,d,$J=$7.0Hz,H-4)，2.65(1H,m,H-5)，4.68(1H,d,$J=$7.5Hz,H-6)，5.76(1H,brs,H-7)，2.89(1H,dd,$J=$7.5,7.0Hz,H-9)，4.34(1H,d,$J=$15.5Hz,H-10)，4.18(1H,d,$J=$15.5Hz,H-10)，4.43(1H,d,$J=$5.5Hz,H-1′)[1]。

^{13}C-NMR(CD$_3$OD,125MHz)　δ：97.7(C-1)，141.6(C-3)，105.7(C-4)，46.3(C-5)，82.9(C-6)，130.3(C-7)，148.0(C-8)，48.0(C-9)，61.4(C-10)，99.9(C-1′)，74.9(C-2′)，78.3(C-3′)，71.6(C-4′)，77.9(C-5′)，62.7(C-6′)[2]。

【贮藏】　−20℃保存。

参考文献

[1] 李发荣，杨建雄，李宝林等. 太白参中桃叶珊瑚苷的分离鉴定和提取工艺研究[J]. 中草药，2003，34（9）：802-803.

[2] 关放，王军宪，杨云. 美观马先蒿化学成分的研究[J]. 中药材，2004，27（12）：920-921.

20*S*-人参皂苷 F₁

20*S*-Ginsenoside F₁

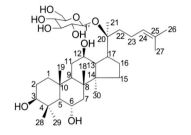

【分子式及分子量】 $C_{36}H_{62}O_9$；638.87

【来源】 五加科植物人参 *Panax ginseng* C. A. Mey 的干燥根和根茎。

【性状】 白色粉末。

本品易溶于甲醇。

熔点：169.7～172.6℃。

【纯度检查】

薄层色谱

1. 薄层板 硅胶 G 板

展开剂 三氯甲烷-乙酸乙酯-甲醇-水（15：40：22：10）下层液

检 识 10％硫酸乙醇溶液显色 105℃加热后紫外灯（366nm）和日光下检视

2. 薄层板 硅胶 G 板

展开剂 正丁醇-乙酸乙酯-水（4：1：5）上层液

检 识 10％硫酸乙醇溶液显色 105℃加热后紫外灯（366nm）和日光下检视

高效液相色谱

色谱柱 C_{18}，$5\mu m$（4.6mm×250mm）

流动相 乙腈-0.1％磷酸溶液（36：64），1ml/min

检测波长 203nm

【结构鉴定】 **UV** λ_{max}^{MeOH}(nm)：202。

IR ν_{max}^{KBr}(cm^{-1})：3389，2935，1642，1455，1387，1308，1076，1039，649。

ESI-MS m/z：662[M+Na]$^+$。

¹H-NMR(C_5D_5N,600MHz) δ：1.08(3H,s,18-CH₃),1.00(3H,s,19-CH₃),1.97(3H,s,21-CH₃),5.23(1H,dd,$J=6.6,6.6$Hz,H-24),1.58(3H,s,26-CH₃),1.60(3H,s,27-CH₃),1.44(3H,s,28-CH₃),1.57(3H,s,29-CH₃),0.96(3H,s,30-CH₃),5.17(1H,d,$J=7.8$Hz,H-1′)[1]。

¹³C-NMR(C_5D_5N,150MHz) δ：39.7(C-1),28.5(C-2),78.7(C-3),40.7(C-4),62.1(C-5),68.1(C-6),47.9(C-7),41.6(C-8),50.3(C-9),39.7(C-10),31.3(C-11),70.6(C-12),49.5(C-13),51.7(C-14),31.2(C-15),27.0(C-16),52.0(C-17),18.0(C-18),17.9(C-19),83.6(C-20),22.7(C-21),36.5(C-22),23.6(C-23),126.3(C-24),131.3(C-25),26.1(C-26),18.1(C-27),32.4(C-28),16.9(C-29),17.8(C-30),98.6(C-1′),75.5(C-2′),78.8(C-3′),72.1(C-4′),79.7(C-5′),63.3(C-6′)[1]。

【贮藏】 −20℃保存。

参考文献

[1] 宋建平，曾江，崔秀明等. 三七根茎的化学成分研究（Ⅱ）[J]. 云南大学学报（自然科学版），2007，29（3）：287-290.

20S-人参皂苷F₂

20S-Ginsenoside F₂

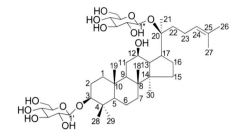

【分子式及分子量】　$C_{42}H_{72}O_{13}$；785.01

【来源】　五加科植物人参 *Panax ginseng*

　　　　　C. A. Mey 的干燥根和根茎。

【性状】　白色粉末。

　　　　　本品易溶于甲醇。

　　　　　熔点：188.2~189.6℃。

【纯度检查】

薄层色谱

1. 薄层板　硅胶 G 板

　　展开剂　三氯甲烷-乙酸乙酯-甲醇-水（15：40：22：10）下层液

　　检　识　10%硫酸乙醇溶液显色105℃加热后紫外灯（366nm）和日光下检视

2. 薄层板　硅胶 G 板

　　展开剂　正丁醇-乙酸乙酯-水（4：1：5）上层液

　　检　识　10%硫酸乙醇溶液显色105℃加热后紫外灯（366nm）和日光下检视

高效液相色谱

　　色谱柱　C_{18}，5μm（4.6mm×250mm）

　　流动相　乙腈-水（42：58），1ml/min

　　检测波长　203nm

【结构鉴定】　**UV**　λ_{max}^{MeOH}(nm)：201。

IR　ν_{max}^{KBr}(cm^{-1})：3397，2945，2877，1641，1455，1388。

ESI-MS　m/z：808[M+Na]$^{+}$。

¹H-NMR$(C_5D_5N,600MHz)$　δ：3.39(1H,brd,$J=12.0$Hz,H-3),0.75(1H,brd,$J=$10.8Hz,H-5),3.95(1H,m,H-12),0.99(3H,s,18-CH₃),0.83(3H,s,19-CH₃),1.64(3H,s,21-CH₃),5.25(1H,brs,H-24),1.60(3H,s,26-CH₃),1.60(3H,s,27-CH₃),1.33(3H,s,28-CH₃),1.02(3H,s,29-CH₃),0.96(3H,s,30-CH₃),5.22(1H,d,$J=7.8$Hz,H-1'),4.97(1H,d,$J=7.2$Hz,H-1")[1]。

¹³C-NMR$(C_5D_5N,150MHz)$　δ：39.7(C-1),27.3(C-2),89.3(C-3),40.2(C-4),56.9(C-5),18.9(C-6),35.6(C-7),40.5(C-8),50.7(C-9),37.4(C-10),31.4(C-11),70.6(C-12),50.0(C-13),52.1(C-14),31.2(C-15),27.1(C-16),51.9(C-17),16.5(C-18),16.8(C-19),83.8(C-20),22.8(C-21),36.7(C-22),23.7(C-23),126.4(C-24),131.4(C-25),26.2(C-26),18.2(C-27),28.6(C-28),17.3(C-29),17.9(C-30),107.5(C-1'),76.3(C-2'),79.3(C-3'),72.4(C-4'),78.8(C-5'),63.6(C-6'),98.8(C-1"),75.6(C-2"),79.8(C-3"),72.2(C-4"),78.9(C-5"),63.4(C-6")[1]。

【贮藏】　−20℃保存。

参考文献

[1] 杨秀伟，李珂珂，周琪乐. 人参茎叶中1个新皂苷20（S）-人参皂苷 Rf₂[J]. 中草药，2015，46（21）：3137-3145.

5,7,3′,4′,5′-五甲氧基黄酮

5,7,3′,4′,5′-Pentamethoxyl Flavone

【分子式及分子量】 $C_{20}H_{20}O_7$；372.37

【来源】 芸香科植物九里香 *Murraya exotica* L. 的干燥叶。

【性状】 白色粉末。

本品微溶于甲醇，易溶于 DMSO。

熔点：199.8℃。

【纯度检查】

薄层色谱

1. 薄层板　硅胶 GF_{254} 板

展开剂　环己烷-丙酮（1∶1）

检　识　紫外灯（254nm）下检视

2. 薄层板　反相硅胶板

展开剂　甲醇-水（15∶1）

检　识　紫外灯（365nm）下检视

高效液相色谱

色谱柱　C_{18}，$5\mu m$（4.6mm×250mm）

流动相　甲醇-水（65∶35），1ml/min

检测波长　337nm、280nm、245nm、220nm

【结构鉴定】 UV λ_{max}^{MeOH}(nm)：324，267，212。

IR ν_{max}^{KBr}(cm^{-1})：2938，2836，1639，1606，1506，1471，1417，1347，1242，1160，1128，1064，989，857，842，817。

ESI-MS m/z：372.5[M+H]$^+$。

^{1}H-NMR(CDCl$_3$,500MHz)　δ:6.63(1H,s,H-3),6.39(1H,d,$J=2.0$Hz,H-6),6.56(1H,d,$J=2.5$Hz,H-8),7.07(2H,brs,H-2′,6′),3.92(3H,s,5-OCH$_3$),3.93(3H,s,7-OCH$_3$),3.95(6H,s,3′,5′-OCH$_3$),3.96(3H,s,4′-OCH$_3$)。

^{13}C-NMR(CDCl$_3$,150MHz)　δ:160.5(C-2),108.9(C-3),177.5(C-4),160.9(C-5),96.2(C-6),164.1(C-7),92.9(C-8),159.8(C-9),109.2(C-10),126.8(C-1′),103.4(C-2′),153.5(C-3′),140.9(C-4′),153.5(C-5′),103.4(C-6′),56.4(5-OCH$_3$),55.8(7-OCH$_3$),56.4(3′-OCH$_3$),61.0(4′-OCH$_3$),56.4(5′-OCH$_3$)。

【贮藏】 冷处（2~8℃）保存。

白头翁皂苷 B₄

Pulchinenoside B₄

【分子式及分子量】　$C_{59}H_{96}O_{26}$；1221.38

【来源】　毛茛科植物白头翁（*Pulsatilla chinensis* Bge. Regel）的干燥根。

【性状】　白色粉末。

本品溶于甲醇。

熔点：216～220℃。

【纯度检查】

薄层色谱

1. 薄层板　硅胶 G 预制板

展开剂　正丁醇-冰乙酸-水（4：1：2）

检　识　10％硫酸乙醇溶液显色，日光下检视

2. 薄层板　硅胶 G 预制板

展开剂　乙酸乙酯-甲醇-水（5：1.5：1）

检　识　10％硫酸乙醇溶液显色，日光下检视

高效液相色谱

色谱柱　Agilent C_{18}，$5\mu m$（4.6mm×250mm）

流动相　甲醇-水（50：50），1.0ml/min

检测波长　201nm

【结构鉴定】　UV　$\lambda_{\max}^{MeOH}$（nm）：201。

IR　$\nu_{\max}^{KBr}$（cm^{-1}）：3416，2938，1732，1643，1453，1387，1058，813，626。

ESI-MS　m/z：1219.0[M－H]⁻。

¹H-NMR（C_5D_5N，600MHz）　δ：3.36（1H，m，H-3），0.88（3H，s，24-CH_3），0.95（3H，s，25-CH_3），1.04（3H，s，26-CH_3），1.14（3H，s，27-CH_3），4.72（1H，brs，H-29），4.84（1H，brs，H-29），1.68（3H，s，30-CH_3），5.11（1H，d，$J=6.0Hz$，H-1'），6.23（1H，brs，H-1"），1.63（1H，d，$J=6.0Hz$，H-6"），4.94（1H，d，$J=7.8Hz$，H-1‴），6.35（1H，d，$J=8.4Hz$，H-1⁗），5.85（1H，brs，H-1⁗′），1.70（1H，d，$J=6.0Hz$，H-6⁗′）[1]。

¹³C-NMR（C_5D_5N，150MHz）　δ：39.6（C-1），26.7（C-2），81.4（C-3），43.1（C-4），47.7（C-5），18.5（C-6），34.6（C-7），41.5（C-8），51.3（C-9），37.2（C-10），21.5（C-11），26.4（C-12），38.7（C-13），43.9（C-14），31.2（C-15），32.6（C-16），57.3（C-17），48.2（C-18），50.1（C-19），151.5（C-20），30.5（C-21），37.4（C-22），64.2（C-23），14.1（C-24），17.3（C-25），16.8（C-26），15.2（C-27），175.3（C-28），110.4（C-29），19.7（C-30），104.6（C-1'），76.2（C-2'），75.0（C-3'），69.6（C-4'），66.0（C-5'），102.0（C-1"），72.9（C-2"），73.1（C-3"），74.4（C-4"），70.0（C-5"），18.9（C-6"），95.6（C-1‴），74.3（C-2‴），78.5（C-3‴），71.2（C-4‴），76.8（C-5‴），69.8（C-6‴），105.5（C-1⁗），75.6（C-2⁗），77.5（C-3⁗），79.0（C-4⁗），78.3（C-5⁗），61.6（C-6⁗），103.0（C-1⁗′），72.7（C-2⁗′），72.9（C-3⁗′），74.5（C-4⁗′），70.6（C-5⁗′），18.9（C-6⁗′）[1]。

【贮藏】　冷处（2～8℃）保存。

参考文献

[1] 徐丽科，邓瑞雪，冯义毫等. 白头翁化学成分研究[J]. 中国中药杂志，2022，40（20）：5550-5555.

月桂酸

Lauric Acid

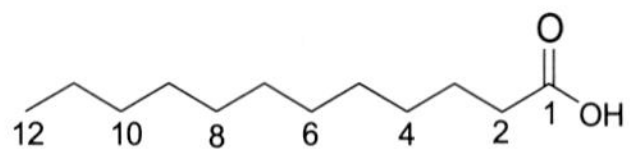

【分子式及分子量】 $C_{12}H_{24}O_2$；200.32

【来源】 合成。

【性状】 白色粉末。

本品溶于甲醇。

熔点：44～45℃。

【纯度检查】

薄层色谱

1. 薄层板 硅胶 G 预制板

展开剂 石油醚（60～90℃）-乙酸乙酯（10∶0.5）

检 识 溴酚蓝试液显色后可见光下检视

2. 薄层板 硅胶 G 预制板

展开剂 环己烷-乙酸乙酯（10∶0.5）

检 识 溴酚蓝试液显色后可见光下检视

气相色谱

色谱柱 AB-5 毛细管柱，30m×0.32mm×0.25μm

色谱条件 起始温度 50℃，终止温度 190℃，升温速率 10℃/min

【结构鉴定】 **UV** λ_{max}^{MeOH}(nm)：210。

IR ν_{max}^{KBr}(cm^{-1})：2954，2918，2849，1701，1471，1431，1411，1303，1278，1220，1193，937，721。

ESI-MS m/z：199.1[M－H]$^-$。

^{1}H-NMR(CD$_3$OD,500MHz) δ：2.27(2H,t,$J=7.5$Hz,H-2),1.59(2H,brdd,$J=14.5,7.0$Hz,H-3),1.29～1.32(16H,m,H-4～11),0.90(3H,dd,$J=7.0,7.0$Hz,12-CH$_3$)。

^{13}C-NMR(CD$_3$OD,125MHz) δ：177.7(C-1),35.0(C-2),33.1(C-3),30.7(C-4),30.7(C-5),30.6(C-6),30.5(C-7),30.4(C-8),30.2(C-9),26.1(C-10),23.7(C-11),14.4(C-12)。

【贮藏】 冷处（2～8℃）保存。

山奈苷

Kaempferitrin

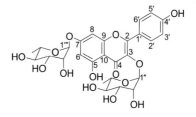

【分子式及分子量】　$C_{27}H_{30}O_{14}$；578.52

【来源】　姜科植物山奈 Kaempferia galangal L. 的干燥根茎。

【性状】　淡黄色粉末。

　　　　　本品溶于甲醇。

　　　　　熔点：228～230℃。

【纯度检查】

薄层色谱

1. 薄层板　硅胶 G 预制板

　　展开剂　乙酸乙酯-甲醇-9％乙酸（20∶3∶2）

　　检　识　5％AlCl₃乙醇液显色后，紫外灯（365nm）下检视

2. 薄层板　硅胶 G 预制板

　　展开剂　乙酸乙酯-甲醇-9％甲酸（20∶3∶2）

　　检　识　5％AlCl₃乙醇液显色后，紫外灯（365nm）下检视

高效液相色谱

　　色谱柱　Agilent C_{18}，$5\mu m$（4.6mm×250mm）

　　流动相　甲醇-0.1％磷酸水溶液（43∶57），1.0ml/min

　　检　测　265nm

【结构鉴定】　**UV**　λ_{max}^{MeOH}(nm)：263，345。

IR　ν_{max}^{KBr}(cm^{-1})：3415，1675，1601，1493，1350，1209，1178，1091，973。

ESI-MS　m/z：579[M+H]$^{+}$。

^{1}**H-NMR**(CD₃OD,600MHz)　δ：6.45(1H,d,$J=2.4$Hz,H-6),6.71(1H,d,$J=2.4$Hz, H-8),7.78(2H,d,$J=10.2$Hz,H-2′,6′),6.93(2H,d,$J=10.8$Hz,H-3′,5′),5.39(1H,brs, H-1″),5.56(1H,brs,H-1‴),1.26(3H,d,$J=7.2$Hz,H-6″),0.93(3H,d,$J=6.6$Hz,H-6‴)[1]。

^{13}**C-NMR**(CD₃OD,150MHz)　δ：158.6（C-2），137.0（C-3），180.3（C-4），163.5（C-5）， 100.4（C-6），164.0（C-7），96.1（C-8），160.3（C-9），108.1（C-10），122.9（C-1′），132.5（C-2′）， 117.1（C-3′），162.3（C-4′），117.1（C-5′），132.5（C-6′），104.0（C-1″），72.6（C-2″），72.6（C-3″）， 74.1（C-4″），72.2（C-5″），18.6（C-6″），101.0（C-1‴），72.6（C-2‴），72.4（C-3‴），73.7（C-4‴）， 71.8（C-5‴），18.2（C-6‴）[1]。

【贮藏】　冷处（2～8℃）保存。

参考文献

[1] 吴鸣建，张海艳，赵天增等. 小叶丁香化学成分的研究（Ⅱ）[J]. 中草药，2003，34（7）：594-595.

匙羹藤皂苷C

Sylvestroside C

【分子式及分子量】 $C_{48}H_{78}O_{18}$；943.12

【来源】 萝藦科植物匙羹藤（*Gymnemn sylvestre* Schult）的干燥叶。

【性状】 黄白色无定形粉末。
本品溶于甲醇。
熔点：209～213℃。

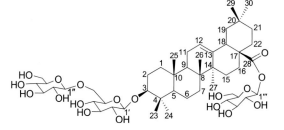

【纯度检查】

薄层色谱

1. 薄层板 硅胶 G 预制板
   展开剂 三氯甲烷-甲醇-水 (3∶1∶0.2)
   检 识 10%硫酸乙醇显色后，紫外灯 (365nm) 及日光下检视
2. 薄层板 RP C_{18} 铝箔板
   展开剂 甲醇-水 (75∶25)
   检 识 10%硫酸乙醇显色后，紫外灯 (365nm) 及日光下检视

高效液相色谱

色谱柱 Thermo C_{18}，$5\mu m$ (4.6mm×250mm)

流动相 乙腈-0.1%磷酸 (32∶68)，1.0ml/min

检测波长 205nm

【结构鉴定】 **UV** $\lambda_{max}^{MeOH}(nm)$：204。

IR $\nu_{max}^{KBr}(cm^{-1})$：3406，2944，1735，1647，1465，1389，1074，1031。

ESI-MS m/z：941$[M-H]^-$。

^{1}H-NMR(C_5D_5N,600MHz) δ：3.35(1H,dd,$J=12.0$,4.2Hz,H-3),5.41(1H,t,$J=3.6$Hz,H-12),3.22(1H,dd,$J=13.2$,4.2Hz,H-18),1.28,1.24,1.11,1.01,0.95,0.92,0.86(各3H,s,7×-CH₃),4.90(1H,d,$J=7.8$Hz,H-1′),5.15(1H,d,$J=7.8$Hz,H-1″),6.35(1H,d,$J=7.8$Hz,H-1‴)[1]。

^{13}C-NMR(C_5D_5N,150MHz) δ：39.1(C-1),27.0(C-2),89.3(C-3),39.8(C-4),56.1(C-5),18.9(C-6),33.4(C-7),40.2(C-8),48.3(C-9),37.3(C-10),24.0(C-11),123.3(C-12),144.4(C-13),42.4(C-14),28.6(C-15),23.8(C-16),47.3(C-17),42.1(C-18),46.6(C-19),31.1(C-20),34.3(C-21),32.9(C-22),28.6(C-23),17.4(C-24),15.9(C-25),17.8(C-26),26.4(C-27),176.8(C-28),33.5(C-29),33.5(C-30),107.3(C-1′),75.6(C-2′),78.8(C-3′),72.0(C-4′),77.4(C-5′),70.8(C-6′),105.8(C-1″),75.9(C-2″),78.9(C-3″),72.1(C-4″),78.8(C-5″),63.1(C-6″),96.1(C-1‴),74.5(C-2‴),79.2(C-3‴),71.4(C-4‴),79.7(C-5‴),62.5(C-6‴)[1]。

【贮藏】 冷处 (2～8℃) 保存。

参考文献

[1] Wen-Cai Ye, Qing-Wen Zhang, Xin Liu, et al. Oleanane saponins from *Gymnema sylvestre*[J]. Phytochemistry, 2000, 53 (8)：893-899.

荭草苷

Orientin

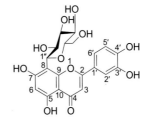

【分子式及分子量】 $C_{21}H_{20}O_{11}$；448.38

【来源】 毛茛科植物金莲花 *Trollius chinensis* Bge. 的干燥花。

【性状】 淡黄色粉末。

本品溶于甲醇、乙醇，微溶于水。

熔点：266.9～268.1℃。

【纯度检查】

薄层色谱

1. 薄层板　聚酰胺薄膜

   展开剂　乙醇-乙酸-水（4:1:1）

   检　识　2%$FeCl_3$乙醇溶液，可见光下检视

2. 薄层板　硅胶GF_{254}板

   展开剂　乙酸乙酯-甲醇-水（20:2:1）

   检　识　10%硫酸乙醇显色，105℃加热后日光下检视

高效液相色谱

色谱柱　C_{18}，5μm（4.6mm×250mm）

流动相　乙腈（A）- 0.1%磷酸（B），0—20min，12%A，20—30min，12%A→50%A，30—40min，50%A→12%A，1ml/min

检测波长　349nm

【结构鉴定】 UV λ_{max}^{MeOH}（nm）：347，269，210。

IR ν_{max}^{KBr}（cm^{-1}）：3514，3379，3080，1655，1610，1575，1551，1427，1369，1290，1249，1194，1117，1105，1045，1007，848，811，790，762，687，637，603，570。

ESI-MS m/z：447[M－H]$^-$。

^{1}H-NMR（DMSO-d_6，500MHz） δ:6.66（1H,s,H-3），6.25（1H,s,H-6），7.47（1H,brs,H-2'），6.85（1H,d,$J=7.5$Hz,H-5'），7.53（1H,d,$J=7.5$Hz,H-6'），4.68（1H,d,$J=9.5$Hz,H-1''），13.16（1H,s,OH-5）。

^{13}C-NMR（DMSO-d_6，125MHz） δ:164.0（C-2），102.3（C-3），181.9（C-4），160.4（C-5），98.2（C-6），162.8（C-7），104.6（C-8），156.0（C-9），103.9（C-10），121.9（C-1'），114.0（C-2'），145.8（C-3'），149.8（C-4'），115.6（C-5'），119.4（C-6'），73.4（C-1''），70.8（C-2''），78.8（C-3''），70.7（C-4''），82.0（C-5''），61.6（C-6''）。

【贮藏】 冷处（2～8℃）保存。

异长春花苷内酰胺

Strictosamide

【分子式及分子量】 $C_{26}H_{30}N_2O_8$；498.52

【来源】 茜草科植物乌檀（*Nauclea offici-nalis Pierre ex Pitard*）的干燥茎干和根。

【性状】 类白色无定形粉末。

本品溶于甲醇。

熔点：178～180℃。

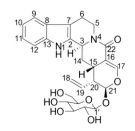

【纯度检查】

薄层色谱

1. 薄层板 硅胶 G 预制板

   展开剂 三氯甲烷-甲醇-乙酸乙酯-水（15∶22∶40∶10，10℃以下放置的下层液）

   检 识 放置或 105℃加热后紫外灯（365nm）下检视及三氯化铁-铁氰化钾试液显色后日光下检视

2. 薄层板 硅胶 G 预制板

   展开剂 二氯甲烷-乙醇-丙酮-水（10∶2∶8∶5，10℃以下放置的下层液）

   检 识 放置或 105℃加热后紫外灯（365nm）下检视及三氯化铁-铁氰化钾试液显色后日光下检视

高效液相色谱

色谱柱 Agilent C_{18}，5μm（4.6mm×250mm）

流动相 乙腈-0.1%磷酸水溶液（27∶73），1.0ml/min

检测波长 290nm

【结构鉴定】 UV λ_{max}^{MeOH}(nm)：226，360。

IR ν_{max}^{KBr}(cm^{-1})：3332，2923，1655，1586，1432，1304，1074，1014，895，829，745。

ESI-MS m/z：499.1[M+H]$^+$。

^{1}H-NMR(DMSO-d_6,600MHz) δ：5.03(1H,d,$J=4.2$Hz,H-3)，7.37(1H,d,$J=7.8$Hz,H-9)，6.98(1H,dd,$J=7.2,7.2$Hz,H-10)，7.07(1H,dd,$J=7.2,7.2$Hz,H-11)，7.33(1H,d,$J=8.4$Hz,H-12)，7.23(1H,d,$J=1.8$Hz,H-17)，5.36(1H,dd,$J=16.8,1.8$Hz,H-18a)，5.32(1H,dd,$J=9.6,1.8$Hz,H-18b)，5.59(1H,dt,$J=16.8,10.2$Hz,H-19)，5.32(1H,brs,H-21)，4.44(1H,d,$J=8.4$Hz,H-1$'$)。

^{13}C-NMR(DMSO-d_6,150MHz) δ：134.6(C-2)，52.6(C-3)，42.9(C-5)，20.6(C-6)，108.4(C-7)，127.0(C-8)，117.6(C-9)，118.7(C-10)，121.0(C-11)，111.3(C-12)，135.6(C-13)，25.6(C-14)，23.4(C-15)，107.5(C-16)，146.6(C-17)，120.0(C-18)，133.3(C-19)，42.4(C-20)，95.7(C-21)，163.4(C-22)，98.9(C-1$'$)，72.7(C-2$'$)，77.2(C-3$'$)，69.9(C-4$'$)，76.7(C-5$'$)，61.0(C-6$'$)[1]。

【贮藏】 冷处（2～8℃）保存。

参考文献

[1] 朱粉霞，王静静，宋捷等. 胆木的化学成分研究[J]. 药学学报，2013，48（2）：276-280.

20S-人参皂苷 Rg₂
20S-Ginsenoside Rg₂

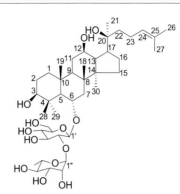

【分子式及分子量】　$C_{42}H_{72}O_{13}$；785.01

【来源】　五加科植物人参 Panax ginseg C. A. Mey. 的干燥根。

【性状】　白色无定形粉末。

　　　　　本品溶于甲醇。

　　　　　熔点：189～191℃。

【纯度检查】

薄层色谱

1. 薄层板　硅胶 G 预制板

　　展开剂　三氯甲烷-乙酸乙酯-甲醇-水（15:40:22:10）下层液

　　检　识　10%硫酸乙醇显色后，紫外灯（365nm）及日光下检视

2. 薄层板　硅胶 G 预制板

　　展开剂　三氯甲烷-甲醇-水（65:35:10）下层液

　　检　识　10%硫酸乙醇显色后，紫外灯（365nm）及日光下检视

高效液相色谱

　　色谱柱　Agilent C_{18}，5μm（4.6mm×250mm）

　　流动相　乙腈-水（50:50），1.0ml/min

　　检测波长　203nm

【结构鉴定】　UV　λ_{max}^{MeOH}（nm）：203。

IR　ν_{max}^{KBr}（cm^{-1}）：3412，1650，1456，1376，1076，1050。

ESI-MS　m/z：807[M+Na]$^+$。

¹H-NMR（C_5D_5N,600MHz）　δ:3.50(1H,brd,J=11.4Hz,H-3),4.69(1H,dd,J=9.0,3.0Hz,H-6),3.92(1H,m,H-12),0.98(3H,s,18-CH₃),1.21(3H,s,19-CH₃),1.37(3H,s,21-CH₃),5.36(1H,t,J=7.2Hz,H-24),1.70(3H,s,26-CH₃),1.65(3H,s,27-CH₃),0.96(3H,s,29-CH₃),1.41(3H,s,30-CH₃),5.29(1H,d,J=6.6Hz,H-1′),4.55(1H,brd,J=11.4Hz,H-6′),6.52(1H,brs,H-1″),1.81(1H,d,J=6.6Hz,H-6″)[1]。

¹³C-NMR（C_5D_5N,150MHz）　δ:40.0(C-1),28.1(C-2),78.7(C-3),40.4(C-4),61.2(C-5),74.5(C-6),46.4(C-7),39.7(C-8),50.1(C-9),41.5(C-10),32.4(C-11),71.4(C-12),48.5(C-13),52.0(C-14),31.6(C-15),27.2(C-16),55.0(C-17),18.0(C-18),18.0(C-19),73.3(C-20),27.4(C-21),36.1(C-22),23.3(C-23),126.7(C-24),131.1(C-25),26.2(C-26),17.3(C-27),32.6(C-28),18.0(C-29),17.5(C-30),102.1(C-1′),79.8(C-2′),78.9(C-3′),72.9(C-4′),78.7(C-5′),63.4(C-6′),102.3(C-1″),72.6(C-2″),72.8(C-3″),74.6(C-4″),69.8(C-5″),19.1(C-6″)[1]。

【贮藏】　冷处（2～8℃）保存。

参考文献

[1] 杨秀伟. 20(R) 和 20(S)-人参皂甙-Rg₂碳氢 NMR 信号全指定[J]. 波谱学杂志，2000，17（1）：9-15.

朝藿定C

Epimedin C

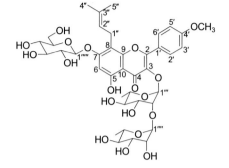

【分子式及分子量】 $C_{39}H_{50}O_{19}$；822.80

【来源】 小檗科植物淫羊藿 *Epimedium brevicornum* Maxim. 的干燥地上部分。

【性状】 黄色粉末。

本品可溶于甲醇、乙醇、DMSO 等有机溶剂。

熔点：176～178℃。

【纯度检查】

薄层色谱

1. 薄层板 硅胶 G 板

展开剂 三氯甲烷-甲醇-水 （3∶1∶0.1）

检 识 三氯化铝溶液显色后紫外灯 （365nm） 下检视

2. 薄层板 硅胶 G 板

展开剂 乙酸乙酯-甲酸-冰醋酸-水 （15∶1∶2∶2）

检 识 三氯化铝溶液显色后紫外灯 （365nm） 下检视

高效液相色谱

色谱柱 Agilent C_{18}，$5\mu m$ （4.6mm×250mm）

流动相 乙腈-水 （25∶75），1ml/min

检测波长 270nm

【结构鉴定】 UV λ_{max}^{MeOH}(nm)：270，316。

IR ν_{max}^{KBr}(cm^{-1})：3405，2923，1597，1511，1492，1440，1376，1342，1305，1260，1220，1181，1061，982，837。

ESI-MS m/z：845[M＋Na]$^+$，823[M＋H]$^+$，821[M－H]$^-$，675[M－Rha－H]$^-$，659[M－Glu－H]$^-$。

^{1}H-NMR(DMSO-d_6,600MHz) δ：6.64(1H,s,H-6)，7.90(2H,d,$J=9.0$Hz,H-2′,6′)，3.85(3H,s,-OCH$_3$)，7.13(2H,d,$J=8.4$Hz,H-3′,5′)，5.16(1H,d,$J=6.6$Hz,H-2″)，1.60(3H,s,H-4″)，1.68(3H,s,H-5″)，5.39(1H,brs,H-1‴)，0.82(3H,d,$J=4.8$Hz,H-6‴)，4.89(1H,brs,H-1⁗)，1.10(3H,d,$J=6.0$Hz,H-6⁗)，5.01(1H,d,$J=6.0$Hz,H-1⁗′)。

^{13}C-NMR(DMSO-d_6,150MHz) δ：157.3(C-2)，134.6(C-3)，178.2(C-4)，159.1(C-5)，98.1(C-6)，160.6(C-7)，108.3(C-8)，153.0(C-9)，105.6(C-10)，122.1(C-1′)，130.6(C-2′)，114.1(C-3′)，161.5(C-4′)，114.1(C-5′)，130.6(C-6′)，21.4(C-1″)，122.1(C-2″)，131.1(C-3″)，25.5(C-4″)，17.9(C-5″)，55.5(-OCH$_3$)，100.7(C-1‴)，75.6(C-2‴)，70.3(C-3‴)，71.9(C-4‴)，70.5(C-5‴)，17.6(C-6‴)，101.6(C-1⁗)，70.7(C-2⁗)，70.1(C-3⁗)，71.4(C-4⁗)，69.7(C-5⁗)，17.5(C-6⁗)，100.5(C-1⁗′)，73.4(C-2⁗′)，76.6(C-3⁗′)，68.8(C-4⁗′)，77.2(C-5⁗′)，60.6(C-6⁗′)。

【贮藏】 冷处 （2～8℃） 保存。

卫矛醇
Galactitol

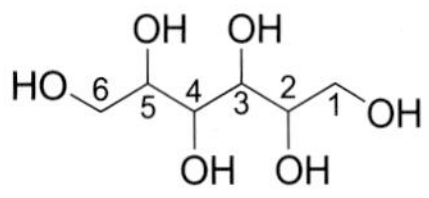

【分子式及分子量】 $C_6H_{14}O_6$；182.18

【来源】 卫矛科植物扶芳藤 *Euonymus fortunei* (Turcz.) Hand.-Mazz. 的茎、叶。

【性状】 白色结晶性粉末。

本品易溶于热水，溶于冷水，微溶于乙醇。

熔点：191~193℃。

【纯度检查】

薄层色谱

1. 薄层板 硅胶 G 板

展开剂 丙酮-异丙醇-0.1mol/L 乳酸（4:4:2）（临用现配）

检 识 10%硫酸乙醇液，日光及紫外灯（365nm）下检视

2. 薄层板 硅胶 G 板

展开剂 三氯甲烷-甲醇-甲酸（65:35:6）

检 识 10%硫酸乙醇液，日光及紫外灯（365nm）下检视

气相色谱

色谱柱 HP-5 毛细管柱，30m×0.32μm

进样口温度 250℃

检测器温度 270℃

【结构鉴定】 **IR** $\nu_{max}^{KBr}(cm^{-1})$：3364，3315，3246，2934，1457，1378，1209，1117，1078，1048，1030，927，862，503。

ESI-MS m/z：181$[M-H]^-$。

^{1}H-NMR(D_2O,500MHz) δ：3.98(2H,m,H-1,6)，3.70(6H,m,H-1~6)。

^{13}C-NMR(D_2O,125MHz) δ：66.1(C-1,6)，73.1(C-2,5)，72.3(C-3,4)。

【贮藏】 冷处（2~8℃）保存。

3,5-O-二咖啡酰奎宁酸

3,5-O-Dicaffeoylquinic Acid

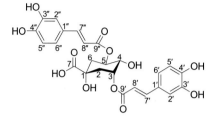

【异名】 异绿原酸 A

【分子式及分子量】 $C_{25}H_{24}O_{12}$；516.44

【来源】 菊科植物短葶飞蓬 *Erigeron breviscapus*（Vant.）Hand.-Mazz. 的干燥全草。

【性状】 淡黄结晶性粉末。

本品易溶于甲醇、乙醇。

熔点：169.4～171.3℃。

【纯度检查】

薄层色谱

1. 薄层板 硅胶 GF_{254} 板

   展开剂 三氯甲烷-乙酸乙酯-甲酸（4：5：1）

   检 识 紫外灯（254nm、366nm）及 5％三氯化铁乙醇液显色后日光下检视

2. 薄层板 硅胶 GF_{254} 板

   展开剂 甲苯-丙酮-甲酸（6：3：1）

   检 识 紫外灯（254nm、366nm）及 5％三氯化铁乙醇液显色后日光下检视

高效液相色谱

色谱柱 Agilent C_{18}，10μm（4.6mm×250mm）

流动相 乙腈-甲醇-0.1％甲酸（13：15：72），1ml/min

检测波长 330nm

【结构鉴定】 UV λ_{max}^{MeOH}(nm)：326，300，237，218。

IR ν_{max}^{KBr}(cm^{-1})：3393，2971，1689，1604，1516，1445，1366，1278，1181，1032，978。

FAB-MS m/z：515[M－H]$^-$。

^{1}H-NMR(CD$_3$COCD$_3$，500MHz) δ：2.06～2.26(4H,m,H-2,6)，5.42(1H,m,H-3)，4.05(1H,dd,J＝7.5,3.0Hz,H-4)，5.48(1H,m,H-5)，7.15(2H,d,J＝8.0Hz,H-2′,2″)，6.88(2H,d,J＝8.0Hz,H-5′,5″)，7.04(2H,d,J＝8.0Hz,H-6′,6″)，7.58(1H,d,J＝15.5Hz,H-7′)，6.32(1H,d,J＝16.0Hz,H-8′)，7.55(1H,d,J＝15.5Hz,H-7″)，6.24(1H,d,J＝16.0Hz,H-8″)。

^{13}C-NMR(CD$_3$COCD$_3$，125MHz) δ：74.4(C-1)，35.9(C-2)，72.0(C-3)，70.2(C-4)，71.7(C-5)，37.7(C-6)，175.8(7-COOH)，127.8(C-1′)，116.4(C-2′)，145.9(C-3′)，148.7(C-4′)，116.4(C-5′)，122.6(C-6′)，146.3(C-7′)，115.3(C-8′)，167.0(C-9′)，127.8(C-1″)，115.8(C-2″)，145.6(C-3″)，148.6(C-4″)，116.4(C-5″)，122.4(C-6″)，146.3(C-7″)，1152(C-8″)，166.7(C-9″)。

【贮藏】 冷处（2～8℃）保存。

去乙酰车叶草酸甲酯

Deacetyl Asperulosidic Acid Methyl Ester

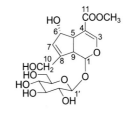

【分子式及分子量】 $C_{17}H_{24}O_{11}$；404

【来源】 茜草科耳草属植物白花蛇舌草

（*Hedyotis diffusa* Willd.）全草。

【性状】 白色结晶。

本品溶于甲醇。

熔点：129～133℃。

【纯度检查】

薄层色谱

1. 薄层板　硅胶 G 板

　　展开剂　三氯甲烷-甲醇-水（5∶1.8∶0.1）

　　检　识　10%硫酸乙醇液，在 105℃加热至斑点显色清晰，日光及紫外灯（366nm）下检视

2. 薄层板　硅胶 G 板

　　展开剂　乙酸乙酯-甲醇-水（9∶1∶0.1）

　　检　识　10%硫酸乙醇液，在 105℃加热至斑点显色清晰，日光及紫外灯（366nm）下检视

高效液相色谱

　　色谱柱　Phenomenex C_{18}，$5\mu m$（4.6mm×250mm）

　　流动相　乙腈-水（7∶93），流速 0.8ml/min

　　检测波长　236nm

【结构鉴定】 **UV** $\lambda_{max}^{MeOH}(nm)$：238[1]。

IR $\nu_{max}^{KBr}(cm^{-1})$：3320，1689，1636，1441，1311，1159，1098，1079，946，892。

FAB-MS m/z：44 3$[M+K]^{+}$，405$[M+H]^{+}$。

^{1}H-NMR(D_2O,500MHz) δ：7.74(1H,s,H-3),6.06(1H,s,H-7),5.01(1H,d,$J=$8.5Hz,H-1),4.87(1H,d,$J=$8.0Hz,H-6),4.48(1H,d,$J=$15.5Hz,H-10),4.30(1H,d,$J=$16.0Hz,H-10),3.79(3H,s,-COOCH$_3$),3.16(1H,m,H-5),2.69(1H,s,H-9),4.87(1H,d,$J=$8.0Hz,H-1′)。

^{13}C-NMR(D_2O,125MHz) δ：103.5(C-1),157.9(C-3),109.6(C-4),43.2(C-5),77.0(C-6),131.6(C-7),152.1(C-8),47.2(C-9),63.0(C-10),172.7(C-11),101.9(C-1′),75.7(C-2′),79.0(C-3′),72.4(C-4′),78.6(C-5′),63.5(C-6′),54.8(-COOCH$_3$)。

【贮藏】 冷处（2～8℃）保存。

参考文献

[1] Ishiguro K, et al. Studies on Iridoid-related Compound Ⅱ. J Nat Prod, 1983, 46（4）：532-536.

7,4′-二羟基黄酮

7,4′-Dihydroxyflavon

【分子式及分子量】 $C_{15}H_{10}O_4$；254.24

【来源】 百合科剑叶龙血树 Dranaena co-chinchinensis（Lour.）S. C. Chen 的含脂木材。

【性状】 浅黄色粉末。

本品微溶于甲醇，易溶于 DMSO。

熔点：321～323℃。

【纯度检查】

薄层色谱

1. 薄层板 硅胶 G 板

展开剂 三氯甲烷-甲醇（10∶1）

检 识 365nm 下检视

2. 薄层板 硅胶 G 板

展开剂 乙酸乙酯-甲醇（10∶1）

检 识 365nm 下检视

高效液相色谱

色谱柱 Agilent TC C_{18}，$5\mu m$（4.6mm×250mm）

流动相 乙腈-0.1%冰醋酸（24∶76），1ml/min

检测波长 330nm、254nm

【结构鉴定】 UV λ_{max}^{MeOH}(nm)：230，329。

IR ν_{max}^{KBr}(cm^{-1})：3184，1631，1602，1504，1447，1386，1273，1181，911，826。

ESI-MS m/z：255[M＋H]$^+$，277[M＋Na]$^+$，531[2M＋Na]$^+$。

^{1}**H-NMR**(DMSO-d_6，500MHz) δ：10.73(1H，s，-OH)，10.24(1H，s，-OH)，7.90(2H，d，J＝9.0Hz，H-2′,6′)，7.86(1H，d，J＝9.0Hz，H-5)，6.96(1H，d，J＝2.0Hz，H-8)，6.92(2H，d，J＝8.5Hz，H-3′,5′)，6.90(1H，dd，J＝2.0，9.0Hz，H-6)，6.71(1H，s，H-3)[1]。

^{13}**C-NMR**(DMSO-d_6，125MHz) δ：162.9(C-2)，105.0(C-3)，176.7(C-4)，126.9(C-5)，115.2(C-6)，163.0(C-7)，102.9(C-8)，157.8(C-9)，116.6(C-10)，122.3(C-1′)，128.6(C-2′,6′)，161.2(C-4′)，116.4(C-3′,5′)[1]。

【贮藏】 冷处（2～8℃）保存。

参考文献

[1] 王军宪，朱蓉. 米口袋的化学成分研究[J]. 西北植物学报，1989，9（2）：127-130.

香叶木素

Diosmetin

【分子式及分子量】 $C_{16}H_{12}O_6$；300.26

【来源】 芸香科植物橘 *Citrus reticulate* Blanco 的干燥成熟果皮。

【性状】 黄色粉末。

　　　　本品微溶于甲醇，易溶于 DMSO。

　　　　熔点：262～264℃。

【纯度检查】

薄层色谱

1. 薄层板　硅胶 GF_{254} 板

　　展开剂　乙酸乙酯-丙酮-水（5∶5∶0.5）

　　检　识　254nm 下检视

2. 薄层板　硅胶 GF_{254} 板

　　展开剂　二氯甲烷-甲醇（9∶1）

　　检　识　254nm 下检视

高效液相色谱

　　色谱柱　Agilent SB C_{18}，$5\mu m$（4.6mm×250mm）

　　流动相　甲醇-水溶液（55∶45），1ml/min

　　检测波长　269nm

【结构鉴定】 UV λ_{max}^{MeOH}(nm)：209，252，343。

IR ν_{max}^{KBr}(cm^{-1})：3377，2939，1655，1610，1584，1508，1444，1367，1306，1255，1167，1034，843，810，767。

ESI-MS m/z：301[M+H]$^+$，285，258。

^{1}H-NMR(DMSO-d_6,500MHz) δ：12.94(1H,s,-OH)，10.84(1H,s,-OH)，9.45(1H,s,-OH)，6.76(1H,s,H-3)，6.20(1H,d,$J=2.0$Hz,H-6)，6.47(1H,d,$J=2.0$Hz,H-8)，7.43(1H,d,$J=2.0$Hz,H-2')，7.09(1H,d,$J=9.0$Hz,H-5')，7.55(1H,dd,$J=9.0,2.0$Hz,H-6')，3.87(3H,s,4'-OCH$_3$)[1,2]。

^{13}C-NMR(DMSO-d_6,125MHz) δ：163.5(C-2)，103.5(C-3)，181.6(C-4)，157.3(C-5)，98.8(C-6)，164.2(C-7)，93.9(C-8)，161.4(C-9)，103.7(C-10)，118.7(C-1')，112.9(C-2')，146.8(C-3')，151.1(C-4')，112.1(C-5')，123.0(C-6')，55.7(-OCH$_3$)[1,2]。

【贮藏】 冷处（2～8℃）保存。

参考文献

[1] 于德泉，杨俊山. 分析化学手册（第二版）第七分册：核磁共振波谱分析[M]. 北京：化学工业出版社，1999：299.

[2] Tenji Konishi, Shunichi Wada, Shiu Kiyosawa. Constituents of the Leaves of Daphne pseude-mezereum[J]. Yakugaku Zasshi. 1993, 113 (9)：670-675.

千金子素 L₁
Euphorbia Factor L₁

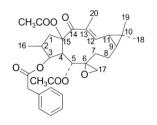

【异名】 续随二萜酯、大戟甾醇、续随子甾醇、
千金子甾醇、Euphorbiasteroid

【分子式及分子量】 $C_{32}H_{40}O_8$；552.66

【来源】 大戟科植物续随子 *Euphorbia lathyris* L.
的干燥成熟种子。

【性状】 白色粉末。

本品易溶于乙酸乙酯、甲醇。

熔点：195～198℃[1]。

比旋度：$[\alpha]_D^{20} +109°$ ($c=0.10$，CH_2Cl_2)[1]。

【纯度检查】

薄层色谱

1. 薄层板 硅胶 G 板

   展开剂 石油醚（60～90℃）-乙酸乙酯（3：1）

   检 识 10%硫酸乙醇溶液，105℃加热至斑点显色清晰，日光及紫外灯（365nm）
   下检视

2. 薄层板 硅胶 G 板

   展开剂 环己烷-丙酮（2：1）

   检 识 10%硫酸乙醇溶液，105℃加热至斑点显色清晰，日光及紫外灯（365nm）
   下检视

高效液相色谱

色谱柱 Welch materials X B C_{18}，$5\mu m$（4.6mm×250mm）

流动相 甲醇-水（78：22），1ml/min

检测波长 275nm、210nm

【结构鉴定】 UV λ_{max}^{MeOH}(nm)：273。

IR ν_{max}^{KBr}(cm^{-1})：1740，1651，1622，1456，1268，1126，900，725[1]。

HREI-MS m/z：552.272[M]$^{+}$[1]。

^{1}H-NMR(CDCl$_3$，600MHz) δ：3.32(1H，dd，$J=14.4,8.4$Hz，H-1a)，1.36(1H，dd，$J=14.4,12.0$Hz，H-1b)，2.08(1H，m，H-2)，5.49(1H，t，$J=3.0$Hz，H-3)，1.87(1H，dd，$J=9.6,3.0$Hz，H-4)，6.24(1H，d，$J=9.6$Hz，H-5)，2.10(1H，m，H-7a)，0.93(1H，t，$J=13.2$Hz，H-7b)，2.10(1H，m，H-8a)，1.73(1H，m，H-8b)，1.10(1H，m，H-9)，1.48(1H，dd，$J=11.4,7.8$Hz，H-11)，6.60(1H，d，$J=11.4$Hz，H-12)，0.66(3H，d，$J=7.2$Hz，H-16)，2.49(1H，d，$J=3.0$Hz，H-17a)，2.31(1H，brt，$J=3.0$Hz，H-17b)，1.21(3H，s，H-18)，1.22(3H，s，H-19)，1.85(3H，s，H-20)，2.02(3H，s，5-OAc)，2.13(3H，s，15-OAc)，3.59(1H，d，$J=15.0$Hz，3-OAcPh)，3.56(1H，d，$J=15.0$Hz，3-OAcPh)，7.32-7.25(5H，m，3-OAcPh)[1]。

^{13}C-NMR(CDCl$_3$，150MHz) δ：47.9(C-1)，37.8(C-2)，80.6(C-3)，49.9(C-4)，65.2(C-5)，58.9(C-6)，33.6(C-7)，20.1(C-8)，34.8(C-9)，25.6(C-10)，29.0(C-11)，143.7(C-12)，133.8(C-13)，196.9(C-14)，91.7(C-15)，13.5(C-16)，55.4(C-17)，28.9(C-18)，16.8(C-19)，12.4

（C-20）；Acetyl：21.0，21.9，169.6，170.1；Benzoyl：41.5，127.2，128.5，128.5，129.4，129.4，136.0，170.9[2]。

【贮藏】 冷处（2～8℃）保存。

参考文献

［1］ Giovanni A，Giancesare T，Giancarbo C，et al. An Expeditious Procedure for the Isolation of Ingenol from the Seeds of *Euphorbia lathyris*［J］. J Nat Prod. 1999，62（1）：76-79.

［2］ Hidejl I，Yoshitatsu I，Minako Y，et al. Lathyrane Diterpenes from *Euphorbia lathyris*［J］. Phytochemistry. 1990，29（6）：2025-2026.

千金子素 L₂

Euphorbia Factor L₂

【分子式及分子量】 $C_{38}H_{42}O_9$；642.28

【来源】 大戟科植物续随子 *Euphorbioe Lathyridis* L. 的干燥根茎。

【性状】 白色粉末。

本品易溶于乙酸乙酯、丙酮，微溶于石油醚，不溶于水。

熔点：201～203℃。

【纯度检查】

薄层色谱

1. 薄层板 硅胶 GF_{254} 板

   展开剂 石油醚 (69～90)-乙酸乙酯 (3:1)

   检 识 10%硫酸乙醇液，日光及紫外灯 (365nm) 下检视

2. 薄层板 硅胶 GF_{254} 板

   展开剂 环己烷-丙酮 (2:1)

   检 识 10%硫酸乙醇液，日光及紫外灯 (365nm) 下检视

高效液相色谱

色谱柱 Welch materals XB C_{18}，$5\mu m$ (4.6mm×250mm)

流动相 甲醇-水 (82:18)，1ml/min

检测波长 276nm、234nm

【结构鉴定】 UV λ_{max}^{MeOH}(nm)：274，230。

IR ν_{max}^{KBr}(cm^{-1})：2963，2939，1740，1717，1633，1452，1371，1277，1241，1109，1025，914，715。

ESI-MS m/z：665[M+Na]$^+$，279。

^{1}H-NMR(CDCl$_3$，600MHz) δ：3.41(1H,dd,J=14.4,8.4Hz,H-1a)，1.77(1H,dd,J=14.4,11.4Hz,H-1b)，2.35(1H,m,H-2)，5.77(1H,t,J=3.0Hz,H-3)，2.93(1H,dd,J=7.8,3.0Hz,H-4)，6.39(1H,d,J=7.8Hz,H-5)，5.54(1H,dd,J=9.0,2.4Hz,H-7)，2.34(1H,m,H-8a)，2.22(1H,brm,H-8b)，1.35(1H,m,H-9)，1.51(1H,dd,J=11.4,8.4Hz,H-11)，6.52(1H,d,J=11.4Hz,H-12)，0.94(3H,d,J=7.2Hz,H-16)，5.52(1H,brs,H-17a)，5.22(1H,brs,H-17b)，1.20(3H,s,H-18)，1.26(3H,s,H-19)，1.81(3H,s,H-20)，1.28(3H,s,5-OAc)，2.22(3H,s,15-OAc)，8.05(2H,dd,J=8.4,1.2Hz,3-OPh)，7.46(2H,brt,J=8.4Hz,3-OPh)，7.59(1H,brt,J=8.4Hz,3-OPh)，7.93(2H,dd,J=8.4,1.2Hz,7-OPh)，7.36(2H,brt,J=8.4Hz,7-OPh)，7.50(1H,brt,J=8.4Hz,7-OPh)[1,2]。

^{13}C-NMR(CDCl$_3$，150MHz) δ：48.0(C-1)，37.6(C-2)，79.6(C-3)，52.9(C-4)，64.0(C-5)，141.9(C-6)，78.6(C-7)，28.7(C-8)，31.5(C-9)，24.7(C-10)，27.8(C-11)，142.8(C-12)，135.4(C-13)，197.5(C-14)，92.0(C-15)，14.2(C-16)，119.9(C-17)，28.7(C-18)，16.7(C-19)，12.7(C-20)；20.9，169.3(5-OAc)；21.9，169.7(15-OAc)；166.0，130.2，129.6，128.3，133.1(3-OPh)；165.6，130.1，129.6，128.3，133.1(7-OPh)[1,2]。

【贮藏】 冷处（2～8℃）保存。

参考文献

［1］ Hideji Itokawa, Yoshitatsu Ichihara, Minako Yahagi, et al. Lathyrane diterpenes from Euphorbia lathyris[J]. Phytochemistry, 1990, 29 (29)：2025-2026.

［2］ Giovanni Appendino, Gian Cesare Tron, Giancarlo Cravotto, et al. An Expeditious Procedure for the Isolation of Ingenol from the Seeds of Euphorbia lathyris[J]. J Nat Prod, 1999, 62 (1)：76-79.

千金子素 L₃

Euphorbia Factor L₃

【分子式及分子量】 $C_{31}H_{38}O_7$；522.26

【来源】 大戟科植物续随子 *Euphorbioe Lathyridis* L. 的干燥根茎。

【性状】 白色粉末。

本品溶于三氯甲烷。

熔点：158～160℃。

【纯度检查】

薄层色谱

1. 薄层板 硅胶 G 板

展开剂 石油醚（69～90）-乙酸乙酯（5：1）

检 识 10%硫酸乙醇液，日光及紫外灯（365nm）下检视

2. 薄层板 硅胶 G 板

展开剂 环己烷-丙酮（2：1）

检 识 10%硫酸乙醇液，日光及紫外灯（365nm）下检视

高效液相色谱

色谱柱 Agilent C_{18}，$5\mu m$（4.6mm×250mm）

流动相 甲醇-水（80：20），1ml/min

检测波长 280nm、231nm

【结构鉴定】 UV λ_{max}^{MeOH}(nm)：277，230。

IR ν_{max}^{KBr}(cm^{-1})：1739，1713，1650，1622，1368，1277，1222，1109，712。

ESI-MS m/z：545.5[M+Na]$^+$，281.5。

^{1}**H-NMR**(CDCl$_3$，600MHz) δ：3.52(1H,dd,J=14.4,8.4Hz,H-1a)，1.68(1H,dd,J=14.4,12.0Hz,H-1b)，2.38(1H,m,H-2)，5.82(1H,t,J=3.0Hz,H-3)，2.90(1H,dd,J=10.2,3.0Hz,H-4)，6.21(1H,d,J=10.2Hz,H-5)，2.19(1H,brdd,J=13.2,6.6Hz,H-7a)，2.06(1H,brt,J=13.2Hz,H-7b)，1.95(1H,m,H-8a)，1.76(1H,brm,H-8b)，1.15(1H,m,H-9)，1.40(1H,dd,J=11.4,8.4Hz,H-11)，6.55(1H,d,J=11.4Hz,H-12)，0.94(3H,d,J=6.6Hz,H-16)，5.01(1H,brs,H-17a)，4.77(1H,brs,H-17b)，1.16(3H,s,H-18)，1.17(3H,s,H-19)，1.72(3H,s,H-20)，1.83(3H,s,5-OAc)，2.22(3H,s,15-OAc)，8.03(2H,d,J=7.2Hz,3-OPh)，7.45(2H,t,J=7.8Hz,3-OPh)，7.58(1H,t,J=7.8Hz,3-OPh)[1]。

^{13}**C-NMR**(CDCl$_3$，150MHz) δ：48.6(C-1)，37.9(C-2)，80.8(C-3)，52.2(C-4)，65.4(C-5)，144.5(C-6)，34.9(C-7)，21.6(C-8)，35.4(C-9)，25.3(C-10)，28.5(C-11)，146.6(C-12)，134.2(C-13)，196.7(C-14)，92.5(C-15)，14.2(C-16)，115.4(C-17)，29.0(C-18)，16.8(C-19)，12.5(C-20)；20.9，170.1(5-Oac)；22.0，169.7(15-OAc)；166.1，133.1，130.0，129.6，128.3(3-OPh)[1]。

【贮藏】 冷处（2～8℃）保存。

参考文献

[1] Giovanni Appendino, Gian Cesare Tron, Giancarlo Cravotto, et al. An Expeditious Procedure for the Isolation of Ingenol from the Seeds of Euphorbia lathyris[J]. J Nat Prod, 1999, 62 (1)：76-79.

4′-去甲基鬼臼毒素

4′-Demethylpodophyllotoxin

【分子式及分子量】 $C_{21}H_{20}O_8$；400.38

【来源】 小檗科植物八角莲 Dysosma ver-
sipellis（Hance）M. Cheng 的
根茎。

【性状】 白色粉末。

本品易溶于甲醇。

熔点：255～257℃。

【纯度检查】

薄层色谱

1. 薄层板 硅胶 GF_{254} 板

展开剂 三氯甲烷-甲醇（15:1）

检 识 10%硫酸乙醇显色后日光及紫外灯（366nm）下检视

2. 薄层板 硅胶 GF_{254} 板

展开剂 环己烷-乙酸乙酯（1:1）

检 识 10%硫酸乙醇显色后日光及紫外灯（366nm）下检视

高效液相色谱

色谱柱 Phenomenex C_{18}，$5\mu m$（4.6mm×250mm）

流动相 乙腈-0.1%乙酸（25:75），1ml/min

检测波长 291nm

【结构鉴定】 **UV** λ_{max}^{MeOH}(nm)：205，287。

IR ν_{max}^{KBr}(cm^{-1})：3462，2940，2896，1761，1619，1518，1505，1489，1232，1118，926。

ESI-MS m/z：423[M+Na]$^+$，823[2M+Na]$^+$，399[M－H]$^-$。

^{1}H-NMR(DMSO-d_6,500MHz) δ:8.26(1H,s,4′-OH),7.10(1H,s,H-5),6.46(1H,s,H-8),6.29(2H,s,-OCH$_2$O-),5.99(1H,s,H-2′),5.96(1H,s,H-6′),5.76(1H,d,$J=$7.5Hz,4-OH),4.61(1H,dd,$J=$10.0,7.0Hz,H-11a),4.47(1H,d,$J=$9.0Hz,H-4),4.44(1H,d,$J=$5.0Hz,H-1),4.08(1H,dd,$J=$10.5,8.5Hz,H-1a),3.63(6H,s,3′5′-OCH$_3$),3.09(1H,dd,$J=$14.5,5.0Hz,H-2),2.61(1H,m,H-3)[1]。

^{13}C-NMR(DMSO-d_6,125MHz) δ:43.7(C-1),44.8(C-2),40.6(C-3),71.1(C-4),106.8(C-5),147.0(C-6),146.9(C-7),109.6(C-8),131.6(C-9),131.5(C-10),71.5(C-11),175.3(C-12),101.4(-OCH$_2$O-),135.3(C-1′),109.3(C-2′),147.6(C-3′),135.5(C-4′),147.6(C-5′),109.3(C-6′),56.6(3′-OCH$_3$),56.6(5′-OCH$_3$)[1]。

【贮藏】 冷处（2～8℃）保存。

参考文献 ··

[1] 李前荣, 徐峻. 2D-NMR 对 4′-去甲基表鬼臼毒素的^{1}H 和^{13}C 的完全指定[J]. 中国科学技术大学学报, 1997 (1): 113-116.

杠柳毒苷

Periplocoside

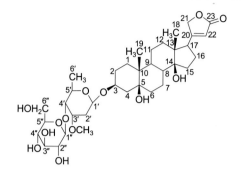

【分子式及分子量】 $C_{36}H_{56}O_{13}$；696.82

【来源】 萝藦科植物杠柳 *Periploca sepium* Bge. 的皮。

【性状】 白色粉末。

本品易溶于甲醇。

熔点：208～212℃。

【纯度检查】

薄层色谱

1. 薄层板　硅胶 G 板

　　展开剂　乙酸乙酯-正丁醇-水（3：1：0.3）

　　检　识　10%硫酸乙醇液，日光及紫外灯（365nm）下检视

2. 薄层板　硅胶 G 板

　　展开剂　三氯甲烷-甲醇（4：1）

　　检　识　10%硫酸乙醇液，日光及紫外灯（365nm）下检视

高效液相色谱

　　色谱柱　Phenomenex C_{18}，5μm（4.6mm×250mm）

　　流动相　乙腈-水溶液（28：72），流速 1ml/min

　　检测波长　220nm

【结构鉴定】 UV λ_{max}^{MeOH}（nm）：217。

IR ν_{max}^{KBr}（cm^{-1}）：3443，2937，1779，1757，1739，1621，1448，1373，1166，1077，754。

FAB-MS m/z：719[M＋Na]$^{+}$。

^{1}H-NMR（C_5D_5N，500MHz） δ：6.15（1H，s，H-22），5.33（1H，d，J＝15.0Hz，H-21a），5.15（1H，dd，J＝8.0，1.5Hz，H-1″），5.05（1H，dd，J＝15.0，1.0Hz，H-21b），4.95（1H，d，J＝6.5Hz，H-1′），4.40（1H，m，H-3α），3.47（3H，s，3′-OCH$_3$），2.81（1H，m，H-17α），1.63（3H，d，J＝5.5Hz，6′-CH$_3$），1.09（3H，s，19-CH$_3$），1.03（3H，s，18-CH$_3$）[1]。

^{13}C-NMR（C_5D_5N，125MHz） δ：26.4（C-1），26.8（C-2），74.1（C-3），35.8（C-4），75.8（C-5），35.8（C-6），24.7（C-7），41.4（C-8），39.6（C-9），41.6（C-10），22.4（C-11），40.3（C-12），50.4（C-13），85.0（C-14），33.5（C-15），27.6（C-16），51.7（C-17），16.6（C-18），17.6（C-19），176.3（C-20），74.1（C-21），118.1（C-22），176.3（C-23），97.8（C-1′），37.0（C-2′），78.3（C-3′），83.3（C-4′），69.9（C-5′），19.1（C-6′），58.9（3′-OCH$_3$），106.9（C-1″），76.4（C-2″），78.8（C-3″），72.2（C-4″），78.8（C-5″），63.0（C-6″）[1]。

【贮藏】 冷处（2～8℃）保存。

参考文献

[1] 胡英杰，木全章. 滇杠柳的化学成分[J]. 云南植物研究，1989（4）：465-470.

苯甲酰乌头原碱
Benzoylaconine

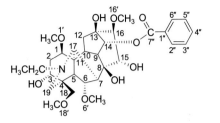

【分子式及分子量】 $C_{32}H_{45}NO_{10}$；603.70

【来源】 乌头碱水解制备。

【性状】 白色粉末。

本品溶于甲醇、乙醇、异丙醇、三氯甲烷，微溶于水。

熔点：219.2～220.9℃。

【纯度检查】

薄层色谱

1. 薄层板 硅胶 GF_{254} 板

展开剂 石油醚-乙酸乙酯-二乙胺（10∶2∶4）

检 识 紫外灯（254nm）下检视；稀碘化铋钾试液显色日光下检视

2. 薄层板 硅胶 GF_{254} 板

展开剂 正己烷-二乙胺（8∶2）

检 识 紫外灯（254nm）下检视；稀碘化铋钾试液显色日光下检视

高效液相色谱

色谱柱 C_{18}，$5\mu m$（4.6mm×250mm）

流动相 乙腈-四氢呋喃（25∶15）- 0.1mol/L 醋酸铵（每1000ml 含冰醋酸0.5ml）（20∶80），1ml/min

检测波长 235nm

【结构鉴定】 UV λ_{max}^{MeOH}（nm）：230，273。

IR ν_{max}^{KBr}（cm^{-1}）：3433，2936，2816，1724，1450，1391，1280，1100，984，710。

ESI-MS m/z：604[M＋H]$^+$。

^{1}H-NMR（CDCl$_3$，500MHz） δ：3.24（3H，s，-OCH$_3$），3.29（3H，s，-OCH$_3$），3.31（3H，s，-OCH$_3$），3.71（3H，s，-OCH$_3$），8.02（2H，d，$J=6.0$Hz，H-2″，6″），7.56（1H，d，$J=6.0$Hz，H-2″，6″），7.43（2H，d，$J=6.0$Hz，H-3″，5″）。

^{13}C-NMR（CDCl$_3$，125MHz） δ：83.5（C-1），36.0（C-2），72.0（C-3），43.0（C-4），48.4（C-5），82.4（C-6），46.2（C-7），78.6（C-8），46.2（C-9），42.0（C-10），50.4（C-11），33.1（C-12），74.8（C-13），79.8（C-14），81.9（C-15），90.7（C-16），61.0（C-17），77.4（C-18），49.0（C-19），47.6（C-20），13.3（C-21），55.8（C-1′），58.1（C-6′），61.8（C-16′），59.1（C-18′），129.8（C-1″），129.7（C-2″，6″），128.5（C-3″，5″），133.2（C-4″），166.2（C-7″）。

【贮藏】 −20℃保存。

苯甲酰新乌头原碱

Benzoylmesaconine

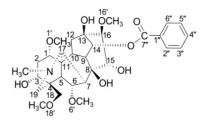

【分子式及分子量】 $C_{31}H_{43}NO_{10}$；589.67

【来源】 新乌头碱水解制备。

【性状】 白色粉末。

本品溶于甲醇、乙醇、异丙醇、三氯甲烷，微溶于水。

熔点：213.8～215.2℃。

【纯度检查】

薄层色谱

1. 薄层板 硅胶 GF_{254} 板

   展开剂 石油醚-乙酸乙酯-二乙胺（10∶2∶4）

   检 识 紫外灯（254nm）下检视，稀碘化铋钾试液显色

2. 薄层板 硅胶 GF_{254} 板

   展开剂 正己烷-二乙胺（8∶2）

   检 识 紫外灯（254nm）下检视，稀碘化铋钾试液显色

高效液相色谱

色谱柱 C_{18}，$5\mu m$（4.6mm×250mm）

流动相 乙腈-四氢呋喃（25∶15）-0.1mol/L 醋酸铵（每 1000ml 含冰醋酸 0.5ml）（17∶83），1ml/min

检测波长 235nm

【结构鉴定】 UV λ_{max}^{MeOH}(nm)：230，273。

IR ν_{max}^{KBr}(cm^{-1})：3431，3062，2933，2817，1722，1450，1387，1279，1100，984，711。

ESI-MS m/z：590[M+H]$^+$。

^{1}H-NMR(CDCl$_3$,600MHz) δ：5.02(1H,d,J=4.2Hz,H-14)，4.53(1H,brd,H-15)，4.08(1H,d,J=6.6Hz,H-16)，2.33(3H,s,-NCH$_3$)，3.27(3H,s,6'-OCH$_3$)，3.29(3H,s,18'-OCH$_3$)，3.31(3H,s,1'-OCH$_3$)，3.69(3H,s,16'-OCH$_3$)，7.43(2H,brt,J=7.8Hz,H-3″,5″)，7.56(1H,brt,J=7.8Hz,H-4″)，8.03(2H,brd,J=7.2Hz,H-2″,6″)。

^{13}C-NMR(CDCl$_3$,150MHz) δ：83.2(C-1)，33.8(C-2)，71.7(C-3)，43.3(C-4)，46.2(C-5)，82.5(C-6)，47.4(C-7)，78.4(C-8)，46.4(C-9)，41.9(C-10)，50.4(C-11)，36.1(C-12)，74.8(C-13)，79.8(C-14)，82.0(C-15)，90.9(C-16)，62.4(C-17)，76.8(C-18)，49.7(C-19)，42.6(-NCH$_3$)，56.3(C-1')，57.9(C-6')，61.8(C-16')，59.1(C-18')，129.7(C-1″)，129.8(C-2″)，128.5(C-3″)，133.3(C-4″)，128.5(C-5″)，129.8(C-6″)，166.2(C-7″)。

【贮藏】 −20℃保存。

苯甲酰次乌头原碱
Benzoylhypaconine

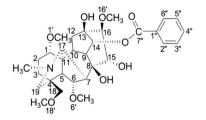

【分子式及分子量】　$C_{31}H_{43}NO_9$；573.67

【来源】　次乌头碱水解制备。

【性状】　白色粉末。

本品溶于甲醇、乙醇、异丙醇、三氯甲烷，微溶于水。

熔点：138.6～140.1℃。

【纯度检查】

薄层色谱

1. 薄层板　硅胶 GF_{254} 板

展开剂　石油醚-乙酸乙酯-二乙胺（10∶2∶4）

检　识　紫外灯（254nm）下检视，稀碘化铋钾试液显色

2. 薄层板　硅胶 GF_{254} 板

展开剂　正己烷-二乙胺（8∶2）

检　识　紫外灯（254nm）下检视，稀碘化铋钾试液显色

高效液相色谱

色谱柱　C_{18}，5μm（4.6mm×250mm）

流动相　乙腈-四氢呋喃（25∶15）-0.1mol/L 醋酸铵（每1000ml 含冰醋酸0.5ml）（22∶78），1ml/min

检测波长　235nm

【结构鉴定】　UV λ_{max}^{MeOH}(nm)：228，273。

IR ν_{max}^{KBr}(cm^{-1})：3464，1722，1278，1097，711。

ESI-MS　m/z：574[M＋H]$^+$。

^{1}H-NMR(C_5D_5N,600MHz)　δ：5.55(1H,d,J=5.0Hz,H-14)，5.27(1H,d,J=6.0Hz,H-15)，4.38(1H,d,J=6.0Hz,H-16)，2.59(3H,s,-NCH$_3$)，3.21，3.31，3.36，3.71(12H,s,4×OCH$_3$)，7.26(2H,dd,J=7.8,7.8Hz,H-3″,5″)，7.42(1H,dd,J=7.8,7.2Hz,H-4″)，8.26(2H,brd,J=7.2Hz,H-2″,6″)。

^{13}C-NMR(C_5D_5N,150MHz)　δ：85.4(C-1)，26.9(C-2)，34.9(C-3)，39.8(C-4)，49.2(C-5)，84.1(C-6)，48.8(C-7)，77.8(C-8)，46.8(C-9)，43.3(C-10)，50.7(C-11)，38.5(C-12)，76.1(C-13)，81.8(C-14)，81.4(C-15)，94.6(C-16)，63.2(C-17)，81.0(C-18)，57.0(C-19)，42.8(-NCH$_3$)，55.7(C-1′)，57.7(C-6′)，62.0(C-16′)，59.0(C-18′)，131.6(C-1″)，130.3(C-2″)，128.5(C-3″)，132.9(C-4″)，128.5(C-5″)，130.3(C-6″)，166.8(C-7″)。

【贮藏】　-20℃保存。

落新妇苷

Astilbin

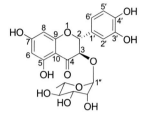

【分子式及分子量】 $C_{21}H_{22}O_{11}$；450.39

【来源】 百合科植物光叶菝葜 *Smilax glabra* Roxb 的干燥根茎。

【性状】 白色粉末。

本品易溶于沸水，几乎不溶于乙醚。

熔点：175～177℃。

比旋度：$[\alpha]_D^{20} -13.5°$（$c=0.76$，CH_3OH）。

【纯度检查】

薄层色谱

1. 薄层板 硅胶 GF_{254} 板

展开剂 三氯甲烷-乙酸乙酯-甲酸（5∶4∶1）

检 识 紫外灯（254nm）下检视，1％$AlCl_3$ 乙醇液显色后日光及紫外灯（366nm）下检视

2. 薄层板 硅胶 GF_{254} 板

展开剂 三氯甲烷-甲醇-甲酸（5∶4∶1）

检 识 紫外灯（254nm）下检视，1％$AlCl_3$ 乙醇液显色后日光及紫外灯（366nm）下检视

高效液相色谱

色谱柱 Phenomenex C_{18}，$5\mu m$（4.6mm×250mm）

流动相 甲醇-0.1％甲酸（30∶70），1ml/min

检测波长 291nm

差示量热扫描法

起始温度50℃，终点温度300℃，升温速率5℃/min

【结构鉴定】 **UV** λ_{max}^{MeOH}(nm)：290，230。

IR ν_{max}^{KBr}(cm^{-1})：3405，3000，2930，1646，1604，1525，1472，1261，1164，877，824。

ESI-MS *m/z*：451[M＋H]$^+$，473[M＋Na]$^+$。

^{1}**H-NMR**(DMSO-d_6，600MHz) δ：5.24(1H，d，$J=10.2Hz$，H-2)，4.65(1H，d，$J=9.6Hz$，H-3)，5.91(1H，d，$J=1.8Hz$，H-6)，5.89(1H，d，$J=1.8Hz$，H-8)，6.89(1H，s，H-2′)，6.73(1H，s，H-5′)，6.73(1H，s，H-6′)，4.03(1H，s，H-1″)，3.36(1H，H-2″)❶，3.41(1H，m，H-3″)，3.13(1H，td，$J=8.0$，4.8Hz，H-4″)，3.88(1H，m，H-5″)，1.05(3H，d，$J=6.0Hz$，H-6″)。

^{13}**C-NMR**(DMSO-d_6，150MHz) δ：81.5(C-2)，75.6(C-3)，194.5(C-4)，163.4(C-5)，96.0(C-6)，166.9(C-7)，95.0(C-8)，162.2(C-9)，101.0(C-10)，126.9(C-1′)，114.8(C-2′)，145.9(C-3′)，145.1(C-4′)，115.3(C-5′)，118.9(C-6′)，100.0(C-1″)，70.1(C-2″)，70.4(C-3″)，71.6(C-4″)，69.0(C-5″)，17.8(C-6″)。

【贮藏】 冷处（2～8℃）保存。

---

❶ 与 DMSO-d_6 中的水峰重叠。

莪术二酮

Curdione

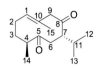

【分子式及分子量】 C₁₅H₂₄O₂；236.35

【来源】 姜科植物莪术（温莪术）*Curcuma wenyujin* Y. H. Chen et C. Ling 的挥发油。

【性状】 白色结晶。

本品易溶于甲醇、三氯甲烷。

熔点：60～62℃。

【纯度检查】

薄层色谱

1. 薄层板 硅胶 G 板

展开剂 石油醚-乙酸乙酯-冰醋酸（60：5：0.5）

检 识 5%香草醛硫酸溶液显色后，可见光下检视

2. 薄层板 硅胶 G 板

展开剂 环己烷-丙酮（10：1）

检 识 5%香草醛硫酸溶液显色后，可见光下检视

气相色谱

色谱柱 ZB-WAX，30m×0.32mm×0.5μm

色谱条件 初始温度 165℃，保持 18min，以 5℃/min 的速率升至 220℃，保持 10min，进样口温度 250℃，检测器温度 270℃

【结构鉴定】 **IR** ν_{max}^{KBr}(cm⁻¹)：2958，2919，2873，1696（C=O），1661（C=C），1459，1385，1365，1171，1061，960，799。

ESI-MS *m/z*：259[M+Na]⁺，495[2M+Na]⁺。

¹H-NMR(CDCl₃，600MHz) δ：0.87(3H,d,*J*=6.6Hz,12-CH₃),0.93(3H,d,*J*=6.6Hz,13-CH₃),0.97(3H,d,*J*=6.6Hz,14-CH₃),1.56(1H,m,H-3β),1.64(3H,s,15-CH₃),1.86(1H,m,H-11),2.08～2.14(3H,m,H-3α,2α,2β),2.32(1H,m,H-4α),2.38(1H,dd,*J*=16.8,1.8Hz,H-6β),2.67(1H,m,H-6α),2.84(1H,t,*J*=8.4Hz,H-7β),2.92(1H,d,*J*=10.2Hz,H-9α),3.05(1H,d,*J*=10.2Hz,H-9β),5.15(1H,s,H-1)。

¹³C-NMR(CDCl₃,150MHz) δ：131.5(C-1),26.4(C-2),34.0(C-3),46.7(C-4),214.2(C-5),44.2(C-6),53.6(C-7),211.1(C-8),55.8(C-9),129.8(C-10),29.9(C-11),19.8(C-12),21.1(C-13),16.5(C-14),18.5(C-15)。

【贮藏】 冷处（2～8℃）保存。

异型南五味子丁素

Heteroclitin D

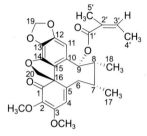

【分子式及分子量】 $C_{27}H_{30}O_8$；482.52

【来源】 木兰科植物南五味子属南五味子

Kadsura inrerior A. C. Smith。

【性状】 淡黄色结晶。

本品溶于三氯甲烷。

熔点：131～133℃。

比旋度：$[\alpha]_D^{20} -93.9°$（$c=1.02$，$CHCl_3$）。

【纯度检查】

薄层色谱

1. 薄层板 硅胶 GF_{254} 板

   展开剂 石油醚（60～90℃）-乙酸乙酯（2:1）

   检 识 紫外灯（254nm）下检视

2. 薄层板 硅胶 GF_{254} 板

   展开剂 环己烷-乙酸乙酯（2:1）

   检 识 紫外灯（254nm）下检视

高效液相色谱

   色谱柱 Agilent C_{18}，$5\mu m$（4.6mm×250mm）

   流动相 甲醇-乙腈-水（10:48:42），1.0ml/min

   检测波长 230nm

【结构鉴定】 UV λ_{max}^{MeOH}(nm)：220，336，277。

IR ν_{max}^{KBr}(cm^{-1})：2953，2874，1714，1652，1579，1488，1452，1381，1209，1061，1118。

ESI-MS m/z：483[M+H]$^+$。

^{1}H-NMR(CDCl$_3$,500Hz) δ：0.87(1H,d,$J=7.0$Hz,H-18)，1.01(3H,d,$J=7.5$Hz，H-17)，1.72(3H,d,$J=6.5$Hz,H-4')，1.72(3H,s,H-5')，1.81(1H,m,H-7)，1.97(1H,m，H-8)，2.21(1H,dd,$J=12.5,15.5$Hz,H-6α)，2.55(1H,dd,$J=3.5,15.5$Hz,H-6β)，3.68(2-OCH$_3$)，4.00(3-OCH$_3$)，4.25，4.50(各 1H,d,$J=8.6$Hz,H-20)，5.68(1H,d,$J=7.0$Hz，H-17)，5.73(1H,m,H-3')，5.95，6.03(各 1H,d,$J=1.0$Hz,H-19)，6.08(1H,d,$J=1.5$Hz，H-4)，6.37(1H,s,H-11)。

^{13}C-NMR(CDCl$_3$,125Hz) δ：194.9(C-1)，150.3(C-2)，156.2(C-3)，120.6(C-4)，146.9(C-5)，40.2(C-6)，31.6(C-7)，42.6(C-8)，78.3(C-9)，132.4(C-10)，101.1(C-11)，144.1(C-12)，130.1(C-13)，129.1(C-14)，122.1(C-15)，64.5(C-16)，21.6(C-17)，9.6(C-18)，102.0(C-19)，78.0(C-20)，168.2(C-1')，127.8(C-2')，135.5(C-3')，15.5(C-4')，20.4(C-5')，58.3(2-OCH$_3$)，59.1(3-OCH$_3$)。

【贮藏】 冷处（2～8℃）保存。

白桦脂酸
Betulinic Acid

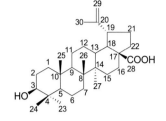

【分子式及分子量】 $C_{30}H_{48}O_3$；456.71

【来源】 鼠李科植物枣 *Ziziphus jujuba* Mill. 的干燥成熟果实。

【性状】 白色粉末。

　　　　本品溶于甲醇。

　　　　熔点：316～318℃。

【纯度检查】

薄层色谱

1. 薄层板　硅胶 G 板

　　展开剂　甲苯-乙酸乙酯-冰醋酸 (14∶4∶0.5)

　　检　识　紫外灯 (365nm) 及日光下检视

2. 薄层板　硅胶 G 板

　　展开剂　环己烷-乙酸乙酯-冰醋酸 (12∶3∶0.5)

　　检　识　紫外灯 (365nm) 及日光下检视

高效液相色谱

　　色谱柱　Agilent SB C_{18}，5μm (4.6mm×250mm)

　　流动相　甲醇-0.05%磷酸 (5∶95)，1ml/min

　　检测波长　203nm

【结构鉴定】 UV λ_{max}^{MeOH}(nm)：202nm。

IR ν_{max}^{KBr}(cm^{-1})：3428，3075 (=C—H)，2944，1693 (C=O)，884。

ESI-MS m/z：455[M+H]$^+$。

^{1}**H-NMR**(CDCl$_3$，500MHz) δ：0.76，0.83，0.94，0.97，0.98，1.69(各 3H，S，6×-CH$_3$)，3.00(1H，m，H-19)，3.19(1H，m，H-3)，4.74(1H，brs，H-29)，4.61(1H，brs，H-29)。

^{13}**C-NMR**(CDCl$_3$，125MHz) δ：38.9(C-1)，27.4(C-2)，79.0(C-3)，38.9(C-4)，55.4(C-5)，18.3(C-6)，34.3(C-7)，40.7(C-8)，49.3(C-9)，37.2(C-10)，19.4(C-11)，25.5(C-12)，38.9(C-13)，42.4(C-14)，30.5(C-15)，32.1(C-16)，56.3(C-17)，46.9(C-18)，49.3(C-19)，150.3(C-20)，29.7(C-21)，37.2(C-22)，28.0(C-23)，15.3(C-24)，16.1(C-25)，16.1(C-26)，14.7(C-27)，179.4(C-28)，109.7(C-29)，19.4(C-30)。

【贮藏】 冷处 (2～8℃) 保存。

沙苑子苷A

Complanatuside A

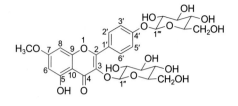

【分子式及分子量】 $C_{28}H_{32}O_{16}$; 624.54

【来源】 豆科植物扁茎黄芪 *Astragalus complanatus* R. Brown. 的干燥成熟种子。

【性状】 黄色结晶。

本品易溶于甲醇。

熔点：279～280℃。

【纯度检查】

薄层色谱

1. 薄层板 硅胶 G 板

   展开剂 正丁醇-甲醇-水 (13∶3∶1)

   检 识 10%三氯化铝乙醇溶液，日光下检视

2. 薄层板 硅胶 G 板

   展开剂 三氯甲烷-甲醇-水 (17∶7∶2) 下层液

   检 识 10%三氯化铝乙醇溶液，日光下检视

高效液相色谱

色谱柱 Agilent SB C_{18} , $10\mu m$ (4.6mm×250mm)

流动相 乙腈-水溶液 (20∶80), 1ml/min

检测波长 267nm

【结构鉴定】 **UV** λ_{max}^{MeOH}(nm)：267。

IR ν_{max}^{KBr}(cm^{-1})：3370 (-OH), 1656 (C=O), 1598 (-Ar), 1500 (-Ar), 1253 (C—O)。

ESI-MS m/z：647[M＋Na]$^+$。

^{1}H-NMR(DMSO-d_6,600MHz) δ：12.56(-OH),5.50(1H,d,$J=7.8$Hz,H-1″),5.04(1H,d,$J=7.8$Hz,H-1‴),6.40(1H,d,$J=1.8$Hz,H-6),6.78(1H,d,$J=1.8$Hz,H-8),7.16(2H,d,$J=9.0$Hz,H-3′,5′),8.16(2H,d,$J=9.0$Hz,H-2′,6′),3.87(3H,7-OCH$_3$)。

^{13}C-NMR(DMSO-d_6,150MHz) δ：156.4(C-2),134.0(C-3),177.7(C-4),160.9(C-5),98.0(C-6),165.2(C-7),92.4(C-8),155.9(C-9),105.1(C-10),123.6(C-1′),130.6(C-2′),115.8(C-3′),159.3(C-4′),115.8(C-5′),130.6(C-6′),100.8(C-1″),74.2(C-2″),76.5(C-3″),69.9(C-4″),77.1(C-5″),60.9(C-6″),99.9(C-1‴),73.2(C-2‴),76.4(C-3‴),69.6(C-4‴),77.6(C-5‴),60.6(C-6‴)。

【贮藏】 冷处 (2～8℃) 保存。

杯苋甾酮
Cyasterone

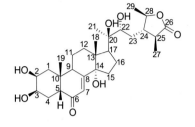

【分子式及分子量】 C29H44O8；520.65

【来源】 苋科植物川牛膝 *Cyathula offici-nalis* Kuan 的干燥根。

【性状】 无色针状结晶。

本品溶于甲醇、乙醇、DMSO。

熔点：163.1～164.1℃。

【纯度检查】

薄层色谱

1. 薄层板 硅胶 G 板

展开剂 石油醚-丙酮（3∶5∶4）

检 识 紫外灯（254nm）下检视；10%硫酸乙醇显色，日光下检视

2. 薄层板 硅胶 G 板

展开剂 三氯甲烷-甲醇（9∶1）

检 识 紫外灯（254nm）下检视；10%硫酸乙醇显色，日光下检视

高效液相色谱

色谱柱 C18，5μm（4.6mm×250mm）

流动相 0—10min 甲醇-水（10∶90），11—75min 甲醇-水（40∶60），1ml/min

检测波长 243nm

【结构鉴定】 UV λ_{max}^{MeOH}（nm）：243，327。

IR ν_{max}^{KBr}（cm^{-1}）：3421，1751，1647，2970，2938，1450，1384，1193，1052，959，929，881。

ESI-MS m/z：521[M+H]$^+$。

^{1}H-NMR（DMSO-d_6，500MHz） δ：3.59（1H，brs，H-3），2.07（1H，brs，H-5），5.62（1H，brs，H-7），2.99（1H，m，H-9），0.76（3H，s，19-CH$_3$），0.83（3H，s，18-CH$_3$），1.06（3H，s，21-CH$_3$），3.75（1H，brs，H-22），2.43（1H，dq，$J=10.5，7.0$Hz，H-25），1.16（3H，d，$J=7.0$Hz，27-CH$_3$），4.15（1H，dq，$J=9.0，6.0$Hz，H-28），1.32（3H，d，$J=5.5$Hz，29-CH$_3$）。

^{13}C-NMR（DMSO-d_6，125MHz） δ：36.6（C-1），66.6（C-2），66.8（C-3），30.8（C-4），50.1（C-5），202.7（C-6），120.5（C-7），165.1（C-8），33.2（C-9），37.6（C-10），20.1（C-11），31.5（C-12），47.0（C-13），83.0（C-14），30.7（C-15），20.2（C-16），47.8（C-17），17.2（C-18），23.8（C-19），75.3（C-20），20.6（C-21），73.5（C-22），33.2（C-23），48.6（C-24），41.5（C-25），178.7（C-26），15.1（C-27），79.3（C-28），19.1（C-29）。

【贮藏】 冷处（2～8℃）保存。

莰烯

Camphene

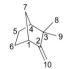

【异名】 Comphene

【分子式及分子量】 $C_{10}H_{16}$；136.23

【来源】 松科松属数种植物中渗出的油树脂。

【性状】 无色透明蜡状固体。

本品易溶于甲醇、三氯甲烷。

熔点：48~50℃。

【纯度检查】

气相色谱

色谱柱 DB-5 毛细管柱，30m×0.25mm×0.25μm；分流比 20∶1

色谱条件 起始温度 40℃，终止温度 200℃，升温速率 10℃/min

【结构鉴定】 IR $\nu_{max}^{KBr}(cm^{-1})$：3067，2966，2869，1658，1459，1361，877。

EI-MS m/z：137[M+H]$^+$。

^{1}H-NMR(CDCl$_3$，500MHz) δ：1.04(3H,-CH$_3$exo)，1.07(3H,-CH$_3$endo)，1.22(1H，m，H-7anti)，1.26(1H，m，H-5endo)，1.39(1H，m，H-6exo)，1.64(1H，m，H-5exo)，1.67(1H，m，H-7syn)，1.71(1H，m，H-6endo)，1.91(1H，brs，H-3)，2.68(1H，brs，H-4)，4.51(1H，H-10b)，4.73(1H，H-10a)。

^{13}C-NMR(CDCl$_3$，125MHz) δ：48.1(C-1)，166.4(C-2)，41.8(C-3)，46.9(C-4)，23.8(C-5)，28.9(C-6)，37.4(C-7)，29.4(C-8)，25.9(C-9)，99.0(C-10)。

【贮藏】 冷处（2~8℃）保存。

紫苏醛

Perilladehyde

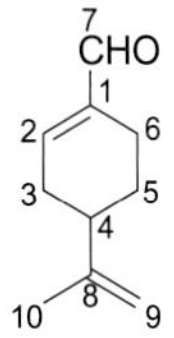

【分子式及分子量】 $C_{10}H_{14}O$；150.22

【来源】 唇形科科植物紫苏 *Perilla frutes-cens* (L.) Britt. 的干燥叶。

【性状】 无色透明液体。

本品溶于甲醇。

比旋度：$[\alpha]_D^{20}$ -103.5° ($c=1.05$，CH_3CH_2OH)。

【纯度检查】

薄层色谱

1. 薄层板 硅胶 G 板

展开剂 石油醚 (60~90℃)-乙酸乙酯 (15:1)

检 识 2,4-二硝基苯肼乙醇试液，日光下检视

2. 薄层板 硅胶 G 板

展开剂 环己烷-乙酸乙酯 (15:1)

检 识 2,4-二硝基苯肼乙醇试液，日光下检视

气相色谱

色谱柱 DB-5 毛细管柱，30m×0.25mm×0.25μm

色谱条件 起始温度80℃，终止温度200℃，升温速率10℃/min

差示量热扫描法

起始温度50℃，终点温度300℃，升温速率5℃/min

【结构鉴定】 UV λ_{max}^{MeOH}(nm)：231。

IR ν_{max}^{KBr}(cm^{-1})：3081，2967，2931，2816，1685，1644，1452，1435，1422，1394，1376，1166，890。

ESI-MS m/z：149[M－H]$^-$。

^{1}H-NMR(CDCl$_3$，500MHz) δ：6.80(1H, m, H-2)，2.46~1.86，1.46~1.38(7H, m, H-3~6)，9.40(1H, s, H-7)，4.70(1H, brs, H-9)，4.75(1H, brs, H-9)，1.73(3H, s, 10-CH$_3$)。

^{13}C-NMR(CDCl$_3$，125MHz) δ：141.2(C-1)，150.5(C-2)，31.6(C-3)，40.6(C-4)，26.3(C-5)，21.5(C-6)，193.8(C-7)，148.3(C-8)，109.4(C-9)，20.6(C-10)。

【贮藏】 -20℃保存。

姜酮

Vanillylacetone

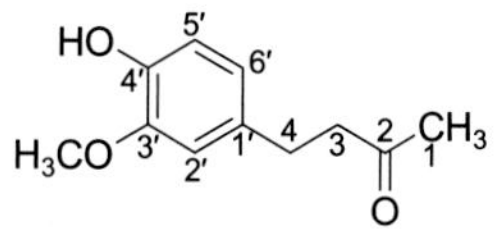

【分子式及分子量】 $C_{11}H_{14}O_3$；194.23

【来源】 姜科植物姜 *Zingiber officinale* Rosc. 的干燥根茎。

【性状】 白色晶体。

溶于甲醇、乙醇、乙酸乙酯。

熔点：40～41℃。

【纯度检查】

薄层色谱

1. 薄层板 硅胶 G 板

展开剂 石油醚（60～90℃)-三氯甲烷-酸乙酯（2∶1∶1）

检 识 喷以 5％香草醛硫酸，105℃加热至显色清晰，可见光下检视

2. 薄层板 硅胶 G 板

展开剂 环己烷-乙酸乙酯（7∶3）

检 识 喷以 5％香草醛硫酸，105℃加热至显色清晰，可见光下检视

气相色谱法

色谱柱 DB-5 毛细管柱，30m×0.25mm×0.25μm

色谱条件 起始温度 100℃，终止温度 200℃，升温速率 10℃/min，进样口温度 220℃，检测器温度 250℃

【结构鉴定】 UV λ_{max}^{MeOH}(nm)：203，281。

IR ν_{max}^{KBr}(cm^{-1})：3399（-OH），2998，2938（＝CH$_2$），2836（-CH$_3$），1705（C＝O），1601（C＝C），1524，1467，1454，1431，1371，1253，1208，1155，1131，1036，826，643。

ESI-MS m/z：193[M－H]$^-$。

^{1}H-NMR(CDCl$_3$,500MHz) δ：2.13(3H,s,H-1)，2.72，2.82(各 2H,m,H-3,4)，3.86(3H,s,-OCH$_3$)，6.81(1H,d,J＝8.0Hz,H-5′)，6.66(1H,d,J＝8.0Hz,H-6′)，6.69(1H,s,H-2′)。

^{13}C-NMR(CDCl$_3$,125MHz) δ：132.8(C-1′)，111.0(C-2′)，146.4(C-3′)，143.8(C-4′)，114.3(C-5′)，120.7(C-6′)，45.5(C-4)，30.0(C-3)，208.2(C-2)，29.4(C-1)，55.8(3-OCH$_3$)。

【贮藏】 冷处（2～8℃）保存。

相思子碱

Abrine

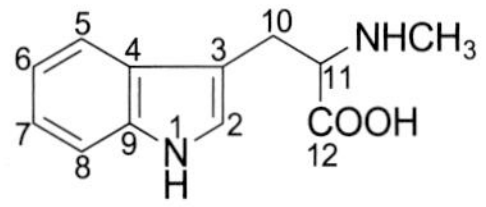

【异名】 *N*-甲基色氨酸、相思豆碱

【分子式及分子量】 $C_{12}H_{14}N_2O_2$；218.25

【来源】 合成。

【性状】 白色结晶。

本品溶于甲醇，微溶于水，不溶于乙醚，溶于稀酸和稀碱。

熔点：250℃（分解）。

【纯度检查】

薄层色谱

1. 薄层板 硅胶 G 板

   展开剂 正丁醇-冰醋酸-水 (3∶1∶1)

   检 识 茚三酮试液，日光下检视

2. 薄层板 硅胶 G 板

   展开剂 水-乙醇-乙酸 (1∶6∶0.5)

   检 识 茚三酮试液，日光下检视

高效液相色谱

   色谱柱 C_{18}，$5\mu m$ (4.6mm×250mm)

   流动相 甲醇-0.2%磷酸 (12∶88)，1ml/min

   检测波长 280nm

【结构鉴定】 UV λ_{max}^{MeOH}(nm)：217，279，288。

IR ν_{max}^{KBr}(cm^{-1})：3404，3052，2918，2802，1588，1459，1400，843，740，700，504。

ESI-MS m/z：219[M＋H]$^+$。

^{1}H-NMR(CD$_3$OD,500MHz) δ：2.20(3H,s,-NCH$_3$)，3.07(1H,dd,J＝14.5，5.5Hz，H-10)，2.91(1H,dd,J＝14.5，7.0Hz，H-10)，3.21(1H,m,H-11)，6.96(1H,t,J＝7.0Hz，H-5)，6.89(1H,t,J＝7.0Hz，H-6)，7.02(1H,s,H-2)，7.21(1H,d,J＝8.0Hz，H-7)，7.57(1H,d,J＝7.5Hz，H-4)。

^{13}C-NMR(CD$_3$OD,125MHz) δ：124.3(C-2)，112.1(C-3)，119.5(C-4)，119.6(C-5)，122.1(C-6)，112.5(C-7)，129.1(C-8)，138.1(C-9)，30.6(C-10)，67.8(C-11)，181.9(C-12)，34.9(-NHCH$_3$)。

【贮藏】 冷处 (2~8℃) 保存。

异槲皮苷
Isoquercitrin

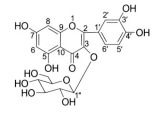

【分子式及分子量】 $C_{21}H_{20}O_{12}$；464.38

【来源】 夹竹桃科植物罗布麻 *Apocynum venetum* Linn. 的干燥叶。

【性状】 黄色粉末。

本品易溶于甲醇，几乎不溶于水。

熔点：226～228.4℃。

【纯度检查】

薄层色谱

1. 薄层板　硅胶 G 板

展开剂　乙酸乙酯-甲酸-水（15：1：1）

检　识　10%硫酸乙醇液，日光及紫外灯（365nm）下检视

2. 薄层板　硅胶 G 板

展开剂　乙酸乙酯-丁酮-甲酸-水（5：3：1：1）

检　识　10%硫酸乙醇液，日光及紫外灯（365nm）下检视

高效液相色谱

色谱柱　Agilent SB C_{18}，10μm（4.6mm×250mm）

流动相　甲醇-1%甲酸（45：55），1ml/min

检测波长　280nm

差示量热扫描法

起始温度 50℃，终点温度 300℃，升温速率 5℃/min

【结构鉴定】 UV λ_{max}^{MeOH}(nm)：205，257，359。

IR ν_{max}^{KBr}(cm^{-1})：3343（-OH），1654（C=O），1604（-Ar），1502（-Ar），1444，1359，1301（C—O）。

ESI-MS m/z：487[M+Na]$^+$。

^{1}H-NMR(DMSO-d_6，500MHz) δ：3.58～3.08(5H，m，H-2″～6″)，5.45(1H，d，J=7.0Hz，H-1″)，6.19(1H，d，J=2.0Hz，H-6)，6.39(1H，d，J=2.0Hz，H-8)，6.83(1H，H-5′)，7.57(2H，H-2′，6′)。

^{13}C-NMR(DMSO-d_6，125MHz) δ：156.2(C-2)，133.4(C-3)，177.5(C-4)，161.3(C-5)，98.7(C-6)，164.1(C-7)，93.5(C-8)，156.4(C-9)，104.0(C-10)，121.2(C-1′)，115.2(C-2′)，144.8(C-3′)，148.5(C-4′)，116.3(C-5′)，121.6(C-6′)，100.9(C-1″)，74.1(C-2″)，76.5(C-3″)，70.0(C-4″)，77.6(C-5″)，61.0(C-6″)。

【贮藏】 冷处（2～8℃）保存。

连翘酯苷 A

Forsythoside A

【分子式及分子量】 $C_{29}H_{36}O_{15}$；624.59

【来源】 木犀科植物连翘 *Forsythia suspensa* (Thunb.) Vahl 的干燥果实。

【性状】 灰白色絮状物。

本品易溶于甲醇。

熔点：142～146℃。

【纯度检查】

薄层色谱

1. 薄层板 硅胶 G 板

展开剂 正丁醇-甲酸-水 (8：1：0.5)

检 识 10%硫酸乙醇液显色后日光下检视

2. 薄层板 硅胶 G 板

展开剂 乙酸乙酯-甲醇-甲酸-水 (7：1：1：0.5)

检 识 10%硫酸乙醇液显色后日光下检视

高效液相色谱

色谱柱 Agilent SB C_{18}，$10\mu m$ (4.6mm×250mm)

流动相 乙腈-0.4%冰乙酸 (15：85)，1ml/min

检测波长 330nm

【结构鉴定】 UV λ_{max}^{MeOH}(nm)：220，250 (sh)，290。

IR ν_{max}^{KBr}(cm^{-1})：3384 (-OH)，2933，1698 (C=O)，1604 (Ar)，1521 (Ar)，1446，1282 (C—O)，1159，980。

ESI-MS m/z：647[M+Na]$^+$，624[M]$^+$。

^{1}H-NMR(CD$_3$OD,600MHz) δ：6.70(1H, brs, H-2)，6.70(1H, d, $J=7.8$Hz, H-5)，6.59(1H, dd, $J=1.8,8.4$Hz, H-6)，2.82(2H, m, H-7)，4.38(1H, d, $J=7.8$Hz, H-1′)，4.94(1H, t, $J=9.6$Hz, H-4′)，4.66(1H, d, $J=1.2$Hz, H-1″)，1.22(1H, d, $J=6.0$Hz, H-6″)，7.07(1H, brs, H-2‴)，6.80(1H, d, $J=8.4$Hz, H-5‴)，6.98(1H, dd, $J=8.4,2.4$Hz, H-6‴)，7.62(1H, d, $J=16.2$Hz, H-7‴)，6.32(1H, d, $J=15.6$Hz, H-8‴)。

^{13}C-NMR(CD$_3$OD,150MHz) δ：131.4(C-1)，116.3(C-2)，146.1(C-3)，144.7(C-4)，117.1(C-5)，121.3(C-6)，36.7(C-7)，70.3(C-8)，104.5(C-1′)，74.8(C-2′)，75.2(C-3′)，72.1(C-4′)，75.8(C-5′)，67.7(C-6′)，102.3(C-1″)，72.3(C-2″)，72.4(C-3″)，74.0(C-4″)，69.8(C-5″)，18.0(C-6″)，127.7(C-1‴)，115.2(C-2‴)，147.6(C-3‴)，149.7(C-4‴)，116.5(C-5‴)，123.1(C-6‴)，146.8(C-7‴)，114.8(C-8‴)，168.3(C-9‴)。

【贮藏】 冷处 (2～8℃) 保存。

连翘酯苷 B
Forsythoside B

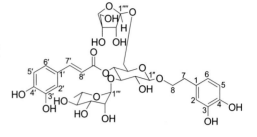

【分子式及分子量】 $C_{34}H_{44}O_{19}$；756.25

【来源】 马鞭草科植物广东紫珠 *Callicarpa kwangtungensis* Chun 的干燥茎枝和叶。

【性状】 微黄色粉末。

本品易溶于甲醇。

熔点：136.6～140.2℃。

【纯度检查】

薄层色谱

1. 薄层板　硅胶 G 板

展开剂　正丁醇-甲酸-水（8∶1∶0.5）

检　识　10％硫酸乙醇液显色后紫外灯（366nm）及日光下检视

2. 薄层板　硅胶 G 板

展开剂　乙酸乙酯-甲醇-甲酸-水（7∶1∶1∶0.5）

检　识　10％硫酸乙醇液显色后紫外灯（366nm）及日光下检视

高效液相色谱

色谱柱　Agilent SB C_{18}，10μm（4.6mm×250mm）

流动相　乙腈-0.5％磷酸（15∶85），1ml/min

检测波长　332nm

【结构鉴定】 UV λ_{max}^{MeOH}(nm)：333，291（sh），220，203。

IR ν_{max}^{KBr}(cm^{-1})：3393（-OH），1698（C=O），1630（C=C），1605（-Ar），1522（-Ar）。

ESI-MS m/z：795[M+K]$^+$，779[M+Na]$^+$。

^{1}**H-NMR**（CD$_3$OD，600MHz） δ：1.08（3H，d，$J=6.0$Hz，6‴-CH$_3$），4.37（1H，d，$J=7.8$Hz，H-1″），4.91（1H，d，$J=2.4$Hz，H-1‴），5.18（1H，d，$J=1.2$Hz，H-1⁗），6.28（1H，d，$J=16.2$Hz，H-7′），7.59（1H，d，$J=16.2$Hz，H-8′），7.06（1H，d，$J=1.8$Hz，H-2′），6.96（1H，dd，$J=7.8$，1.8Hz，H-6′），6.78（1H，d，$J=8.4$Hz，H-5），6.96（1H，d，$J=2.4$Hz，H-2），6.68（1H，d，$J=7.8$Hz，H-5′），6.57（1H，dd，$J=8.4$，2.4Hz，H-6）。

^{13}**C-NMR**（CD$_3$OD，150MHz） δ：131.4（C-1），116.3（C-2），144.6（C-3），146.1（C-4），117.1（C-5），121.3（C-6），36.6（C-7），72.0（C-8），127.7（C-1′），115.2（C-2′），149.7（C-3′），146.8（C-4′），116.5（C-5′），123.2（C-6′），115.3（C-7′），148.0（C-8′），168.1（C-9′），103.9（C-1″），73.8（C-2″），80.6（C-3″），70.9（C-4″），74.6（C-5″），68.5（C-6″），102.9（C-1‴），72.3（C-2‴），72.4（C-3‴），75.5（C-4‴），70.4（C-5‴），18.4（C-6‴），111.0（C-1⁗），77.7（C-2⁗），81.6（C-3⁗），75.1（C-4⁗），65.7（C-5⁗）。

【贮藏】 冷处（2～8℃）保存。

金石蚕苷

Poliumoside

【分子式及分子量】 $C_{35}H_{46}O_{19}$ ；770.73

【来源】 马鞭草科植物广东紫珠 *Callicarpa kwangtungensis* Chun 的干燥茎枝和叶。

【性状】 淡黄色结晶。

本品溶于水。

熔点：157.3～161.4℃。

【纯度检查】

薄层色谱

1. 薄层板 硅胶 G 板

展开剂 正丁醇-甲酸-水 （8：1：0.5）

检 识 10％硫酸乙醇溶液，日光及紫外灯 （366nm） 下检视

2. 薄层板 硅胶 G 板

展开剂 乙酸乙酯-甲醇-甲酸-水 （6：2：1：0.5）

检 识 10％硫酸乙醇溶液，日光及紫外灯 （366nm） 下检视

高效液相色谱

色谱柱 C_{18} ，$5\mu m$ （4.6mm×200mm）

流动相 乙腈-0.5％磷酸 （16：84），1ml/min

检测波长 332nm

【结构鉴定】 UV λ_{max}^{MeOH}(nm)：333，291 （sh），219，203。

IR ν_{max}^{KBr}(cm^{-1})：3390，2932，1698，1631，1604，1522，1375，1282，1117，1063，1042，979，811。

ESI-MS m/z：793[M+Na]$^+$。

^{1}H-NMR(CD$_3$OD,600MHz) δ：6.69(1H,d,J=1.8Hz,H-2)，6.68(1H,d,J=7.8Hz,H-5)，6.57(1H,dd,J=7.8,2.4Hz,H-6)，2.86(2H,m,H-7)，3.81(1H,m,H-8)，3.99(1H,m,H-8)，4.37(1H,d,J=7.8Hz,H-1′)，4.50(1H,t,J=9.6Hz,H-4′)，3.63～3.53(3H,m,H-6′,5″)，5.19(1H,d,J=1.8Hz,H-1″)，3.92(1H,dd,J=3.0,1.8Hz,H-2″)，3.47(1H,dd,J=11.4,5.4Hz,H-3″)，3.29(1H,t,J=9.6Hz,H-4‴)，1.09(3H,d,J=6.0Hz,H-6″)，7.06(1H,d,J=1.8Hz,H-2‴)，6.78(1H,d,J=8.4Hz,H-5‴)，6.96(1H,dd,J=8.4,1.8Hz,H-6‴)，7.60(1H,d,J=15.6Hz,H-7‴)，6.28(1H,d,J=15.6Hz,H-8‴)，4.63(1H,d,J=1.2Hz,H-1⁗)，1.20(3H,d,J=6.0Hz,H-6⁗)。

^{13}C-NMR(CD$_3$OD,150MHz) δ：131.4(C-1)，117.1(C-2)，146.1(C-3)，144.7(C-4)，116.4(C-5)，121.3(C-6)，72.3(C-7)，36.6(C-8)，104.2(C-1′)，76.1(C-2′)，81.6(C-3′)，70.4(C-4′)，74.7(C-5′)，67.5(C-6′)，103.0(C-1″)，72.4(C-2″)，72.0(C-3″)，73.9(C-4″)，70.4(C-5″)，18.4(C-6″)，127.6(C-1‴)，115.2(C-2‴)，146.8(C-3‴)，149.8(C-4‴)，116.5(C-5‴)，123.2(C-6‴)，148.0(C-7‴)，114.7(C-8‴)，168.0(C-9‴)，102.2(C-1⁗)，72.3(C-2⁗)，72.0(C-3⁗)，73.8(C-4⁗)，69.9(C-5⁗)，18.0(C-6⁗)。

【贮藏】 冷处 （2～8℃）保存。

川续断皂苷乙

Dipsacoside B

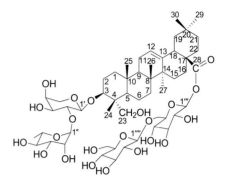

【分子式及分子量】 $C_{53}H_{86}O_{22}$；1074.56

【来源】 忍冬科植物华南忍冬 *Lonicera confuse* DC. 的干燥花蕾。

【性状】 白色粉末。

本品易溶于甲醇、乙醇等。

熔点：206～211℃。

【纯度检查】

薄层色谱

1. 薄层板 硅胶 G 板

   展开剂 三氯甲烷-甲醇-水 (13∶7∶2) 下层液

   检 识 10%硫酸乙醇溶液，105℃加热至斑点显色清晰，日光及紫外灯 (365nm) 下检视

2. 薄层板 硅胶 G 板

   展开剂 乙酸乙酯-乙醇-水 (7∶2∶0.5)

   检 识 10%硫酸乙醇溶液，105℃加热至斑点显色清晰，日光及紫外灯 (365nm) 下检视

高效液相色谱

色谱柱 Agilent TC C_{18}，5μm (4.6mm×250mm)

流动相 乙腈 - 0.4%乙酸梯度洗脱，0—10min，11.5%→15%乙腈；10—12min，15%→29%乙腈；12—18min，29%→33%乙腈；18—30min，33%→ 45% 乙腈，流速 1ml/min

检 测 ELSD，氮气流速 2.4L/min，漂移管温度 105℃

【结构鉴定】 **UV** $\lambda_{max}^{MeOH}(nm)$：203。

IR $\nu_{max}^{KBr}(cm^{-1})$：3411 (-OH)，2940 (C—H)，1733 (COOR)，1645 (C=C)，1457，1388，1261，1076～1029 (C—O)，913。

ESI-MS m/z：1097[M+Na]$^+$。

^{1}H-NMR(C_5D_5N,600MHz) δ：5.12(1H,d,J=6.0Hz,H-1′),6.25(1H,s,H-1″),6.27(1H,d,J=7.2Hz,H-1‴),5.04(1H,d,J=7.8Hz,H-1⁗),3.18(1H,dd,J=3.6,13.8Hz,H-18),1.65(3H,d,J=6.0Hz,6″-CH$_3$),1.19(3H,s,-CH$_3$),1.17(3H,s,-CH$_3$),1.07(3H,s,-CH$_3$),0.98(3H,s,-CH$_3$),0.87(3H,s,-CH$_3$),0.86(3H,s,-CH$_3$)。

^{13}C-NMR(C_5D_5N,150MHz) δ：39.4(C-1),26.4(C-2),81.4(C-3),43.9(C-4),48.6(C-5),18.5(C-6),33.1(C-7),40.3(C-8),48.1(C-9),37.3(C-10),23.7(C-11),123.3(C-12),144.5(C-13),42.5(C-14),28.7(C-15),24.0(C-16),47.4(C-17),42.1(C-18),46.6(C-19),31.1(C-20),34.3(C-21),32.9(C-22),64.3(C-23),14.3(C-24),16.6(C-25),17.9(C-26),26.6(C-27),176.9(C-28),33.5(C-29),24.2(C-30),104.7(C-1′),76.2(C-2′),75.0(C-3′),70.1(C-4′),66.0(C-5′),102.1(C-1″),72.7(C-2″),72.9(C-3″),74.4(C-4″),69.7(C-5″),18.9(C-6″),96.1(C-1‴),75.6(C-2‴),78.8(C-3‴),71.3(C-4‴),78.4(C-5‴),69.8(C-6‴),105.7(C-1⁗),74.3(C-2⁗),79.1(C-3⁗),71.9(C-4⁗),78.8(C-5⁗),63.0(C-6⁗)。

【贮藏】 −20℃保存。

灰毡毛忍冬皂苷乙

Macranthoidin B

【分子式及分子量】 $C_{65}H_{106}O_{32}$；1399.52

【来源】 忍冬科植物华南忍冬 *Lonicera confuse* DC. 的干燥花蕾。

【性状】 白色粉末。

本品溶于甲醇、水。

熔点：232~235℃。

【纯度检查】

薄层色谱

1. 薄层板 硅胶 G 板

   展开剂 乙酸乙酯-乙醇-水（6：2：1）

   检 识 10%硫酸乙醇液显色，105℃加热，日光下检视

2. 薄层板 硅胶 G 板

   展开剂 三氯甲烷-甲醇-水（65：35：10）下层液

   检 识 10%硫酸乙醇液显色，105℃加热，日光下检视

高效液相色谱

色谱柱 Phenomenex C_{18}，$5\mu m$（4.6mm×250mm）

流动相 乙腈-0.4%乙酸梯度洗脱，0—10min，乙腈 11.5%→15%，10—12min，乙腈 15%→29%，12—18min，乙腈 29%→33%，18—30min，乙腈 33%→45%；流速 1.0ml/min

检 测 蒸发光散射检测，漂移管温度105℃，载气流速 2.0L/min

【结构鉴定】 UV λ_{max}^{MeOH}(nm)：198。

IR ν_{max}^{KBr}(cm^{-1})：3406，1732，1636，1456，1387，1262，1161，1076，1030。

ESI-MS m/z：1421[M+Na]$^+$。

^{1}H-NMR(C_5D_5N,600MHz) δ:5.00(1H,d,$J=7.2$Hz,H-1$'$),6.27(1H,s,H-1$''$),5.43(1H,d,$J=7.8$Hz,H-1$'''$),5.16(1H,d,$J=7.8$Hz,H-1$''''$),6.25(1H,d,$J=7.8$Hz,H-1$'''''$),5.02(1H,d,$J=7.8$Hz,H-1$''''''$),4.24(1H,m,H-3),5.38(1H,m,H-12),3.17(1H,dd,$J=3.6,13.8$Hz,H-18),1.53(3H,d,$J=6.0$Hz,H-6$''$),1.16(3H,s,H-27),1.12(3H,s,H-24),1.10(3H,s,H-26),0.96(3H,s,H-25),0.85,0.84(each 3H,s,H-29,30)。

^{13}C-NMR(C_5D_5N,150MHz) δ:39.1(C-1),26.4(C-2),81.2(C-3),43.6(C-4),48.2(C-5),18.2(C-6),32.8(C-7),40.0(C-8),47.6(C-9),36.9(C-10),23.4(C-11),123.0(C-12),144.2(C-13),42.2(C-14),28.4(C-15),23.9(C-16),47.1(C-17),41.7(C-18),46.2(C-19),30.8(C-20),34.0(C-21),32.6(C-22),64.0(C-23),14.2(C-24),16.2(C-25),17.6(C-26),26.1(C-27),176.6(C-28),33.1(C-29),23.7(C-30),104.8(C-1$'$),75.5(C-2$'$),74.8(C-3$'$),69.8(C-4$'$),66.4(C-5$'$),101.4(C-1$''$),71.9(C-2$''$),83.5(C-3$''$),73.1(C-4$''$),69.7(C-5$''$),18.5(C-6$''$),106.7(C-1$'''$),75.2(C-2$'''$),76.8(C-3$'''$),81.2(C-4$'''$),76.8(C-5$'''$),61.8(C-6$'''$),105.0(C-1$''''$),74.8(C-2$''''$),78.8(C-3$''''$),71.5(C-4$''''$),78.4(C-5$''''$),62.6(C-6$''''$),95.7(C-1$'''''$),74.0(C-2$'''''$),78.3(C-3$'''''$),71.0(C-4$'''''$),78.0(C-5$'''''$),69.4(C-6$'''''$),105.3(C-1$''''''$),75.2(C-2$''''''$),78.5(C-3$''''''$),71.5(C-4$''''''$),78.4(C-5$''''''$),62.4(C-6$''''''$)。

【贮藏】 −20℃保存。

柳穿鱼黄素
Pectolinarigenin

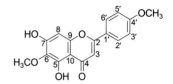

【异名】 5,7-Dihydroxy-4′,6-dimethoxyflavone、
Pectolinarin

【分子式及分子量】 $C_{17}H_{14}O_6$；314.29

【来源】 菊科植物蓟 *Cirsium japonicum* Fisch.
ex DC. 的干燥地上部分。

【性状】 黄色粉末。

本品易溶于甲醇。

熔点：201.5～203.8℃。

【纯度检查】

薄层色谱

1. 薄层板 聚酰胺薄膜

展开剂 三氯甲烷-甲醇-乙酸（1:1:1）下层液

检 识 三氯化铝试液显色后，紫外灯（365nm）下检视

2. 薄层板 聚酰胺薄膜

展开剂 甲苯-乙酸乙酯-甲酸（5:4:1）

检 识 10%硫酸乙醇溶液显色后，紫外灯（365nm）下检视

高效液相色谱

色谱柱 Diamonsil C_{18}，5μm（4.6mm×250mm）

流动相 乙腈-30%甲醇水溶液梯度洗脱，1ml/min

检测波长 330nm

【结构鉴定】 UV λ_{max}^{MeOH}(nm)：216，276，331。

IR ν_{max}^{KBr}(cm^{-1})：3458，3391，3076，2935，2840，1651（C=O），1622（C=C），1572，1463，1375，1255，1169，871，828。

ESI-MS m/z：315[M+H]$^+$。

^{1}H-NMR(DMSO-d_6,500MHz) δ:3.74(3H,s,4′-OCH$_3$),3.84(3H,s,6-OCH$_3$),6.60(1H,s,H-8),6.84(1H,s,H-3),7.08(2H,d,J=9.0Hz,H-3′,5′),8.01(2H,d,J=9.0Hz,H-2′,6′),10.70(1H,s,7-OH),13.02(1H,s,5-OH)。

^{13}C-NMR(DMSO-d_6,125MHz) δ:163.3(C-2),103.0(C-3),182.1(C-4),152.7(C-5),131.3(C-6),157.3(C-7),94.3(C-8),152.4(C-9),104.1(C-10),122.8(C-1′),128.2(C-2′),114.5(C-3′),162.3(C-4′),114.5(C-5′),128.2(C-6′),59.9(6-OCH$_3$),55.5(4′-OCH$_3$)。

【贮藏】 冷处（2～8℃）保存。

花旗松素
Taxifolin

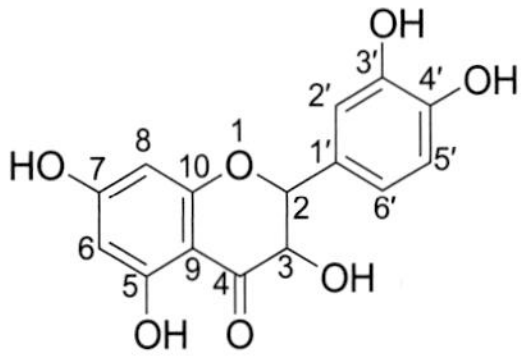

【分子式及分子量】 $C_{15}H_{12}O_7$ ；304.06

【来源】 胡桃科黄杞属植物黄杞 *Engelhardia roxburghiana* WALL. 的叶。

【性状】 白色粉末。

本品易溶乙醇、乙酸，不溶于苯。

熔点：220℃。

【纯度检查】

薄层色谱

1. 薄层板 硅胶 G 板

   展开剂 石油醚（60~90℃）-乙酸乙酯-甲酸（10：11：0.5）

   检 识 10％硫酸乙醇溶液显色后日光和紫外灯（366nm）下检视

2. 薄层板 硅胶 G 板

   展开剂 甲苯-乙酸乙酯-甲酸（8：4：1）

   检 识 三氯化铝试液显色后日光和紫外灯（366nm）下检视

高效液相色谱

   色谱柱 Agilent SB C_{18}，$10\mu m$（4.6mm×250mm）

   流动相 乙腈-0.1％磷酸（16：84），1ml/min

   检测波长 290nm

差示量热扫描法

   起始温度 50℃，终点温度 300℃，升温速率 5℃/min

【结构鉴定】 UV λ_{max}^{MeOH}(nm)：290，337。

IR ν_{max}^{KBr}(cm^{-1})：3431（-OH），1637（C≡O），1519，1472。

ESI-MS m/z：304[M]$^+$。

^{1}H-NMR(DMSO-d_6，500MHz) δ：4.50(1H,dd,$J=11.0,6.0$Hz,H-3)，4.98(1H,d,$J=11.0$Hz,H-2)，5.74(1H,d,$J=6.0$Hz,3-OH)，5.91(1H,d,$J=2.0$Hz,H-6)，5.86(1H,d,$J=2.0$Hz,H-8)，6.87(1H,brs,H-5′)，6.74(2H,m,H-2′,6′)。

^{13}C-NMR(DMSO-d_6，125MHz) δ：83.0(C-2)，71.6(C-3)，197.8(C-4)，166.8(C-5)，95.0(C-6)，163.3(C-7)，96.0(C-8)，162.5(C-9)，100.5(C-10)，128.0(C-1′)，115.3(C-2′)，144.9(C-3′)，145.7(C-4′)，115.1(C-5′)，119.4(C-6′)。

【贮藏】 冷处（2~8℃）保存。

苦蒿素

Blinin

【分子式及分子量】 $C_{22}H_{32}O_6$；392.49

【来源】 菊科植物苦蒿 *Conyza blinii* levl. 的干燥地上部分。

【性状】 白色粉末。

本品溶于甲醇。

熔点：111.3～113.1℃。

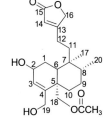

【纯度检查】

薄层色谱

1. 薄层板　硅胶 G 板

　　展开剂　乙酸乙酯-丙酮（5∶3）

　　检　识　10％硫酸乙醇溶液，日光下检视

2. 薄层板　硅胶 G 板

　　展开剂　乙酸乙酯-乙醇（15∶1）

　　检　识　10％硫酸乙醇溶液，日光下检视

高效液相色谱

　　色谱柱　C_{18}，5μm（4.6mm×250mm）

　　流动相　甲醇-水（50∶50），1ml/min

　　检测波长　210nm

【结构鉴定】 UV λ_{max}^{MeOH}(nm)：205。

IR ν_{max}^{KBr}(cm^{-1})：3516，3236，1736，1634，1246，1024。

ESI-MS m/z：807[2M+Na]$^+$，415[M+Na]$^+$。

^{1}H-NMR(CD$_3$OD,600MHz) δ：4.27(1H,brs,H-2),5.87(1H,brs,H-3),5.89(1H,s,H-14),4.86(2H,brs,H-16),0.86(3H,s,CH$_3$-17),4.53(1H,d,J=11.4Hz,H-19),4.14(1H,d,J=11.4Hz,H-19),0.88(3H,d,J=6.0,H-20),2.02(CH$_3$COO-)。

^{13}C-NMR(CD$_3$OD,150MHz) δ：32.8(C-1),65.2(C-2),125.0(C-3),148.6(C-4),42.2(C-5),29.0(C-6),28.2(C-7),37.4(C-8),39.5(C-9),42.6(C-10),36.4(C-11),22.7(C-12),172.6(C-13),115.0(C-14),177.1(C-15),75.0(C-16),16.1(C-17),62.6(C-18),68.3(C-19),18.7(C-20),20.4(CH$_3$COO),175.2(CH$_3$COO)。

【贮藏】 冷处（2～8℃）保存。

人参皂苷 Rd

Ginsenoside Rd

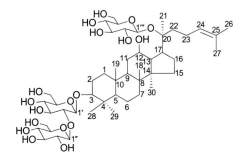

【分子式及分子量】　$C_{48}H_{82}O_{18}$；947.16

【来源】　五加科植物人参 *Panax ginseng*
C. A. Mey. 的茎叶。

【性状】　白色粉末。

易溶于水、甲醇、乙醇，不溶于
乙醚、苯。

熔点：204～206℃[1]。

【纯度检查】

薄层色谱

1. 薄层板　硅胶 G 板

展开剂　三氯甲烷-乙酸乙酯-甲醇-水（15：40：22：10）10℃以下放置的下层液

检　识　10％硫酸乙醇液，日光及紫外灯（365nm）下检视

2. 薄层板　硅胶 G 板

展开剂　三氯甲烷-甲醇-水（65：35 10）10℃以下放置的下层液

检　识　10％硫酸乙醇液，日光及紫外灯（365nm）下检视

高效液相色谱

色谱柱　Agilent SB C_{18}，$5\mu m$（4.6mm×250mm）

流动相　乙腈-水溶液（33：67），流速 1ml/min

检测波长　210nm

【结构鉴定】　UV　$\lambda_{max}^{MeOH}(nm)$：203。

IR　$\nu_{max}^{KBr}(cm^{-1})$：3385，2944，2877，1642，1388，1076，898[2]。

FAB-MS　m/z：945$[M-H]^{-}$，783$[M-H-162]^{-}$，621$[M-H-162-162]^{-[3]}$。

^{1}H-NMR（C_5D_5N，600MHz）　δ：0.97（3H，s，H-18），0.84（3H，s，H-19），1.65（3H，s，H-21），5.25（1H，t，$J=6.6$Hz，H-24），1.60（3H，s，H-26），1.60（3H，s，H-27），1.30（3H，s，H-28），1.13（3H，s，H-29），0.98（3H，s，H-30），4.94（1H，d，$J=7.2$Hz，H-1'），4.17（1H，m，H-2'），4.26（1H，m，H-3'），4.58（1H，m，H-6'a），4.35（1H，m，H-6'b），5.40（1H，d，$J=7.8$Hz，H-1''），4.17（1H，m，H-3''），4.35（1H，m，H-4''），4.51（1H，m，H-6''a），4.35（1H，m，H-6''b），5.22（1H，d，$J=7.8$Hz，H-1'''），4.17（1H，m，H-3'''），4.02（1H，t，$J=7.2$Hz，H-4'''），4.51（1H，m，H-6'''a），4.28（1H，m，H-6'''b）[3]。

^{13}C-NMR（C_5D_5N，150MHz）　δ：39.7（C-1），27.1（C-2），89.4（C-3），40.2（C-4），56.9（C-5），19.7（C-6），35.6（C-7），40.5（C-8），50.7（C-9），37.4（C-10），31.4（C-11），70.6（C-12），50.0（C-13），51.9（C-14），31.2（C-15），27.3（C-16），52.1（C-17），16.5（C-18），16.8（C-19），83.8（C-20），22.8（C-21），36.6（C-22），23.7（C-23），126.4（C-24），131.4（C-25），26.2（C-26），18.9（C-27），28.6（C-28），17.1（C-29），18.2（C-30），105.6（C-1'），84.0（C-2'），78.4（C-3'），72.2（C-4'），78.8（C-5'），63.4（C-6'），106.6（C-1''），77.7（C-2''），79.8（C-3''），72.1（C-4''），78.8（C-5''），63.2（C-6''），98.8（C-1'''），75.6（C-2'''），78.8（C-3'''），72.1（C-4'''），78.6（C-5'''），63.4（C-6'''）。

【贮藏】　－20℃保存。

参考文献

[1] 苏健，李海舟，杨崇仁. 吉林产西洋参的皂苷成分研究[J]. 中国中药杂志，2003，28（9）：830-833.

[2] Jin-Gyeong Cho，Min-kyung Lee，Jae-Woong Lee，et al. Physicochemical Characterization and NMR Assignments of Ginsenosides Rb_1，Rb_2，Rc，and Rd Isolated from Panax ginseng[J]. Ginseng Res. 34（2）：113-121.

[3] 滕荣伟，李海舟，王德祖等. 三七皂苷 NMR 研究 II [J]. 波谱学杂志，2002，19（1）：25-32.

β-丁香烯

β-Caryophyllene

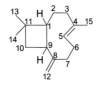

【异名】 *β*-石竹烯、葎草烯

【分子式及分子量】 $C_{15}H_{24}$；204.35

【来源】 合成。

【性状】 无色油状液体。

本品易溶于甲醇、乙醇、乙酸乙酯、石油醚。

比旋度：$[\alpha]_D^{20} -9°$ （$c=1.0$，$CHCl_3$）[1]。

折射率：$n_D^{20} 1.499$。

【纯度检查】

薄层色谱

1. 薄层板　硅胶 G 板

展开剂　石油醚（30～60℃）-乙酸乙酯（10：0.3）

检　识　5％香草醛硫酸，105℃加热至显色清晰，日光及紫外灯（365nm）下检视

2. 薄层板　硅胶 G 板

展开剂　环己烷

检　识　5％香草醛硫酸，105℃加热至显色清晰，日光及紫外灯（365nm）下检视

气相色谱

色谱柱　DB17 毛细管柱，30m×0.32mm×0.25μm

色谱条件　起始温度 80℃，终止温度 200℃，升温速率 10℃/min

【结构鉴定】 **UV** λ_{max}^{MeOH}(nm)：203。

IR ν_{max}^{KBr}(cm^{-1})：3068，2950，2926，2857，1671，1633，1448，1382，1367，886[2]。

EI-MS *m/z*：204[M]$^{+}$[1,2]。

^{1}**H-NMR**(CDCl$_3$，600MHz) δ：0.97(3H，s，H-13)，1.00(3H，s，H-14)，1.46(1H，m，H-2a)，1.51(1H，m，H-3a)，1.61(3H，s，H-15)，1.63～1.66(2H，m，H-10)，1.68(1H，m，H-3b)，1.70(1H，m，H-2b)，1.91(1H，td，$J=12.0$，4.8Hz，H-6a)，2.00(1H，brd，$J=12.0$Hz，H-6b)，2.08(1H，brd，$J=12.0$Hz，H-1)，2.20(1H，t，$J=6.0$Hz，H-7a)，2.33(1H，m，H-7b)，2.34(1H，m，H-9)，4.82(1H，m，H-12)，4.94(1H，m，H-12)，5.32(1H，m，H-5)[1,2]。

^{13}**C-NMR**(CDCl$_3$，150MHz) δ：53.6(C-1)，28.4(C-2)，40.0(C-3)，135.5(C-4)，124.3(C-5)，29.4(C-6)，34.8(C-7)，154.7(C-8)，48.5(C-9)，40.4(C-11)，111.6(C-12)，22.6(C-13)，30.1(C-10,14)，16.3(C-15)[1,2]。

【贮藏】 -20℃保存。

参考文献

[1] 孙敏鸽，李淑斌，周莉等. 榄香烯原料药的化学成分[J]. 沈阳药科大学学报，2009，26（8）：620-622.

[2] 刘晶鑫，谢建春，孙宝国等. 荆条挥发油中 *β*-丁香烯的提取分离[J]. 食品与发酵工业，2007，33（10）：168-170.

羌活醇
Notopterol

【分子式及分子量】 $C_{21}H_{22}O_5$；354.15

【来源】 伞形科植物羌活 *Notopterygium incisum Ting ex* H. T. Chang 的干燥根茎和根。

【性状】 无色结晶。

本品易溶于甲醇。

熔点：90～92℃。

【纯度检查】

薄层色谱

1. 薄层板 硅胶 G 板

展开剂 环己烷–丙酮（6∶4）

检 识 紫外灯（254nm）下检视

2. 薄层板 硅胶 G 板

展开剂 石油醚（30～60℃）–丙酮（6∶4）

检 识 紫外灯（254nm）下检视

高效液相色谱

色谱柱 Agilent SB C_{18}，10μm（4.6mm×250mm）

流动相 乙腈–水（45∶55），1ml/min

检测波长 310nm

【结构鉴定】 UV λ_{max}^{MeOH}(nm)：223，250，309。

IR ν_{max}^{KBr}(cm^{-1})：3540（-OH），3140（C—H），1725（C=O），1625（-Ar），1580，1550（-Ar）。

ESI-MS m/z：355[M+H]$^+$。

^{1}H-NMR(CD$_3$OD,500MHz) δ：8.18(1H,d,J=10.0Hz,H-9)，7.75(1H,d,J=2.5Hz,H-4)，7.09(1H,s,H-12)，7.12(1H,d,J=2.0Hz,H-3)，6.22(1H,d,J=9.5Hz,H-8)，5.58(1H,t,J=6.4Hz,H-15)，5.11(1H,d,J=8.5Hz,H-19)，5.00(2H,d,J=6.5Hz,H-14)，4.46(1H,ddd,J=8.0,8.0,7.0Hz,H-18)，2.30(1H,dd,J=13.0,7.0Hz,17-Ha)，2.14(1H,dd,J=13.5,6.5Hz,17-Hb)，1.73(3H,s,-CH$_3$)，1.68(3H,s,-CH$_3$)，1.64(3H,s,-CH$_3$)。

^{13}C-NMR(CD$_3$OD,125MHz) δ：163.2(C-2)，112.9(C-3)，141.4(C-4)，108.4(C-5)，150.3(C-6)，115.5(C-7)，106.3(C-8)，146.7(C-9)，159.7(C-11)，94.6(C-12)，153.8(C-13)，70.6(C-14)，123.0(C-15)，140.7(C-16)，48.5(C-17)，67.6(C-18)，129.1(C-19)，135.2(C-20)，17.2(C-21)，18.2(C-22)，25.9(C-23)。

【贮藏】 冷处（2～8℃）保存。

紫花前胡苷

Nodakenin

【异名】　闹达可宁

【分子式及分子量】　$C_{20}H_{24}O_9$；408.40

【来源】　伞形科植物宽叶羌活 *Notopterygium forbesii* Boiss. 的根茎及根。

【性状】　白色粉末。

本品溶于甲醇。

熔点：217～219℃[1]。

【纯度检查】

薄层色谱

1. 薄层板　硅胶 G 板（3%乙酸钠浸板）

展开剂　三氯甲烷-甲醇（8：2）

检　识　紫外灯（365nm）下检视

2. 薄层板　硅胶 G 板

展开剂　三氯甲烷-甲醇-甲酸（9：1.5：0.5）

检　识　紫外灯（365nm）下检视

高效液相色谱

色谱柱　Agilent SB C_{18}，5μm（4.6mm×250mm）

流动相　乙腈-水溶液（20：80），1ml/min

检测波长　336nm

差示量热扫描法

起始温度 50℃，终点温度 300℃，升温速率 5℃/min

【结构鉴定】　**UV**　λ_{max}^{MeOH}(nm)：334，258，205[2]。

IR　ν_{max}^{KBr}(cm^{-1})：3351，1716，1626，1569，1398，1265，1106，1073，1033，853[2]。

MS　m/z：431[M＋Na]$^+$[1]。

^{1}**H-NMR**(DMSO-d_6，500MHz)　δ：6.20(1H,d,$J=9.5$Hz,H-3)，7.92(1H,d,$J=9.5$Hz,H-4)，7.46(1H,s,H-5)，6.80(1H,s,H-8)，1.21，1.24(各 3H,s,3×CH$_3$)，4.39(1H,d,$J=7.8$Hz,H-1')[3]。

^{13}**C-NMR**(DMSO-d_6，125MHz)　δ：160.5(C-2)，111.3(C-3)，144.7(C-4)，112.2(C-4a)，124.0(C-5)，125.7(C-6)，163.1(C-7)，96.9(C-8)，155.0(C-8a)，28.9(C-9)，90.1(C-10)，77.0(C-11)，21.8(C-12)，23.1(C-13)，97.3(C-1')，73.5(C-2')，76.5(C-3')，70.0(C-4')，76.5(C-5')，60.9(C-6')[3]。

【贮藏】　冷处（2～8℃）保存。

参考文献

[1] 刘志刚，任培培，李发美. 羌活水溶性部分的化学成分[J]. 沈阳药科大学学报，2006，9（23）：599-601.

[2] 孙视，刘佳，孔令义等. 骨缘当归的化学成分研究[J]. 中国药学杂志，2006，19（41）：1454-1457.

[3] 李丽梅，梁宝德，俞邵文等. 姜活的化学成分[J]. 中国天然药物，2007，5（5）：351-354.

广藿香酮
Pogostone

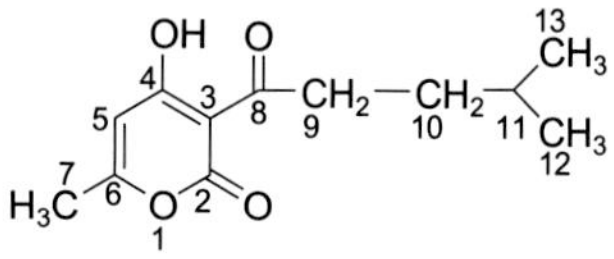

【异名】 刺蕊草酮、Dhelwangin

【分子式及分子量】 $C_{12}H_{16}O_4$；224.25

【来源】 唇形科植物广藿香 *Pogostemon cablin*（Blanco）Benth. 的干燥地上部分。

【性状】 淡黄色结晶。

本品易溶于乙酸乙酯、甲醇、乙醇等。

熔点：32.5～33℃[1]。

【纯度检查】

薄层色谱

1. 薄层板　硅胶 G 板

展开剂　石油醚（60～90℃）-乙酸乙酯-甲酸（10：0.7：0.6）

检　识　5%$FeCl_3$乙醇溶液，日光下检视

2. 薄层板　硅胶 G 板

展开剂　环己烷-乙酸乙酯-甲酸（10：1：0.6）

检　识　5%$FeCl_3$乙醇溶液，日光下检视

气相色谱

色谱柱　DB-17 毛细管柱，30m×0.32mm×0.25μm

色谱条件　程序升温，起始温度100℃，终止温度220℃，升温速率10℃/min

检　测　FID

【结构鉴定】 UV　λ_{max}^{MeOH}（nm）：228，310[2]。

IR　ν_{max}^{KBr}（cm^{-1}）：1740，1642，1610，1560，993[2]。

EI-MS　m/z：225[M+H]$^+$，207。

^{1}H-NMR（CD_3OD，500MHz）　δ：5.95（1H，s，H-5），2.82（3H，s，H-7），3.07（2H，t，$J=$7.6Hz，H-9），1.54（2H，m，H-10），1.65（1H，m，H-11），0.94（6H，d，$J=$6.8Hz，H-12，13）[2]。

^{13}C-NMR（CD_3OD，250MHz）　δ：168.8（C-2），99.4（C-3），181.2（C-4），101.4（C-5），160.8（C-6），20.6（C-7），208.2（C-8），39.6（C-9），32.8（C-10），27.7（C-11），22.3（C-12，13）[2]。

【贮藏】 冷处（2～8℃）保存。

参考文献

[1] 杨赞熹，谢培山. 中药广藿香抗真菌成分-广藿香酮（Pogostone）的分离及结构测定[J]. 科学通报，1977，22（7）：318.

[2] 张金超，刘丹丹，申勇等. 长苞刺蕊草化学成分研究[J]. 河北大学学报（自然科学版），2008，28（2）：162-164.

盐酸益母草碱

Leonurine Hydrochloride

【分子式及分子量】 $C_{14}H_{21}N_3O_5 \cdot HCl$；347.79

【来源】 唇形科植物益母草 *Leonurus japonicus* Houtt. 的地上部分。

【性状】 白色粉末。

本品易溶于甲醇、水。

熔点：195~197℃。

【纯度检查】

薄层色谱

1. 薄层板 硅胶 G 板

展开剂 丙酮-无水乙醇-盐酸 （10∶6∶1）

检 识 紫外灯 （365nm） 下检视；稀碘化铋钾溶液显色后，可见光下检视

2. 薄层板 硅胶 G 板

展开剂 正丁醇-盐酸-乙酸乙酯 （4∶1.5∶0.5）

检 识 紫外灯 （365nm） 下检视；稀碘化铋钾溶液显色后，可见光下检视

高效液相色谱

色谱柱 Agilent Zorbax SB C_{18}，$5\mu m$ （4.6mm×250mm）

流动相 乙腈-0.4％辛烷磺酸钠的 0.1％磷酸，梯度洗脱，1ml/min

检测波长 277nm

【结构鉴定】[1] UV $\lambda_{max}^{MeOH}(nm)$：277。

IR $\nu_{max}^{KBr}(cm^{-1})$：3354，3179，1700，1666，1615，1473，1426，1342，1273，1234，1207，886。

ESI-MS m/z：312$[M-Cl]^+$。

^{1}H-NMR(CD$_3$OD,600MHz) δ：4.28(2H,t,J=6.3Hz,H-3),1.79(2H,m,H-4),1.68(2H,m,H-5),3.19(2H,dd,J=12.6,6.3Hz,H-6),7.25(1H,s,H-2′,6′),3.82(6H,s,2×OCH$_3$)。

^{13}C-NMR(CD$_3$OD,150MHz) δ：158.7(C-1),42.1(C-3),26.6(C-4),27.1(C-5),65.3(C-6),121.4(C-1′),108.2(C-2′,6′),149.0(C-3′,5′),142.1(C-4′),168.1(C-7′),56.9(2×OCH$_3$)。

【贮藏】 冷处 （2~8℃） 保存。

参考文献

[1] 丛悦，王金辉，郭洪仁等. 益母草化学成分的分离与鉴定 II [J]. 中国药物化学杂志，2003，13 (6)：349-351.

呋喃二烯
Furanodiene

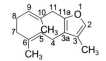

【分子式及分子量】 $C_{15}H_{20}O$；216.31

【来源】 姜科植物温郁金 *Curcuma wenyujin* Y. H. Chen et C. Ling 的根茎。

【性状】 白色粒状结晶。

本品易溶于甲醇。

熔点：69～71℃[1]。

【纯度检查】

薄层色谱

1. 薄层板 硅胶 G 板

展开剂 石油醚（60～90℃）–乙酸乙酯（15∶1）

检 识 5％香草醛浓硫酸，日光下检视

2. 薄层板 硅胶 G 板

展开剂 环己烷

检 识 5％香草醛浓硫酸，日光下检视

高效液相色谱

色谱柱 Agilent SB C_{18}，10μm（4.6mm×250mm）

流动相 乙腈–水溶液（70∶30），1ml/min

检测波长 216nm

【结构鉴定】[1] UV λ_{max}^{MeOH}(nm)：215。

IR ν_{max}^{KBr}(cm^{-1})：3051（C—H），2968，2923，2890，1445，1385。

ESI-MS m/z：217[M+H]$^+$。

^{1}H-NMR(CD$_3$OD,500MHz) δ：1.20（3H,s,10-CH$_3$），1.54（3H,s,6-CH$_3$），1.77（1H, m,7-Hb），1.84（3H,s,3-CH$_3$），2.06（2H,m,8-H），2.19（1H,m,7-Ha），3.02（2H,d,$J=$ 11.5Hz,4-H），3.32（1H,d,$J=$15.5Hz,11-Ha），3.44（1H,d,$J=$15.5Hz,11-Hb），4.70（1H, t,$J=$10.0Hz,5-H），4.88（1H,t,$J=$6.0Hz,9-H），7.01（1H,s,2-H）。

^{13}C-NMR(CD$_3$OD,125MHz) δ：137.4（C-2），123.1（C-3），9.0（3-CH$_3$），120.1（C-3a）, 25.4（C-4），128.9（C-5），130.1（C-6），16.8（6-CH$_3$），40.6（C-7），27.8（C-8），130.4（C-9）, 135.5（C-10），16.6（10-CH$_3$），42.0（C-11），150.9（C-11a）。

【贮藏】 冷处（2～8℃）保存。

参考文献

[1] 孙秀燕，郑艳萍，刘志峰等. 温莪术环状含氧倍半萜类化学成分的研究[J]. 分析测试学报，2006，25（6）.

去甲异波尔定

Norisoboldine

【分子式及分子量】 $C_{18}H_{19}NO_4$；313.35

【来源】 乌药科植物乌药 *Lindera aggregata* (*Sims*) Kosterm. 的干燥块根。

【性状】 白色粉末。

本品溶于甲醇。

熔点：189～191℃。

【纯度检查】

薄层色谱

1. 薄层板 硅胶 GF_{254} 板

展开剂 三氯甲烷-甲醇-冰醋酸 (9：3：2)

检 识 紫外灯 (365nm、254nm) 下检视

2. 薄层板 硅胶 GF_{254} 板

展开剂 石油醚 (60～90℃)-乙酸乙酯-甲醇 (10：5：4)

检 识 紫外灯 (365nm、254nm) 下检视

高效液相色谱

色谱柱 Phenomenex C_{18}，$5\mu m$ (4.6mm×250mm)

流动相 乙腈 (A)-0.5%甲酸+0.1%三乙胺 (B)，0—20min，A：12%，B：88%；20—40min，A：12%→70%，B：88%→30%，1ml/min

检测波长 280nm

差示量热扫描法

起始温度 50℃，终点温度 300℃，升温速率 5℃/min

【结构鉴定】 UV λ_{max}^{MeOH}(nm)：280，301。

IR ν_{max}^{KBr}(cm^{-1})：1590，1420，1370，1090。

ESI-MS m/z：313[M]$^+$。

^{1}H-NMR(C_5D_5N,600MHz) δ：8.41(1H,s,H-11)，7.19(1H,s,H-8)，7.06(1H,s,H-3)，3.88(3H,s,10-OCH$_3$)，4.61(1H,dd,$J=14.4,4.2$Hz,H-6a)，3.82(3H,s,2-OCH$_3$)，2.83～3.99(6H,m,H-4,5,7)。

^{13}C-NMR(C_5D_5N,150MHz) δ：152.4(C-1)，144.9(C-2)，115.6(C-3)，128.2(C-3a)，25.8(C-4)，41.4(C-5)，53.5(C-6a)，34.2(C-7)，123.7(C-7a)❶，116.6(C-8)，147.8(C-9)，148.3(C-10)，113.0(C-11)，120.9(C-11a)，127.6(C-11b)，127.3(C-11c)，59.9(2-OCH$_3$)，56.2(10-OCH$_3$)。

【贮藏】 冷处 (2～8℃) 保存。

---

❶ 与溶剂峰重叠。

欧当归内酯 A

Levistolide A

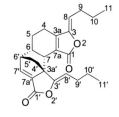

【分子式及分子量】 $C_{24}H_{28}O_4$；380.48

【来源】 伞形科植物藁本属植物川芎 *ligusticum chuanxiong* hort 的干燥根茎。

【性状】 白色针状结晶。

本品溶于甲醇、乙醇、乙酸乙酯、三氯甲烷。

熔点：128～129℃。

【纯度检查】

薄层色谱

1. 薄层板 硅胶 GF_{254} 板

展开剂 环己烷–乙酸乙酯（3∶1）

检 识 紫外灯（254nm）下检视

2. 薄层板 硅胶 GF_{254} 板

展开剂 石油醚（60～90℃）–乙酸乙酯（3∶1）

检 识 紫外灯（254nm）下检视

高效液相色谱

色谱柱 C_{18}，$5\mu m$（4.6mm×250mm）

流动相 甲醇–水（80∶20），1.0ml/min

检测波长 276nm

【结构鉴定】 UV λ_{max}^{MeOH}(nm)：276，229。

IR ν_{max}^{KBr}(cm^{-1})：2959，2937，2869，1780，1758，1710，1677，1658，1625，1268，1230，1052，1020，746。

ESI-MS m/z：379[M－H]$^-$。

^{1}H-NMR(CDCl$_3$,500MHz) δ：2.55(1H,m,H-6)，3.24(1H,brd,$J=8.5$Hz,H-7)，5.08(1H,t,$J=8.0$Hz,H-8)，0.93(3H,t,$J=7.0$Hz,11-CH$_3$)，2.98(1H,m,H-6$'$)，7.35(1H,d,$J=6.5$Hz,H-7$'$)，4.99(1H,t,$J=7.5$Hz,H-8$'$)，0.91(3H,t,$J=7.5$Hz,11$'$-CH$_3$)。

^{13}C-NMR(CDCl$_3$,125MHz) δ：168.4(C-1)，154.9(C-3)，148.0(C-3a)，19.7(C-4)，28.9(C-5)，38.3(C-6)，41.5(C-7)，126.5(C-7a)，112.1(C-8)，27.9(C-9)，22.3(C-10)，13.9(C-11)，164.8(C-1$'$)，150.4(C-3$'$)，47.5(C-3a$'$)，31.0(C-4$'$)，25.7(C-5$'$)，41.4(C-6$'$)，142.0(C-7$'$)，134.1(C-7a$'$)，108.5(C-8$'$)，27.4(C-9$'$)，22.3(C-10$'$)，13.8(C-11$'$)。

【贮藏】 冷处（2～8℃）保存。

β-蒎烯
β-Pinene

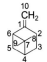

【异名】 β-松油二环烯

【分子式及分子量】 $C_{10}H_{16}$；136.23

【来源】 合成。

【性状】 无色油状液体。

本品易溶于甲醇、乙酸乙酯。

【纯度检查】

薄层色谱

1. 薄层板 硅胶 G 板

展开剂 环己烷-丙酮（9∶1）

检 识 5％香草醛硫酸，105℃加热至显色清晰，日光下检视

2. 薄层板 硅胶 G 板

展开剂 石油醚（60～90℃）-丙酮（9∶1）

检 识 5％香草醛硫酸，105℃加热至显色清晰，日光下检视

气相色谱

色谱柱 DB-5 毛细管柱，30m×0.25mm×0.25μm

色谱条件 起始温度40℃，终止温度200℃，升温速率10℃/min

【结构鉴定】 UV λ_{max}^{MeOH}(nm)：204。

IR ν_{max}^{KBr}(cm^{-1})：3070，2979，2921，2869，1641，1458，1382，1367，874。

EI-MS m/z：136，106，94，93，79，69，53，41。

^{1}H-NMR(CD$_3$OD，500MHz) δ：0.73(3H，s，-CH$_3$)，1.25(3H，s，CH$_3$)，1.44(1H，d，$J=$ 10.0Hz，H-3)，4.54(1H，s，H-10a)，4.61(1H，s，H-10b)。

^{13}C-NMR(CD$_3$OD，125MHz) δ：152.9(C-1)，24.6(C-2)，24.5(C-3)，41.6(C-4)，27.8 (C-5)，53.1(C-6)，41.8(C-7)，22.3(C-8)，26.6(C-9)，106.3(C-10)。

【贮藏】 冷处（2～8℃）保存。

京尼平苷酸

Geniposidic Acid

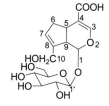

【分子式及分子量】 $C_{16}H_{22}O_{10}$；374.34

【来源】 车前科植物车前 *Plantago asiatica* L. 的干燥成熟种子。

【性状】 白色粉末。

本品易溶于易溶于水、甲醇和乙醇，难溶于丁醇和乙酸乙酯，不溶于三氯甲烷、苯和石油醚。

熔点：140～142℃。

【纯度检查】

薄层色谱

1. 薄层板 硅胶 GF_{254} 板

   展开剂 乙酸乙酯-甲醇-甲酸-水 (18：2：1.5：1)

   检 识 5%香草醛硫酸，日光及紫外灯 (254nm) 下检视

2. 薄层板 硅胶 GF_{254} 板

   展开剂 三氯甲烷-甲醇-水 (7：3：0.5)

   检 识 5%香草醛硫酸，日光及紫外灯 (254nm) 下检视

高效液相色谱

   色谱柱 C_{18}，$5\mu m$ (4.6mm×250mm)

   流动相 甲醇-0.5%乙酸 (50：50)，1ml/min

   检测波长 254nm

【结构鉴定】 UV λ_{max}^{MeOH}(nm)：235。

IR ν_{max}^{KBr}(cm^{-1})：3432，2927，2884，1686，1664，1632，1450，1430，1286，1217，1162，1077，1036。

ESI-MS m/z：373[M—H]$^-$。

^{1}**H-NMR**(C_5D_5N,500MHz) δ：5.73(1H,d,$J=7.0$Hz,H-1)，7.97(1H,d,$J=1.0$Hz，H-3)，3.55(1H,m,H-5)，2.37(1H,m,H-6)，3.09(1H,m,H-6)，6.01(1H,brs,H-7)，4.54(1H,d,$J=14.5$Hz,H-10)，4.81(1H,d,$J=14.5$Hz,H-10)，5.45(1H,d,$J=7.5$Hz,H-1′)。

^{13}**C-NMR**(C_5D_5N,125MHz) δ：98.4(C-1)，152.5(C-3)，113.5(C-4)，36.5(C-5)，39.8(C-6)，127.3(C-7)，146.0(C-8)，47.7(C-9)，61.4(C-10)，170.3(-COOH)，101.6(C-1′)，75.5(C-2′)，79.0(C-3′)，72.0(C-4′)，79.3(C-5′)，63.1(C-6′)。

【贮藏】 冷处 (2～8℃) 保存。

乔松素

Pinocembrin

【**分子式及分子量**】 $C_{15}H_{12}O_4$；256.25

【**来源**】 姜科植物草豆蔻 *Alpinia katsumadai* Hayata 干燥成熟种子。

【**性状**】 淡黄色粉末。

本品溶于甲醇。

熔点：210～212℃。

【**纯度检查**】

薄层色谱

1. 薄层板 硅胶 GF_{254} 预制板

展开剂 石油醚（60～90℃）-丙酮（4：1）

检 识 紫外灯（254nm）下检视

2. 薄层板 硅胶 GF_{254} 预制板

展开剂 环己烷-丙酮（4：1）

检 识 紫外灯（254nm）下检视

高效液相色谱

色谱柱 Agilent C_{18}，$5\mu m$（4.6mm×250mm）

流动相 甲醇-水（50：50），1.0ml/min

检测波长 300nm

【**结构鉴定**】 **UV** λ_{max}^{MeOH}（nm）：289。

IR ν_{max}^{KBr}（cm^{-1}）：3090，3012，1630，1603，1488，1466，1302，1168。

ESI-MS m/z：257[M＋H]$^+$。

^{1}**H-NMR**（CD_3COCD_3，500MHz） δ：2.82（1H，dd，J＝17.0，3.0Hz，H-3a），3.17（1H，dd，J＝17.0，13.0Hz，H-3b），5.58（1H，dd，J＝13.0，3.0Hz，H-2），5.97（1H，d，J＝2.0Hz，H-6），6.00（1H，d，J＝2.0Hz，H-8），7.57（2H，d，J＝7.0Hz，H-2$'$，6$'$），7.38～7.47（3H，m，H-3$'$，4$'$，5$'$）。

^{13}**C-NMR**（CD_3COCD_3，125MHz） δ：80.0（C-2），43.6（C-3），196.9（C-4），165.3（C-5），97.0（C-6），167.4（C-7），95.9（C-8），164.2（C-9），103.3（C-10），140.1（C-1$'$），127.3（C-2$'$），129.4（C-3$'$），129.4（C-4$'$），129.5（C-5$'$），127.3（C-6$'$）。

【**贮藏**】 冷处（2～8℃）保存。

桤木酮
Alnustone

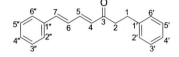

【分子式及分子量】 $C_{19}H_{18}O$；262.35

【来源】 姜科植物草豆蔻 *Alpinia katsumadai* Hayata 的干燥近成熟种子。

【性状】 淡黄色结晶。

本品可溶于甲醇、乙醇。

熔点：66～67℃。

【纯度检查】

薄层色谱

1. 薄层板 硅胶 GF_{254} 板

展开剂 石油醚（60～90℃）-丙酮 （4∶1）

检 识 碘蒸气显色后，紫外灯 （254nm） 下检视

2. 薄层板 硅胶 GF_{254} 板

展开剂 环己烷-丙酮 （4∶1）

检 识 碘蒸气显色后，紫外灯 （254nm） 下检视

高效液相色谱

色谱柱 Agilent C_{18}，$5\mu m$ （4.6mm×250mm）

流动相 0—20min，甲醇-水 （50∶50），20—40min，甲醇-水 （50∶50）→（90∶10），1ml/min

检测波长 300nm

差示量热扫描法

起始温度 50℃，终点温度 300℃，升温速率 5℃/min

【结构鉴定】 UV λ_{max}^{MeOH}(nm)：320。

IR ν_{max}^{KBr}(cm^{-1})：1652 （C=O），1620 （C=C），1591，1496 （芳环），1447，1413，1367，1286，1182，1172，987。

ESI-MS m/z：263[M+H]$^{+}$。

^{1}H-NMR(CDCl$_3$,500MHz) δ：2.88(2H,m,H-2),2.93(2H,m,H-1),6.23(1H,d,J=15.5Hz,H-4),6.81(1H,dd,J=15.5,10.5Hz,H-5),6.87(1H,d,J=15.5Hz,H-6),7.13～7.49(11H,m,Ar-H,H-7)。

^{13}C-NMR(CDCl$_3$,125MHz) δ：30.2(C-1),42.3(C-2),199.3(C-3),129.2(C-4),142.7(C-5),129.5(C-6),141.2(C-7),136.0(C-1′),128.8(C-2′),128.5(C-3′),126.1(C-4′),128.5(C-5′),128.8(C-6′),141.4(C-1″),127.2(C-2″),128.3(C-3″),126.6(C-4″),128.5(C-5″),127.2(C-6″)。

【贮藏】 冷处 （2～8℃） 保存。

酸浆苦味素 L

Physalin L

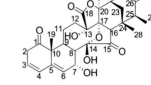

【分子式及分子量】 $C_{28}H_{32}O_{10}$；528.55

【来源】 茄科植物酸浆 *Physalis alkekengi* L. var. *franchetii* （Mast.） Makino 的干燥宿萼。

【性状】 白色粉末。

本品易溶于甲醇，几乎不溶于乙醚。

熔点：248～249℃。

【纯度检查】[1]

薄层色谱

1. 薄层板 硅胶 GF_{254} 板

展开剂 三氯甲烷-丙酮-甲醇 （25∶1∶1）

检 识 5%硫酸乙醇，105℃加热清晰。紫外灯 （254nm、365nm） 及可见光下检视

2. 薄层板 硅胶 GF_{254} 板

展开剂 二氯甲烷-甲醇 （30∶1）

检 识 5%硫酸乙醇，105℃加热清晰。紫外灯 （254nm、365nm） 及可见光下检视

高效液相色谱

色谱柱 Agilent C_{18}，5μm （4.6mm×250mm）

流动相 乙腈-水 （45∶55），流速 1ml/min

检测波长 227nm

差示量热扫描法

起始温度 50℃，终点温度 300℃，升温速率 5℃/min

【结构鉴定】 UV λ_{max}^{MeOH}（nm）：233

IR ν_{max}^{KBr}（cm^{-1}）：3450，1770，1740，1720

ESI-MS m/z：529[M+H]$^+$，551[M+Na]$^+$

^{1}H-NMR（DMSO-d_6，600MHz） δ：1.10（1H，m，H-11β），1.14（3H，s，19-CH$_3$），1.15（3H，d，$J=12.0$Hz，27-CH$_3$），1.30（3H，s，28-CH$_3$），1.51（1H，dd，$J=19.8,9.6$Hz，H-11α），1.69（3H，s，21-CH$_3$），1.77（1H，brd，$J=18.0$Hz，H-23′），1.91（1H，dd，$J=18.6,6.6$Hz，H-12β），2.03（1H，dd，$J=1.8,14.4$Hz，H-8），2.08（1H，dd，$J=18.0,5.4$Hz，H-23），2.17（1H，m，H-12α），2.60（1H，q，$J=9.0$Hz，H-25），2.68（1H，dd，$J=24.0,4.8$Hz，H-2α），2.94（1H，s，H-16），3.10（1H，dd，$J=13.8,10.8$Hz，H-9），3.47（1H，brt，$J=24.0$Hz，H-2β），4.54（1H，m，H-22），4.59（1H，m，H-7），5.00（1H，brs，7-OH），5.49（1H，s，13-OH），5.76（1H，brd，$J=7.2$Hz，H-6），5.85（1H，m，H-3），6.13（1H，d，$J=10.8$Hz，H-4），6.80（1H，s，14-OH）。

^{13}C-NMR（DMSO-d_6，150MHz） δ：208.9（C-1），39.5（C-2）❶，127.6（C-3），126.0（C-4），142.5（C-5），128.1（C-6），61.5（C-7），45.1（C-8），28.0（C-9），56.3（C-10），23.6（C-11），25.8（C-12），79.4（C-13），101.0（C-14），215.7（C-15），53.2（C-16），82.1（C-17），171.9（C-18），21.3

---

❶ 与溶剂峰重叠。

(C-19),82.1(C-20),25.0(C-21),76.2(C-22),29.4(C-23),34.5(C-24),40.8(C-25),171.7(C-26),16.7(C-27),15.5(C-28)。

【贮藏】 冷处（2～8℃）保存。

参考文献

[1] 林瑞超，马双成.中药化学对照品应用手册[M].北京：化学工业出版社，2013.

甘松新酮

Nardosinone

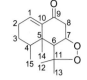

【异名】 苷松新酮

【分子式及分子量】 $C_{15}H_{22}O_3$；250.33

【来源】 败酱科植物甘松 *Nardostachys jat-amansi* DC. 的干燥根及根茎。

【性状】 白色粒状结晶。

本品易溶于甲醇，几乎不溶于乙醚。

熔点：102～104℃。

【纯度检查】[1]

薄层色谱

1. 薄层板 硅胶 GF_{254} 板

展开剂 环己烷-丙酮 (4∶1)

检 识 紫外灯 (254nm) 下检视

2. 薄层板 硅胶 GF_{254} 板

展开剂 石油醚 (60～90)-乙酸乙酯 (4∶1)

检 识 紫外灯 (254nm) 下检视

高效液相色谱

色谱柱 Agilent C_{18}，$5\mu m$ (4.6mm×250mm)

流动相 乙腈-水，0—15min，13∶87；15—40min，(13→70)∶(87→30)

检测波长 254nm

差示量热扫描法

起始温度 50℃，终点温度 300℃，升温速率 5℃/min

【结构鉴定】 UV λ_{max}^{MeOH}(nm)：248。

IR ν_{max}^{KBr}(cm^{-1})：2950，1700，1620。

EI-MS m/z：251[M+H]$^+$。

^{1}H-NMR(CD$_3$OD,500MHz) δ：1.05(3H,d,$J=7.0$Hz,H-15)，1.14(3H,s,H-14)，1.18(3H,s,H-12)，1.36(3H,s,H-13)，2.40(1H,brd,$J=18.5$Hz,H-8a)，3.04(1H,dd,$J=7.0,19.0$Hz,H-8b)，3.01(1H,d,$J=9.0$Hz,H-6)，4.92(1H,t,$J=9.0$Hz,H-7)，7.02(1H,brs,H-1)。

^{13}C-NMR(CD$_3$OD,125MHz) δ：139.2(C-1)，26.8(C-2)，26.8(C-3)，34.2(C-4)，39.7(C-5)，60.7(C-6)，79.4(C-7)，41.0(C-8)，199.0(C-9)，141.7(C-10)，86.2(C-11)，22.4(C-12)，23.9(C-13)，27.1(C-14)，16.4(C-15)。

【贮藏】 冷处 (2～8℃) 保存。

参考文献

[1] 林瑞超，马双成. 中药化学对照品应用手册[M]. 北京：化学工业出版社，2013.

6-姜辣素

6-Gingerol

【异名】 6-姜辣醇、6-姜酚、姜酮醇

【分子式及分子量】 $C_{17}H_{26}O_4$；294.39

【来源】 姜科植物姜 *Zingiber officinale* Rosc. 的干燥根茎。

【性状】 黄色油状液体。

微溶于水，可溶于乙醇、乙醚、三氯甲烷、苯、乙酸。

【纯度检查】

薄层色谱

1. 薄层板　硅胶 G 板

　　展开剂　石油醚（60～90℃）-三氯甲烷-乙酸乙酯（4：1：2）

　　检　识　5%香草醛硫酸试液，在105℃加热至斑点显色清晰，日光下检视

2. 薄层板　硅胶 G 板

　　展开剂　环己烷-乙酸乙酯（4：3）

　　检　识　5%香草醛硫酸试液，在105℃加热至斑点显色清晰，日光下检视

高效液相色谱

　　色谱柱　Agilent C_{18}，$5\mu m$（4.6mm×250mm）

　　流动相　乙腈-甲醇-水（40：5：55），流速1ml/min

　　检测波长　280nm

【结构鉴定】 UV λ_{max}^{MeOH}（nm）：284[1]。

IR ν_{max}^{KBr}（cm^{-1}）：3447（-OH），2927（$-CH_3$），2854，1707，1604，1517，1466，1431，1372，1266，1236，1152，1127，1033，807[1]。

ESI-MS m/z：317$[M+Na]^+$[2]。

^{1}H-NMR（CD_3OD，500MHz）　δ：0.90（3H，t，$J=8.0Hz$，10-CH_3），1.29～1.40（8H，m，H-6，7，8，9），2.52（2H，m，H-4），2.77（4H，m，H-2，1），3.82（3H，s，-OCH_3），4.01（1H，m，H-5），6.61（1H，dd，$J=8.0，1.5Hz$，H-5'），6.76（1H，s，H-2'），6.70（1H，d，$J=8.0Hz$，H-6'）。

^{13}C-NMR（CD_3OD，125MHz）　δ：38.4（C-1），32.9（C-2），212.0（C-3），51.3（C-4），68.9（C-5），46.3（C-6），26.3（C-7），30.2（C-8），23.7（C-9），14.4（C-10），134.0（C-1'），113.1（C-2'），148.8（C-3'），145.7（C-4'），113.1（C-5'），121.7（C-6'），56.3（-OCH_3）。

【贮藏】 冷处（2～8℃）保存。

参考文献

[1] N Shoji, A Iwass, T Takemoto, et al. Cardiotonic Principles of Ginger, Journal of Pharmaceutical Sciences, 1982, 7 (10)：1174-1178.

[2] 包磊，邓安珺，李志宏等. 姜的化学成分研究，中国中药杂志，2010，35（5）：598-601.

紫苏烯
Perillene

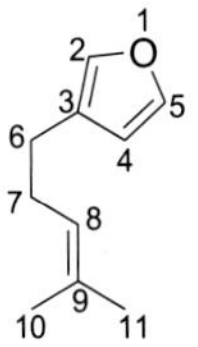

【分子式及分子量】 $C_{10}H_{14}O$；150.22

【来源】 唇形科植物紫苏 *Perills frutescens* (L.) Britt. 干燥叶。

【性状】 无色透明液体。

本品溶于甲醇。

【纯度检查】

气相色谱

色谱柱 DB-5 毛细管柱，30m×0.25mm×0.25μm

色谱条件 起始温度80℃，终止温度200℃，升温速率10℃/min

差示量热扫描法

起始温度50℃，终点温度300℃，升温速率5℃/min

【结构鉴定】 UV λ_{max}^{MeOH}(nm)：204。

IR ν_{max}^{KBr}(cm^{-1})：2966，2923，2856，1674，1501，1445，1378，1165，1065，1026，874。

EI-MS m/z：150[M]$^{+}$。

^{1}H-NMR(CDCl$_3$，500MHz) δ：1.61，1.71(各3H，s，2×CH$_3$)，2.25(2H，m，H-7)，2.46 (2H，t，J=7.5Hz，H-6)，5.18(1H，m，H-8)，6.29(1H，brs，H-4)，7.23(1H，brs，H-2)，7.35 (1H，brs，H-5)。

^{13}C-NMR(CDCl$_3$，125MHz) δ：139.0(C-2)，125.1(C-3)，111.2(C-4)，142.7(C-5)，25.2 (C-6)，28.7(C-7)，124.0(C-8)，132.3(C-9)，17.8(C-10)，25.8(C-11)。

【贮藏】 冷处（2~8℃）保存。

反式茴香脑

trans-Anethol

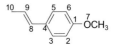

【分子式及分子量】 $C_{10}H_{12}O$；148.20

【来源】 木兰科植物八角茴香 *Illicium verum*
Hook. f. 的干燥成熟果实。

【性状】 无色透明液体。

本品溶于乙醇和油类，微溶于水，混溶于三氯甲烷和乙醚，几不溶于甘油和丙二醇。

熔点：20～21℃。

折射率：n_D^{20} 1.561。

【纯度检查】

薄层色谱

1. 薄层板 硅胶 G 板

展开剂 石油醚（60～90℃）-乙酸乙酯（8∶2）

检 识 10%硫酸乙醇，105℃加热，日光下检视

2. 薄层板 硅胶 G 板

展开剂 环己烷-乙酸乙酯（8∶2）

检 识 10%硫酸乙醇，105℃加热，日光下检视

气相色谱

色谱柱 ZB-WAX，30m×0.25mm×0.25μm

色谱条件 起始温度100℃ 终止温度200℃ 升温速率10℃/min

检测器 FID 检测器

差示量热扫描法

起始温度50℃，终点温度300℃，升温速率5℃/min

【结构鉴定】 UV λ_{max}^{MeOH}(nm)：259

IR ν_{max}^{KBr}(cm^{-1})：3023，2933，1608，1510，1247，1175，1036，965，839，787。

ESI-MS m/z：148$[M]^+$。

^{1}H-NMR(CDCl$_3$,600MHz) δ：7.29(2H,d,J=8.4Hz,H-2,6),6.86(1H,d,J=8.4Hz,H-3,5),6.36(1H,dd,J=16.2,1.2Hz,H-8),6.12(1H,tq,J=15.6,6.6Hz,H-9),3.82(3H,s,7-CH$_3$),1.89(3H,dd,J=6.6,1.2Hz,-CH$_3$)。

^{13}C-NMR(CDCl$_3$,150MHz) δ：158.7(C-1),127.0(C-2,6),114.0(C-3,5),130.5(C-4),55.3(C-7),130.9(C-8),123.6(C-9),18.5(C-10)。

【贮藏】 冷处（2～8℃）保存。

1-甲基海因

1-Methylhydantoin

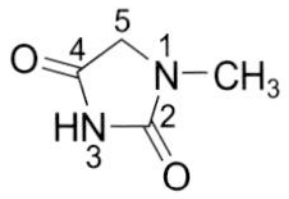

【分子式及分子量】　$C_4H_6N_2O_2$；114.10

【来源】　蛙科动物中国林蛙 *Rana tempo-raria chensinensis* David 雌蛙的输卵管，经采制干燥而得。

【性状】　无色结晶。

本品易溶于水、甲醇。

熔点：156～157℃[1]。

【纯度检查】

薄层色谱

1. 薄层板　硅胶 G 板

　　展开剂　石油醚（60～90℃）-乙酸乙酯（1∶2）

　　检　识　磷钼酸乙醇液，日光下检视

2. 薄层板　硅胶 G 板

　　展开剂　环己烷-乙酸乙酯（1∶2）

　　检　识　磷钼酸乙醇液，日光下检视

高效液相色谱

　　色谱柱　Agilent C_{18}，$10\mu m$（4.6mm×250mm）

　　流动相　甲醇-1‰乙酸（40∶60），1ml/min

　　检测波长　215nm

【结构鉴定】　UV　λ_{max}^{MeOH}(nm)：213。

IR　ν_{max}^{KBr}(cm^{-1})：3043，2775，1768，1705，1499，1456，1414，1341，1235，1150，754，700。

EI-MS　m/z：114[M＋H]$^{+}$[1]。

^{1}**H-NMR**(DMSO-d_6，500MHz)　δ：2.78(3H,s,N-C<u>H</u>$_3$)，3.89(2H,s,H-5)，10.66(1H,s,3-NH)。

^{13}**C-NMR**(DMSO-d_6，125MHz)　δ：157.2(C-2)，171.9(C-4)，52.5(C-5)，28.7(C-6)。

【贮藏】　冷处（2～8℃）保存。

参考文献

[1] 林瑞超，马双成.中药化学对照品应用手册 [M].北京：化学工业出版社，2013.

古伦宾
Columbin

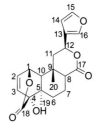

【分子式及分子量】 $C_{20}H_{22}O_6$；358.39

【来源】 防己科植物金果榄 *Tinospora capillipes* Gagnep. 的干燥块根。

【性状】 白色粒状结晶。

本品易溶于甲醇、乙酸乙酯，几乎不溶于水。

熔点：184～185℃。

【纯度检查】

薄层色谱

1. 薄层板 硅胶 G 板

展开剂 环己烷-乙酸乙酯-甲醇-浓氨试液（10：9：6：1）上层液

检 识 10％硫酸乙醇溶液，105℃加热至斑点清晰，日光及紫外灯（365nm）下检视

2. 薄层板 硅胶 G 板

展开剂 二氯甲烷-甲醇-浓氨试液（15：1：0.5）

检 识 10％硫酸乙醇溶液，105℃加热至斑点清晰，日光及紫外灯（365nm）下检视

高效液相色谱

色谱柱 Agilent C_{18}，$5\mu m$（4.6mm×250mm）

流动相 乙腈-水，0—20min，30％乙腈；20—40min，30％→70％乙腈

流 速 1ml/min

检测波长 210nm

差示量热扫描法

起始温度 50℃，终点温度 300℃，升温速率 5℃/min

【结构鉴定】 UV λ_{max}^{MeOH}(nm)：207。

IR ν_{max}^{KBr}(cm^{-1})：3500，1743，1703，1499，873。

ESI-MS m/z：381[M＋Na]$^+$，359[M＋H]$^+$。

^{1}H-NMR(C_5D_5N,600MHz) δ：1.27(3H,s,CH$_3$-19)，1.28(3H,s,CH$_3$-20)，1.83(1H，m,H-6)，2.00～2.10(4H,m,H-6,10,11,7)，2.49(1H,dd,$J=14.5,4.0Hz$,H-11)，2.57(1H,brd,$J=11.0Hz$,H-7)，2.88(1H,m,H-8)，5.41(1H,brd,$J=4.5Hz$,H-1)，5.89(1H，dd,$J=12.5,4.0Hz$,H-12)，6.38(1H,dd,$J=8.0,5.0Hz$,H-3)，6.48(1H,dd,$J=7.5,1.5Hz$,H-2)，6.68(1H,brs,H-14)，7.64(1H,brs,H-15)，7.74(1H,brs,H-16)。

^{13}C-NMR(C_5D_5N,150MHz) δ：71.6(C-1)，130.7(C-2)，138.2(C-3)，82.1(C-4)，38.5(C-5)，27.3(C-6)，18.4(C-7)，47.9(C-8)，36.1(C-9)，45.2(C-10)，42.3(C-11)，74.6(C-12)，126.7(C-13)，109.9(C-14)，141.0(C-15)，144.8(C-16)，176.1(C-17)，174.5(C-18)，25.1(C-19)，28.6(C-20)。

【贮藏】 冷处（2～8℃）保存。

去氢二异丁香酚

Dehydrodiisoeugenol

【分子式及分子量】　$C_{20}H_{22}O_4$；326.39

【来源】　肉豆蔻科植物肉豆蔻 *Myristica fragrans* Houtt. 的干燥种仁。

【性状】　白色针状结晶。

本品溶于甲醇，几乎不溶于乙醚。

熔点：132～133℃。

【纯度检查】

薄层色谱

1. 薄层板　硅胶 G 板

展开剂　三氯甲烷

检　识　5%硫酸香草醛溶液，日光下检视

2. 薄层板　硅胶 G 板

展开剂　石油醚（60～90℃）-乙酸乙酯（3：1）

检　识　5%硫酸香草醛溶液，日光下检视

高效液相色谱

色谱柱　Agilent XDB C_{18}，$5\mu m$（4.6mm×250mm）

流动相　甲醇-水（75：25）

检测波长　210nm、274nm

差示量热扫描法

起始温度 50℃，终点温度 300℃，升温速率 5℃/min

【结构鉴定】　UV　λ_{max}^{MeOH}(nm)：274。

IR　ν_{max}^{KBr}(cm^{-1})：3400，1610，1545，1520，1380。

FAB-MS　m/z：327$[M+H]^+$。

^{1}H-NMR(CDCl$_3$,600MHz)　δ:6.98(1H,s,H-2′),6.90(2H,s,H-46),6.79(2H,d,J=11.5Hz,H-5′,6′),6.37(1H,dd,J=15.5,1.5Hz,H-1″),6.12(1H,m,H-2″),5.10(1H,d,J=9.0Hz,H-2),3.90,3.88(各 3H,s,2×-OCH$_3$),3.46(1H,m,H-3),1.88(3H,dd,J=6.5,1.5Hz,H-3″),1.39(3H,d,J=7.5Hz,3-CH$_3$)。

^{13}C-NMR(CDCl$_3$,150MHz)　δ:93.7(C-2),45.6(C-3),132.3(C-3a),114.0(C-4),132.2(C-5),108.9(C-6),146.6(C-7),145.8(C-7a),133.3(C-1′),113.3(C-2′),146.6(C-3′),144.1(C-4′),109.3(C-5′),123.4(C-6′),130.9(C-1″),119.9(C-2″),18.3(C-3″),17.5(3-CH$_3$),56.0(2×-OCH$_3$)。

【贮藏】　冷处（2～8℃）保存。

知母皂苷BⅡ
Timosaponin BⅡ

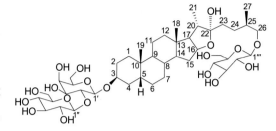

【分子式及分子量】 $C_{45}H_{76}O_{19}$；921.07

【来源】 百合科植物知母 *Anemarrhena asphodeloides* Bge. 的干燥根茎。

【性状】 淡棕色粉末。

本品溶于吡啶及55%乙醇，微溶于甲醇和乙酸乙酯，不溶于乙醚、石油醚及三氯甲烷等。

熔点：238.5～242.2℃（变黄棕色）。

【纯度检查】

薄层色谱

1. 薄层板 硅胶G板

   展开剂 正丁醇-冰醋酸-水（4：1：5）上层液

   检 识 10%硫酸乙醇溶液，日光及紫外灯（366nm）下检视

2. 薄层板 硅胶G板

   展开剂 异丙醇-冰醋酸-水（10：1：2）

   检 识 10%硫酸乙醇溶液，日光及紫外灯（366nm）下检视

高效液相色谱

   色谱柱 C_{18}，$5\mu m$（4.6mm×250mm）

   流动相 乙腈-水（22：78），1ml/min

   检 测 蒸发光散射检测器，漂移管温度105℃，氮气流速2.8L/min

【结构鉴定】 UV λ_{max}^{MeOH}(nm)：204。

IR ν_{max}^{KBr}(cm^{-1})：3414，2928，2850，1642，1450，1378，1075，1044。

ESI-MS m/z：943[M+Na]$^+$，959[M+K]$^+$。

^{1}H-NMR(C_5D_5N,600MHz) δ：0.89(3H,s,H-18),1.00(3H,s,H-19),1.34(3H,d,$J=6.6Hz$,H-21),1.04(3H,d,$J=6.6Hz$,H-27),4.94(1H,d,$J=7.8Hz$,H-1′),5.31(1H,d,$J=7.8Hz$,H-1″),4.84(1H,d,$J=7.8Hz$,H-1‴)。

^{13}C-NMR(C_5D_5N,150MHz) δ：30.7(C-1),26.8(C-2),75.0(C-3),30.7(C-4),36.8(C-5),26.6(C-6),26.8(C-7),35.3(C-8),40.0(C-9),35.0(C-10),20.9(C-11),40.2(C-12),41.0(C-13),56.2(C-14),32.2(C-15),81.0(C-16),63.8(C-17),16.5(C-18),23.8(C-19),40.4(C-20),16.3(C-21),110.4(C-22),36.9(C-23),28.1(C-24),34.2(C-25),75.2(C-26),17.2(C-27),102.4(C-1′),81.7(C-2′),76.7(C-3′),69.6(C-4′),76.4(C-5′),62.0(C-6′),105.9(C-1″),75.3(C-2″),77.8(C-3″),71.5(C-4″),78.3(C-5″),62.6(C-6″),104.9(C-1‴),75.0(C-2‴),78.4(C-3‴),71.5(C-4‴),78.2(C-5‴),62.6(C-6‴)。

【贮藏】 −20℃保存。

川楝素

Toosendanin

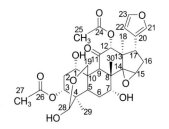

【分子式及分子量】　$C_{30}H_{38}O_{11}$；574.62

【来源】　楝科植物川楝 *Melia toosendan* Sieb. et Zucc. 的干燥树皮和根皮。

【性状】　无色针状结晶（乙醇-水）。

本品易溶于甲醇、乙醇、丙酮。

熔点：238～240℃（95％乙醇）。

【纯度检查】

薄层色谱

1. 薄层板　硅胶 G 板

展开剂　二氯甲烷-甲醇（16:1）

检　识　对二甲氨基苯甲醛试液，在 105℃加热至斑点显色清晰，日光下检视

2. 薄层板　硅胶 GF_{254} 板

展开剂　乙酸乙酯-甲酸-水（100:1:1）

检　识　置紫外灯（254nm）下检视；10％硫酸乙醇溶液，在 105℃加热至斑点显色清晰，日光下检视

高效液相色谱

色谱柱　Agilent TC C_{18}，5μm（4.6mm×250mm）

流动相　乙腈-0.01％甲酸溶液（31:69），1ml/min

检测波长　210nm

【结构鉴定】　UV　λ_{max}^{MeOH}(nm)：212。

IR　ν_{max}^{KBr}(cm^{-1})：3458，3022，2976，2939，1716，1647，1504，1376，1251，1034，875。

ESI-MS　m/z：597[M＋Na]$^+$，557[M＋H－H$_2$O]$^+$。

^{1}H-NMR(CD$_3$OD，600MHz)　δ：0.84（3H，s，-CH$_3$），1.12（3H，s，-CH$_3$），1.38（3H，s，-CH$_3$），1.95（3H，s，CH$_3$CO-），2.06（3H，s，CH$_3$CO-），3.80（1H，s，H-15），5.19（1H，d，J＝4.8Hz，H-12），5.33（1H，s，H-28），6.16（1H，brs，H-22），7.19（1H，s，H-21），7.40（1H，brs，H-23)[1]。

^{13}C-NMR(CD$_3$OD，150MHz)　δ：70.9(C-1)，37.2(C-2)，74.8(C-3)，41.2(C-4)，29.6(C-5)，26.2(C-6)，70.8(C-7)，42.9(C-8)，50.1(C-9)，43.9(C-10)，209.1(C-11)，79.7(C-12)，46.9(C-13)，73.6(C-14)，59.9(C-15)，34.8(C-16)，39.8(C-17)，65.5(C-19)，124.2(C-20)，143.7(C-21)，113.0(C-22)，142.0(C-23)，97.3(C-28)，172.2(-COCH$_3$)，172.8(-COCH$_3$)，23.1(-COCH$_3$)，21.4(-COCH$_3$)，20.9(-CH$_3$)，20.0(-CH$_3$)，15.8(-CH$_3$)[1]。

【贮藏】　冷处（2～8℃）保存。

参考文献

[1] 钟炽昌，谢晶曦，陈淑凤等. 川楝素的化学结构[J]. 化学学报，1975，33（1）：35-45.

5-甲基蜂蜜曲霉素
5-Methylmellein

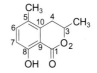

【分子式及分子量】 $C_{11}H_{12}O_3$；192.21

【性状】 淡黄色块状晶体。

本品易溶于甲醇，乙醇。

熔点：125～126℃[1]。

比旋度：$[\alpha]_D^{20} -102°$（$c=0.5$，$CHCl_3$）[2]。

【纯度检查】

薄层色谱

1. 薄层板 硅胶 GF_{254} 板

展开剂 石油醚-乙酸乙酯（8：3）

检 识 紫外灯（254nm）下检视

2. 薄层板 硅胶 GF_{254} 板

展开剂 环己烷-丙酮（8：2）

检 识 紫外灯（254nm）下检视

高效液相色谱[3]

色谱柱 Agilent Zorbax SB C_{18}，$5\mu m$（4.6mm×250mm）

流动相 乙腈-0.2%磷酸溶液（50：50），1ml/min

检测波长 248nm

【结构鉴定】 **UV** λ_{max}^{MeOH}(nm)：247，323[2]。

IR ν_{max}^{KBr}(cm^{-1})：2800～3200，1673，1660，1614，1605，1480[2]。

FAB-MS m/z：193[M+H]$^{+}$[1]。

^{1}**H-NMR**（$CDCl_3$，600MHz） δ：4.69(1H,m,H-3)，2.95(1H,dd,$J=16.8,3.0$Hz,H-4a)，2.72(1H,dd,$J=16.2,11.4$Hz,H-4b)，6.82(1H,d,$J=8.4$Hz,H-6)，7.28(1H,d,$J=8.4$Hz,H-7)，11.00(1H,brs,-OH)，2.20(3H,s,5-CH_3)，1.56(3H,d,$J=6.0$Hz,3-CH_3)[3]。

^{13}**C-NMR**（$CDCl_3$，150MHz） δ：170.3(C-1)，75.3(C-3)，32.1(C-4)，124.9(C-5)，137.2(C-6)，115.8(C-7)，160.5(C-8)，108.2(C-9)，137.9(C-10)，17.8(3-CH_3)，20.8(5-CH_3)[3]。

【贮藏】 干燥、避光。

参考文献

[1] 魏美燕，胡谷平，郑彩娟. 中国南海红树内生真菌 *Microsphaeropsis* sp. 二氢异香豆素类化合物研究[J]. 中山大学学报（自然科学版），2010，49（2）：68-71.

[2] Ko Sawai, Toshikatsu Okuno, Fumihito Seito, et al. Three Metabolites Produced by *Valsa* sp[J]. Agric. Biol. Chem.，1984，48（12）：3151-3152.

[3] Yun-Mei Bi, Xu-Bin, Fang A, et al. Metabolites from the fungus Cephalosporium ap. AL031[J]. Arch Pharm Res，2007，30（3）：267-269.

安五脂素

Anwuligan

【分子式及分子量】 $C_{20}H_{24}O_4$；328.40

【来源】 木兰科植物华中五味子 *Schisandra sphnanthera* Rehd. et Wils 的果实。

【性状】 白色结晶。

本品溶于甲醇。

熔点：71～72℃。

比旋度：$[\alpha]_D^{20}4.2$ ($c=0.5261$，$CHCl_3$)。

【纯度检查】

薄层色谱

1. 薄层板 硅胶 G 板

   展开剂 乙酸乙酯-石油醚（60～90℃）（1:4）

   检 识 10%磷钼酸乙醇液，105℃加热，日光下检视

2. 薄层板 硅胶 G 板

   展开剂 三氯甲烷-丙酮（60:1）

   检 识 10%磷钼酸乙醇液，105℃加热，日光下检视

高效液相色谱

   色谱柱 Agilent TC C_{18}，$5\mu m$（4.6mm×250mm）

   流动相 乙腈-甲醇-水（17:58:25），柱温 30℃，1.0ml/min

   检测波长 210nm

【结构鉴定】 **UV** λ_{max}^{MeOH}(nm)：203，230，284。

IR ν_{max}^{KBr}(cm^{-1})：3489，2958，2871，1609，1517，1442，1253，1031，930。

ESI-MS m/z：329.1$[M+H]^+$，351.2$[M+Na]^+$。

^{1}H-NMR(CD_3OD,600MHz) δ：0.80(3H,d,$J=6.0Hz$,9-CH_3)，0.81(3H,d,$J=6.5Hz$,9'-CH_3)，1.69(2H,brs,H-8,8')，2.22(2H,m,H-7a,7'a)，2.68(2H,dd,$J=13.5$,5.0Hz,H-7b,7'b)，3.78(3H,s,3-OCH_3)，5.84(2H,brs,-OCH_2O-)，6.50(2H,m,H-6,6')，6.62(1H,brs,H-2)，6.64(1H,brs,H-2')，6.68(1H,d,$J=7.5Hz$,H-5)，6.70(1H,d,$J=8.0Hz$,H-5')。

^{13}C-NMR(CD_3OD,150MHz) δ：136.9(C-1)，110.2(C-2)，148.9(C-3)，146.9(C-4)，108.8(C-5)，122.9(C-6)，39.6(C-7)，40.3(C-8)，16.5(C-9)，134.6(C-1')，113.6(C-2')，145.4(C-3')，148.7(C-4')，115.9(C-5')，122.6(C-6')，40.0(C-7')，40.5(C-8')，16.7(C-9')，101.9(-OCH_2O-)，56.3(3-OCH_3)。

【贮藏】 冷处（2～8℃）保存。

麦角甾醇

Ergosterol

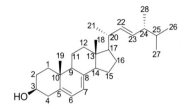

【分子式及分子量】 $C_{28}H_{44}O$；396.65

【来源】 猪苓 *Polyporus umbellatus*（Pers.）Fries 中分离得到。

【性状】 白色针状结晶。

本品易溶于甲醇、乙醇。

熔点：150～153℃。

【纯度检查】

薄层色谱

1. 薄层板 硅胶 G 板

展开剂 乙酸乙酯-石油醚（60～90℃）（1∶3）

检 识 2%香草醛硫酸溶液，105℃加热至斑点显色清晰，日光下检视

2. 薄层板 硅胶 G 板

展开剂 环己烷-丙酮（3∶1）

检 识 2%香草醛硫酸溶液，105℃加热至斑点显色清晰，日光下检视

高效液相色谱

色谱柱 Agilent TC C_{18}，5μm（4.6mm×250mm）

流动相 甲醇 1ml/min

检测波长 283nm

【结构鉴定】 UV λ_{max}^{MeOH}(nm)：282。

IR ν_{max}^{KBr}(cm^{-1})：3421，2954，2870，1653，1459，1369，1055，1033，968，834。

FAB-MS m/z：378.8[M−OH]$^-$，412.0[M−H+NH$_3$]$^-$。

^{1}H-NMR(C_5D_5N,600MHz) δ：0.74(3H,s,CH$_3$-18)，0.94(3H,d,J=7.0Hz,CH$_3$-26)，0.94(3H,d,J=7.0Hz,CH$_3$-27)，1.04(3H,d,J=6.5Hz,CH$_3$-28)，1.09(3H,s,CH3-19)，1.03(3H,d,J=6.5Hz,CH$_3$-21)，3.98(1H,m,H-3)，5.30(2H,m,H-22,23)，5.54(1H,d,J=2.5Hz,H-6)，5.74(1H,d,J=3.0Hz,H-7)。

^{13}C-NMR(C_5D_5N,150MHz) δ：12.8(C-18)，17.1(C-19)，18.5(C-28)，20.5(C-27)，20.8(C-26)，22.0(C-11)，22.0(C-11)，24.0(C-15)，29.4(C-16)，33.4(C-2)，34.0(C-25)，38.1(C-10)，39.6(C-1)，40.1(C-12)，41.4(C-20)，42.4(C-4)，43.7(C-13)，43.8(C-24)，47.3(C-9)，55.5(C-14)，56.5(C-17)，70.5(C-3)，117.8(C-7)，120.3(C-6)，132.8(C-23)，136.2(C-22)，141.5(C-5)，141.8(C-8)。

【贮藏】 冷处（2～8℃）保存。

23-乙酰泽泻醇 B
23-Acetate alisol B

【异名】 泽泻醇 B 醋酸酯、泽泻醇 B-23-醋
酸酯、Alisol B 23-Acetate

【分子式及分子量】 $C_{32}H_{50}O_5$；514.74

【来源】 泽泻科植物泽泻 *Alisma orientale*
(Sam.) Juzep. 的干燥块茎。

【性状】 无色结晶。

本品溶于甲醇。

熔点：167～168℃。

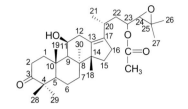

【纯度检查】

薄层色谱

1. 薄层板　硅胶 G 板

展开剂　环己烷-乙酸乙酯 (1∶1)

检　识　5％硅钨酸乙醇溶液，在 105℃加热至斑点显色清晰，日光下检视

2. 薄层板　硅胶 G 板

展开剂　石油醚 (60～90℃)-丙酮 (3∶2)

检　识　5％硅钨酸乙醇溶液，在 105℃加热至斑点显色清晰，日光下检视

高效液相色谱

色谱柱　Agilent TC C_{18}，5μm (4.6mm×250mm)

流动相　乙腈-水 (73∶27)，柱温 30℃，流速 1ml/min

检测波长　208nm

【结构鉴定】 UV λ_{max}^{MeOH}(nm)：203。

IR ν_{max}^{KBr}(cm^{-1})：3475，2958，1744，1705，1376，1232。

MS m/z：514[M]$^{+[1]}$。

^{1}**H-NMR**(C_5D_5N，600MHz) δ：1.11，1.11，1.19，1.28，1.29，1.36，1.38(各 3H，s，CH_3)，1.06(3H，d，J＝7.0Hz，H-21)，1.94(3H，s，CH_3COO-)，2.89(1H，d，J＝8.5Hz，H-24)，4.06(1H，m，H-11)，4.94(1H，dt，J＝11.0，2.5Hz，H-23)。

^{13}**C-NMR**(C_5D_5N，150MHz) δ：19.9(C-26)，20.7(C-21)❶，20.7(C-28)❶，20.9(C-6)❶，21.4(CH_3COO-)，24.0(C-18)，24.3(C-30)，25.1(C-27)，26.1(C-19)，28.6(C-20)，29.8(C-16)，30.0(C-29)，31.5(C-15)，31.6(C-1)，34.5(C-22)，34.8(C-7)，35.4(C-12)，37.4(C-2)，37.8(C-10)，41.4(C-8)，47.4(C-4)，49.1(C-5)，50.6(C-9)，57.9(C-14)，58.7(C-25)，65.6(C-24)，69.8(C-11)，72.2(C-23)，134.2(C-17)，139.9(C-13)，170.0(CH_3COO-)，220.1(C-3)。

【贮藏】 冷处 (2～8℃) 保存。

参考文献

[1] 彭国平，潘林梅，文红梅. 泽泻的对照品研究[J]. 南京中医药大学学报，2001，17 (3)：154-156.

---

❶ 可能交换位置。

紫草氰苷
Lithospermoside

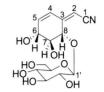

【分子式及分子量】 $C_{14}H_{19}NO_8$；329.30

【来源】 毛茛科植物天葵 *Semiaquilegia adox-oides* (DC.) Makino 的干燥块根。

【性状】 白色粉末。

本品溶于甲醇。

熔点：274～276℃。

【纯度检查】

薄层色谱

1. 薄层板 硅胶 GF_{254} 板

展开剂 三氯甲烷-甲醇-水 (6:4:1)

检 识 紫外灯 (254nm) 下检视

2. 薄层板 硅胶 GF_{254} 板

展开剂 乙酸乙酯-甲醇-水 (5:3:1)

检 识 紫外灯 (254nm) 下检视

高效液相色谱

色谱柱 Agilent Zorbax SB C_{18}，$5\mu m$ (4.6mm×250mm)

流动相 甲醇-0.05%磷酸溶液 (5:95)，1ml/min

检测波长 259nm

差示量热扫描法

起始温度 50℃，终点温度 300℃，升温速率 5℃/min

【结构鉴定】 UV λ_{max}^{MeOH}(nm)：260。

IR ν_{max}^{KBr}(cm^{-1})：3400～3200，2210，1625，1600。

FAB-MS m/z：330[M+H]$^+$。

^{1}H-NMR(DMSO-d_6,600MHz) δ：5.70(1H,brs,H-2),6.23(1H,brd,$J=9.6$Hz,H-4),6.02(1H,dd,$J=9.6,3.6$Hz,H-5),4.05(1H,m,H-6),3.70(1H,t,$J=5.4$Hz,H-7),4.55(1H,brd,$J=7.8$Hz,H-8),4.61(1H,d,$J=7.2$Hz,H-1′)。

^{13}C-NMR(DMSO-d_6,150MHz) δ：117.1(C-1),96.7(C-2),155.2(C-3),125.8(C-4),138.1(C-5),70.1(C-6),73.5(C-7),75.3(C-8),102.3(H-1′),73.0(H-2′),76.4(H-3′),69.7(H-4′),76.9(H-5′),61.5(H-6′)。

【贮藏】 冷处 (2～8℃) 保存。

3,6′-二芥子酰基蔗糖

3,6′-Disinapoyl Sucrose

【分子式及分子量】 $C_{34}H_{42}O_{19}$；754.23

【来源】 远志属植物远志 *Polygala tenuifolia* Wild. 的干燥根。

【性状】 白色粉末。

本品易溶于甲醇、乙醇。

熔点：234～236℃。

【纯度检查】

薄层色谱

1. 薄层板 硅胶 G 板

展开剂 乙酸乙酯-丙酮-冰醋酸-水（5：2：0.6：0.5）

检 识 紫外灯（365nm）下检视

2. 薄层板 硅胶 G 板

展开剂 乙酸乙酯-甲醇-甲酸（9：2：1）

检 识 紫外灯（365nm）下检视

高效液相色谱

色谱柱 Agilent Zorbax SB C_{18}，5μm（4.6mm×250mm）

流动相 乙腈-0.05％磷酸溶液（18：82），1ml/min

检测波长 320nm

【结构鉴定】[1] **UV** λ_{max}^{MeOH}(nm)：201，225，237，331。

IR ν_{max}^{KBr}(cm^{-1})：3484，1711，1632，1605，1937，1844，1515，1457，1428，1289，1174，1156，1113，1056，848，820。

FAB-MS m/z：777[M+Na]$^+$。

^{1}H-NMR(C_5D_5N,600MHz) δ：4.30(2H,brs,H-2)，6.46(1H,d,J=8.0Hz,H-3)，5.42(1H,t,J=8.0Hz,H-4)，4.76(1H,m,H-5)，4.54(1H,dd,J=12.0,3.5Hz,H-6β)，4.63(1H,dd,J=12.0,9.0Hz,H-6α)，6.21(1H,d,J=3.5Hz,H-1′)，4.14(1H,dd,J=9.5,3.5Hz,H-2′)，4.07(1H,t,J=9.0Hz,H-3′)，4.63(1H,m,H-4′)，5.10(1H,brt,J=7.5Hz,H-5′)，4.90(1H,dd,J=11.0,7.0Hz,H-6′α)，5.28(1H,brd,J=11.0Hz,H-6′β)，7.19(2H,s,H-2″,6″)，8.09(1H,d,J=16.0Hz,H-7″)，6.90(1H,d,J=16.0Hz,H-8″)，3.85(6H,s,3″,5″-OCH$_3$)，7.12(2H,s,H-2‴,6‴)，7.98(1H,d,J=16.0Hz,H-7‴)，6.67(1H,d,J=16.0Hz,H-8‴)，3.80(6H,s,3‴,5‴-OCH$_3$)。

^{13}C-NMR(C_5D_5N,150MHz) δ：104.8(C-1)，65.8(C-2)，79.5(C-3)，74.1(C-4)，84.9(C-5)，63.4(C-6)，92.8(C-1′)，73.2(C-2′)，75.3(C-3′)，71.7(C-4′)，72.3(C-5′)，65.2(C-6′)，125.1(C-1″)，106.8(C-2″)，149.0(C-3″,3‴)，140.5(C-4″)，149.2(C-5″)，106.8(C-6″)，146.0(C-7″)，115.2(C-8″)，166.7(C-9″)，56.3(3″,5″-OCH$_3$)，125.2(C-1‴)，106.9(C-2‴)，140.5(C-4‴)，106.9(C-6‴)，146.6(C-7‴)，115.6(C-8‴)，167.7(C-9‴)，56.4(3‴,5‴-OCH$_3$)。

【贮藏】 冷处（2～8℃）保存。

参考文献

[1] 林瑞超，马双成. 中药化学对照品应用手册[M]. 北京：化学工业出版社. 2013.

细叶远志皂苷

Tenuifolin

【分子式及分子量】 $C_{36}H_{56}O_{12}$；680.82

【来源】 远志科植物远志 *Polygala tenuifolia* Willd. 的干燥根。

【性状】 白色粉末。

本品溶于甲醇。

【纯度检查】

薄层色谱

1. 薄层板　硅胶 G 板

展开剂　三氯甲烷-甲醇-水（6：3：0.5）

检　识　10％硫酸乙醇，日光及紫外灯（365nm）下检视

2. 薄层板　硅胶 G 板

展开剂　乙酸乙酯-乙醇-水（10：2：1）

检　识　10％硫酸乙醇，日光及紫外灯（365nm）下检视

高效液相色谱

色谱柱　C_{18}，$5\mu m$（4.6mm×250mm）

流动相　甲醇-0.05％磷酸（65：35），1ml/min

检测波长　210nm

【结构鉴定】 UV $\lambda_{max}^{MeOH}(nm)$：205。

IR $\nu_{max}^{KBr}(cm^{-1})$：3415，2949，2625，1704，1470，1390，1257，1172，1075，1044，1019。

ESI-MS m/z：679[M－H]$^{-}$。

^{1}H-NMR(C_5D_5N,600MHz) δ：4.49（1H,d,$J=11.4$Hz,H-3），5.87（1H,brs,H-12），0.87，1.01，1.06，1.54，2.00（15H,s,5×-CH$_3$），4.19（2H,m,H-27），5.10（1H,d,$J=7.8$Hz,H-1′），3.95（2H,m,H-6′）。

^{13}C-NMR(C_5D_5N,150MHz) δ：44.2（C-1），70.4（C-2），86.0（C-3），52.9（C-4），52.5（C-5），21.3（C-6），34.1（C-7），40.9（C-8），49.4（C-9），37.1（C-10），24.0（C-11），127.6（C-12），139.8（C-13），46.4（C-14），24.6（C-15），24.0（C-16），48.1（C-17），41.8（C-18），45.5（C-19），31.0（C-20），33.5（C-21），33.2（C-22），180.6（C-23），14.2（C-24），17.3（C-25），18.8（C-26），64.5（C-27），180.2（C-28），33.2（C-29），23.7（C-30），105.5（C-1′），75.3（C-2′），78.5（C-3′），71.6（C-4′），78.5（C-5′），62.8（C-6′）。

【贮藏】 冷处（2～8℃）保存。

桔梗皂苷 D

Platycodin D

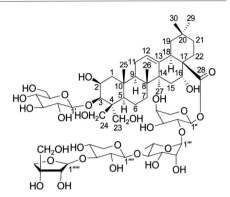

【**分子式及分子量**】　$C_{57}H_{92}O_{28}$；1225.32

【**来源**】　桔梗科植物桔梗 *Platycodon grandiflorum*（Jacq.）A.DC. 的干燥根。

【**性状**】　白色粉末。

本品易溶于水、甲醇、乙醇，不溶于丙酮、乙酸乙酯等低极性溶剂[1]。

熔点：225～228℃。

【**纯度检查**】

薄层色谱

1. 薄层板　硅胶 G 板

展开剂　三氯甲烷-甲醇-水（13∶7∶2）下层液

检　识　10%硫酸乙醇显色后，日光及紫外灯（365nm）下检视

2. 薄层板　硅胶 G 板

展开剂　三氯甲烷-乙酸乙酯-甲醇-水（15∶40∶40∶10）

检　识　10%硫酸乙醇显色后，日光及紫外灯（365nm）下检视

高效液相色谱

色谱柱　Agilent C_{18}，$5\mu m$（4.6mm×250mm）

流动相　乙腈-水（25∶75），1ml/min

检　测　ELSD 2000ES 蒸发光散射检测，氮气流速 2.6L/min，漂移管 105℃

【**结构鉴定**】　**UV**　λ_{max}^{MeOH}（nm）：204。

IR　ν_{max}^{KBr}（cm^{-1}）：3412（-OH），2934（C—H），1732（C=O），1639（C=C），1450，1114，1074，1035，660。

ESI-MS　*m/z*：1247[M+Na]$^+$。

^{1}H-NMR（C_5D_5N,600MHz）　δ：0.92（H,s,H-29），1.06（3H,s,H-30），1.04（3H,s,H-26），1.66（3H,s,H-27），1.37（3H,s,H-25），1.64（3H,d,*J*=5.4Hz,H-6‴），4.46（1H,m,H-3），4.98（1H,d,*J*=7.8Hz,H-1′），5.00（1H,d,*J*=7.2Hz,H-1″），5.59（1H,brs,H-12），5.70（1H,brs,H-1‴），6.13（1H,d,*J*=2.4Hz,H-1‴‴），6.36（1H,d,*J*=2.4Hz,H-1″″）。

^{13}C-NMR（C_5D_5N,150MHz）　δ：46.6（C-1），69.7（C-2），85.1（C-3），48.4（C-4），47.9（C-5），19.7（C-6），33.8（C-7），40.7（C-8），45.4（C-9），37.8（C-10），25.0（C-11），123.3（C-12），144.6（C-13），42.7（C-14），36.3（C-15），74.2（C-16），50.0（C-17），41.8（C-18），47.3（C-19），31.2（C-20），36.3（C-21），32.4（C-22），63.8（C-23），66.7（C-24），18.7（C-25），17.9（C-26），27.4（C-27），176.3（C-28），33.5（C-29），25.0（C-30），106.6（C-1′），75.5（C-2′），79.0（C-3′），72.2（C-4′），78.9（C-5′），62.8（C-6′），93.9（C-1″），75.6（C-2″），70.8（C-3″），65.6（C-4″），63.9（C-5″），101.5（C-1‴），71.9（C-2‴），73.0（C-3‴），84.2（C-4‴），68.8（C-5‴），18.7（C-6‴），107.1（C-1‴‴），75.5（C-2‴‴），85.0（C-3‴‴），69.7（C-4‴‴），67.2（C-5‴‴），111.5（C-1″″），78.0（C-2″″），80.8（C-3″″），75.5（C-4″″），65.6（C-5″″）。

【**贮藏**】　冷处（2～8℃）保存。

参考文献

[1] 王巍巍. 桔梗茎叶中皂苷类化学成分及生物活性研究[D]. 吉林农业大学, 2008.

宝藿苷 I

Baohuoside I

【分子式及分子量】 $C_{27}H_{30}O_{10}$；514.52

【来源】 小檗科植物淫羊藿 *Epimedium brevicornum* Maxim 的干燥叶。

【性状】 黄色细针状结晶。

本品溶于甲醇。

熔点：206～207℃。

【纯度检查】

薄层色谱

1. 薄层板 聚酰胺薄膜

　　展开剂 乙酸乙酯-丁酮-甲酸-水 (10：6：1：1)

　　检　识 紫外灯 (365nm) 下检视；1%AlCl$_3$ 乙醇液显色日光下检视

2. 薄层板 硅胶 G 板

　　展开剂 三氯甲烷-甲醇-甲酸 (10：1：2 滴)

　　检　识 紫外灯 (365nm) 下检视；1%AlCl$_3$ 乙醇液显色日光下检视

高效液相色谱

　　色谱柱 Phenomenex C$_{18}$，5μm (4.6mm×250mm)

　　流动相 乙腈-水 (40：60)，1ml/min

　　检测波长 270nm

差示量热扫描法

　　起始温度 50℃，终点温度 300℃，升温速率 5℃/min

【结构鉴定】 **UV** λ_{max}^{MeOH}(nm)：348，300，271。

IR ν_{max}^{KBr}(cm^{-1})：3168 (-OH)，2927，1655 (C=O)，1609 (芳环)，1506 (芳环)，1463，1364，1257，1180，1040，835。

ESI-MS m/z：515[M+H]$^+$，369[M+H-Rha]$^+$。

^{1}H-NMR(DMSO-d_6,600MHz) δ：7.84(2H,d,J=10.8Hz,H-2',6')，7.10(2H,d,J=10.8Hz,H-3',5')，6.31(1H,s,H-6)，5.26(1H,br,RhaH-1)，5.15(1H,br,H-2'')，3.84(3H,s,4'-OCH$_3$)，1.66(3H,s,4''-CH$_3$)，1.61(3H,s,5''-CH$_3$)，0.77(3H,d,J=7.2Hz,RhaH-6)，12.51(1H,s,5-OH)，10.82(1H,s,7-OH)，3.46(1H,brs,H-1'')，3.12(1H,brs,H-1'')。

^{13}C-NMR(DMSO-d_6,150MHz) δ：156.7(C-2)，134.4(C-3)，178.0(C-4)，161.6(C-5)，98.3(C-6)，161.8(C-7)，105.9(C-8)，153.8(C-9)，104.2(C-10)，122.3(C-1')，130.4(C-2')，114.0(C-3')，158.8(C-4')，114.0(C-5')，130.4(C-6')，55.5(4'-OCH$_3$)，21.2(C-1'')，122.4(C-2'')，131.0(C-3'')，25.4(C-4'')，17.8(C-5'')，102.0(Rha C-1)，70.3(Rha C-2)，70.6(Rha C-3)，71.1(Rha C-4)，70.1(Rha C-5)，17.4(Rha C-6)。

【贮藏】 冷处 (2～8℃) 保存。

王不留行黄酮苷

Vaccarin

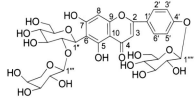

【分子式及分子量】 $C_{32}H_{38}O_{19}$；726.63

【来源】 石竹科植物麦蓝菜 *Vaccaria seg-etalis* (Neck.) Garcke 的干燥成熟种子。

【性状】 黄色粉末。

本品溶于甲醇、乙醇，易溶于 70% 甲醇。

熔点：209～211℃。

【纯度检查】

薄层色谱

1. 薄层板　聚酰胺薄膜

   展开剂　甲醇-水（4：6）

   检　识　2% $AlCl_3$ 乙醇液显色后紫外灯（365nm）下检视

2. 薄层板　硅胶 G 板

   展开剂　三氯甲烷-甲醇-水（13：7：2）下层液

   检　识　2% $AlCl_3$ 乙醇液显色后紫外灯（365nm）下检视

高效液相色谱

色谱柱　Phenomenex C_{18}，5μm（4.6mm×250mm）

流动相　甲醇-0.3%磷酸梯度洗脱，0—10min，35%甲醇；10—20min，35%→40%甲醇；20—35min，40%→50%甲醇；1ml/min

检测波长　280nm、335nm、210nm

【结构鉴定】 **UV** λ_{max}^{MeOH}(nm)：333，272，203。

IR ν_{max}^{KBr}(cm^{-1})：3365（-OH），2888（C—H），1652（C=O），1607（芳环 C=C），1569（芳环 C=C），1510（芳环 C=C），1485，1348，1249，1183，1074，836。

FAB-MS *m/z*：727[M+H]$^+$，565[M+H-Glc]$^+$，433[M+H-Glc-Ara]$^+$。

^{1}H-NMR(DMSO-d_6，500MHz) δ：7.96(2H,dd,*J*=8.5,3.5Hz,H-2′,6′)，6.94(2H,d,*J*=8.5Hz,H-3′,5′)，6.90(1H,s,H-8)，6.88(1H,s,H-3)，4.88(1H,d,*J*=9.5Hz,H-1″)，5.02(1H,d,*J*=7.0Hz,H-1′′′′)，4.08(1H,d,*J*=6.0Hz,H-1′′′)，2.88～3.79(糖上氢信号)[1]。

^{13}C-NMR(DMSO-d_6，125MHz) δ：162.8(C-2)，103.1(C-3)，182.1，182.4(C-4)，159.8(C-5)，110.2，109.8(C-6)，164.1，164.0(C-7)，93.6，93.9(C-8)，156.4，156.7(C-9)，105.2(C-10)，121.0(C-1′)，128.7(C-2′)，116.1(C-3′)，161.8(C-4′)，116.1(C-5′)，128.7(C-6′)，73.9(C-1″)，81.1(C-2″)，78.2(C-3″)，71.5(C-4″)，81.3(C-5″)，60.5(C-6″)，100.8(C-1′′′)，72.3(C-2′′′)，77.3(C-3′′′)，70.8(C-4′′′)，76.2(C-5′′′)，60.9(C-6′′′)，104.9(C-1′′′′)，67.1(C-2′′′′)，69.5(C-3′′′′)，69.7(C-4′′′′)，64.7(C-5′′′′)[1]。

【贮藏】 冷处（2～8℃）保存。

参考文献

[1] 孟贺，陈玉平，秦文杰等. 王不留行中王不留行黄酮苷的分离与鉴定[J]. 中草药，2011，42（5）：874-876.

槲皮素-3-O-β-D-葡萄糖-7-O-β-D-龙胆双糖苷

Quercetin-3-O-β-D-glucose-7-O-β-D-gentiobioside

【分子式及分子量】 $C_{33}H_{40}O_{22}$；788.66

【来源】 十字花科植物播娘蒿 *De-scurainia Sophia* (L.) 的干燥成熟种子。

【性状】 土黄色粉末。

本品易溶于甲醇，几乎不溶于乙醚。

熔点：261～263℃。

【纯度检查】

薄层色谱

1. 薄层板　聚酰胺薄膜

　　展开剂　乙酸乙酯-甲醇-水 (7∶2∶1)

　　检　识　1%AlCl₃乙醇液，日光及紫外光 (365nm) 下检视

2. 薄层板　聚酰胺薄膜

　　展开剂　丙酮-水 (2∶3)

　　检　识　10%硫酸乙醇液，日光及紫外光 (365nm) 下检视

高效液相色谱

　　色谱柱　Phenomenex C_{18}，5μm (4.6mm×250mm)

　　流动相　乙腈-0.1%冰乙酸 (11∶89)，1ml/min

　　检测波长　254nm

差示量热扫描法

　　起始温度50℃，终点温度300℃，升温速率5℃/min

【结构鉴定】　UV　λ_{max}^{MeOH}(nm)：358，257，207。

IR　ν_{max}^{KBr}(cm^{-1})：3377 (-OH)，2889，1654 (C=O)，1599 (芳环)，1493 (芳环)，1348，1296，1204，1068，936，822。

FAB-MS　*m/z*：789[M+H]$^+$，627[M+H-Glc]$^+$，465[M+H-2Glc]$^+$。

^{1}H-NMR(DMSO-d_6,600MHz)　δ：2.97～3.98(m,糖-H)，4.17(1H,d,*J*=7.8Hz,H-1⁗)，5.11(1H,d,*J*=7.2Hz,H-1‴)，5.48(1H,d,*J*=7.2Hz,H-1″)，6.50(1H,d,*J*=2.4Hz,H-6)，6.78(1H,d,*J*=1.8Hz,H-8)，6.86(1H,d,*J*=8.4Hz,H-5′)，7.58(1H,dd,*J*=8.4,2.4Hz,H-6′)，7.64(1H,d,*J*=2.4Hz,H-2′)[1]。

^{13}C-NMR(DMSO-d_6,150MHz)　δ：156.8(C-2)，133.6(C-3)，177.6(C-4)，161.0(C-5)，99.4(C-6)，162.8(C-7)，94.4(C-8)，156.0(C-9)，105.7(C-10)，121.0(C-1′)，116.6(C-2′)，144.8(C-3′)，148.7(C-4′)，115.3(C-5′)，121.7(C-6′)，100.8(C-1″)，74.1(C-2″)，77.6(C-3″)，69.9(C-4″)，77.0(C-5″)，60.9(C-6″)，99.7(C-1‴)，73.1(C-2‴)，76.3(C-3‴)，69.3(C-4‴)，75.4(C-5‴)，68.4(C-6‴)，103.5(C-1⁗)，73.5(C-2⁗)，76.5(C-3⁗)，70.1(C-4⁗)，76.8(C-5⁗)，61.1(C-6⁗)[1]。

【贮藏】　冷处 (2～8℃) 保存。

参考文献

[1] 王爱芹，王秀坤，李军林等. 南葶苈子化学成分的分离与结构鉴定[J]. 药学学报，2004，39 (1)：46-51.

伪原薯蓣皂苷

Pseudoprotodioscin

【分子式及分子量】　$C_{51}H_{82}O_{21}$；1031.38

【来源】　姜科植物草豆蔻 *Alpinia katsumadai* Hayata 干燥成熟种子。

【性状】　白色无定形粉末。
本品溶于甲醇、水。
熔点：174～176℃。

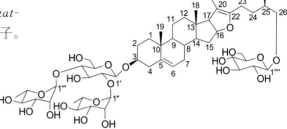

【纯度检查】

薄层色谱

1. 薄层板　硅胶 G 板
   展开剂　三氯甲烷-甲醇-水 （70：30：4）
   检　识　10％硫酸乙醇液显色，105℃加热，日光下检视

2. 薄层板　硅胶 G 板
   展开剂　三氯甲烷-乙酸乙酯-甲醇-水 （15：40：22：10） 下层液
   检　识　10％硫酸乙醇液显色，105℃加热，日光下检视

高效液相色谱

色谱柱　Phenomenex C_{18}，5μm （4.6mm×250mm）

流动相　乙腈-水 （30：70），1ml/min

检测波长　203nm

【结构鉴定】　UV　λ_{max}^{MeOH}(nm)：203。

IR　ν_{max}^{KBr}(cm^{-1})：3416，2934，1643，1451，1380，1330，1222，1112，1072，1041，913，893。

ESI-MS　*m/z*：1053[M+Na]$^+$，1031[M+H]$^+$，886，739。

^{1}H-NMR(C_5D_5N,600MHz)　δ：0.74(3H,s,18-CH$_3$)，1.03(3H,d,$J=7.8$Hz,27-CH$_3$)，1.07(3H,s,19-CH$_3$)，1.65(3H,s,21-CH$_3$)，1.64(3H,d,$J=7.8$Hz,Rha-CH$_3$)，1.77(3H,d,$J=7.2$Hz,Rha-CH$_3$)，4.85(1H,d,$J=8.0$Hz,Glu-1)，4.95(1H,m,Glu-1)，5.32(1H,brs,H-6)，5.86(1H,s,Rha-1)，6.41(1H,s,Rha-1)[1]。

^{13}C-NMR(C_5D_5N,150MHz)　δ：37.4(C-1)，30.5(C-2)，78.3(C-3)，39.3(C-4)，141.1(C-5)，122.1(C-6)，32.8(C-7)，31.8(C-8)，50.7(C-9)，37.4(C-10)，21.6(C-11)，40.0(C-12)，43.5(C-13)，55.3(C-14)，34.8(C-15)，84.8(C-16)，64.8(C-17)，14.4(C-18)，19.8(C-19)，103.9(C-20)，12.1(C-21)，152.7(C-22)，33.8(C-23)，24.0(C-24)，31.8(C-25)，75.3(C-26)，17.7(C-27)，100.6(C-1′)，79.0(C-2′)，77.2(C-3′)，79.0(C-4′)，78.1(C-5′)，61.6(C-6′)，102.4(C-1″)，72.8(C-2″)，72.9(C-3″)，74.2(C-4″)，70.8(C-5″)，19.0(C-6″)，103.2(C-1‴)，72.9(C-2‴)，73.0(C-3‴)，74.2(C-4‴)，70.8(C-5‴)，18.8(C-6‴)，105.2(C-1⁗)，75.5(C-2⁗)，78.8(C-3⁗)，72.1(C-4⁗)，78.3(C-5⁗)，63.2(C-6⁗)[1]。

【贮藏】　冷处 （2～8℃） 保存。

参考文献

[1] 董梅，吴立军，陈泉等. 黄山药中甾体皂苷的分离与鉴定[J]. 药学学报，2001，36 (1)：42-45.

巴豆苷

Crotonoside

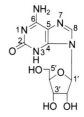

【分子式及分子量】 $C_{10}H_{13}N_5O_5$；283.24

【来源】 大戟科植物巴豆 *Croton tiglium* L. 的干燥成熟果实。

【性状】 白色粉末。

本品溶于水、甲醇，难溶于丙酮、乙酸乙酯。

熔点：237～241℃。

【纯度检查】

薄层色谱

1. 薄层板 硅胶 G 板

展开剂 丙酮-甲醇-氨水 (5：5：5)

检 识 碘蒸气，10％硫酸乙醇液，日光下检视

2. 薄层板 聚酰胺薄膜

展开剂 三氯甲烷-甲醇-氨水 (2：8：5)

检 识 碘蒸气，10％硫酸乙醇液，日光下检视

高效液相色谱

色谱柱 Phenomenex C_{18}，$5\mu m$ (4.6mm×250mm)

流动相 乙腈-甲醇-水 (1：1：98)，1ml/min

检测波长 292nm

差示量热扫描法

起始温度 50℃，终点温度 300℃，升温速率 5℃/min

【结构鉴定】 UV λ_{max}^{MeOH}(nm)：292，248。

IR ν_{max}^{KBr}(cm^{-1})：3326，2930，1674，1615，1531，1474，1403，1316，1222，1085，1053，870，803，773。

FAB-MS[1] m/z：284[M＋H]$^+$。

^{1}H-NMR(DMSO-d_6,500MHz) δ：7.95(1H，s，H-8)，5.65(1H，d，$J=5.5$Hz，H-1′)，4.50(1H，brs，H-2′)，4.07(1H，brm，H-3′)，3.93(1H，brm，H-4′)，3.63(1H，dd，$J=10.0$，2.5Hz，H-5′β)，3.52(1H，dd，$J=10.0$，2.5Hz，H-5′α)[1]。

^{13}C-NMR(DMSO-d_6,125MHz) δ：156.0(C-2)，110.0(C-5)，138.3(C-8)，87.9(C-1′)，73.2(C-2′)，70.9(C-3′)，86.1(C-4′)，61.8(C-5′)[1]。

【贮藏】 冷处 (2～8℃) 保存。

参考文献

[1] Kim J H, Sang J L, Han Y B, et al. Isolation of isoguanosine from Croton tiglium and its antitumor activity[J]. Archives of Pharmacal Research, 1994, 17 (17)：115-118.

新橙皮苷

Neohesperidin

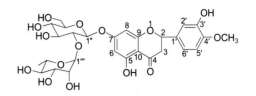

【分子式及分子量】 $C_{28}H_{34}O_{15}$；610.56

【来源】 芸香科植物酸橙 *Citrus aurantium* L. 的干燥未成熟果实。

【性状】 白色粉末。

本品易溶于甲醇，几乎不溶于乙醚。

熔点：240～243℃。

【纯度检查】

薄层色谱

1. 薄层板 硅胶 G 板

展开剂 乙酸乙酯–甲酸–水（10∶2∶3）上层液

检 识 1‰三氯化铝乙醇液，紫外灯（365nm）下检视

2. 薄层板 聚酰胺薄膜

展开剂 丙酮–水（1∶1）

检 识 1‰三氯化铝乙醇液，紫外灯（365nm）下检视

高效液相色谱

色谱柱 Phenomenex C_{18}，$5\mu m$（4.6mm×250mm）

流动相 乙腈–水（20∶80）（用磷酸调节 pH 值至 3）

检测波长 283nm

差示量热扫描法

起始温度 50℃，终点温度 300℃，升温速率 5℃/min

【结构鉴定】 UV λ_{max}^{MeOH}(nm)：325，283。

IR ν_{max}^{KBr}(cm^{-1})：3411（-OH），1645（C=O），1577（C=C），1519（C=C），1444（C=C），1367，1355，1278，1203，1072，912，883。

FAB-MS m/z：633[M+Na]$^+$，611[M+H]$^+$。

^{1}H-NMR(DMSO-d_6，500MHz) δ：12.04（1H，s，5-OH），9.14（1H，s，3′-OH），6.94（1H，d，$J=8.0$Hz，H-5′），6.93（1H，d，$J=2.5$Hz，H-2′），6.88（1H，dd，$J=8.0$，2.0Hz，H-6′），6.11（1H，d，$J=2.0$Hz，H-6），6.08（1H，d，$J=2.5$Hz，H-8），5.52（1H，dd，$J=12.0$，3.0Hz，H-2），5.33（1H，d，$J=5.5$Hz，-OH），5.15（1H，d，$J=5.5$Hz，H-1″），5.12（1H，d，$J=5.5$Hz，H-1‴），4.74（1H，d，$J=5.0$Hz，-OH），4.68（1H，d，$J=4.5$Hz，-OH），4.59（1H，t，$J=5.5$Hz，-OH），4.50（1H，d，$J=6.0$Hz，-OH），3.77（3H，s，4′-OCH$_3$），3.68（3H，m），3.43（4H，m），2.76（1H，dd，$J=17.0$，3.0Hz，H-3β），1.16（3H，d，$J=6.0$Hz，H-6‴）[1]。

^{13}C-NMR(DMSO-d_6，125MHz) δ：76.0（C-2），42.2（C-3），197.1（C-4），162.9（C-5），96.3（C-6），162.6（C-7），95.2（C-8），164.9（C-9），103.3（C-10），130.9（C-1′），114.1（C-2′），146.5（C-3′），148.0（C-4′），112.0（C-5′），117.8（C-6′），55.7（-OCH$_3$），100.4（C-1″），76.9（C-2″），77.1（C-3″），69.6（C-4″），78.4（C-5″），60.4（C-6″），97.4（C-1‴），70.4（C-2‴），70.5（C-3‴），71.8（C-4‴），68.3（C-5‴），18.1（C-6‴）[1]。

【贮藏】 冷处（2～8℃）保存。

参考文献

[1] 黄胜阳，胡世林，石建功等. 酸橙花化学成分研究[J]. 中药材，2001，24（12）：865-867.

络石苷

Tracheloside

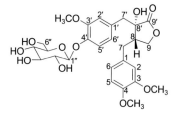

【分子式及分子量】 $C_{27}H_{34}O_{12}$；550.55

【来源】 夹竹桃科植物络石 *Trashelospermum jasminoides*（Lindl.）Lem. 的干燥带叶藤茎。

【性状】 白色粉末。

本品易溶于甲醇。

熔点：165～168℃。

【纯度检查】

薄层色谱

1. 薄层板 硅胶 G 板

展开剂 三氯甲烷-甲醇-乙酸（8：1：0.2）

检 识 10%硫酸乙醇溶液显色后，可见光下检视

2. 薄层板 硅胶 G 板

展开剂 乙酸乙酯-丙酮-甲醇（7：2：1）

检 识 10%硫酸乙醇溶液显色后，可见光下检视

高效液相色谱

色谱柱 Phenomenex Luna C_{18}，$5\mu m$（4.6mm×250mm）

流动相 乙腈-水（20：80），1ml/min

检测波长 240nm

【结构鉴定】 **UV** λ_{max}^{MeOH}(nm)：279，228，203。

IR ν_{max}^{KBr}(cm^{-1})：3425（-OH），3002，2936，1764（C=O），1605（C=C），1591，1515，1463，1263，1077，1023，819。

ESI-MS m/z：573[M+Na]$^+$，589[M+K]$^+$。

^{1}H-NMR(DMSO-d_6，500MHz) δ：2.35(1H，m，H-8)，2.42(1H，m，H-7)，2.66(1H，dd，J=11.5，3.5Hz，H-7)，2.85(1H，d，J=11.0Hz，H-7$'$)，3.02(1H，d，J=11.0Hz，H-7$'$)，3.12-3.43(4H，H-2$''$，3$''$，4$''$，5$''$)，3.64(2H，m，H-6$''$)，3.68(3H，s，-OCH$_3$)，3.69(3H，s，-OCH$_3$)，3.70(3H，s，-OCH$_3$)，3.95(2H，m，H-9)，4.82(1H，d，J=6.0Hz，H-1$''$)，4.49-5.17(4H，2$''$，3$''$，4$''$，5$''$-OH)，6.26(1H，brs，8$'$-OH)，6.64(1H，brd，J=6.5Hz，H-6)，6.68(1H，brs，H-2)，6.69(1H，brd，J=10.5Hz，H-6$'$)，6.78(1H，brd，J=1.0Hz，H-2$'$)，6.82(1H，d，J=6.0Hz，H-5)，6.97(1H，d，J=6.0Hz，H-5$'$)$^{[1]}$。

^{13}C-NMR(DMSO-d_6，125MHz) δ：131.6(C-1)，112.5(C-2)，148.7(C-3)，147.2(C-4)，111.9(C-5)，120.4(C-6)，30.7(C-7)，42.8(C-8)，69.9(C-9)，129.2(C-1$'$)，114.9(C-2$'$)，148.5(C-3$'$)，145.6(C-4$'$)，114.9(C-5$'$)，122.5(C-6$'$)，40.1(C-7$'$)，75.4(C-8$'$)，177.9(C-9$'$)，100.1(C-1$''$)，73.2(C-2$''$)，76.9(C-3$''$)，69.6(C-4$''$)，77.0(C-5$''$)，60.6(C-6$''$)，55.7(-OCH$_3$)，55.5(-OCH$_3$)，55.4(-OCH$_3$)$^{[1]}$。

【贮藏】 冷处（2～8℃）保存。

参考文献

[1] 陆颖，段书涛，潘家祜等. 中药大蓟化学成分的研究[J]. 天然产物研究与开发，2009，21，563-565.

α-油松节醇

α-Terpineol

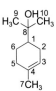

【异名】 α-松油醇

【分子式及分子量】 $C_{10}H_{18}O$；154.25

【来源】 松科植物油松 *Pinus tabulieformis* Carr. 干燥瘤状节。

【性状】 无色透明液体。

本品易溶于乙酸乙酯。

【纯度检查】

薄层色谱

1. 薄层板 硅胶 G 板

   展开剂 石油醚 (30～60℃)-乙酸乙酯 (17:3)

   检 识 10％硫酸乙醇，105℃加热至显色清晰，日光及紫外灯 (365nm) 下检视

2. 薄层板 硅胶 G 板

   展开剂 环己烷-乙酸乙酯 (17:3)

   检 识 10％硫酸乙醇，105℃加热至显色清晰，日光及紫外灯 (365nm) 下检视

气相色谱

   色谱柱 DB-5 毛细管柱，30m×0.25mm×0.25μm

   色谱条件 起始温度 60℃，终止温度 200℃，升温速率 10℃/min

【结构鉴定】 UV λ_{max}^{MeOH}(nm)：260，215[1]。

IR ν_{max}^{KBr}(cm^{-1})：3300，2890，2860，1440，1380，1370，1140，910，840，790[1]。

ESI-MS m/z：154[M]$^+$，136，121，93，81，59，43，28。

^{1}**H-NMR**(DMSO-d_6,500MHz) δ：1.14(3H,s,-CH$_3$),1.16(3H,s,-CH$_3$),1.18～2.04 (8H,H-1,2,5,6,8),1.63(3H,s,H-7),5.35(1H,m,H-3)[1]。

^{13}**C-NMR**(DMSO-d_6,125MHz) δ：45.1(C-1),26.3(C-2),120.7(C-3),134.0(C-4), 31.1(C-5),24.1(C-6),23.4(C-7),72.8(C-8),27.5(C-9),27.0(C-10)[1]。

【贮藏】 冷处 (2～8℃) 保存。

参考文献

[1] 孙文基. 天然药物成分 NMR 谱模拟特征及实例[M]. 北京：中国医药科技出版社，2009：272.

杨梅苷

Myricitrin

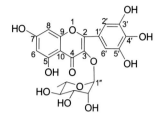

【分子式及分子量】 $C_{21}H_{20}O_{12}$；464.382

【来源】 蓼科植物萹蓄 *Polygonum aviculare* L. 的干燥地上部分。

【性状】 黄色粉末。

本品易溶于水，能溶于乙醇、甲醇和冰乙酸。

熔点：192～194℃[1]。

【纯度检查】

薄层色谱

1. 薄层板 硅胶 G 板

展开剂 三氯甲烷-甲醇-水（20∶5∶2）

检 识 AlCl₃ 显色后日光及紫外灯（365nm）下检视

2. 薄层板 硅胶 G 板

展开剂 乙酸乙酯-甲酸-水（15∶1∶1）

检 识 10%硫酸乙醇液，日光及紫外灯（365nm）下检视

高效液相色谱

色谱柱 Agilent SB C_{18}，$10\mu m$（4.6mm×250mm）

流动相 乙腈-0.5%磷酸水溶液（18∶82），1ml/min

检测波长 280nm

差示量热扫描法

起始温度50℃，终点温度300℃，升温速率5℃/min

【结构鉴定】 UV λ_{max}^{MeOH}(nm)：210，257，353。

IR ν_{max}^{KBr}(cm^{-1})：3400（OH），1653（C=O），1608（-Ar），1506（-Ar），1354，1308（C—O），1200，1024[2]。

ESI-MS m/z：465[M+H]$^+$，487[M+Na]$^+$，319[M−Rha]$^{+[4]}$。

^{1}H-NMR(DMSO-d_6，500MHz) δ：6.89(2H，s，H-2′，6′)，6.37(1H，d，$J=2.0$Hz，H-8)，6.20(1H，d，$J=2.0$Hz，H-6)，5.20(1H，s，H-1″)，0.84(3H，d，$J=6.0$Hz，H-6″)[3]。

^{13}C-NMR(DMSO-d_6，125MHz) δ：157.5(C-2)，134.3(C-3)，177.8(C-4)，161.3(C-5)，98.7(C-6)，164.3(C-7)，93.6(C-8)，156.4(C-9)，104.1(C-10)，119.7(C-1′)，107.9(C-2′)，145.8(C-3′)，136.5(C-4′)，145.8(C-5′)，107.9(C-6′)，102.0(C-1″)，70.4(C-2″)，70.6(C-3″)，71.3(C-4″)，70.0(C-5″)，17.6(C-6″)[3]。

【贮藏】 冷处（2～8℃）保存。

参考文献

[1] 王定勇，刘恩桂，冯玉静. 聚花过路黄化学成分研究[J]. 亚热带植物科学，2007，36（2）：19-21.

[2] Hyoung Ja Kim, Eun Rhan Woo, Hokoon Park. A novel lignan and flavonoids from Polygonum aviculare [J]. J. Nat. Prod.，1994，57（2）：581.

[3] 许福泉，刘红兵，罗建光等. 萹蓄化学成分及其归经药性初探[J]. 中国海洋大学学报，2010，40（3）：101-104.

[4] 赵爱华，赵勤实，林中文等. 萹蓄的化学成分研究[J]. 天然产物研究与开发，2002，14（5）：29-32.

竹节参皂苷Ⅳa
Chikusetsusponin Ⅳa

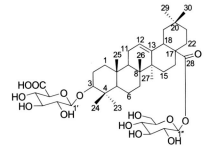

【分子式及分子量】 $C_{42}H_{66}O_{14}$；794.97

【来源】 五加科植物竹节参 *Panax japonicus* C. A. Mey 的新鲜地下部分。

【性状】 白色粉末。

本品溶于水、甲醇。

熔点：193℃初熔，250℃逐渐分解。

【纯度检查】

薄层色谱

1. 薄层板 硅胶 G 板 （2%NaOH 浸板）

   展开剂 正丁醇-乙酸乙酯-甲醇-甲酸-水 （5：10：0.5：0.3：3.5）上层液

   检 识 10%硫酸乙醇显色，105℃加热，日光及紫外灯 （365nm）下检视

2. 薄层板 硅胶 G 板

   展开剂 三氯甲烷-甲醇-水 （7：3：0.5）

   检 识 10%硫酸乙醇显色，105℃加热，日光及紫外灯 （365nm）下检视

高效液相色谱

色谱柱 Agilent SB C_{18}，5μm （4.6mm×250mm）

流动相 乙腈-0.2%磷酸水溶液 （35：65），1ml/min

检测波长 203nm

【结构鉴定】 UV λ_{max}^{MeOH} (nm)：197。

IR ν_{max}^{KBr} (cm^{-1})：3412，2944，1727，1604，1432，1076，891，637。

ESI-MS m/z：817[M＋Na]$^+$，439。

^{1}H-NMR(C_5D_5N，600MHz） δ：0.81，0.89，0.92，0.96，1.08，1.27，1.27（各 3H，s，CH_3），5.42(1H，s，H-12)，6.32(1H，d，J＝8.0Hz，-OH)[1]。

^{13}C-NMR(C_5D_5N，150MHz） δ：38.8(C-1)，28.4(C-2)，89.1(C-3)，39.6(C-4)，55.9(C-5)，18.6(C-6)，32.6(C-7)，39.6(C-8)，47.1(C-9)，37.0(C-10)，23.5(C-11)，123.0(C-12)，144.2(C-13)，42.2(C-14)，28.4(C-15)，23.9(C-16)，47.1(C-17)，42.2(C-18)，46.3(C-19)，30.1(C-20)，33.3(C-21)，32.6(C-22)，28.4(C-23)，17.1(C-24)，5.7(C-25)，17.6(C-26)，26.2(C-27)，176.6(C-28)，33.3(C-29)，23.8(C-30)，95.8(C-1′)，74.2(C-2′)，79.0(C-3′)，71.2(C-4′)，79.4(C-5′)，62.3(C-6′)，106.8(C-1″)，73.9(C-2″)，76.6(C-3″)，78.2(C-4″)，75.4(C-5″)[1]。

【贮藏】 冷处 （2～8℃）保存。

参考文献

[1] 李娟，毕志明，肖雅洁等. 怀牛膝的三萜皂苷成分研究[J]. 中国药学杂志，2007，42 （3）：178-180.

三白草酮
Sauchinone

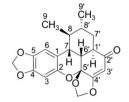

【分子式及分子量】 $C_{20}H_{20}O_6$；356.13

【来源】 三白草科植物三白草 *Saururus Chinensis*（Lour.）Baill 的干燥地上部分。

【性状】 白色粉末。

本品易溶于甲醇、乙酸乙酯。

熔点：198～200℃[1]。

【纯度检查】

薄层色谱

1. 薄层板 硅胶 G 板

   展开剂 石油醚（60～90℃）-丙酮（5：2）

   检 识 10％硫酸乙醇溶液，105℃加热至斑点显色清晰，日光及紫外灯（365nm）下检视

2. 薄层板 硅胶 G 板

   展开剂 石油醚（60～90℃）-乙酸乙酯（9：1）

   检 识 10％硫酸乙醇溶液，105℃加热至斑点显色清晰，日光及紫外灯（365nm）下检视

高效液相色谱

色谱柱 Agilent SB C_{18}，5μm（4.6mm×250mm）

流动相 甲醇-水（75：25），1ml/min

检测波长 230，254nm

【结构鉴定】 UV λ_{max}^{MeOH}(nm)：240，298。

IR ν_{max}^{KBr}(cm^{-1})：2916，1676，1664，1418，1433，1321，1240，1184，1155，979，926，892，756。

ESI-MS m/z：357[M+H]$^+$，735[2M+Na]$^+$。

^{1}H-NMR(CDCl$_3$，500MHz) δ：6.84(1H,s,H-6)，6.40(1H,s,H-3)，5.91(2H,dd,$J=$18.0,1.0Hz,Ar-OCH$_2$O-)，5.67(1H,s,-OCH$_2$O-)，5.62(1H,s,-OCH$_2$O-)，5.52(1H,s,H-3′)，3.05(1H,d,$J=$5.0Hz,H-7)，2.56～2.43(3H,m,H-1′,3′,8)，1.94(1H,m,H-7′)，1.90(1H,m,H-8′)，1.64(1H,m,H-6′)，1.22(3H,d,$J=$7.0Hz,H-9)，0.73(3H,d,$J=$7.5Hz,H-9′)[2]。

^{13}C-NMR(CDCl$_3$，125MHz) δ：115.6(C-1)，144.9(C-2)，99.1(C-3)，143.2(C-4)，146.6(C-5)，106.4(C-6)，35.0(C-7)，34.7(C-8)，21.2(C-9)，37.5(C-1′)，199.5(C-2′)，101.2(C-3′)，168.5(C-4′)，100.3(C-5′)，37.5(C-6′)，25.2(C-7′)，33.4(C-8′)，20.8(C-9′)，100.3(Ar-OCH$_2$O-)，98.2(-OCH$_2$O-)[2]。

【贮藏】 冷处（2～8℃）保存。

参考文献
[1] 陈宏downarrow，李祥，陈建伟等. 中药三白草地上部分的化学成分研究[J]. 南京中医药大学学报，2009，(25) 4：286-288.
[2] Sung Sang Hyun, Kun Young Choong. Hepatoprotective diastereomeric lignans from Saururus chinensis Herbs[J]. Journal of Natural Products, 2000, 63: 1019-1021.

栎瘿酸

Roburic Acid

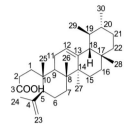

【分子式及分子量】 $C_{30}H_{48}O_2$；440.70

【来源】 龙胆科植物秦艽 *Gentiana macro-phylla* Pall. 的干燥根。

【性状】 白色粉末。

本品易溶于甲醇、三氯甲烷。

熔点：188~190℃。

【纯度检查】

薄层色谱

1. 薄层板　硅胶 G 板

展开剂　三氯甲烷-甲醇-甲酸（50：1：0.5）

检　识　10%硫酸乙醇溶液显色后，可见光及紫外灯（365nm）下检视

2. 薄层板　硅胶 G 板

展开剂　石油醚（60~90℃)-乙酸乙酯（7：3）

检　识　10%硫酸乙醇溶液显色后，可见光及紫外灯（365nm）下检视

高效液相色谱

色谱柱　Agilent TC C_{18}，5μm（4.6mm×250mm）

流动相　乙腈-水（95：5），1ml/min

检测波长　203nm

【结构鉴定】[1]　**IR** $\nu_{max}^{KBr}(cm^{-1})$：3074，2949，2868，1704（C=O），1637，892。

ESI-MS m/z：463[M+Na]$^+$，441[M+H]$^+$，396.8[M−CO$_2$+H]$^+$。

^{1}H-NMR(CDCl$_3$,500MHz)　δ：5.16(1H,brs,H-12)，4.89(1H,s,H-24)，4.68(1H,s,H-24)，1.76，1.10，1.08，0.97，0.93，0.82，0.81(各 3H，7×-CH$_3$)。

^{13}C-NMR(CDCl$_3$,125MHz)　δ：24.4(C-1)，33.8(C-2)，180.2(C-3)，139.7(C-4)，37.9(C-5)，28.8(C-6)，31.3(C-7)，39.1(C-8)，50.6(C-9)，29.7(C-10)，23.4(C-11)，124.3(C-12)，147.4(C-13)，42.6(C-14)，28.8(C-15)，26.6(C-16)，33.8(C-17)，59.2(C-18)，39.6(C-19)，39.7(C-20)，31.3(C-21)，41.5(C-22)，28.8(C-23)，113.6(C-24)，23.4(C-25)，17.0(C-26)，23.2(C-27)，19.7(C-28)，17.6(C-29)，21.4(C-30)。

【贮藏】 冷处（2~8℃）保存。

参考文献

[1] 陈千良，石张燕，涂光忠等. 陕西产秦艽的化学成分研究[J]. 中国中药杂志，2005，30（19）：1519-1522.

马钱苷酸

Loganic Acid

【分子式及分子量】　$C_{16}H_{24}O_{10}$；376.36

【来源】　龙胆科植物秦艽 *Gentiana macrophylla* Pall.、麻花秦艽 *Gentiana straminea* Maxim.、粗茎秦艽 *Gentiana cras-sicaulis* Duthie ex Burk. 或小秦艽 *Gentiana dahurica* Fisch. 的干燥根。

【性状】　白色结晶。

本品溶于甲醇。

熔点：164～166℃。

【纯度检查】

薄层色谱

1. 薄层板　硅胶 GF_{254} 板

展开剂　乙酸乙酯-甲醇-水（10∶2∶1）

检　识　紫外灯（254nm）下检视

2. 薄层板　硅胶 GF_{254} 板

展开剂　三氯甲烷-甲醇-水（6∶4∶1）

检　识　紫外灯（254nm）下检视

高效液相色谱

色谱柱　Agilent SB C_{18}，$10\mu m$（4.6mm×250mm）

流动相　乙腈-0.1%乙酸（8∶92），1ml/min

检测波长　254nm

【结构鉴定】　UV　λ_{max}^{MeOH}(nm)：234nm。

IR　ν_{max}^{KBr}(cm^{-1})：3390，1686（C=O），1635，1280，1184，1076。

ESI-MS　m/z：377[M+H]$^+$。

^{1}**H-NMR**(DMSO-d_6，500MHz)　δ：5.08(1H,d,J=5.0Hz,H-1)，7.29(1H,s,H-3)，2.92(1H,m,H-5)，1.80(1H,m,H-6α)，1.44(1H,m,H-6β)，4.48(1H,brs,H-7)，1.71(1H,m,H-8)，2.06(1H,m,H-9)，0.97(3H,d,J=6.5Hz,H-10)，4.47(1H,d,J=8.0Hz,H-1′)[1]。

^{13}**C-NMR**(DMSO-d_6，125MHz)　δ：96.0(C-1)，150.0(C-3)，112.6(C-4)，30.9(C-5)，41.8(C-6)，73.1(C-7)，40.5(C-8)，44.7(C-9)，13.6(C-10)，168.1(-COOH)，98.5(C-1′)，73.1(C-2′)，77.2(C-3′)，70.1(C-4′)，76.8(C-5′)，61.1(C-6′)[1]。

【贮藏】　冷处（2～8℃）保存。

参考文献

[1] 赵磊，李智敏，白艳婷等. 滇龙胆地上部分的化学成分研究[J]. 云南中医学院学报，2009，32（2）：27-31.

大戟二烯醇
Euphadienol

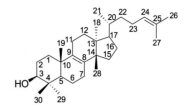

【异名】 Euphol

【分子式及分子量】 $C_{30}H_{50}O$；426.39

【来源】 大戟科植物甘遂 *Euphorbia kansui* T. N. Liou ex T. P. Wang 的干燥块根。

【性状】 白色粉末。

本品易溶于正己烷、三氯甲烷、甲醇等。

熔点：115℃[1]。

比旋度：$[\alpha]_D^{20}$ +25.1° ($c=0.12$，n-己烷)[2]。

【纯度检查】

薄层色谱

1. 薄层板 硅胶 G 板

    展开剂 石油醚 (60~90℃)-丙酮 (5:1)

    检 识 10%硫酸乙醇溶液，105℃加热至斑点显色清晰，日光及紫外灯 (365nm) 下检视

2. 薄层板 硅胶 G 板

    展开剂 环己烷-乙酸乙酯 (3:1)

    检 识 10%硫酸乙醇溶液，105℃加热至斑点显色清晰，日光及紫外灯 (365nm) 下检视

高效液相色谱

色谱柱 Phenomenex C_{18}，$5\mu m$ (4.6mm×250mm)

流动相 乙腈-水 (95:5)，1ml/min

检测波长 210nm

【结构鉴定】 UV λ_{max}^{MeOH}(nm)：203。

IR ν_{max}^{KBr}(cm^{-1})：3353 (-OH)，2948，1672 (C=C)，1468，1454，1372，1095，1027 (C—O)，998，824。

ESI-MS m/z：449[M+Na]$^+$，427[M+H]$^+$，409[M+H−H$_2$O]$^+$[1]。

^{1}H-NMR(CDCl$_3$,500MHz) δ：0.76(3H,s,19-CH$_3$)，0.80(3H,s,-CH$_3$)，0.87(3H,s,-CH$_3$)，0.92(3H,d,$J=6.5$Hz,21-CH$_3$)，0.95(3H,s,-CH$_3$)，1.00(3H,s,-CH$_3$)，1.60(3H,s,26-CH$_3$)，1.68(3H,s,27-CH$_3$)，3.24(1H,dd,$J=11.5,4.5$Hz,H-3)，5.10(1H,brt,$J=6.5$Hz,H-24)[1]。

^{13}C-NMR(CDCl$_3$,125MHz) δ：35.2(C-1)，28.0(C-2)，79.0(C-3)，38.9(C-4)，51.0(C-5)，18.9(C-6)，27.7(C-7)，134.1(C-8)，133.5(C-9)，37.2(C-10)，21.4(C-11)，30.8(C-12)，44.1(C-13)，50.1(C-14)，29.8(C-15)，27.9(C-16)，50.0(C-17)，15.5(C-18)，20.1(C-19)，35.2(C-20)，18.7(C-21)，36.4(C-22)，25.0(C-23)，125.2(C-24)，130.9(C-25)，17.6(C-26)，25.7(C-27)，28.0(C-28)，15.4(C-29)，24.4(C-30)[1]。

【贮藏】 冷处 (2~8℃) 保存。

参考文献

[1] 杨彩霞，贾忠健. 半卧狗娃花中的三萜及甾体化合物[J]. 西北师范大学学报 (自然科学版)，2006，42 (4)：57-60.

[2] Jerhuei L, Yoeray K, Yatze L, et al. Preparative Isolation and Gas Chromatography-mass Spectrometry Analysis of Triterpenoids in Kansui Radix[J]. Journal of Food and Drug Analysis, 2000, 8 (4)：278-282.

蝙蝠葛碱

Dauricine

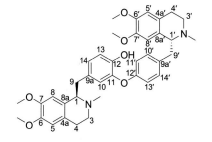

【异名】 山豆根碱、北山豆根碱、北豆根碱

【分子式及分子量】 $C_{38}H_{44}N_2O_6$；624.75

【来源】 防己科植物蝙蝠葛 *Menispermum dauricum* DC. 的根茎。

【性状】 白色粉末。

本品易溶于甲醇、乙醇、丙酮及苯，略微溶于乙醚[1]。

熔点：77～80℃。

比旋度：$[\alpha]_D^{20}$ −140°（$c=0.25$，CH_3OH）。

【纯度检查】

薄层色谱

1. 薄层板　硅胶 G 板

　　展开剂　三氯甲烷–甲醇–浓氨试液（10∶1∶0.05）

　　检　识　碘化铋钾试液，日光下检视

2. 薄层板　硅胶 G 板

　　展开剂　三氯甲烷–丙酮–甲醇–浓氨试液（3∶1∶0.2∶0.15）

　　检　识　碘化铋钾试液，日光下检视

高效液相色谱

　　色谱柱　Agilent C_{18}，$5\mu m$（4.6mm×250mm）

　　流动相　乙腈–0.5%甲酸溶液（7∶93），1ml/min

　　检测波长　284nm

差示量热扫描法

　　起始温度50℃，终点温度300℃，升温速率5℃/min

【结构鉴定】 **UV** λ_{max}^{MeOH}(nm)：284。

IR ν_{max}^{KBr}(cm^{-1})：3500（-OH），2940（C—H），1606，1505，1458（苯环），1249，1223，1133，1099，1012（C—O，C—N）。

MS m/z：625[M+H]$^+$，623[M−H]$^-$。

^{1}H-NMR(CDCl$_3$，500MHz) δ：2.48(3H,s,N-CH$_3$),2.51(3H,s,N-CH$_3$),3.60(6H,s,7,7′-OCH$_3$),3.80,3.83(各 3H,s,6,6′-OCH$_3$),6.05,6.10(各 1H,s,H-8,8′),6.50-7.04(9H,m)[2~4]。

^{13}C-NMR(CDCl$_3$，125MHz) δ：64.7(C-1),46.9(C-3),25.5(C-4),126.1(C-4a),111.0(C-5),147.3(C-6),146.5(C-7),111.2(C-8),129.2(C-8a),135.0(C-9),40.6(C-9a),117.3(C-10),142.9(C-11),145.7(C-12),120.4(C-13),131.0(C-14),64.7(C-1′),46.8(C-3′),25.3(C-4′),125.9(C-4′a),110.9(C-5′),147.4(C-6′),146.4(C-7′),111.3(C-8′),129.2(C-8′a),132.3(C-9′),40.3(C-9′a),131.0(C-10′),115.7(C-11′),155.1(C-12′),117.3(C-13′),131.0(C-14′),55.8(6-OCH$_3$),55.7(6′-OCH$_3$),55.6(7,7′-OCH$_3$),42.7(-NCH$_3$),42.6(-N′CH$_3$)[2~4]。

【贮藏】 冷处（2～8℃）保存。

参考文献

[1] 常新全，丁丽霞. 中药活性成分分析手册[M]. 北京：学苑出版社，2002.

[2] 潘锡平. 蝙蝠葛中的新生物碱——*N*-去甲基蝙蝠葛碱[J]. 药学学报，1992（10）：788-792.

[3] 于德泉. 分析化学手册（7）——核磁共振波谱分析，第 2 版[M]. 北京：化学工业出版社，1999：698-699.

[4] 李旭. 蝙蝠葛的化学成分及其药理活性研究[D]. 山西医科大学硕士论文，2021.

长梗冬青苷

Pedunculoside

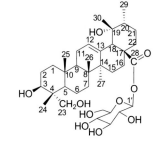

【分子式及分子量】 $C_{36}H_{58}O_{10}$；650.40

【来源】 冬青科植物铁冬青 *Ilex rotunda* Thunb. 的干燥树皮。

【性状】 白色粉末。

本品易溶于甲醇。

熔点：205～206℃[1]。

【纯度检查】

薄层色谱

1. 薄层板 硅胶 G 板

展开剂 三氯甲烷-甲醇-无水甲酸（16：4：1）

检 识 10％硫酸乙醇溶液，105℃加热至斑点显色清晰，日光及紫外灯（365nm）下检视

2. 薄层板 硅胶 G 板

展开剂 正丁醇-乙酸乙酯-甲醇-甲酸-水（5：10：0.5：0.3：3.5）

检 识 10％硫酸乙醇溶液，105℃加热至斑点显色清晰，日光及紫外灯（365nm）下检视

高效液相色谱

色谱柱 Agilent SB C_{18}，$5\mu m$（4.6mm×250mm）

流动相 乙腈-水（30：70），1ml/min

检测波长 210nm

【结构鉴定】 UV λ_{max}^{MeOH}（nm）：204。

IR ν_{max}^{KBr}（cm^{-1}）：3427，1730，1074[1]。

ESI-MS m/z：673[M＋Na]$^+$，511[M－Glc＋H]$^+$。

^{1}H-NMR（C_5D_5N，600MHz） δ：1.03，1.05，1.06，1.23，1.38，1.64（各 3H，s，-CH_3），2.93（1H，s，H-18）[2,3]。

^{13}C-NMR（C_5D_5N，150MHz） δ：39.0（C-1），27.8（C-2），74.1（C-3），42.9（C-4），48.7（C-5），18.8（C-6），33.3（C-7），40.6（C-8），47.9（C-9），37.2（C-10），24.1（C-11），128.5（C-12），139.3（C-13），42.2（C-14），29.3（C-15），26.1（C-16），48.7（C-17），54.5（C-18），72.6（C-19），42.2（C-20），26.7（C-21），37.8（C-22），68.0（C-23），13.1（C-24），17.5（C-25），16.8（C-26），24.6（C-27），177.0（C-28），27.0（C-29），16.2（C-30），95.9（C-1′），73.6（C-2′），79.3（C-3′），71.2（C-4′），79.0（C-5′），62.3（C-6′）[2,3]。

【贮藏】 冷处（2～8℃）保存。

参考文献

[1] 廖立平，毕志明，李萍等. 四季青叶中的三萜类化学成分[J]. 中国天然药物，2005，3（6）：344-345.

[2] 王英，陈四宝，倪洁等. 亮叶杨桐的化学成分研究[J]. 中国药科大学学报，2003，34（5）：407-409.

[3] Nakatani M，Hatanaka S，Komura H，et al. The structure of rotungenoside, a new bitter triterpene glucoside from I-lex rotunda[J]. Bulletin of the Chemical Society of Japan, 1989, 62（2）：469-473.

斯皮诺素

Spinosin

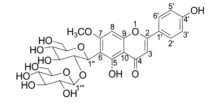

【分子式及分子量】 $C_{28}H_{32}O_{15}$；608.54

【来源】 鼠李科植物酸枣 *Ziziphus psinosa* Hu 的干燥成熟种子。

【性状】 淡黄色粉末。

本品溶于甲醇。

熔点：276～279℃。

【纯度检查】

薄层色谱

1. 薄层板 硅胶 G 板

展开剂 水饱和正丁醇

检 识 显色前紫外灯 (366nm) 下检视；1‰香草醛溶液显色后日光下检视

2. 薄层板 硅胶 G 板

展开剂 三氯甲烷-甲醇-水 (7∶3∶0.5) 下层液

检 识 显色前紫外灯 (366nm) 下检视；10％硫酸乙醇溶液显色后紫外灯 (366nm) 下检视

超高效液相色谱

色谱柱 Waters AcQuity UPLC HSS T_3，1.8μm (2.1mm×100mm)

流动相 甲醇-水梯度洗脱：0—15min，35％甲醇；15—30min，35％→100％甲醇，0.2ml/min

检测波长 335nm

差示量热扫描法

起始温度 50℃，终点温度 300℃，升温速率 5℃/min

【结构鉴定】 UV λ_{max}^{MeOH}(nm)：334，272[1]。

IR ν_{max}^{KBr}(cm^{-1})：3400，1645[1]。

FAB-MS m/z：631[M＋Na]$^+$，609[M＋H]$^{+[1]}$。

^{1}H-NMR(D_2O,500MHz) δ：6.87(s,H-3)，6.85(s,H-3)，6.81(s,H-8)，6.78(s,H-8)，3.90(brs,7-OCH$_3$)，4.69(d,J＝9.5Hz,H-1″)，4.68(d,J＝8.5Hz,H-1″)，4.30(t,J＝9.0Hz,H-2″)，4.48(t,J＝9.0Hz,H-2″)，3.44(m,H-3″)，3.42(m,H-3″)，3.20(m,H-4″)，3.17(m,H-4″)，3.17(m,H-5″)，3.70(m,H-6″a)，3.42(m,H-6″b)，4.18(d,J＝8.0Hz,H-1‴)，4.60(d,J＝8.0Hz,H-1‴)，2.83(m,H-2‴)，3.07(m,H-3‴)，3.05(m,H-3‴)，2.97(m,H-4‴)，3.03(m,H-4‴)，2.77(m,H-5‴)，2.50(m,H-5‴)，3.20(m,H-6‴a)，3.17(m,H-6‴a)，3.17(m,H-6‴b)，2.97(m,H-6‴b)$^{[2]}$。

^{13}C-NMR(D_2O,125MHz) δ：163.8(C-2)，163.7(C-2)，103.1(C-3)，103.0(C-3)，182.3(C-4)，182.0(C-4)，160.5(C-5)，159.7(C-5)，108.6(C-6)，108.6(C-6)，163.9(C-7)，165.0(C-7)，90.8(C-8)，90.3(C-8)，157.1(C-9)，157.0(C-9)，104.4(C-10)，104.2(C-10)，121.0(C-1′)，121.0(C-1′)，128.5(C-2′,6′)，128.5(C-2′,6′)，116.0(C-3′,5′)，116.0(C-3′,5′)，161.3(C-4′)，161.3(C-4′)，56.5(7-OCH$_3$)，56.1(7-OCH$_3$)，71.0(C-1″)，70.7(C-1″)，81.2

(C-2″), 80.8 (C-2″), 78.7 (C-3″), 78.3 (C-3″), 70.4 (C-4″), 70.4 (C-4″), 81.9 (C-5″), 81.6 (C-5″), 61.5(C-6″), 61.5(C-6″), 105.2(C-1‴), 105.4(C-1‴), 74.7(C-2‴), 74.5(C-2‴), 76.6 (C-3‴), 76.4(C-3‴), 69.5 (C-4‴), 69.2 (C-4‴), 76.4 (C-5‴), 76.4 (C-5‴), 60.6 (C-6‴), 60.1 (C-6‴)[2]。

　　注：本品结构为碳苷，存在部分双信号现象。

　　【贮藏】 冷处（2～8℃）保存。

参考文献

[1] 曾路，张如意，王序. 酸枣仁化学成分研究Ⅱ[J]. 药学学报，1987，22（2）：114-120.

[2] Bjorøy Orjan, Rayyan Saleh, Fossen Torgils, et al. C-glycolsylantho-cyanidins synthesized from C-glycosylflavones [J]. Phytochem, 2009, 70 (2): 278-287.

水晶兰苷
Monotropein

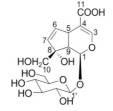

【分子式及分子量】 $C_{16}H_{22}O_{11}$；390.34

【来源】 鹿蹄草科植物鹿蹄草 *Pyrola cal-liantha* H. Andres 的干燥全草。

【性状】 白色粉末。

本品溶于水、甲醇。

熔点：147～149℃。

【纯度检查】

薄层色谱

1. 薄层板 硅胶 G 板

   展开剂 正丁醇-冰醋酸-水 （5：4：1）

   检　识 显色前紫外灯 （366nm） 下检视，10%硫酸乙醇显色后紫外灯 （366nm） 下检视

2. 薄层板 硅胶 G 板

   展开剂 乙酸乙酯-甲醇-水-冰醋酸 （5：1.5：1：1）

   检　识 显色前紫外灯 （366nm） 下检视，10%硫酸乙醇显色后紫外灯 （366nm） 下检视

高效液相色谱

色谱柱 Agilent Zorbax C_{18}，$5\mu m$ （4.6mm×250mm）

流动相 甲醇-0.1%磷酸溶液 （97：3），1ml/min

检测波长 235nm

【结构鉴定】 **UV** λ_{max}^{MeOH} （nm）：235。

IR ν_{max}^{KBr} （cm^{-1}）：3570，3359，1674，1615，1188，1045，992，866，793。

ESI-MS m/z：413[M＋Na]$^{+}$。

^{1}H-NMR（D_2O,500MHz） δ:7.40（1H,s,H-3），6.27（1H,m,H-6），5.72（1H,d,$J=$5.0Hz,H-6），5.65（1H,brs,H-1），3.94～3.26（9H,m,H-1'-6',5,10），2.72（1H,d,$J=$8.5Hz,H-9）[1,2]。

^{13}C-NMR（D_2O,125MHz） δ:97.2（C-1），153.7（C-3），113.9（C-4），40.1（C-5），140.2（C-6），134.8（C-7），87.7（C-8），47.0（C-9），69.4（C-10），174.1（-COOH），101.2（C-1'），75.6（C-2'），78.6（C-3'），72.5（C-4'），79.2（C-5'），63.6（C-6'）[1,2]。

【贮藏】 冷处 （2～8℃） 保存。

参考文献

[1] Bergeron C, Marston A, Antus S, et al. Flavonoids from Pyrola Elliptica[J]. Phytochemistry, 1998, 49 (1): 233-236.

[2] Davini E, Esposito P, Iavarone C, et al. Structure and configuration of unedide, an iridoid glucoside from Arbutus unedo[J]. Phytochemistry, 1981, 20 (7): 1583-1585.

迷迭香酸

Rosmarinic Acid

【异名】 Rosmarinate、Rosemary Acid

【分子式及分子量】 $C_{18}H_{16}O_8$；360.31

【来源】 茜草科植物栀子 *Gardenia jasmi-noides* Ellis 的果实。

【性状】 白色粉末。

本品易溶于甲醇、水。

熔点：177～178℃。

【纯度检查】

薄层色谱

1. 薄层板　硅胶 G 板

　　展开剂　甲苯-乙酸乙酯-甲酸（6∶4∶1）

　　检　识　紫外灯（365nm）下检视；5％三氯化铁显色后，可见光下检视

2. 薄层板　硅胶 G 板

　　展开剂　三氯甲烷-甲醇-甲酸（10∶3∶1）

　　检　识　紫外灯（365nm）下检视；5％三氯化铁显色后，可见光下检视

高效液相色谱

　　色谱柱　Agilent Zorbax SB C_{18}，5μm（4.6mm×250mm）

　　流动相　乙腈-0.1 磷酸（20∶80），1ml/min

　　检测波长　330nm

【结构鉴定】 UV λ_{max}^{MeOH}(nm)：220，330。

IR ν_{max}^{KBr}(cm^{-1})：3519（-OH），1709（C=O），1617，1522，1464。

FAB-MS m/z：389[M+H]$^+$，227，209[M−Glu]$^+$。

^{1}H-NMR(CD$_3$OD,500MHz) δ：2.91(1H,dd,J=14.5,8.5Hz,H-7'a),3.00(1H,dd,J=14.5,4.0Hz,H-7'a),5.04(1H,dd,J=8.5,4.0Hz,H-8'),6.24(1H,d,J=16.0Hz,H-8),6.53(1H,dd,J=8.0,1.5Hz,H-8'),6.64(1H,d,J=8.0Hz,H-5'),6.68(1H,d,J=2.0Hz,H-2'),6.77(1H,d,J=8.5Hz,H-5),7.01(1H,dd,J=8.5,2.0Hz,H-6),7.06(1H,d,J=2.0Hz,H-2),7.47(1H,d,J=16.0Hz,H-7)[1~2]。

^{13}C-NMR(CD$_3$OD,125MHz) δ：125.8(C-1),113.7(C-2),146.1(C-3),149.1(C-4),115.9(C-5),120.5(C-6),146.4(C-7),115.4(C-8),166.4(C-9),127.8(C-1'),117.2(C-2'),145.4(C-3'),144.5(C-4'),116.2(C-5'),120.5(C-6'),36.6(C-7'),73.3(C-8'),171.3(C-9')[1~2]。

【贮藏】 冷处（2～8℃）保存。

参考文献

[1] 沈杰，叶蕴华，周亚伟. 藏药甘青青兰的生物活性成分研究[J]. 中国药学杂志 .2009，44（3）：170-175.

[2] 林丽美，许招懂，闫积彪等. 夏枯草中活性成分迷迭香酸的提取分离、结构鉴定与富集[J]. 中国实验方剂学杂志，2009，15（8）：35-37.

8-*O*-乙酰山栀苷甲酯

8-Acetylshanzhiside Methyl Ester

【分子式及分子量】 $C_{19}H_{28}O_{12}$；448.16

【来源】 唇形科植物独一味 *Lamiophlomis rotata*（*Benth.*）*Kudo.* 的干燥地上部分。

【性状】 白色结晶。

本品易溶于甲醇、乙醇。

熔点：$104\sim105℃^{[1]}$。

【纯度检查】

薄层色谱

1. 薄层板 硅胶 G 板

展开剂 三氯甲烷-甲醇（4：1）

检 识 磷钼酸试液，在 105℃ 加热至斑点显色清晰，日光下检视

2. 薄层板 硅胶 G 板

展开剂 乙酸乙酯-甲醇（7：1）

检 识 磷钼酸试液，在 105℃ 加热至斑点显色清晰，日光下检视

高效液相色谱

色谱柱 Agilent SB C_{18}，$5\mu m$（4.6mm×250mm）

流动相 乙腈-水（15：85），1ml/min

检测波长 235nm

差示量热扫描法

起始温度 50℃，终点温度 300℃，升温速率 5℃/min

【结构鉴定】 UV λ_{max}^{MeOH}（nm）：$235^{[1]}$。

IR ν_{max}^{KBr}（cm^{-1}）：3420，1710，1635，1375，1280，1080，$860^{[1]}$。

EI-MS m/z：471[M＋Na]$^+$，487[M＋K]$^{+[1,2]}$。

^{1}H-NMR（CD_3OD，500MHz） δ：5.91（1H，d，$J=2.0Hz$，H-1），7.44（1H，d，$J=1.0Hz$，H-3），3.06（1H，d，$J=8.5Hz$，H-5），4.33（1H，t，$J=2.0Hz$，H-6），2.22（1H，d，$J=15.0Hz$，H-7a），2.03（1H，dd，$J=15.0$，5.5Hz，H-7b），3.00（1H，dd，$J=8.5$，2.0Hz，H-9），3.72（3H，s，4-COOCH$_3$），2.01（3H，s，8-OAc），4.64（1H，d，$J=7.5Hz$，H-1′），3.91-3.17（6H，m，H-2′，3′，4′，5′，6′）$^{[1]}$。

^{13}C-NMR（CD_3OD，125MHz） δ：95.7（C-1），153.7（C-3），109.8（C-4），42.3（C-5），76.0（C-6），47.6（C-7），89.8（C-8），50.0（C-9），22.2（C-10），169.0（4-COOCH$_3$），51.8（4-COOCH$_3$），173.1（8-OAc），22.2（8-OAc），100.4（C-1′），74.7（C-2′），78.0（C-3′），71.6（C-4′），78.3（C-5′），63.0（C-6′）$^{[1]}$。

【贮藏】 冷处（2～8℃）保存。

参考文献

[1] 易进海，黄小平，陈燕等. 藏药独一味根环烯醚萜甙的研究[J]. 药学学报，1997，32（5）：357-360.

[2] 王洧洧，石建功，王敏等. 一种环烯醚萜甙（8-*O*-acetyl-shanzhiside methylester）的 2D NMR[J]. 波谱学杂志，1997（6）：539-420.

山栀苷甲酯

Shanzhiside Methyl Ester

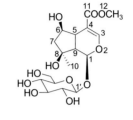

【分子式及分子量】 $C_{17}H_{26}O_{11}$；406.38

【来源】 唇形科植物独一味 *Lamiophlomis rotata*（Benth.）Kudo 的干燥地上部分。

【性状】 白色粉末。

本品易溶于甲醇、乙醇、水。

熔点：99.8～100.0℃。

【纯度检查】

薄层色谱

1. 薄层板 硅胶 G 板

展开剂 三氯甲烷-甲醇（4：1）

检 识 10%磷钼酸试液，在105℃加热至斑点显色清晰，日光下检视

2. 薄层板 硅胶 GF$_{254}$板

展开剂 乙酸乙酯-甲醇（6：1）

检 识 10%硫酸乙醇溶液，在 105℃加热至斑点显色清晰，日光及紫外灯（365nm）下检视

高效液相色谱

色谱柱 Agilent SB C$_{18}$，5μm（4.6mm×250mm）

流动相 甲醇-水（20：80），1ml/min

检测波长 235nm

【结构鉴定】 UV λ_{max}^{MeOH}(nm)：236。

IR ν_{max}^{KBr}(cm^{-1})：3405，2930，1693，1643，1301，1080，1041。

ESI-MS m/z：429[M+Na]$^+$，835[2M+Na]$^+$，267[M+Na−Glc]$^+$。

^{1}H-NMR(CDCl$_3$，500MHz) δ：1.26(3H，s，10-CH$_3$)，1.83(1H，dd，J＝13.0，6.0Hz，H-7α)，2.01(1H，dd，J＝13.0，6.0Hz，H-7β)，2.62(1H，dd，J＝10.0，2.0Hz，H-9)，3.00(1H，dd，J＝10.0，2.5Hz，H-5)，3.73(3H，s，12-CH$_3$)，4.04(1H，dd，J＝9.5，6.0Hz，H-6)，4.63(1H，d，J＝8.0Hz，H-1″)，5.57(1H，d，J＝2.0Hz，H-1)，7.41(1H，s，H-3)[1]。

^{13}C-NMR(CDCl$_3$，125MHz) δ：94.8(C-1)，152.8(C-3)，111.4(C-4)，41.4(C-5)，78.4(C-6)，49.2(C-7)，78.0(C-8)，51.8(C-9)，24.7(C-10)，169.7(C-11)，51.9(C-12)，99.8(C-1′)，74.7(C-2′)，77.5(C-3′)，71.7(C-4′)，78.0(C-5′)，62.9(C-6′)[1]。

【贮藏】 冷处（2～8℃）保存。

参考文献

[1] 高咏莉，林瑞超，王刚力等. 藏药螃蟹甲的化学成分研究[J]. 中药材，2007，30（10）：1239-1242.

毛兰素

Erianin

【分子式及分子量】 $C_{18}H_{22}O_5$；318.4

【来源】 兰科植物鼓槌石斛 *Dendrbium chrysotoxum* Lindl. 的干燥茎。

【性状】 黄色粉末。

本品易溶于甲醇。

熔点：79.5～80.0℃[1]。

【纯度检查】

薄层色谱

1. 薄层板 硅胶 G 板

展开剂 石油醚（60～90℃）-乙酸乙酯（3∶2）

检 识 10％硫酸乙醇溶液，105℃加热至斑点显色清晰，日光及紫外灯（365nm）下检视

2. 薄层板 硅胶 G 板

展开剂 石油醚（60～90℃）-丙酮（2∶1）

检 识 10％硫酸乙醇溶液，105℃加热至斑点显色清晰，日光及紫外灯（365nm）下检视

高效液相色谱

色谱柱 Agilent XDB C_{18}，$5\mu m$（4.6mm×250mm）

流动相 甲醇-0.05％乙酸溶液（37∶63），1ml/min

检测波长 230nm

【结构鉴定】 **UV** λ_{max}^{MeOH}(nm)：217，279。

IR ν_{max}^{KBr}(cm^{-1})：3510（-OH），2900（C—H），1590（C=C），1500（C=C），1450，805[1]。

FAB-MS m/z：839[M+K]$^+$，603，423。

^{1}H-NMR(CDCl$_3$，500MHz) δ：6.80(1H,d,$J=2.14$Hz,H-2)，6.67(1H,d,$J=8.24$Hz，H-5)，6.64(1H,dd,$J=8.24$，2.14Hz,H-6)，6.37(2H,s,H-2′,6′)，3.83(9H,s,3′,4′,5′-OCH$_3$)，3.87(3H,s,4-OCH$_3$)，2.82(4H,s,H-α,α')[1]。

^{13}C-NMR(CDCl$_3$，125MHz) δ：37.2(C-α)，38.3(C-α')，136.1(C-1)，110.6(C-2)，145.4(C-3)，144.8(C-4)，114.6(C-5)，119.7(C-6)，135.0(C-1′)，105.4(C-2′,6′)，153.0(C-3′,5′)，137.5(C-4′)，56.0(-OCH$_3$)，56.0(-OCH$_3$)，56.0(-OCH$_3$)，60.8(-OCH$_3$)[1]。

【贮藏】 冷处（2～8℃）保存。

参考文献

[1] 马国祥，徐国钧，徐珞珊等. 鼓槌石斛化学成分的研究[J]. 药学学报，1994，29（10）：763.

石斛酚

Gigantol（Dendrophenol）

【分子式及分子量】 $C_{16}H_{18}O_4$ ；274.31

【来源】 百合科植物菝葜 *Smilax china* L. 的干燥根茎。

【性状】 黄色半固体。
本品易溶于甲醇、乙酸乙酯，几乎不溶于水。

【纯度检查】

薄层色谱

1. 薄层板 硅胶 G 板
   展开剂 石油醚（60～90℃）-乙酸乙酯（3:2）
   检 识 10％硫酸乙醇溶液，105℃加热至斑点清晰，日光及紫外灯（365nm）下检视

2. 薄层板 硅胶 G 板
   展开剂 石油醚（60～90℃）-丙酮（2:1）
   检 识 10％硫酸乙醇溶液，105℃加热至斑点清晰，日光及紫外灯（365nm）下检视

高效液相色谱

色谱柱 Agilent XDB C_{18}，$5\mu m$（4.6mm×250mm）

流动相 乙腈-0.05％磷酸溶液（37:63），1ml/min

检测波长 280nm

【结构鉴定】 UV λ_{max}^{MeOH}(nm)：206，224（sh），274，300（sh）。

IR ν_{max}^{KBr}(cm^{-1})：3500，3000，2900，1600，1520，1460，1430，1260，1220，1150，1060，1040，930。

EI-MS m/z：274[M]$^+$。

^{1}H-NMR(CDCl$_3$,500MHz) δ：6.84(1H,d,$J=8.0$Hz,H-5$'$)，6.88(1H,dd,$J=8.0$,1.5Hz,H-6$'$)，6.63(1H,d,$J=1.5$Hz,H-2$'$)，6.31(1H,s,H-4)，6.28(4H,s,H-2,6)，3.82(3H,s,3$'$-OCH$_3$)，3.74(3H,s,5-OCH$_3$)，2.80(4H,dd,$J=6.5$,3.5Hz,α,α'-CH$_2$-)[1]。

^{13}C-NMR(CDCl$_3$,125MHz) δ：160.6(C-5)，156.9(C-3)，146.3(C-3$'$)，144.4(C-1)，143.6(C-4$'$)，133.7(C-1$'$)，120.9(C-6$'$)，114.2(C-2$'$)，111.3(C-5$'$)，108.2(C-2)，106.4(C-6)，99.0(C-4)，55.8(5-OCH$_3$)，55.2(3$'$-OCH$_3$)，38.2(C-α')，37.1(C-α)[1]。

【贮藏】 冷处（2～8℃）保存。

参考文献

[1] 李玉鹏，蒋金和，刘莹等. 金钗石斛化学成分的研究[J]. 时珍国医国药，2010，21（1）：39-40.

石斛碱

Dendrobine

【分子式及分子量】　$C_{16}H_{25}NO_2$；263.28

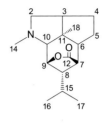

【来源】　兰科植物金钗石斛 *Dendrobium nobile* Lindl. 的干燥茎。

【性状】　白色结晶。

本品易溶于甲醇、乙酸乙酯，几乎不溶于水。

熔点：135～136℃。

比旋度：$[\alpha]_D^{20}$ −48.4°（$c=0.50$，$CHCl_3$）。

【纯度检查】

薄层色谱

1. 薄层板　硅胶 G 板

    展开剂　石油醚-丙酮（7：3）

    检　识　稀碘化铋钾试液，日光下检视

2. 薄层板　硅胶 G 板

    展开剂　环己烷-丙酮（7：3）

    检　识　稀碘化铋钾试液，日光下检视

气相色谱

色谱柱　DB-17 毛细管柱，30m×0.32mm×0.25μm

色谱条件　起始温度100℃，终止温度250℃，升温速率10℃/min

差示量热扫描法

起始温度50℃，终点温度300℃，升温速率5℃/min

【结构鉴定】　UV　λ_{max}^{MeOH}(nm)：204。

IR　ν_{max}^{KBr}(cm^{-1})：3514，2970，2877，2822，2777，1765，1473，1459，1363，1301，1221，1171，1119，971，794。

MS　m/z：263[M]$^+$，248[M−15]$^+$。

^{1}H-NMR（CDCl$_3$，600MHz）　δ：3.14（1H，t，$J=10.2$Hz，H-2a），2.66（1H，t，$J=10.2$Hz，H-2b），2.33（1H，m，H-3），1.52（1H，m，H-4a），1.83（1H，m，H-4b），2.05（1H，m，H-5a），2.09（1H，m，H-5b），1.99（1H，m，H-6），2.42（1H，t，$J=6.0$Hz，H-2a），2.03（1H，m，H-8），4.81（1H，dd，$J=6.6$，3.6Hz，H-6），2.63（1H，d，$J=3.6$Hz，H-10），2.47（3H，s，14-CH$_3$），1.77（1H，m，H-15），0.95（3H，d，$J=3.5$Hz，16-CH$_3$），0.94（3H，d，$J=3.5$Hz，17-CH$_3$），1.35（3H，s，18-CH$_3$）[1]。

^{13}C-NMR（CDCl$_3$，150MHz）　δ：61.9（C-2），51.5（C-3），32.8（C-4），30.7（C-5），43.9（C-6），53.7（C-7），43.0（C-8），79.3（C-9），66.9（C-10），52.4（C-11），179.0（C-12），36.5（C-14），24.5（C-15），20.4（C-16），21.1（C-17），32.7（C-18）[1]。

【贮藏】　冷处（2～8℃）保存。

参考文献

[1] Wang H，Zhao T，Che C T. Dendrobine and 3-Hydroxy-2-oxodendrobine from Dendrobium nobile[J]. Journal of Natural Products，1985，48（5）：796-801.

阿多尼弗林碱
Adonifoline

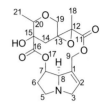

【分子式及分子量】 $C_{18}H_{23}NO_7$；365.38

【来源】 菊科植物千里光 *Senecio scandens* Buch.-Ham. 的干燥地上部分。

【性状】 无色棱状状结晶。

本品溶于甲醇。

熔点：198～200℃[1]。

【纯度检查】

薄层色谱

1. 薄层板 硅胶 G 板

展开剂 三氯甲烷-甲醇-氨水（10:1:0.1）

检 识 10%硫酸乙醇溶液，105℃加热，日光下检视

2. 薄层板 硅胶 G 板

展开剂 三氯甲烷-丙酮-甲醇-氨水（3:1:0.2:0.15）

检 识 10%硫酸乙醇溶液，105℃加热，日光下检视

高效液相色谱

色谱柱 Agilent SB C_{18}，$10\mu m$（4.6mm×250mm）

流动相 A：乙腈，B：甲酸-二乙胺-水（1:1:200），A:B（7:93）；1ml/min

检 测 蒸发光散射检测，漂移管温度105℃，载气流速2.0ml/min

【结构鉴定】 **UV** λ_{max}^{MeOH}(nm)：243。

IR ν_{max}^{KBr}(cm^{-1})：2988，2937，2860，1736（C＝O），1253，1147，1013，996，959，831，815[2]。

ESI-MS m/z：366[M]$^{+}$[1]。

^{1}H-NMR(CDCl$_3$，600MHz) δ：6.13(1H,brs,H-2)，3.99(1H,dd,J＝18.6,2.4Hz,H-3a)，3.39(1H,m,H-3b)，3.36(1H,m,H-5a)，2.61(1H,m,H-5b)，2.17-2.09(2H,m,H-6a,6b)，5.56(1H,brs,H-7)，4.27(1H,brs,H-8)，5.31(1H,d,J＝13.8Hz,H-9a)，4.26(1H,brd,J＝13.8Hz,H-9b)，2.17-2.09(2H,m,H-14a,14b)，1.58(3H,s,18-CH$_3$)，3.76(1H,dd,J＝15.0,2.4Hz,H-19a)，3.64(1H,d,J＝14.4Hz,H-19b)，3.50(1H,q,J＝1.8Hz,H-20)，1.38(3H,d,J＝7.8Hz,21-CH$_3$)[3]。

^{13}C-NMR(CDCl$_3$，150MHz) δ：131.3(C-1)，136.3(C-2)，63.4(C-3)，53.9(C-5)，35.4(C-6)，73.8(C-7)，78.1(C-8)，60.7(C-9)，169.7(C-11)，65.5(C-12)，61.6(C-13)，41.0(C-14)，74.2(C-15)，167.4(C-16)，15.5(C-18)，67.4(C-19)，78.7(C-20)，14.6(C-21)[3]。

【贮藏】 冷处（2～8℃）保存。

参考文献

[1] 陈录新，马鸿雁，张勉等. 千里光化学成分研究[J]. 中国中药杂志，2006，31（22）：1872-1874.

[2] Urones J G，Barcala P B，Sánchez Marcos I，et al. Pyrrolizidine Alkaloids from Senecio Gallicus and S donidifolius[J]. Phytochemistry，1988，27（5）：1507-1510.

[3] Witte L，Ernst L，Wray V，et al. Revised structure of the main alkaloid of Senecio adonidifolius[J]. Phytochemistry，1992，31（3）：1027-1028.

野百合碱
Monocrotaline

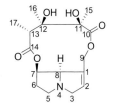

【分子式及分子量】 $C_{16}H_{23}NO_6$；325.36

【来源】 豆科猪屎豆属植物大猪屎豆 *Crotalaria assamica* Benth. 的种子。

【性状】 白色棱柱状晶体。

本品易溶于三氯甲烷，可溶于无水乙醇、甲醇，略溶于乙醚、丙酮，微溶于苯、水。

熔点：197～198℃。

比旋度：$[\alpha]$ $-57.36°$（$c=1.06$，$CHCl_3$）。

【纯度检查】

薄层色谱

1. 薄层板　硅胶 G 板

展开剂　三氯甲烷-丙酮-甲醇-氨水（3：1：0.5：0.2）

检　识　碘化铋钾试剂显色后，日光下检视

2. 薄层板　硅胶 G 板

展开剂　三氯甲烷-乙酸乙酯-甲醇-氨水（3：1：1：0.2）

检　识　碘化铋钾试剂显色后，日光下检视

高效液相色谱

色谱柱　Waters AcQuity UPLC HSS T_3，1.8μm（2.1mm×100mm）

流动相　甲醇（含0.1%二乙胺）：水（30：70）；流速：0.2ml/min

检测波长　214nm

【结构鉴定】 UV λ_{max}^{MeOH}(nm)：202，216。

IR ν_{max}^{KBr}(cm^{-1})：3499（-OH），3069，2996，2974，2853，2732，1735（C＝O），1459，1385，1302，1224，1184，1154，1110，1064，822，695，606。

ESI-MS m/z：326[M＋H]$^+$。

^{1}**H-NMR**(DMSO-d_6，600MHz) δ：6.04(1H，d，$J=1.2$Hz，H-2)，3.73(1H，dt，$J=16.2$，1.2Hz，H-3α)，3.40(1H，ddd，$J=16.2$，6.0，1.8Hz，H-3β)，2.98(1H，m，H-5α)，2.54(1H，td，$J=9.6$，5.4Hz，H-5β)，1.81(1H，m，H-6)，1.91(1H，m，H-6)，4.97(1H，td，$J=5.4$，2.4Hz，H-7)，4.27(1H，dd，$J=3.6$，2.4Hz，H-8)，4.56(1H，d，$J=11.4$Hz，H-9α)，4.41(1H，d，$J=11.4$Hz，H-9β)，2.97(1H，q，$J=7.2$Hz，H-13)，1.30(3H，s，15-CH$_3$)，1.18(3H，s，16-CH$_3$)，1.07(3H，d，$J=7.2$Hz，17-CH$_3$)[1]。

^{13}**C-NMR**(DMSO-d_6，150MHz) δ：133.2(C-1)，134.9(C-2)，52.9(C-3)，60.8(C-5)，32.5(C-6)，74.1(C-7)，76.7(C-8)，58.4(C-9)，173.8(C-10)，78.3(C-11)，75.2(C-12)，41.9(C-13)，174.6(C-14)，22.0(C-15)，17.6(C-16)，13.8(C-17)[1]。

【贮藏】 冷处（2～8℃）保存。

参考文献

[1] 吴晓军，程功臻. 单猪屎豆碱的 2D NMR[J]. 分析科学学报，2005，21（1）：45-47.

洋艾素
Artemitin

【分子式及分子量】 $C_{20}H_{20}O_8$；388.37

【来源】 菊科植物冀齿六棱菊 *Laggera pterodonta* （DC.）Benth. 的干燥地上部分。

【性状】 黄色针状结晶。

本品易溶于甲醇。

熔点：163～165℃。

【纯度检查】

薄层色谱

1. 薄层板 硅胶 GF_{254} 板

展开剂 二氯甲烷-甲酸乙酯-丙酮（6∶1∶1）

检 识 紫外灯（254nm）下检视

2. 薄层板 硅胶 G 板

展开剂 甲苯-甲醇（8∶1）

检 识 10%硫酸乙醇液，日光及紫外灯（365nm）下检视

高效液相色谱

色谱柱 Waters Acquity UPLC HSS T_3，1.8μm（2.1mm×100mm）

流动相 甲醇-0.2%磷酸（60∶40），流速 0.2ml/min

检测波长 350nm

【结构鉴定】 UV λ_{max}^{MeOH}(nm)：255，272，345。

IR ν_{max}^{KBr}(cm^{-1})：3438，3015，2949，2832，1665，1589，1510，1474，1412，1355，1327，1265，1242，1219，1153，982，838，802。

FAB-MS m/z：411[M+Na]$^+$。

^{1}H-NMR(DMSO-d_6，600MHz) δ：12.58(1H，s，-OH)，7.72(1H，dd，J=10.8，2.4Hz，H-6′)，7.66(1H，d，J=2.4Hz，H-2′)，7.15(1H，d，J=10.8Hz，H-5′)，6.92(1H，s，H-8)，3.93，3.87，3.86，3.82，3.74(各 3H，s，5×-OCH$_3$)[1]。

^{13}C-NMR(DMSO-d_6，150MHz) δ：151.8(C-2)，138.0(C-3)，178.2(C-4)，151.6(C-5)，131.6(C-6)，158.7(C-7)，91.5(C-8)，155.4(C-9)，105.6(C-10)，122.1(C-1′)，111.3(C-2′)，148.5(C-3′)，151.3(C-4′)，111.6(C-5′)，122.1(C-6′)，60.0(-OCH$_3$)，59.7(-OCH$_3$)，56.5(-OCH$_3$)，55.7(-OCH$_3$)，55.6(-OCH$_3$)[1]。

【贮藏】 冷处（2～8℃）保存。

参考文献

[1] 宋卫霞，吉腾飞，司伊康等．新疆一枝蒿化学成分的研究[J]．中国中药杂志，2006，31（21）：1790-1792

α-常春藤皂苷

α-Hederin

【分子式及分子量】　$C_{41}H_{66}O_{12}$；750

【来源】　木通科植物木通 *Akebia quinata* (Thunb.) Decne. 的干燥近成熟果实。

【性状】　白色粉末。
本品溶于水、甲醇、乙醇。
熔点：251～252℃[1]。

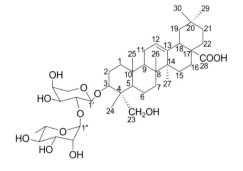

【纯度检查】

薄层色谱

1. 薄层板　硅胶 G 板
   展开剂　三氯甲烷-甲醇-水 (65∶35∶10)，10℃以下放置的下层液
   检　识　10%硫酸乙醇液，105℃加热至显色清晰，日光及紫外灯 (365nm) 下检视

2. 薄层板　硅胶 G 板
   展开剂　乙酸乙酯-乙醇-水 (10∶2∶1)
   检　识　10%硫酸乙醇液，105℃加热至显色清晰，日光及紫外灯 (365nm) 下检视

高效液相色谱

色谱柱　Agilent C_{18}，$5\mu m$ C_{18} (4.6mm×250mm)
流动相　乙腈-0.1%磷酸 (45∶55)
检测波长　210nm

【结构鉴定】　**UV**　λ_{max}^{MeOH}(nm)：205。

IR　ν_{max}^{KBr}(cm^{-1})：3420 (-OH)，2943 (C—H)，1703 (C=O)，1635 (C=C)，1452，1388，1264，1077，1053，1030，985，866[2]。

ESI-MS　m/z：773[M＋Na]$^+$[2]。

^{1}H-NMR(C_5D_5N，600MHz)　δ：0.93 (3H, s, -CH$_3$)，0.94 (3H, s, -CH$_3$)，1.00 (3H, s, -CH$_3$)，1.02(3H, s, -CH$_3$)，1.06(3H, s, -CH$_3$)，1.22(3H, s, -CH$_3$)，1.63(3H, d, J=6.0Hz, 6″-CH$_3$)，5.11(1H, d, J=6.6Hz, H-1″)，5.46(1H, brs, H-12)，6.25(1H, brs, Rha H-1′)[2]。

^{13}C-NMR(C_5D_5N，150MHz)　δ：39.3(C-1)，26.6(C-2)，81.4(C-3)，43.9(C-4)，48.1(C-5)，18.5(C-6)，33.2(C-7)，40.1(C-8)，48.5(C-9)，37.2(C-10)，24.1(C-11)，122.9(C-12)，145.1(C-13)，42.5(C-14)，28.7(C-15)，24.0(C-16)，47.0(C-17)，42.3(C-18)，46.7(C-19)，31.3(C-20)，34.6(C-21)，33.6(C-22)，64.3(C-23)，14.4(C-24)，16.4(C-25)，17.8(C-26)，26.5(C-27)，180.5(C-28)，33.6(C-29)，24.2(C-30)，104.8(C-1′)，76.1(C-2′)，75.1(C-3′)，70.0(C-4′)，66.1(C-5′)，102.0(C-1″)，72.7(C-2″)，72.9(C-3″)，74.5(C-4″)，69.7(C-5″)，18.9(C-6″)[2]。

【贮藏】　冷处 (2～8℃) 保存。

参考文献

[1] 陈昌祥. 金银花花蕾中的新三萜皂苷[J]. 云南植物研究，2000，22 (2)：201-208.

[2] 王家明. 预知子化学成分研究[J]. 中国药学杂志，2008，43 (2)：98.

巴西苏木素
Brazilin

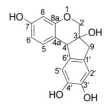

【异名】 巴西木素、巴西红木精、巴西灵

【分子式及分子量】 $C_{16}H_{14}O_5$；286.28

【来源】 从豆科植物苏木 *Caesalpinia sappan* L. 的干燥心材。

【性状】 淡黄色粉末。

本品易溶于乙醇、乙醚，溶于水。

熔点：171.5～172.5℃。

【纯度检查】

薄层色谱

1. 薄层板 硅胶 GF_{254} 板

展开剂 三氯甲烷-丙酮-甲酸（8：4：1）

检 识 日光及紫外灯（254nm）下检视

2. 薄层板 硅胶 GF_{254} 板

展开剂 三氯甲烷-甲醇-甲酸（7：3：0.3）

检 识 日光及紫外灯（254nm）下检视

高效液相色谱

色谱柱 Agilent Zorbax SB C_{18}，$5\mu m$（4.6mm×250mm）

流动相 乙腈-水（20：80），1ml/min

检测波长 285nm

差示量热扫描法

起始温度50℃，终点温度300℃，升温速率5℃/min

【结构鉴定】 UV λ_{max}^{MeOH}（nm）：292。

IR ν_{max}^{KBr}（cm^{-1}）：3350，1610，1500。

ESI-MS m/z：286.2[M]$^+$。

^{1}H-NMR（DMSO-d_6，500MHz） δ：2.68（1H，d，$J=15.5Hz$，H-9a），2.86（1H，d，$J=15.5Hz$，H-9b），3.55（1H，d，$J=11.0Hz$，H-2a），3.83（1H，d，$J=11.0Hz$，H-2b），3.83（1H，s，H-4），6.19（1H，d，$J=2.0Hz$，H-8），6.40（1H，dd，$J=8.5，2.0Hz$，H-6），6.52（1H，s，H-5'），6.62（1H，s，H-2'），7.12（1H，d，$J=8.5Hz$，H-5），9.21（1H，s，7-OH）[1]。

^{13}C-NMR（DMSO-d_6，125MHz） δ：76.3（C-2），69.6（C-3），49.5（C-4），114.3（C-4a），130.9（C-5），108.7（C-6），156.5（C-7），102.8（C-8），154.1（C-8a），41.9（C-9），129.7（C-1'），112.0（C-2'），144.3（C-3'），143.9（C-4'），111.6（C-5'），135.5（C-6'）[1]。

【贮藏】 冷处（2～8℃）保存。

参考文献

[1] Chen Y P, Liu L, Zhou Y H, et al. Chemical constituents from Sappan Lignum[J]. 中国药学（英文版），2008，17（1）：82-86.

（±）原苏木素B

（±）Protosappanin B

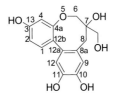

【**分子式及分子量**】 $C_{16}H_{16}O_6$；304.29

【**来源**】 豆科植物苏木 *Caesalpinia sappan* L. 的干燥心材。

【**性状**】 橙红色无定形粉末。

本品易溶于甲醇、乙醇、丙酮等极性溶剂，微溶于三氯甲烷、水等弱极性或强极性溶剂。

熔点：89～91℃。

比旋度：$[\alpha]$ −10.27°（$c=0.117$，CH_3OH）。

【**纯度检查**】

薄层色谱

1. 薄层板　GF_{254}板

展开剂　三氯甲烷-丙酮-甲酸（8：4：1）

检　识　紫外灯（254nm）及日光下检视

2. 薄层板　GF_{254}板

展开剂　三氯甲烷-甲醇-甲酸（8：2：1）

检　识　紫外灯（254nm）及日光下检视

高效液相色谱

色谱柱　Agilent Zorbax SB C_{18}，5μm（4.6mm×250mm）

流动相　0—15min，乙腈-水（8：92）；25—35min，乙腈-水（55：45），流速：1ml/min

检测波长　285nm

【**结构鉴定**】 **UV** λ_{max}^{MeOH}(nm)：211，256，290。

IR ν_{max}^{KBr}(cm^{-1})：3370（-OH），2934，1698，1613，1499（芳环），1436，1362，1296，1259，1165，1106，1025，884，817。

TOF-MS m/z：327.09$[M+Na]^+$，631.20$[2M+Na]^+$。

^{1}H-NMR(CD_3COCD_3,500MHz)　δ：2.71,2.63,2.55,2.51（各1H,d,$J=13.5$Hz,H-8），4.32,4.09,3.83,3.53（各1H,d,$J=11.5$Hz,7-CH_2OH），3.77,3.69（各1H,brs,H-6），3.45，3.35（各1H,brd,$J=9.0$Hz,H-6），6.59,6.53（各1H,brd,$J=7.5$Hz,H-6），6.52,6.45（各1H,brs,H-4），6.81,6.74,6.71,6.68（各1H,brs,H-9,12），6.97,6.95（各1H,brd,$J=7.5$Hz,H-6)[1]。

^{13}C-NMR(CD_3COCD_3,125MHz)　δ：133.2,132.3（C-1），111.8,111.0（C-2），159.1，158.7（C-3），108.8,108.0（C-4），160.5,158.8（C-4a），77.1,75.8（C-6），72.6,72.2（C-7），42.5,39.8（C-8），125.1,123.2（C-8a），117.3,117.2（C-9），144.6,144.4（C-10），144.5,144.4（C-11），119.6,118.8（C-12），132.3,131.7（C-12a），128.3,127.3（C-12b），68.0,65.6（C-13)[1]。

注：本品为光学异构混合物，存在部分双信号现象。

【**贮藏**】 冷处（2～8℃）保存。

参考文献

[1] Fu L C, Huang X A, Lai Z Y, et al. A new 3-benzylchroman derivative from Sappan Lignum (Caesalpinia sappan)［J］. Molecules, 2008, 13（8）：1923-1930.

格列风内酯

Griffonilide

【分子式及分子量】 $C_8H_8O_4$；168.15

【来源】 毛茛科植物天葵 *Semiaquilegia adoxoides* (DC.) Makino 的干燥块根。

【性状】 无色针状结晶。

本品易溶于甲醇，微溶于水、丙酮，难溶于三氯甲烷。

熔点：184～186℃。

比旋度：$[\alpha]$ $-14°$ ($c=0.1$，CH_3OH)。

【纯度检查】

薄层色谱

1. 薄层板 硅胶 GF_{254} 板

展开剂 三氯甲烷-甲醇-水 (6∶4∶1)

检 识 紫外灯 (254nm) 下检视

2. 薄层板 硅胶 GF_{254} 板

展开剂 石油醚-乙酸乙酯-甲醇 (1∶5∶3)

检 识 紫外灯 (254nm) 下检视

高效液相色谱

色谱柱 Agilent Zorbax SB C_{18}，$5\mu m$ (4.6mm×250mm)

流动相 甲醇-0.05%磷酸溶液 (5∶95)；流速 1ml/min

检测波长 259nm

差示量热扫描法

起始温度 50℃，终点温度 220℃，升温速率 5℃/min

【结构鉴定】 UV λ_{max}^{MeOH}(nm)：257。

IR ν_{max}^{KBr}(cm^{-1})：3364 (-OH)，2907，1735 (C=O)，1634 (C=C)，1376，1172，1076，858。

ESI-MS m/z：168.9$[M+H]^+$，191.0$[M+Na]^+$，358.9$[2M+Na]^+$，167.0$[M-H]^-$。

^{1}H-NMR(CD_3OD,500MHz) δ：5.90(1H,s,H-2)，6.62(1H,dd,$J=10.0$,2.5Hz,H-4)，6.27(1H,dd,$J=10.0$,2.0Hz,H-5)，4.32(1H,brd,$J=8.0$Hz,H-6)，3.54(1H,dd,$J=10.5$,8.0Hz,H-7)，4.90(1H,d,$J=10.5$,1.0Hz,H-8)[1]。

^{13}C-NMR(CD_3OD,125MHz) δ：175.9(C-1)，112.6(C-2)，164.8(C-3)，120.6(C-4)，144.2(C-5)，73.5(C-6)，80.0(C-7)，85.2(C-8)[1]。

【贮藏】 冷处 (2～8℃) 保存。

参考文献

[1] Han Q B, Jiang B, Mei S X, et al. Constituents from the roots of Semiaquilegia adoxoides[J]. Fitoterapia, 2001, 72 (1)：86-88.

款冬酮

Tussilagone

【异名】 款冬素、款冬花素

【分子式及分子量】 $C_{23}H_{34}O_5$；390.51

【来源】 菊科植物款冬 *Tussilago farfara* L. 的干燥花蕾。

【性状】 白色粉末。

本品溶于乙醚、三氯甲烷、乙酸乙酯、甲醇等，不溶于水。

熔点：101～102℃。

比旋度：$[\alpha]_D^{20} -51.5°$（$c=0.37$，三氯甲烷）。

【纯度检查】

薄层色谱

1. 薄层板　硅胶 GF_{254} 板

　　展开剂　石油醚-丙酮（6：1）

　　检　识　紫外灯（254nm）下检视；5％硫酸乙醇显色，日光下检视

2. 薄层板　硅胶 GF_{254} 板

　　展开剂　石油醚-乙酸乙酯（7：1）

　　检　识　紫外灯（254nm）下检视；5％硫酸乙醇显色，日光下检视

高效液相色谱

　　色谱柱　Agilent Zorbax SB C_{18}

　　流动相　甲醇-水（80：20），1ml/min

　　检测波长　220nm

差示量热扫描法

　　起始温度50℃，终点温度300℃，升温速率5℃/min

【结构鉴定】 UV λ_{max}^{MeOH}(nm)：220。

IR ν_{max}^{KBr}(cm^{-1})：3082，3013，2958，2885，1745，1731，1714，1652，1385，1369，1241。

ESI-MS m/z：413[M＋Na]$^+$，331[M－HOAc＋H]$^+$，217[M－HOAc－C_5H_9COOH＋H]$^+$。

^{1}**H-NMR**（CDCl$_3$，500MHz）　δ：2.17（1H，m，H-1α），2.38（1H，dd，$J=17.0,5.5$Hz，H-1β），2.48（1H，dd，$J=2.0,10.5$Hz，H-3），1.44（1H，m，H-4），1.96（1H，brt，$J=11.0$Hz，H-5），1.44（1H，m，H-6α），2.06（1H，brd，$J=14.0$Hz，H-6β），5.57（1H，m，H-7），2.58（1H，m，H-9），5.14（1H，brs，H-10(Z)），4.78（1H，brs，H-10(E)），2.29（1H，m，H-11），0.99（3H，d，$J=6.5$Hz，H-12），0.77（3H，d，$J=6.5$Hz，H-13），5.10（1H，dq，$J=10.0,6.5$Hz，H-14），1.22（3H，d，$J=6.5$Hz，H-15），5.62（1H，brs，H-2′），2.17（2H，m，H-4′），1.06（3H，t，$J=7.5$Hz，H-5′），2.14（3H，brs，H-6′），2.09（3H，s，OCO-CH$_3$）[1]。

^{13}**C-NMR**（CDCl$_3$，125MHz）　δ：42.6（C-1），214.8（C-2），57.2（C-3），49.1（C-4），44.0（C-5），31.2（C-6），73.0（C-7），146.1（C-8），42.3（C-9），110.1（C-10），27.6（C-11），21.6（C-12），15.4（C-13），69.6（C-14），15.2（C-15），165.9（C-1′），114.6（C-2′），162.0（C-3′），33.8（C-4′），11.9（C-5′），18.9（C-6′），170.9（-OCO-），21.4（OCO-CH$_3$）[1]。

【贮藏】 冷处（2～8℃）保存。

参考文献

[1] 应百平，杨培明，朱任宏. 款冬花化学成份的研究 I . 款冬酮的结构[J]. 化学学报，1987，45：450-455.

蠮蟟菊内酯
Wedelolactone

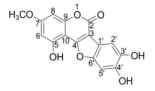

【分子式及分子量】 $C_{16}H_{10}O_7$；314.25

【来源】 菊科植物鳢肠 *Eclipta prostrata* L. 的干燥地上部分。

【性状】 棕色针状结晶。

本品易溶于甲醇、乙醇，几乎不溶于乙醚。

熔点：327～328℃。

【纯度检查】

薄层色谱

1. 薄层板 硅胶 GF_{254} 板

展开剂 三氯甲烷-丙酮-甲酸 (11:6:1)

检 识 紫外灯 (254nm) 下检视；喷以三氯化铁试液，日光下检视

2. 薄层板 硅胶 GF_{254} 板

展开剂 甲苯-丙酮-甲酸 (11:6:0.1)

检 识 紫外灯 (254nm) 下检视；喷以三氯化铁试液，日光下检视

高效液相色谱

色谱柱 Agilent C_{18}，$5\mu m$ (4.6mm×250mm)

流动相 0—10min 甲醇-0.5%甲酸溶液 (30:70)，11—60min 甲醇-0.5%甲酸溶液 (59:41)。

检测波长 250nm

差示量热扫描法

起始温度 50℃，终点温度 300℃，升温速率 5℃/min

【结构鉴定】 UV λ_{max}^{MeOH}(nm)：350，303，250。

IR ν_{max}^{KBr}(cm^{-1})：3302 (-OH)，1719，1634 (C=O)，1446，1316，1204，1154，1071，819。

MS m/z：314[M]$^+$。

^{1}H-NMR(DMSO-d_6,500MHz) δ:7.23(1H,s,H-2′),7.15(1H,s,H-5′),6.58(1H,s,H-8),6.42(1H,s,H-6),3.79(3H,s,-OCH$_3$)[1]。

^{13}C-NMR(DMSO-d_6,125MHz) δ:162.2(C-2),113.7(C-3),158.9(C-4),157.7(C-5),98.1(C-6),154.8(C-7),93.2(C-8),155.2(C-9),96.7(C-10),101.6(C-1′),104.5(C-2′),145.4(C-3′),148.8(C-4′),98.9(C-5′),144.3(C-6′),55.7(-OCH$_3$)[1]。

【贮藏】 冷处 (2～8℃) 保存。

参考文献 ···

[1] Nguyen Thi Viet Thanh, Nguyen Van Dau. Bioactive principles of the Vietnamese Eclipta Alba (L.) Hassk (Aster-aceae) [J]. J Chem, 2006, 44 (6): 777-781.

旱莲苷 A
Eclalbasaponin A

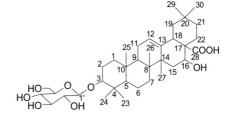

【分子式及分子量】 $C_{36}H_{58}O_9$；634.41

【来源】 菊科植物鳢肠 *Eclipta prostrata* L.
的干燥地上部分。

【性状】 白色粉末。
本品易溶于甲醇。
熔点：240～242℃。

【纯度检查】

薄层色谱

1. 薄层板　硅胶 G 板
   展开剂　乙酸乙酯-乙醇-水（50：4：1）
   检　识　10%香草醛浓硫酸，日光下检视；喷以 10%硫酸乙醇，可见光及紫外灯
   　　　　（365nm）下检视

2. 薄层板　硅胶 G 板
   展开剂　二氯甲烷-乙酸乙酯-甲醇-水（30：40：15：3）
   检　识　10%香草醛浓硫酸，日光下检视；喷以 10%硫酸乙醇，可见光及紫外灯
   　　　　（365nm）下检视

高效液相色谱

色谱柱　Agilent SB C_{18}，$10\mu m$（4.6mm×250mm）

流动相　甲醇-水溶液（65：35），1ml/min

检　测　蒸发光散射检测，漂移管温度100℃，载气流速 2.0L/min

差示量热扫描法

起始温度50℃，终点温度300℃，升温速率5℃/min

【结构鉴定】 **UV** λ_{max}^{MeOH}(nm)：205。

IR ν_{max}^{KBr}(cm^{-1})：3429（-OH），2948，1696（C=O），1306，1077。

ESI-MS m/z：657[M+Na]$^+$，455[M+H－Glc－H_2O]$^{+[1]}$。

^{1}H-NMR(C_5D_5N,600MHz) δ：0.80(3H,s,23-CH_3),0.95(3H,s,24-CH_3),0.97(3H,s,25-CH_3),1.00(3H,s,26-CH_3),1.12(3H,s,27-CH_3),1.25(3H,s,29-CH_3),3.37(1H,dd,$J=11.5,3.5Hz$,H-3),4.01(1H,m,H-2'),4.90(1H,d,$J=9.0Hz$,H-1'),5.60(1H,brs,H-12)$^{[1]}$。

^{13}C-NMR(C_5D_5N,150MHz) δ：38.6(C-1),26.4(C-2),88.7(C-3),39.3(C-4),55.7(C-5),18.3(C-6),32.6(C-7),39.6(C-8),47.1(C-9),36.8(C-10),23.6(C-11),122.2(C-12),144.9(C-13),41.2(C-14),36.0(C-15),74.5(C-16),48.7(C-17),41.9(C-18),47.1(C-19),30.8(C-20),36.0(C-21),33.3(C-22),28.0(C-23),16.8(C-24),15.4(C-25),17.3(C-26),27.0(C-27),179.9(C-28),33.1(C-29),24.5(C-30),106.6(C-1'),75.5(C-2'),78.5(C-3'),71.6(C-4'),78.0(C-5'),62.8(C-6')$^{[1]}$。

【贮藏】 冷处（2～8℃）保存。

参考文献

[1] Yahara S, Ding N, Nohara T. Oleanane Glycosides from Eclipta alba[J]. Chemical & Pharmaceutical Bulletin, 1994, 42 (6)：1336-1338.

太子参环肽 B

Heterophyllin B

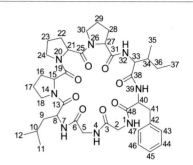

【分子式及分子量】 $C_{40}H_{58}O_8N_8$；778.95

【来源】 石竹科植物孩儿参 *Pseudostellaria heterophylla*（Miq.）Pax ex pax et Hoffm 的干燥块根。

【性状】 白色粉末。

本品易溶于甲醇。

熔点：205～206℃。

【纯度检查】

薄层色谱

1. 薄层板 硅胶 G 板

   展开剂 三氯甲烷-甲醇（9∶1）

   检 识 稀碘化铋钾溶液，日光下检视

2. 薄层板 硅胶 G 板

   展开剂 正丁醇-冰醋酸-水（4∶1∶1）

   检 识 稀碘化铋钾溶液，日光下检视

高效液相色谱

　色谱柱 Agilent XDB C_{18}，5μm（4.6mm×250mm）

　流动相 乙腈-水（30∶70），1ml/min

　检测波长 203nm

【结构鉴定】 **UV** λ_{max}^{MeOH}(nm)：203。

IR ν_{max}^{KBr}(cm^{-1})：3364（NH），2961（C—H），1639（C=O），1528，1447，705。

ESI-MS m/z：779[M+H]$^+$。

^{1}**H-NMR**(C_5D_5N,600MHz) δ：9.85（H-1），4.07，4.37（H-2），9.70（H-4），3.89，4.72（H-5），8.03（H-7），5.20（H-8），1.71，2.37（H-9），1.92（H-10），1.01（H-11），1.06（H-12），4.63（H-15），1.92，2.18（H-16），1.71，1.92（H-17），3.52，3.88（H-18），3.52（H-21），1.72，2.00（H-22），1.45，1.60（H-23），3.31，3.54（H-24），4.44（H-27），2.00，2.79（H-28），1.60，1.71（H-29），3.54，3.64（H-30），8.42（H-32），4.54（H-33），2.37（H-34），1.45（H-35），1.26，1.60（H-36），0.88（H-37），6.69（H-39），4.62（H-40），3.69，4.16（H-41），7.31（H-45）[1]。

^{13}**C-NMR**(C_5D_5N,150MHz) δ：45.9（C-2），170.9（C-3），43.1（C-5），170.4（C-6），50.3（C-8），39.7（C-9），26.1（C-10），21.6（C-11），23.7（C-12），171.1（C-13），59.3（C-15），27.3（C-16），25.7（C-17），47.9（C-18），171.5（C-19），59.2（C-21），28.5（C-22），25.4（C-23），47.6（C-24），170.8（C-25），61.5（C-27），31.4（C-28），22.5（C-29），46.9（C-30），170.5（C-31），61.3（C-33），35.4（C-34），16.8（C-35），26.5（C-36），9.9（C-37），173.9（C-38），57.8（C-40），34.1（C-41），140.0（C-42），126.5（C-44），128.5（C-45），130.5（C-46），174.1（C-48）[1]。

【贮藏】 冷处（2～8℃）保存。

参考文献

[1] Tan N H, Zhou J, Chen C X, et al. Cyclopeptides from the roots of Pseudostellaria heterophylla[J]. Phytochemistry, 1993, 32 (5)：1327-1330.

紫萁酮

Osmundacetone

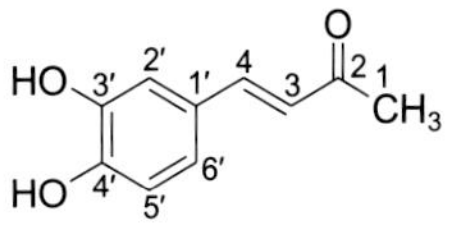

【分子式及分子量】 $C_{10}H_{10}O_3$；178.18

【来源】 紫萁科植物紫萁贯众 *Osmunda japonica* Thunb. 的干燥根茎和叶柄残基。

【性状】 棕褐色粉末。

本品溶于甲醇。

熔点：176～178℃。

【纯度检查】

薄层色谱

1. 薄层板　硅胶 G 板

展开剂　石油醚（60～90℃）-乙酸乙酯-甲酸（6：4：0.1）

检　识　紫外灯（254nm）下检视

2. 薄层板　硅胶 G 板

展开剂　三氯甲烷-丙酮-甲酸（8：2：0.1）

检　识　紫外灯（254nm）下检视

高效液相色谱

色谱柱　Agilent XDB C_{18}，$5\mu m$（4.6mm×250mm）

流动相　乙腈-水（20：80），1ml/min

检测波长　339nm

差示量热扫描法

起始温度 50℃，终点温度 300℃，升温速率 5℃/min

【结构鉴定】　**UV** λ_{max}^{MeOH}(nm)：341，224。

IR ν_{max}^{KBr}(cm^{-1})：3464，3027，1676，1618，1610，1534，1445，1280，1189，1111，968。

ESI-MS m/z：179$[M+H]^+$。

^{1}H-NMR(CD_3OD,500MHz)　δ：2.34(3H,s,1-CH_3)，6.55(1H,d,$J=16.5Hz$,H-3)，7.52(1H,d,$J=16.5Hz$,H-4)，7.09(1H,d,$J=1.5Hz$,H-2′)，6.80(1H,d,$J=8.5Hz$,H-5′)，7.00(1H,dd,$J=8.5,1.5Hz$,H-6′)。

^{13}C-NMR(CD_3OD,125MHz)　δ：27.0(C-1)，201.6(C-2)，123.5(C-3)，146.8(C-4)，127.7(C-1′)，115.3(C-2′)，146.9(C-3′)，150.0(C-4′)，116.6(C-5′)，124.7(C-6′)。

【贮藏】 冷处（2～8℃）保存。

细辛脂素

Asarinin

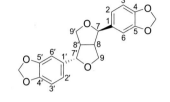

【分子式及分子量】 $C_{20}H_{18}O_6$；354.35

【来源】 百合科植物菝葜 *Smilax china* L. 的干燥根茎。

【性状】 白色结晶。

本品溶于沸甲醇、乙醇、三氯甲烷、丙酮和苯，几乎不溶于水。

熔点：123～124℃。

比旋度：$[\alpha]_D^{20}$ -114.0° ($c=0.104$，CH_3OH)。

【纯度检查】

薄层色谱

1. 薄层板　硅胶 G 板

展开剂　石油醚（60～90℃）-乙酸乙酯（3：1）

检　识　10％硫酸乙醇溶液，日光下检视

2. 薄层板　硅胶 G 板

展开剂　二氯甲烷-甲醇（20：0.2）

检　识　10％硫酸乙醇溶液，日光下检视

高效液相色谱

色谱柱　C_{18}，$5\mu m$（4.6mm×250mm）

流动相　乙腈-水（80：20），1ml/min

检测波长　287nm

【结构鉴定】 **UV** λ_{max}^{MeOH}(nm)：287，236，206。

IR ν_{max}^{KBr}(cm^{-1})：3070，2867，1504，1441，1375，1255，1180，1075，1036，929，795，737。

ESI-MS m/z：377[M+Na]$^+$。

^{1}**H-NMR**(CDCl$_3$,600MHz) δ：6.77～6.87(6H,m,H-2,3,6,2',3',6')，4.82(1H,d,$J=$5.4Hz,H-7)，4.39(1H,d,$J=7.2$Hz,H-7')，2.86(1H,m,H-8')，3.28～3.31(2H,m,H-8,9'β)，3.81～3.85(2H,m,H-9α,9'α)，4.09(1H,d,$J=9.6$Hz,H-9β)，5.94(4H,m,-OCH$_2$O-)。

^{13}**C-NMR**(CDCl$_3$,150MHz) δ：135.1(C-1)，106.5(C-2)，147.9(C-3)，147.1(C-4)，108.1(C-5)，119.5(C-6)，87.6(C-7)，54.6(C-8)，69.6(C-9)，132.2(C-1')，106.3(C-2')，147.6(C-3')，146.5(C-4')，108.1(C-5')，118.6(C-6')，82.0(C-7')，50.1(C-8')，70.9(C-9')，101.9，102.0(2×-OCH$_2$O-)。

【贮藏】 冷处（2～8℃）保存。

α-三联噻吩

α-Terthiophene

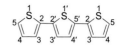

【分子式及分子量】 $C_{12}H_8S_3$；248.39

【来源】 菊科植物蓝刺头 *Echinops latifolius* Tauch 的干燥根。

【性状】 黄色粉末。

本品易溶于水、甲醇。

熔点：94～95℃[1]。

【纯度检查】

薄层色谱

1. 薄层板　硅胶 G 板

　　展开剂　石油醚（60～90℃）

　　检　识　10%硫酸乙醇溶液，在105℃加热至斑点显色清晰，日光及紫外灯（366nm）下检视

2. 薄层板　硅胶 G 板

　　展开剂　石油醚（60～90℃）–乙醚（9ml：5 滴）

　　检　识　10%硫酸乙醇溶液，在105℃加热至斑点显色清晰，日光及紫外灯（366nm）下检视

高效液相色谱

　　色谱柱　Agilent XDB C_{18}，5μm（4.6mm×250mm）

　　流动相　甲醇–0.1%乙酸（85：15），1ml/min

　　检测波长　352nm

【结构鉴定】 UV λ_{max}^{MeOH}(nm)：251，351[2]。

IR ν_{max}^{KBr}(cm^{-1})：1419，834，825，808，790，680，665[1]。

EI-MS m/z：248[M]$^{+}$[2]。

^{1}H-NMR(DMSO-d_6，500MHz) δ:7.09(2H,dd,J=5.0,3.5Hz,H-4),7.32(2H,dd,J=3.5,1.5Hz,H-3),7.51(2H,dd,J=5.0,1.5Hz,H-5),7.24(2H,s,H-3′,4′)[1]。

^{13}C-NMR(DMSO-d_6，125MHz) δ:124.2(C-3),124.8(C-5),125.6(C-3′,4′),128.4(C-4),135.3(C-2′,5′),135.9(C-2)。

【贮藏】 冷处（2～8℃）保存。

参考文献

[1] 汪毅, 李铣, 孟大利等. 禹州漏芦中噻吩类的化学成分[J]. 沈阳药科大学学报, 2008, 25 (3): 194.

[2] 吕华冲. 禹州漏芦的化学成分研究[J]. 中草药, 1989, 20 (11): 2.

耐斯糖

Nystose

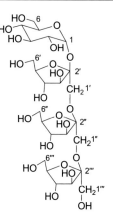

【异名】 Fungitetraose、Nistose

【分子式及分子量】 $C_{24}H_{42}O_{21}$；666.58

【来源】 茜草科植物巴戟天 *Morinda offi-cinalis*. How. 的干燥根。

【性状】 白色粉末。

本品易溶于甲醇、水。

熔点：120～124℃。

【纯度检查】

薄层色谱

1. 薄层板 硅胶 G 板

展开剂 三氯甲烷-甲醇-水 （5：4：1）

检 识 10％硫酸乙醇溶液显色后，可见光及紫外灯 （365nm） 下检视

2. 薄层板 硅胶 G 板

展开剂 正丁醇-吡啶-水 （6：4：3）

检 识 10％硫酸乙醇溶液显色后，可见光及紫外灯 （365nm） 下检视

高效液相色谱

色谱柱 Agilent XDB C_{18}，$10\mu m$ （4.6mm×250mm）

流动相 水，1ml/min

检测器 ELSD、氮气流速 2.5L/min，漂移管温度 105℃

【结构鉴定】[1,2] **IR** $\nu_{max}^{KBr}(cm^{-1})$：3384，2933，1456，1419，1132，1028，929。

ESI-MS m/z：689[M＋Na]$^+$。

^{1}H-NMR(D_2O,600MHz) δ:5.46(1H,d,J=3.6,H-1),4.29,4.25,4.21(各 1H,d,J=9.0Hz,H-3′,3″,3‴),3.56(1H,dd,J=9.6,3.6Hz,H-2),3.49(1H,t,J=9.6Hz,H-4),3.67～4.14(其他 H)。

^{13}C-NMR(D_2O,150MHz) δ:95.4(C-1),74.1(C-2),75.5(C-3),72.1(C-4),75.3(C-5),63.0(C-6),63.7(C-1′),106.1(C-2′),79.6(C-3′),76.8(C-4′),84.1(C-5′),63.3(C-6′),63.4(C-1″),105.9(C-2″),80.4(C-3″),77.3(C-4″),84.0(C-5″),65.1,65.1(C-6″,C-1‴),106.6(C-2‴),79.6(C-3‴),77.2(C-4‴),84.0(C-5‴),63.9(C-6‴)。

【贮藏】 冷处 （2～8℃） 保存。

参考文献

[1] 崔承彬，杨明，姚志伟等. 菊淀粉型低聚糖类的^{1}H-NMR 及^{13}C-NMR 研究[J]. 中国药物化学杂志 .1995.15 (1)：32-39.

[2] 崔承彬，杨明，姚志伟等. 中药巴戟天中抗抑郁活性成分的研究[J]. 中国中药杂志 .1995.20 (1)：36-39.

贝母辛
Peimisine

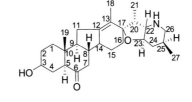

【**分子式及分子量**】 $C_{27}H_{41}NO_3$；427.62

【**来源**】 百合科植物川贝母 *Fritillaria cirrhosa* D. Don 的干燥鳞茎。

【**性状**】 白色粉末。

本品溶于三氯甲烷、乙醚、甲醇。

熔点：268～270℃[1]。

比旋度：$[\alpha]_D^{20} -46°$ $(c=0.5，CH_3OH)$[2]。

【**纯度检查**】

薄层色谱

1. 薄层板　硅胶 G 板

　　展开剂　乙酸乙酯-甲醇-浓氨试液-水（18：2：1：0.1）

　　检　识　依次喷以稀碘化铋钾试液和亚硝酸钠乙醇试液，紫外灯（366nm）及日光下检视

2. 薄层板　硅胶 G 板

　　展开剂　三氯甲烷-乙酸乙酯-二乙胺（5：5：1）

　　检　识　依次喷以稀碘化铋钾试液和亚硝酸钠乙醇试液，紫外灯（366nm）及日光下检视

高效液相色谱

　　色谱柱　Agilent Zorbax C_{18}，5μm（4.6mm×250mm）

　　流动相　乙腈-0.03％二乙胺溶液（35：65），1ml/min

　　检　测　ELSD，氮气流速 2.0L/min，漂移管温度 100℃

【**结构鉴定**】 **UV** λ_{max}^{MeOH}(nm)：202，287。

IR ν_{max}^{KBr}(cm^{-1})：3517，2931，2854，1467，1371，1694，982，928。

ESI-MS m/z：428[M+H]$^+$。

^{1}**H-NMR**(CDCl$_3$，600MHz) δ：3.59(1H,m,H-3α)，1.35(1H,td,$J=13.2,3.6$Hz,H-4ax)，2.58(1H,dd,$J=13.2,4.8$Hz,H-7eq)，2.14(1H,t,$J=13.2$Hz,H-7ax)，2.29(1H,dd,$J=16.8,7.8$Hz,H-11α)，1.64(3H,s,H-18)，0.69(3H,s,H-19)，2.46(1H,m,H-20β)，0.96(3H,d,$J=7.2$Hz,H-21)，2.66(1H,t,$J=9.0$Hz,H-22β)，3.22(1H,td,$J=10.2,3.6$Hz,H-23α)，3.08(1H,dd,$J=12.6,3.0$Hz,H-26eq)，2.32(1H,t,$J=12.0$Hz,H-26ax)，0.94(3H,d,$J=6.6$Hz,H-27)[3]。

^{13}**C-NMR**(CDCl$_3$，150MHz) δ：39.0(C-1)，31.6(C-2)，70.8(C-3)，37.1(C-4)，56.7(C-5)，210.5(C-6)，45.8(C-7)，46.0(C-8)，54.6(C-9)，38.4(C-10)，28.5(C-11)，128.4(C-12)，141.0(C-13)，48.5(C-14)，24.1(C-15)，31.6(C-16)，85.1(C-17)，13.1(C-18)，12.5(C-19)，39.6(C-20)，10.7(C-21)，66.2(C-22)，75.5(C-23)，30.0(C-24)，30.4(C-25)，54.4(C-26)，18.9(C-27)[3]。

【**贮藏**】 冷处（2～8℃）保存。

参考文献

[1] 王化远，张安将，唐心曜等. 瓦布贝母生物碱的分离与鉴定[J]. 华西医大学报，1996，27（1）：100-105.

[2] 李清华，吴宗好，张连龙等. 宁国贝母生物碱的分离和结构鉴定[J]. 药学学报，1988，23（6）：415-421.

[3] 王锋鹏，张榕，唐心曜. 贝母辛的结构修正[J]. 药学学报，1992，27（4）：273-278.

4,5-O-二咖啡酰奎宁酸

4,5-O-Dicaffeoylquinic Acid

【异名】　异绿原酸C

【分子式及分子量】　$C_{25}H_{24}O_{12}$；516.45

【来源】　菊科植物短亭飞蓬 *Erigeron breviscapus*（Vant.）Hand.-Mazz. 的干燥全草。

【性状】　黄色粉末。

本品易溶于甲醇、乙醇。

熔点：178～183℃。

【纯度检查】

薄层色谱

1. 薄层板　硅胶 G 板

展开剂　甲苯-乙酸乙酯-甲酸（2：7：1）

检　识　1%三氯化铁乙醇液，日光下检视

2. 薄层板　聚酰胺薄膜

展开剂　三氯甲烷-甲醇-乙酸（7：4：1）

检　识　紫外灯（366nm）下检视

高效液相色谱[1]

色谱柱　Agilent XDB C_{18}，5μm（4.6mm×250mm）

流动相　乙腈-0.1%三氟乙酸（20：80），1ml/min

检测波长　327nm

【结构鉴定】　UV λ_{max}^{MeOH}(nm)：330，295，245[1]。

IR ν_{max}^{KBr}(cm^{-1})：3376，1686，1624，1526，1450，1289，1260，1169[2]。

ESI-MS m/z：515$[M-H]^-$[1]。

^{1}H-NMR(CD_3OD,600MHz)　δ：2.08～2.31(4H,m,H-2a,2b,6a,6b)，4.36(1H,m,H-3)，5.12(1H,dd,J=9.6,3.0Hz,H-4)，5.63(1H,m,H-5)，6.19(1H,d,J=15.6Hz,H-8″)，6.28(1H,d,J=15.6Hz,H-8′)，6.73～6.75(2H,m,H-5′,5″)，6.84～6.92(2H,m,H-6′,6″)，7.02(1H,d,J=2.4Hz,H-2′)，7.00(1H,d,J=2.4Hz,H-2″)，7.51(1H,d,J=15.6Hz,H-7″)，7.59(1H,d,J=15.6Hz,H-7′)[3~4]。

^{13}C-NMR(CD_3OD,150MHz)　δ：37.0(C-2)，38.1(C-6)，67.7(C-3)，68.1(C-5)，74.5(C-4)，74.9(C-1)，113.3(C-8″)，113.3(C-8′)，113.7(C-2″)，113.8(C-2′)，115.1(C-5″)，115.1(C-5′)，121.7(C-6″)，121.7(C-6′)，126.2(C-1″)，126.3(C-1′)，145.3(C-3″)，145.3(C-3′)，146.3(C-7′)，146.1(C-7″)，148.2(C-4″)，148.2(C-4′)，166.9(C-9″)，167.2(C-9′)，175.9(C-7)[3~4]。

【贮藏】　冷处（2～8℃）保存。

参考文献

[1] 汤丹，李会军，钱正明等. 黄褐毛忍冬花蕾咖啡酰奎宁酸类成分研究[J]. 中国药学杂志，2007，42（20）：1537.

[2] 王珏，王乃利，姚新生等. 小花鬼针草中咖啡酰奎宁酸类成分及其抑制组胺释放活性[J]. 中草药，2008，31（7）：985.

[3] Kwan Hee Park, et al. The Anti-oxidative and Anti-inflammatory Effects of Caffeoyl Derivatives from the Root of Aconitum koreanum R. RAYMOND. *Biol Pharm Bull*，2009，32（2）：2029.

[4] 张永欣，张启伟，李春等. 忍冬叶中抗氧化化学成分研究[J]. 中国中药杂志，2015，40（12）：2372-2377.

黄柏碱

Phellodendrine

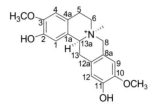

【异名】 Phallodendrin

【分子式及分子量】 $C_{20}H_{24}NO_4^+$ ；342.41

【来源】 毛茛科植物黄连 *Coptis chinensis* Franch. 的干燥根茎。

【性状】 黄色结晶。

本品易溶于甲醇、水。

熔点：200～203℃。

【纯度检查】

薄层色谱

1. 薄层板 硅胶 G 板

   展开剂 三氯甲烷-甲醇-丙酮-氨水 （1：5：1：1）

   检 识 稀碘化铋钾试液显色后，可见灯下检视

2. 薄层板 硅胶 G 板

   展开剂 丙酮-无水乙醇-盐酸 （10：6：1）

   检 识 稀碘化铋钾试液显色后，可见灯下检视

高效液相色谱

色谱柱 Agilent Zorbax SB C_{18}，$5\mu m$ （4.6mm×250mm）

流动相 乙腈-0.1% 磷酸溶液 （每 100ml 加十二烷基磺酸钠 0.2g） （36：84），

1ml/min

检测波长 284nm

【结构鉴定】[1] **UV** λ_{max}^{MeOH}（nm）：287。

IR ν_{max}^{KBr}（cm^{-1}）：3388，1614，1518，1447，1335，1267，1221，1124，1013，870，839，802。

ESI-MS m/z：342[M]$^+$。

^{1}H-NMR（D_2O，600MHz） δ：3.14（3H，s，-NCH$_3$），3.75，3.77（6H，3-OCH$_3$，10-OCH$_3$），6.86（1H，s，H-1），6.71（1H，s，H-4），6.67（1H，s，H-12），6.51（1H，s，H-9），4.46～4.57（2H，m，H-8），3.46～3.61（2H，m，H-6），3.20～3.23（2H，m，H-13），2.71～3.11（2H，m，H-5）[1~3]。

^{13}C-NMR（D_2O，150MHz） δ：25.6（C-5），35.3（C-13），52.8（-NCH$_3$），55.8（C-6），58.7，58.8（3-OCH$_3$，10-OCH$_3$），65.2（C-8），68.3（C-13a），112.8（C-1），115.4（C-9），115.9（C-4），117.3（C-12），120.0（C-1a），123.1（C-4a），124.5（C-12a），126.7（C-8a），147.3（C-11），148.5（C-2），150.0（C-3），150.9（C-10）[1~3]。

【贮藏】 冷处 （2～8℃） 保存。

参考文献

[1] 周明伟，范明松，季宇斌等. 黄柏中几种生物碱的分离、鉴定及促胰岛素分泌活性筛选[J]. 中国医药指南，2011，9（7）：54-55.

[2] 廉莲，咸晓燕，楚冬梅等. 川黄柏的化学成分研究[J]. 中国实验方剂学杂志，2013，19（19）：149-152.

[3] 杨鹏，向锋，聊志星等. 博落回鲜叶中生物碱类化学成分的分离与结构鉴定[J]. 中国现代中药．2017，19（10）：1371-1375.

仙鹤草酚 B

Agrimol B

【分子式及分子量】 $C_{37}H_{46}O_{12}$；682.75

【来源】 蔷薇科植物龙芽草 *Agrimonia pi-losa* Ledeb. 的干燥地上部分。

【性状】 淡黄色针晶。

本品易溶于甲醇、乙酸乙酯，几乎不溶于水。

熔点：173～175℃。

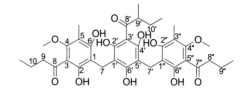

【纯度检查】

薄层色谱

1. 薄层板 硅胶 G 板

    展开剂 石油醚-乙酸乙酯-冰醋酸 (10：0.9：0.5)

    检 识 10%硫酸乙醇溶液，105℃加热显色，日光下检视

2. 薄层板 硅胶 G 板

    展开剂 环己烷-丙酮-冰醋酸 (10：0.9：0.5)

    检 识 10%硫酸乙醇溶液，105℃加热显色，日光下检视

高效液相色谱

    色谱柱 Agilent Zorbax SB C_{18}，$5\mu m$ (4.6mm×250mm)

    流动相 0.2%三乙胺甲醇溶液-水 (58：42)，1ml/min

    检测波长 325nm

差示量热扫描法

    起始温度 50℃，终点温度 300℃，升温速率 5℃/min

【结构鉴定】 UV λ_{max}^{MeOH}(nm)：222 (sh)，310。

IR ν_{max}^{KBr}(cm^{-1})：3400，3250，2960，2940，2870，1620，1460，1410，1365，1320，1275，1185，1160，1132，1110，1060，985，930。

ESI-MS m/z：683[M+H]$^+$。

^{1}H-NMR(CDCl$_3$＋DMSO-d_6，600MHz) δ：3.84(1H，m，H-9′)，3.71(4H，s，H-7,7′)，3.65(6H，s，4-OCH$_3$，4″-OCH$_3$)，2.98(4H，t，$J=7.2$Hz，H-9,8″)，2.02(6H，s，5-CH$_3$，3″-CH$_3$)，1.34，1.73(各 H，m，H-10′)，1.63(4H，m，H-10,9″)，1.08(3H，d，$J=6.6$Hz，9′-CH$_3$)，0.85(3H，t，$J=7.2$Hz，10′-CH$_3$)，0.92(6H，t，$J=7.2$Hz，10-CH$_3$，9″-CH$_3$)。

^{13}C-NMR(CDCl$_3$＋DMSO-d_6，150MHz) δ：102.9(C-1,1″)，158.9，160.5(C-2,2′,4′,6″)，109.1，106.3(C-3,3′,5″)，157.9(C-4,4″)，61.4(4,4″-OCH$_3$)，110.4，110.3(C-5,3″)，9.1(5,3″-CH$_3$)，158.3(C-6,6′,2″)，17.5(C-7,7′)，205.6(C-8,7″)，106.3(C-1′,5′)，209.1(C-8′)，44.6(C-9,8″)，17.0(C-10,9″)，13.6(10,9″-CH$_3$)，44.0(C-9′)，16.8(9′-CH$_3$)，26.5(C-10′)，11.8(10′-CH$_3$)。

【贮藏】 －20℃保存。

对羟基苯乙酮

p-Hydroxyacetophenone

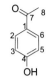

【分子式及分子量】 $C_8H_8O_2$；136.15

【来源】 菊科植物茵陈蒿 *Artemisia capil-laries* Thunb. 春季采收的干燥地上部分。

【性状】 白色粉末。

本品易溶于热水、甲醇、乙醚、丙酮，难溶于石油醚[1]。

熔点：108～110℃。

【纯度检查】

薄层色谱

1. 薄层板 硅胶 G 板

   展开剂 乙酸乙酯-石油醚（60～90℃）（4：6）

   检 识 紫外灯（254nm）下检视

2. 薄层板 硅胶 G 板

   展开剂 三氯甲烷-甲酸乙酯（1：1）

   检 识 紫外灯（254nm）下检视

高效液相色谱

色谱柱 Agilent SB C_{18}，$5\mu m$（4.6mm×250mm）

流动相 乙腈-0.05%磷酸（13：87），柱温 30℃，1.0ml/min

检测波长 275nm

差示量热扫描法

起始温度 40℃，终点温度 200℃，升温速率 5℃/min

【结构鉴定】 UV λ_{max}^{MeOH}(nm)：219，278，325。

IR ν_{max}^{KBr}(cm^{-1})：3304，3145，1662，1648，1603，1580，837。

ESI-MS m/z：135.0[M—H]$^-$。

^{1}**H-NMR**(CD$_3$OD,500MHz) δ：2.44(3H,s,H-8)，7.80(2H,d,$J=9.0$Hz,H-2,6)，6.77(2H,d,$J=9.0$Hz,H-3,5)[1]。

^{13}**C-NMR**(CD$_3$OD,125MHz) δ：130.2(C-1)，132.1(C-2)，116.2(C-3)，163.8(C-4)，116.2(C-5)，132.1(C-6)，199.5(C-7)，26.2(C-8)[1]。

【贮藏】 冷处（2～8℃）保存。

参考文献

[1] 常新全，丁丽霞. 中药活性成分分析手册[M]. 北京：学苑出版社，2002：1624.

羟基茜草素

Purpurin

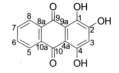

【分子式及分子量】 $C_{14}H_8O_5$；256.21

【来源】 茜草科植物茜草 *Rubia cordifolia* L. 的干燥根和根茎。

【性状】 紫色粉末。

本品溶于甲醇。

熔点：257～259℃[1]。

【纯度检查】

薄层色谱

1. 薄层板 硅胶 G 板

展开剂 石油醚（30～60℃）-甲酸乙酯-甲酸（14：6：0.5）

检 识 紫外灯（254nm）下检视

2. 薄层板 硅胶 G 板

展开剂 正己烷-乙酸乙酯-甲酸（15：5：1）

检 识 紫外灯（254nm）下检视

高效液相色谱

色谱柱 Waters AcQuity UPLC HSS C_{18}，1.8μm（2.1mm×100mm）

流动相 A：甲醇-乙腈（25：50），B：0.2％磷酸；梯度洗脱 0—10min，70％A；10—20min，70％→100％A；流速 0.2ml/min

检测波长 250nm

差示量热扫描法

起始温度50℃，终点温度300℃，升温速率5℃/min

【结构鉴定】 UV λ_{max}^{MeOH}(nm)：511，267，202[1]。

IR ν_{max}^{KBr}(cm^{-1})：3375，1620，1585，1460，1300，1180，1060，960，770，740[1]。

EI-MS m/z：256[M]$^{+}$[1]。

^{1}H-NMR(DMSO-d_6，500MHz) δ：13.34，13.05(各 1H，s，α-OH)，8.13～8.17(2H，m，H-5，8)，7.84～7.91(2H，m，H-6，7)，6.60(1H，s，H-3)[1]。

^{13}C-NMR(DMSO-d_6，125MHz) δ：149.4(C-1)，157.2(C-2)，109.7(C-3)，160.5(C-4)，105.1(C-4a)，126.5(C-5)，133.4(C-6)，132.5(C-7)，126.3(C-8)，134.1(C-8a)，183.3(C-9)，112.4(C-9a)，186.6(C-10)，135.0(C-10a)[1]。

【贮藏】 冷处（2～8℃）保存。

参考文献

[1] 王素贤，华会明，吴立军等. 茜草中蒽醌类成分的研究[J]. 药学学报，1992，27（10）：743-747.

芫花素

Genkwanin

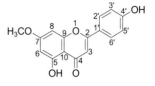

【分子式及分子量】 $C_{16}H_{12}O_5$；284.26

【来源】 瑞香科植物芫花（*Daphne genkwa* Sieb. et Zucc.）的干燥花蕾。

【性状】 黄色粉末。

本品易溶于甲醇、三氯甲烷。

熔点：286～287℃。

【纯度检查】

薄层色谱

1. 薄层板 硅胶 G 板

   展开剂 甲苯-乙酸乙酯-甲酸（5：4：0.5）

   检 识 三氯化铝试液显色后紫外灯（366nm）下检视

2. 薄层板 硅胶 G 板

   展开剂 三氯甲烷-甲醇（7：0.5）

   检 识 10％硫酸乙醇溶液显色后紫外灯（366nm）下检视

高效液相色谱

色谱柱 Agilent SB C_{18}，$10\mu m$（4.6mm×250mm）

流动相 甲醇-水-冰醋酸（65：35：0.8），1ml/min

检测波长 338nm

差示量热扫描法

起始温度 50℃，终点温度 300℃，升温速率 5℃/min

【结构鉴定】 **UV** λ_{max}^{MeOH}(nm)：268，338[2]。

IR ν_{max}^{KBr}(cm^{-1})：3386（-OH），1649（C=O），1581，1485，1298（C—O）[1]。

ESI-MS m/z：284[M]$^+$，255，241[2]。

^{1}H-NMR（DMSO-d_6，500MHz） δ：3.85（3H，s，7-OCH$_3$），6.35（1H，d，$J=2.0$Hz，H-6），6.73（1H，d，$J=2.0$Hz，H-8），6.81（1H，s，H-3），6.93（2H，d，$J=8.5$Hz，H-3',5'），7.94（2H，d，$J=8.5$Hz，H-2',6'），10.37（1H，s，4'-OH），12.95（1H，s，5-OH）[2]。

^{13}C-NMR（DMSO-d_6，125MHz） δ：164.0（C-2），103.0（C-3），181.9（C-4），161.2（C-5），97.9（C-6），165.1（C-7），92.6（C-8），157.2（C-9），104.6（C-10），121.0（C-1'），128.5（C-2'），115.9（C-3'），161.3（C-4'），115.9（C-5'），128.5（C-6'），56.0（7-OCH$_3$）[2]。

【贮藏】 冷处（2～8℃）保存。

参考文献

[1] 姚春所，沈云亨，许云龙. 毛喉鞘蕊花的化学成分[J]. 天然产物研究与开发，2001，14（2）：1-6.

[2] 张薇，张卫东，李廷钊等. 毛瑞香化学成分研究[J]. 中国中药杂志，2005，30（7）：513-515

橙黄决明素

Aurantio-obtusin

【分子式及分子量】 $C_{17}H_{14}O_7$；330.29

【来源】 豆科植物决明 *Cassia obtusifolia* L. 的干燥成熟种子。

【性状】 橙色粉末。

本品易溶于甲醇，几乎不溶于乙醚。

熔点：229～231℃。

【纯度检查】

薄层色谱

1. 薄层板 硅胶 G 板

   展开剂 石油醚 (30～60℃)-丙酮 (5：2)

   检 识 显色前紫外灯 (366nm) 下检视，氨蒸汽显色后日光下检视

2. 薄层板 硅胶 G 板

   展开剂 正己烷-乙酸乙酯-甲酸 (15：5：1)

   检 识 显色前紫外灯 (366nm) 下检视，氨蒸汽显色后日光下检视

高效液相色谱

色谱柱 Phenomenex C_{18}，$5\mu m$ (4.6mm×250mm)

流动相 乙腈- 0.1％磷酸梯度洗脱，0—15min，40％乙腈，15—30min，40％→90％乙腈，30—40min，90％乙腈；流速 1ml /min

检测波长 284nm

差示量热扫描法

起始温度 50℃，终点温度 300℃，升温速率 5℃/min

【结构鉴定】 UV λ_{max}^{MeOH}(nm)：285，313，393。

IR ν_{max}^{KBr}(cm^{-1})：3448 (-OH)，2951，2928，2851，1656 (C=O)，1627。

ESI-MS m/z：329[M—H]$^-$。

^{1}H-NMR(CD$_3$COCD$_3$，500MHz) δ：2.37(3H，s，3-CH$_3$)，3.94(3H，s，7-OCH$_3$)，3.97(3H，s，1-OCH$_3$)，7.24(1H，s，H-5)，7.86(1H，s，H-4)[1]。

^{13}C-NMR(CD$_3$COCD$_3$，125MHz) δ：148.1(C-1)，156.1(C-2)，132.7(C-3)，127.0(C-4)，107.2(C-5)，158.1(C-6)，140.4(C-7)，157.1(C-8)，188.7(C-9)，181.3(C-10)，130.2(C-4a)，112.8(C-8a)，124.7(C-9a)，126.8(C-10a)，62.1(-OCH$_3$)，60.9(-OCH$_3$)，16.6(-CH$_3$)[1]。

【贮藏】 冷处 (2～8℃) 保存。

参考文献

[1] 张加雄，万丽，王凌. 决明子降血脂有效部位的化学成分[J]. 华西药学杂志，2008，23 (6)：648-650.

芹菜素

Apigenin

【分子式及分子量】 $C_{15}H_{10}O_5$ ；270.24

【来源】 天南星科植物天南星（*Arisaema erubescens*（Wall.）Schott）的干燥块茎。

【性状】 灰黄色粉末。

本品易溶 60%乙醇、稀 KOH；不溶于甲醇、水。

熔点：340～342℃[1]。

【纯度检查】

薄层色谱

1. 薄层板 硅胶 G 板

展开剂 三氯甲烷-甲醇-甲酸（9:1:0.2）

检 识 三氯化铝试液显色后紫外灯（366nm）下检视

2. 薄层板 硅胶 G 板

展开剂 甲苯-乙酸乙酯-甲酸（8:4:0.2）

检 识 10%硫酸乙醇溶液显色后紫外灯（366nm）下检视

高效液相色谱[2]

色谱柱 Agilent SB C_{18}，$10\mu m$（4.6mm×250mm）

流动相 甲醇-0.2%磷酸（50:50），1ml/min

检测波长 338nm

差示量热扫描法

起始温度 50℃，终点温度 300℃，升温速率 5℃/min

【结构鉴定】 UV λ_{max}^{MeOH}(nm)：266，297，337[1]。

IR ν_{max}^{KBr}(cm^{-1})：3281（-OH），3094（C—H），1653（C=O），1589，1557，1502，1270（C—O），1245（C—O—C），1223（C—O），1182（C—O），908，829，806，739[3]。

ESI-MS m/z：270[M]$^+$，242，213，197，153，124，96，69[3]。

^{1}H-NMR(DMSO-d_6，500MHz) δ：6.19(1H,d,J=2.0Hz,H-6)，6.48(1H,d,J=2.0Hz，H-8)，6.78(1H,s,H-3)，6.92(2H,d,J=8.5Hz,H-3',5')，7.92(2H,d,J=8.5Hz,H-2',6')[4]。

^{13}C-NMR(DMSO-d_6，125MHz) δ：164.1(C-2)，102.8(C-3)，181.7(C-4)，161.4(C-5)，98.8(C-6)，163.7(C-7)，93.9(C-8)，157.3(C-9)，103.7(C-10)，121.2(C-1')，128.5(C-2')，115.9(C-3')，161.2(C-4')，115.9(C-5')，128.5(C-6')[4]。

【贮藏】 冷处（2～8℃）保存。

参考文献

[1] 姜洪芳，张玖，单承莺. 毫菊花中黄酮类化合物的分离鉴定[J]. 中国野生植物资源，2008，27（5）：50-52.

[2] 钟莹，高英，李卫民等. 漏芦花中芹菜素的薄层鉴别和 HPLC 含量测定[J]. 天然产物研究与开发，2009，21：411-413.

[3] 赵谦，廖矛川，郭济贤. 凌霄花的化学成分与抗生育活性[J]. 天然产物研究与开发，2002，14（3）：1-6.

[4] 欧阳丹薇，孔德云，许海燕等. 高速逆流色谱法分离凤尾草中的芹菜素和木犀草素[J]. 天然产物研究与开发，2009，21：822-825，839.

穗花杉双黄酮

Amentoflavone

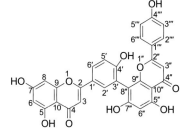

【分子式及分子量】 C$_{30}$H$_{18}$O$_{10}$；538.46

【来源】 卷柏科植物卷柏 *Selaginella tamar-iscina*（Beauv.）Sping 的干燥全草。

【性状】 黄绿色粉末。

本品易溶于甲醇，几乎不溶于乙醚。

熔点：＞300℃。

【纯度检查】

薄层色谱

1. 薄层板 硅胶 G 板

展开剂 甲苯-乙酸乙酯-甲酸（8：4：0.2）

检 识 三氯化铝试液显色 紫外灯（366nm）下检视

2. 薄层板 硅胶 G 板

展开剂 三氯甲烷-甲醇-甲酸（9：1：0.2）

检 识 三氯化铝试液显色 紫外灯（366nm）下检视

高效液相色谱

色谱柱 Phenomenex C$_{18}$，5μm（4.6mm×250mm）

流动相 甲醇－0.1％磷酸梯度洗脱，0—30min，60％甲醇，30—45min，60％→85％甲醇

检测波长 330nm

差示量热扫描法

起始温度 50℃，终点温度 300℃，升温速率 5℃/min

【结构鉴定】 UV λ_{max}^{MeOH}(nm)：227，267，290，337。

IR ν_{max}^{KBr}(cm^{-1})：1770，1650，1365，1183，1092，1080，1045，1028，1010，906，812。

EI-MS m/z：537[M－H]$^-$。

^{1}H-NMR(CD$_3$OD，600MHz) δ：6.19(1H，d，$J=1.8$Hz，H-6)，6.41(1H，s，H-6″)，6.46(1H，d，$J=1.8$Hz，H-8)，6.84，6.80(各 1H，s，H-3，3″)，6.72(2H，d，$J=9.0$Hz，H-3‴，5‴)，7.15(1H，d，$J=7.8$Hz，H-5′)，7.58(2H，d，$J=8.4$Hz，H-2‴，6‴)，8.02(1H，dd，$J=10.2$，1.8Hz，H-6′)，8.01(1H，m，H-2′)[1]。

^{13}C-NMR(CD$_3$OD，150MHz) δ：164.1（C-2），103.0（C-3），181.7（C-4），161.4（C-5），98.6（C-6），163.8（C-7），94.0（C-8），159.5（C-9），103.6（C-10），121.4（C-1′），127.8（C-2′），121.4（C-3′），161.0（C-4′），119.9（C-5′），131.4（C-6′），164.1（C-2″），102.6（C-3″），182.1（C-4″），161.8（C-5″），98.8（C-6″），163.7（C-7″），103.9（C-8″），157.3（C-9″），103.7（C-10″），120.9（C-1‴），128.2（C-2‴），115.7（C-3‴），161.0（C-4‴），116.1（C-5‴），128.2（C-6‴）[1]。

【贮藏】 冷处（2～8℃）保存。

参考文献

[1] T Ohmoto，Ohgi Yoshida. Constituents of Pollen. Ⅺ. Constituents of *Cryptomeria japonica* D. Don. Chem. Pharm. Bull. 1983，31（3）：919-924.

人参皂苷 Ro

Ginsenoside Ro

【异名】 Chikusetsusaponin Ⅳc

【分子式及分子量】 $C_{48}H_{76}O_{19}$；957.11

【来源】 苋草科植物牛膝 *Achyranthes bi-dentata* Bl. 的干燥根。

【性状】 白色粉末。

本品易溶于甲醇、乙醇。

熔点：239～241℃。

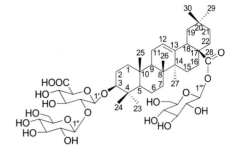

【纯度检查】

薄层色谱

1. 薄层板 硅胶 G 板

展开剂 三氯甲烷-甲醇-水-甲酸 （7：3：0.5：0.05）

检 识 5％香草醛浓硫酸溶液，105℃加热至斑点显色清晰，日光下检视

2. 薄层板 硅胶 G 板

展开剂 三氯甲烷-甲醇-水 （13：7：2） 下层液

检 识 10％硫酸乙醇溶液，105℃加热至斑点显色清晰，日光下检视

高效液相色谱

色谱柱 Agilent SB C_{18}，$10\mu m$ （4.6mm×250mm）

流动相 乙腈-碳酸氢铵缓冲液 （0.01mol/L 的碳酸氢铵，用氨水调 pH＝9） 梯度洗脱，0—25min，10％→30％乙腈；25—80min，30％乙腈；流速 1ml/min

检测波长 203nm

【结构鉴定】 UV λ_{max}^{MeOH}(nm)：203。

IR ν_{max}^{KBr}(cm^{-1})：3406 (-OH)，2945 (C—H)，1728 (C＝O)，1610 (C＝C)，1077 (C—O)。

ESI-MS m/z：979[M＋Na]$^+$，955[M－H]$^-$，793[M－Glc]$^-$，775[M－Glc－H$_2$O]$^-$，749[M－Glc－CO$_2$]$^-$。

^{1}**H-NMR**(C_5D_5N,600MHz) δ：0.80(3H,s,-CH$_3$)，0.88(3H,s,-CH$_3$)，0.91(3H,s,-CH$_3$)，1.07(3H,s,-CH$_3$)，1.07(3H,s,-CH$_3$)，1.23(3H,s,-CH$_3$)，1.25(3H,s,-CH$_3$)，5.42(1H,H-1′)，6.30(1H,d,J＝7.8Hz,H-1‴)[1]。

^{13}**C-NMR**(C_5D_5N,150MHz) δ：38.4(C-1)，26.3(C-2)，88.9(C-3)，39.7(C-4)，55.5(C-5)，18.2(C-6)，32.8(C-7)，40.0(C-8)，47.7(C-9)，36.6(C-10)，23.3(C-11)，122.9(C-12)，143.8(C-13)，41.8(C-14)，28.0(C-15)，23.1(C-16)，45.9(C-17)，41.4(C-18)，46.7(C-19)，30.5(C-20)，33.7(C-21)，32.8(C-22)，27.8(C-23)，16.4(C-24)，15.7(C-25)，17.2(C-26)，25.8(C-27)，176.8(C-28)，32.3(C-29)，23.4(C-30)，105.0(C-1′)，82.5(C-2′)，76.8(C-3′)，72.8(C-4′)，77.4(C-5′)，172.1(C-6′)，105.7(C-1″)，77.6(C-2″)，77.9(C-3″)，70.8(C-4″)，77.2(C-5″)，62.4(C-6″)，95.4(C-1‴)，73.8(C-2‴)，79.0(C-3‴)，71.4(C-4‴)，78.6(C-5‴)，61.9(C-6‴)[1]。

【贮藏】 －20℃保存。

参考文献

[1] 孟大利，李铣，熊印华等.中药牛膝中化学成分的研究[J].沈阳药科大学学报，2002，19 (1)：27-29。

白花前胡乙素

Praeruptorin B

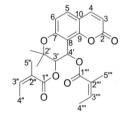

【分子式及分子量】 $C_{24}H_{26}O_7$；426.46

【来源】 伞形科植物白花前胡 *Peucedanum praeruptorum* Dunn 的干燥根。

【性状】 白色粉末。

本品易溶于甲醇、乙酸乙酯，几乎不溶于水。

熔点：175～180℃。

比旋度：$[\alpha]_D^{25}$ +14.5° ($c=0.5$，$CHCl_3$)。

【纯度检查】

薄层色谱

1. 薄层板　硅胶 G 板

展开剂　三氯甲烷

检　识　紫外灯（365nm）下检视

2. 薄层板　硅胶 G 板

展开剂　石油醚（60～90℃）-乙酸乙酯（3∶1）

检　识　紫外灯（365nm）下检视

高效液相色谱

色谱柱　Agilent XDB C_{18}，5μm（4.6mm×250mm）

流动相　甲醇-水（75∶25），1ml/min

检测波长　321nm

差示量热扫描法

起始温度50℃，终点温度300℃，升温速率5℃/min

【结构鉴定】 UV λ_{max}^{MeOH}(nm)：216（sh），254，300，321。

IR ν_{max}^{KBr}(cm^{-1})：2980，1725，1645，1600，1483，1454，1374，1231，1150，1048，899，846。

EI-MS m/z：426[M]$^+$。

^{1}H-NMR(CDCl$_3$,600MHz) δ：6.21(1H,d,$J=9.6$Hz,H-3)，7.58(1H,d,$J=9.6$Hz,H-4)，7.35(1H,d,$J=8.4$Hz,H-5)，6.80(1H,d,$J=9.0$Hz,H-6)，5.44(1H,d,$J=4.8$Hz,H-3′)，6.69(1H,d,$J=4.8$Hz,H-4′)，1.45(3H,s,2′-CH$_3$)，1.49(3H,s,2′-CH$_3$)，6.12(1H,brq,$J=7.8$Hz,H-3″)，6.11(1H,brq,$J=6.0$Hz,H-3‴)，1.98(3H,d,$J=7.2$Hz,H-4″)，1.95(3H,d,$J=7.2$Hz,H-4‴)，1.85(3H,brs,H-5″)，1.83(3H,brs,H-5‴)[1]。

^{13}C-NMR(CDCl$_3$,150MHz) δ：159.8(C-2)，113.4(C-3)，143.3(C-4)，129.3(C-5)，114.5(C-6)，156.8(C-7)，107.7(C-8)，154.2(C-9)，112.6(C-10)，77.6(C-2′)，70.3(C-3′)，60.3(C-4′)，22.7，25.5(2′-CH$_3$)，166.6(C-1″)，127.5(C-2″)，140.0(C-3″)，15.9(C-4″)，20.6(C-5″)，166.4(C-1‴)，127.1(C-2‴)，138.5(C-3‴)，15.7(C-4‴)，20.5(C-5‴)[1]。

【贮藏】 冷处（2～8℃）保存。

参考文献

[1] Renmin Liu, Lei Feng, Ailing Sun, et al. Preparative isolation and purification of coumarins from *Peucedanum praeruptorum* Dunn by high-speed counter-current chromatography. Journal of Chromatography A, 2004，1057：89-94.

黄杞苷
Engeletin

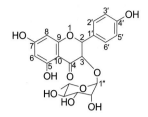

【分子式及分子量】 $C_{21}H_{22}O_{10}$；434.39

【来源】 百合科植物菝葜 *Smilax china* L. 的干燥根茎。

【性状】 淡黄色粉末。

本品易溶于甲醇、乙醇，在水中微溶。

熔点：170~172℃。

【纯度检查】

薄层色谱

1. 薄层板　硅胶 G 板

展开剂　三氯甲烷–甲醇–甲酸 (5：1：0.1)

检　识　紫外灯 (254nm) 下检视

2. 薄层板　硅胶 G 板

展开剂　乙酸乙酯–甲酸 (10：0.4)

检　识　紫外灯 (254nm) 下检视

高效液相色谱

色谱柱　Agilent Eclipse XDB C_{18}，$5\mu m$ (4.6mm×250mm)

流动相　乙腈–水 (30：70)，1ml/min

检测波长　290nm

【结构鉴定】 UV λ_{max}^{MeOH}(nm)：203，220，292。

IR ν_{max}^{KBr}(cm^{-1})：3351 (-OH)，1643 (C=O)，1596，1519 (芳环)，1470，1291，1169，1083，976，829。

ESI-MS m/z：433[M－H]$^{-}$。

^{1}**H-NMR**(DMSO-d_6，600MHz) δ：5.88(1H,d,J=1.8Hz,H-6)，5.91(1H,d,J=1.8Hz,H-8)，7.33(2H,d,J=8.4Hz,H-2′,6′)，6.79(2H,d,J=8.4Hz,H-3′,5′)，5.29(1H,d,J=10.2Hz,H-2)，4.75(1H,d,J=10.2Hz,H-3)，4.49(1H,d,J=4.2Hz,H-1″)，1.04(3H,d,J=6.0Hz,H-6″)。

^{13}**C-NMR**(DMSO-d_6，150MHz) δ：194.8(C-4)，166.9(C-7)，163.4(C-5)，162.2(C-9)，157.9(C-4′)，129.1(C-2′,6′)，126.5(C-1′)，115.2(C-3′,5′)，101.0(C-1″)，100.4(C-10)，96.1(C-6)，95.1(C-8)，81.5(C-2)，76.0(C-3)，71.6(C-4″)，70.4(C-3″)，70.1(C-2″)，69.0(C-5″)，17.8(C-6″)。

【贮藏】 冷处 (2~8℃) 保存。

山麦冬皂苷B

Liriopeside B

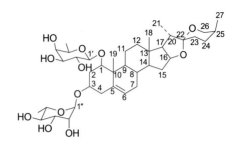

【分子式及分子量】 $C_{39}H_{62}O_{12}$；722.90

【来源】 百合科植物湖北麦冬 *Liriope spicata* (Thunb.) Lour. var. prolifera Y. T. Ma 或短葶山麦冬 *Liriope muscari* (Decne.) Baily 的干燥块根。

【性状】 白色粉末。

本品易溶于甲醇、乙醇等。

熔点：225～227℃。

【纯度检查】

薄层色谱

1. 薄层板 硅胶 G 板

展开剂 三氯甲烷-甲醇-水 (13∶7∶2) 下层液

检 识 10%硫酸乙醇溶液，105℃加热至斑点显色清晰，日光下检视

2. 薄层板 硅胶 G 板

展开剂 正丁醇-乙酸乙酯-水 (4∶1∶5) 上层液

检 识 10%硫酸乙醇溶液，105℃加热至斑点显色清晰，日光下检视

高效液相色谱

色谱柱 Agilent SB C_{18}，$5\mu m$ (4.6mm×250mm)

流动相 乙腈-水 (50∶50)，1ml/min

检 测 ELSD，氮气流速 2.6L/min，漂移管温度 105℃

【结构鉴定】 UV λ_{max}^{MeOH}(nm)：202。

IR ν_{max}^{KBr}(cm^{-1})：3422，986，918，897，849。

ESI-MS m/z：721[M－H]$^{-}$。

^{1}H-NMR(C_5D_5N,600MHz) δ：0.84(3H,s,CH$_3$),1.05(3H,d,$J=7.2$Hz,CH$_3$),1.06 (3H,d,$J=7.8$Hz,CH$_3$),1.15(3H,s,CH$_3$),1.55(3H,d,$J=6.6$Hz,CH$_3$),1.69(3H,d,$J=$ 6.0Hz,CH$_3$),4.55(1H,d,$J=1.8$Hz,H-1″),4.69(1H,d,$J=7.8$Hz,H-1′),5.52(1H,brd, $J=5.4$Hz,H-6)。

^{13}C-NMR(C_5D_5N,150MHz) δ：83.9(C-1),36.0(C-2),73.5(C-3),39.4(C-4),138.3 (C-5),125.7(C-6),33.0(C-7),32.0(C-8),50.6(C-9),43.0(C-10),23.8(C-11),40.4(C-12), 40.2(C-13),57.0(C-14),32.4(C-15),81.2(C-16),63.0(C-17),16.8(C-18),14.6(C-19), 42.5(C-20),14.8(C-21),109.7(C-22),26.4(C-23),26.2(C-24),27.6(C-25),65.0(C-26), 16.3(C-27),102.6(C-1′),72.2(C-2′),75.3(C-3′),72.5(C-4′),71.1(C-5′),17.4(C-6′),99.9 (C-1″),72.8(C-2″),72.8(C-3″),74.1(C-4″),70.1(C-5″),18.6(C-6″)。

【贮藏】 －20℃保存。

短葶山麦冬皂苷 C

Liriope Muscari Baily Saponins C

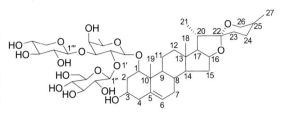

【分子式及分子量】　$C_{44}H_{70}O_{17}$；871.02

【来源】　百合科植物湖北麦冬 *Liriope spicata* (*Thunb.*) Lour. var. prolifera Y. T. Ma 或短葶山麦冬 *Liriope muscari* (*Decne.*) Baily 的干燥块根。

【性状】　白色粉末。

本品溶于甲醇。

熔点：293～294℃

【纯度检查】

薄层色谱

1. 薄层板　硅胶 G 板

　　展开剂　三氯甲烷-甲醇-水 (13∶7∶2) 下层液

　　检　识　10%硫酸乙醇，105℃加热后日光下检视

2. 薄层板　硅胶 G 板

　　展开剂　正丁醇-乙酸乙酯-水 (4∶1∶5) 上层液

　　检　识　10%硫酸乙醇，105℃加热后日光下检视

高效液相色谱

　　色谱柱　Agilent SB C_{18}，5μm (4.6mm×250mm)

　　流动相　乙腈-水溶液 (50∶50)，1ml/min

　　检　测　蒸发光散射检测，漂移管温度105℃，载气流速 2.0L/min

差示量热扫描法

　　起始温度50℃，终点温度300℃，升温速率5℃/min

【结构鉴定】　UV　λ_{max}^{MeOH}(nm)：203。

IR　ν_{max}^{KBr}(cm^{-1})：3407，987，920，899，850

ESI-MS　*m/z*：893[M+Na]$^+$。

^{1}H-NMR(C_5D_5N,600MHz)　δ：0.85(3H,s,-CH$_3$)，1.35(3H,s,-CH$_3$)，4.82(1H,d,*J*=7.8Hz,H-1″)，5.28(1H,d,*J*=7.8Hz,H-1‴)，5.56(1H,d,*J*=5.6Hz,H-1′)，5.54(1H,brd,*J*=7.8Hz,H-6)。

^{13}C-NMR(C_5D_5N,150MHz)　δ：83.0(C-1)，37.4(C-2)，68.3(C-3)，43.7(C-4)，139.8(C-5)，124.5(C-6)，32.4(C-7)，33.0(C-8)，50.4(C-9)，42.9(C-10)，23.7(C-11)，40.4(C-12)，40.2(C-13)，57.0(C-14)，33.0(C-15)，81.2(C-16)，62.9(C-17)，16.8(C-18)，14.9(C-19)，42.4(C-20)，15.1(C-21)，109.3/109.7(C-22)，32.0/26.4(C-23)，29.3/26.2(C-24)，31.8/27.6(C-25)，66.8/65.0(C-26)，17.3/16.2(C-27)，100.5(C-1′)，78.1(C-2′)，83.1(C-3′)，72.3(C-4′)，71.1(C-5′)，17.2(C-6′)，106.3(C-1″)，76.5(C-2″)，78.8(C-3″)，72.0(C-4″)，78.4(C-5″)，63.3(C-6″)，105.0(C-1‴)，75.1(C-2‴)，78.8(C-3‴)，70.7(C-4‴)，67.3(C-5‴)。

【贮藏】　冷处 (2～8℃) 保存。

鲁斯可皂苷元
Ruscogenin

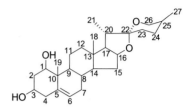

【异名】 螺可吉宁

【分子式及分子量】 $C_{27}H_{42}O_4$；430.62

【来源】 百合科植物麦冬 *Ophiopogon japonicus* (L. f) Ker-Gawl. 的干燥块根。

【性状】 白色粉末。

本品溶于甲醇。

熔点：210～211℃。

【纯度检查】

薄层色谱

1. 薄层板 硅胶 G 板

展开剂 甲苯-甲醇-冰醋酸 (80：5：0.1)

检 识 10%硫酸乙醇显色后紫外灯 (365nm) 下及日光下检视

2. 薄层板 硅胶 G 板

展开剂 甲苯-丙酮 (3：2)

检 识 10%硫酸乙醇显色后紫外灯 (365nm) 下及日光下检视

高效液相色谱

色谱柱 Agilent SB C_{18}，$5\mu m$ (4.6mm×250mm)

流动相 甲醇-水溶液 (88：12)，1ml/min

检 测 ELSD 检测

差示量热扫描法

起始温度 50℃，终点温度 300℃，升温速率 5℃/min

【结构鉴定】 **UV** $\lambda_{max}^{MeOH}(nm)$：203。

IR $\nu_{max}^{KBr}(cm^{-1})$：3362，987，919，897，851。

ESI-MS m/z：429$[M-H]^-$，385。

^{1}**H-NMR**$(C_5D_5N,500MHz)$ δ：0.79(3H,s,18-CH_3)，1.00(3H,d,$J=7.0Hz$,27-CH_3)，1.08(3H,d,$J=7.0Hz$,21-CH_3)，1.05(3H,s,19-CH_3)，5.54(1H,m,H-6)。

^{13}**C-NMR**$(C_5D_5N,125MHz)$ δ：77.9(C-1)，42.8(C-2)，68.0(C-3)，42.4(C-4)，138.2(C-5)，125.4(C-6)，32.4(C-7)，31.4(C-8)，50.4(C-9)，42.2(C-10)，23.8(C-11)，40.1(C-12)，39.8(C-13)，56.5(C-14)，32.0(C-15)，80.7(C-16)，62.1(C-17)，16.3(C-18)，13.0(C-19)，42.0(C-20)，14.3(C-21)，109.8(C-22)，26.0(C-23)，25.8(C-24)，27.1(C-25)，65.1(C-26)，16.1(C-27)。

【贮藏】 冷处 (2～8℃) 保存。

木通苯乙醇苷 B

Calceolarioside B

【异名】 荷苞花苷 B

【分子式及分子量】 $C_{23}H_{26}O_{11}$；478.15

【来源】 木通科木通属植物白木通 *Akebia trifoliate* (Thunb.) 的干燥藤茎。

【性状】 白色粉末。

本品易溶于甲醇。

熔点：94～110℃。

【纯度检查】

薄层色谱

1. 薄层板 硅胶 G 板

展开剂 乙酸乙酯-甲醇-水-甲酸 (100∶17∶13∶0.5)

检 识 5%$FeCl_3$ 溶液，日光下检视

2. 薄层板 硅胶 G 板

展开剂 三氯甲烷-甲醇-水 (30∶10∶1)

检 识 2%香草醛硫酸溶液，105℃加热至斑点显色清晰，日光下检视

高效液相色谱

色谱柱 Agilent SB C_{18}，5μm (4.6mm×250mm)

流动相 甲醇-0.1%磷酸水溶液 (35∶65)，1ml/min

检测波长 330nm、324nm

【结构鉴定】 UV $\lambda_{max}^{MeOH}(nm)$：216，290，329[2]。

IR $\nu_{max}^{KBr}(cm^{-1})$：3350，2940，1690，1650，1600，1515[1]。

ESI-MS m/z：477$[M-H]^{-}$[2]。

^{1}H-NMR(CD_3OD,600MHz) δ：2.73(t-like,$J=7.8Hz$,H-β),3.20(t-like,$J=8.4Hz$,H-2′),3.36(2H,H-3′,4′),3.48(1H,m,H-5′),3.65(1H,m,H-α),3.92(1H,m,H-α),4.31(1H,d,$J=6.6Hz$,H-1′),4.31(1H,dd,$J=12.6,6.0Hz$,H-6′),4.45(1H,dd,$J=11.4,1.8Hz$,H-6′),6.24(1H,d,$J=13.4Hz$,H-α''),6.49(1H,dd,$J=7.8,1.8Hz$,H-6),6.60(1H,d,$J=8.4Hz$,H-5),6.64(1H,d,$J=1.8Hz$,H-2),6.73(1H,d,$J=8.4Hz$,H-5″),6.84(1H,dd,$J=8.4,1.8Hz$,H-6″),6.99(1H,d,$J=1.8Hz$,H-2″),7.51(1H,d,$J=16.2Hz$,H-β'')[2]。

^{13}C-NMR(CD_3OD,150MHz) δ：131.3(C-1),117.0(C-2),146.0(C-3),144.5(C-4),116.3(C-5),121.2(C-6),36.6(C-β),72.3(C-α),104.4(C-1′),75.0(C-2′),77.8(C-3′),71.6(C-4′),75.3(C-5′),64.6(C-6′),127.6(C-1″),115.0(C-2″),147.2(C-3″),149.5(C-4″),116.5(C-5″),123.1(C-6″),146.6(C-β''),114.8(C-α''),169.1(-C=O)[2]。

【贮藏】 冷处 (2～8℃) 保存。

参考文献

[1] Tayfun E，Deniz T，Ihsan C. Phenylethanoid Glycosides from *Scutellaria galericulata* [J]. Truk J Chem. 2002，26：465-471.

[2] 林瑞超，马双成. 中药化学对照品应用手册[M]. 北京：化学工业出版社，2013.

（－)-丁香树脂酚-4-O-β-D-呋喃芹糖基-(1→2)-β-D-吡喃葡萄糖苷

（－)-Syringaresnol-4-O-β-D-Apiofuranosyl-(1→2)-β-D-Glucopyranoside

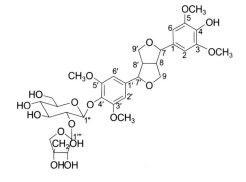

【分子式及分子量】 $C_{33}H_{44}O_{17}$；712.26

【来源】 豆科植物合欢 *Albizia julibrissin* Durazz. 的干燥树皮。

【性状】 白色粉末。

本品溶于甲醇。

熔点：119～121℃[1]。

比旋度：$[\alpha]_D^{20}$ －40.0°

（$c=1.2$，CH_3OH）。

【纯度检查】

薄层色谱

1. 薄层板 硅胶 G 板

展开剂 三氯甲烷-甲醇-水 (13∶5∶2) 的下层液

检 识 5%磷钼酸乙醇溶液，在90℃加热至斑点显色清晰后日光下检视

2. 薄层板 硅胶 G 板

展开剂 三氯甲烷-甲醇-乙酸乙酯-水 (15∶22∶40∶10) 的下层液

检 识 5%磷钼酸乙醇溶液，在90℃加热至斑点显色清晰后日光下检视

高效液相色谱

色谱柱 Agilent C_{18}，$10\mu m$ (4.6mm×250mm)

流动相 乙腈-0.04%磷酸溶液 (18∶82)，1ml/min

检测波长 204nm

【结构鉴定】 **UV** $\lambda_{max}^{MeOH}(nm)$：271，208。

IR $\nu_{max}^{KBr}(cm^{-1})$：3396，2939，2877，1612，1596，1463，1328，1221，1120，1067，928，827，704。

FAB-MS m/z：711[M－H]$^-$。

^{1}H-NMR(DMSO-d_6，600MHz) δ：8.29(1H，s，Ar-OH)，6.66(2H，s，H-2，6)，6.61(2H，s，H-2'，6')，5.18(1H，brs，H-1'')，5.01(1H，brs，H-1''')，4.67(1H，d，$J=4.8Hz$，H-7)，4.62(1H，d，$J=4.8Hz$，H-7')，4.26(2H，brs，Ha-9，9')，4.18(2H，t，$J=8.4Hz$，Hb-9，9')，3.08(2H，m，H-8，H-8')，3.76(6H，s，3，5-OCH$_3$)，3.35(6H，s，3'，5'-OCH$_3$)。

^{13}C-NMR(DMSO-d_6，150MHz) δ：133.5(C-1)，104.1(C-2)，152.8(C-3)，137.3(C-4)，152.8(C-5)，104.1(C-6)，85.3(C-7)，53.6(C-8)，71.2(C-9)，131.3(C-1')，103.7(C-2')，147.9(C-3')，134.8(C-4')，147.9(C-5')，103.7(C-6')，85.1(C-7')，53.7(C-8')，71.2(C-9')，56.4(C-3，5-OCH$_3$)，56.0(C-3'，5'-OCH$_3$)，100.6(C-1'')，77.1(C-2'')，76.2(C-3'')，70.1(C-4'')，76.9(C-5'')，61.0(C-6'')，108.5(C-1''')，76.8(C-2''')，79.3(C-3''')，73.9(C-4''')，64.6(C-5''')[2]。

【贮藏】 冷处 (2～8℃) 保存。

参考文献

[1] 干国平，朱红，夏艺等. 山合欢皮化学成分的分离鉴定[J]. 湖北中医学院学报，2008，10 (4)：24-25.

[2] 林瑞超，马双成. 中药化学对照品应用手册[M]. 北京：化学工业出版社，2013.

夏佛塔苷
Schaftoside

【分子式及分子量】 $C_{26}H_{28}O_{14}$；564.49

【来源】 豆科植物广金钱草 *Desmodium styracifolium* （Osb.） Merr. 的干燥地上部分。

【性状】 黄色结晶性粉末。
本品可溶于甲醇、乙醇。
熔点：237～239℃。

【纯度检查】

薄层色谱

1. 薄层板 聚酰胺薄膜
   展开剂 乙酸乙酯-丁酮-甲酸 （5:1:1）
   检 识 1%三氯化铝乙醇溶液显色后，紫外灯 （365nm） 下检视
2. 薄层板 硅胶 G 板
   展开剂 乙酸乙酯-甲醇-水 （6:3:1）
   检 识 1%三氯化铝乙醇溶液显色后，紫外灯 （254nm） 下检视

高效液相色谱

色谱柱 Agilent C_{18}，$5\mu m$ （4.5mm×250mm）

流动相 甲醇-水 （32:68），1ml/min

检测波长 272nm

【结构鉴定】 UV λ_{max}^{EtOH}(nm)：333，302 (sh)，272。

IR ν_{max}^{KBr}(cm^{-1})：3375 (-OH)，1653 (C=O)，1620 (C=C)，1581，1088 (C—O)。

FAB-MS m/z：565[M+H]$^+$。

^{1}H-NMR(DMSO-d_6,500MHz) δ:6.73(1H,s,H-3),13.75(1H,s,5-OH),8.07(2H,d,$J=10.0$Hz,H-2′,6′),6.93(2H,d,$J=10.0$Hz,H-3′,5′),4.75(1H,d,$J=15.0$Hz,H-1″),4.81(1H,d,$J=10.0$Hz,H-1‴)[1]。

^{13}C-NMR(DMSO-d_6,125MHz) δ:163.7(C-2),102.2(C-3),182.0(C-4),159.2(C-5),108.2(C-6),160.8(C-7),103.6(C-8),154.1(C-9),103.3(C-10),121.1(C-1′),128.7(C-2′),115.7(C-3′),161.2(C-4′),115.7(C-5′),128.7(C-6′),73.3(C-1″),70.8(C-2″),78.4(C-3″),70.5(C-4″),81.0(C-5″),60.7(C-6″),74.2(C-1‴),68.9(C-2‴),74.8(C-3‴),68.5(C-4‴),70.0(C-5‴)[1]。

【贮藏】 冷处 （2～8℃） 保存。

参考文献

[1] Abraham Cheng-Ning Leong, Yoshinori Kinjo, Masakuni Tao, et al. Flavonoid glycosides in the shoot system of Okinawa Taumu (Colocasia esculenta S.) [J]. Food Chemistry, 2010, 119：630-635.

通关藤苷 H
Tenacissoside H

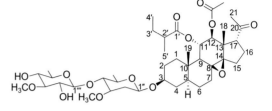

【分子式及分子量】 $C_{42}H_{66}O_{14}$；794.96

【来源】 萝藦科植物通关藤 *Marsdenia tenacissima*（Roxb.）Wight et Arn. 的干燥藤茎。

【性状】 白色粉末。

本品溶于甲醇。

熔点：199～203℃。

【纯度检查】

薄层色谱

1. 薄层板　硅胶 G 板

展开剂　三氯甲烷-丙酮-甲醇（20:1:1）

检　识　10%硫酸乙醇溶液显色后，日光及紫外灯（365nm）下检视

2. 薄层板　硅胶 G 板

展开剂　三氯甲烷-乙酸乙酯-甲酸（3:3:0.1）

检　识　10%硫酸乙醇溶液显色后，日光及紫外灯（365nm）下检视

高效液相色谱

色谱柱　Phenomenex C_{18}，$5\mu m$（4.6mm×250mm）

流动相　乙腈-水（56:44），1ml/min

检　测　蒸发光散射检测，氮气流速 2.4L/min，漂移管 90℃

【结构鉴定】 UV λ_{max}^{MeOH}(nm)：227，202。

IR ν_{max}^{KBr}(cm^{-1})：3491（-OH），2970，2935，2878，1735（C=O），1702（C=O），1452，1365，1249，1161，1084，1032，982，917。

ESI-MS m/z：817[M+Na]$^+$。

^{1}**H-NMR**(C_5D_5N,600MHz)　δ：0.82(3H,t,J=8.4Hz,4'-CH$_3$)，1.03(3H,d,J=8.4Hz,5'-CH$_3$)，1.14(3H,s,19-CH$_3$)，1.21(3H,s,18-CH$_3$)，1.53(3H,d,J=7.2Hz,6"-CH$_3$)，1.69(3H,brs,6‴-CH$_3$)，2.01(3H,s,-OOCCH$_3$)，2.24(3H,s,21-CH$_3$)，2.88(1H,d,J=7.8Hz,H-17β)，3.52，3.85(各 3H,s,3"，3‴-OCH$_3$)，4.06(1H,brs,H-3‴)，4.81(1H,d,J=10.2Hz,H-1")，5.32(1H,d,J=9.6Hz,H-1‴)，5.37(1H,d,J=10.2Hz,H-12α)，5.67(1H,t,J=10.2Hz,H-11β)。

^{13}**C-NMR**(C_5D_5N,150MHz)　δ：37.8(C-1)，29.6(C-2)，75.8(C-3)，35.1(C-4)，43.8(C-5)，27.0(C-6)，25.1(C-7)，66.7(C-8)，51.7(C-9)，39.4(C-10)，68.7(C-11)，75.1(C-12)，46.1(C-13)，71.6(C-14)，32.1(C-15)，27.2(C-16)，60.0(C-17)，13.1(C-18)，17.0(C-19)，209.9(C-20)，29.8(C-21)，175.5(C-1')，41.5(C-2')，26.5(C-3')，11.8(C-4')，15.6(C-5')，97.4(C-1")，38.0(C-2")，79.6(C-3")，83.2(C-4")，72.0(C-5")，18.7(C-6")，57.1(3"-OCH$_3$)，102.1(C-1‴)，73.3(C-2‴)，84.1(C-3‴)，74.6(C-4‴)，71.0(C-5‴)，19.1(C-6‴)，62.1(3‴-OCH$_3$)，170.8(-OOCCH$_3$)，20.8(-OOCCH$_3$)。

【贮藏】 冷处（2～8℃）保存。

大车前苷

Plantamajoside

【分子式及分子量】 $C_{29}H_{36}O_{16}$；640.20

【来源】 车前科植物车前 *Plantago asiatica* L. 或平车前 *Plantago depressa* Willd. 的干燥全草

【性状】 白色无定形粉末。

本品易溶于甲醇。

熔点：134~139℃[1]。

【纯度检查】

薄层色谱

1. 薄层板 硅胶 G 板

   展开剂 乙酸乙酯-甲醇-甲酸-水（18：3：1.5：1）

   检 识 5％FeCl₃ 溶液，日光下检视

2. 薄层板 硅胶 G 板

   展开剂 三氯甲烷-甲醇-水-甲酸（12：5：1：1）

   检 识 10％硫酸乙醇溶液，105℃加热至斑点显色清晰，日光及紫外灯（365nm）下检视

高效液相色谱

   色谱柱 Agilent SB C₁₈，5μm（4.6mm×250mm）

   流动相 乙腈-0.1％甲酸（15：85），1ml/min

   检测波长 330nm、240nm、290nm

【结构鉴定】 **UV** λ_{max}^{MeOH}(nm)：219，232（sh），242（sh），291，300（sh），331[2]。

IR ν_{max}^{KBr}(cm^{-1})：3380（-OH），1698（C=O），1632（C=C），1608（Arom C=C），1520（Arom C=C）[1]。

ESI-MS m/z：663[M+Na]$^+$，639[M−H]$^-$，477[M−H−Glc]$^-$。

^{1}H-NMR(CD₃OD，600MHz) δ：2.74（2H，m，H-7），4.35（1H，d，J=7.8Hz，H-1‴），4.48（1H，d，J=7.8Hz，H-1″），6.27（1H，d，J=16.2Hz，H-8′），6.51（1H，dd，J=7.8，2.4Hz，H-6），6.62（1H，d，J=7.8Hz，H-5），6.65（1H，d，J=1.8Hz，H-2），6.73（1H，d，J=8.4Hz，H-5′），6.93（1H，dd，J=8.4，1.8Hz，H-6′），7.02（1H，d，J=2.4Hz，H-2′），7.53（1H，d，J=15.6Hz，H-7′）。

^{13}C-NMR(CD₃OD，150MHz) δ：131.4（C-1），116.3（C-2），146.1（C-3），144.6（C-4），117.1（C-5），121.3（C-6），36.5（C-7），72.2（C-8），127.7（C-1′），115.2（C-2′），146.8（C-3′），149.6（C-4′），116.5（C-5′），123.1（C-6′），147.4（C-7′），115.3（C-8′），168.5（C-9′），103.9（C-1″），75.0（C-2″），84.2（C-3″），70.8（C-4″），75.8（C-5″），62.3（C-6″），105.7（C-1‴），76.0（C-2‴），77.6（C-3‴），71.2（C-4‴），77.8（C-5‴），62.4（C-6‴）。

【贮藏】 −20℃保存、避光。

参考文献

[1] Ravn H, Nishibe S, Sasahara M, et al. Phenolic compounds from *Plantago asiatica*[J]. Phytochemistry, 1990, 29 (11)：3627-3631.

木蝴蝶苷B

Baicalein-7-O-diglucoside

【分子式及分子量】 $C_{27}H_{30}O_{15}$；594.16

【来源】 紫葳科植物木蝴蝶 *Oroxylum indicum* (L.) Vent. 的干燥成熟种子。

【性状】 黄色粉末。

本品溶于甲醇、乙醇。

熔点：170～172℃。

【纯度检查】

薄层色谱

1. 薄层板　聚酰胺薄膜

展开剂　乙酸

检　识　紫外灯（365nm）下检视

2. 薄层板　聚酰胺薄膜

展开剂　乙醇-水（1∶2）

检　识　紫外灯（365nm）下检视，1% $AlCl_3$ 乙醇液显色后紫外灯（365nm）下检视

高效液相色谱

色谱柱　Phenomenex C_{18}，$5\mu m$ （4.6mm×250mm）

流动相　甲醇-0.3%磷酸（40∶60），1ml/min

检　测　254nm、280nm、320nm

【结构鉴定】 UV λ_{max}^{MeOH}(nm)：314，278，246，215，205。

IR ν_{max}^{KBr}(cm^{-1})：3326（-OH），2911（C—H），1667（C=O），1610（芳环 C=C），1567（芳环 C=C），1480，1453，1364，1247，1107，1077，1044，919，833。

ESI-MS m/z：593[M－H]$^-$，1187[2M－H]$^-$。

^{1}H-NMR(DMSO-d_6,500MHz) δ：4.21(1H,d,$J=7.5$Hz,H-1$'''$),5.05(1H,d,$J=7.4$Hz,H-1$''$),7.01(1H,s,H-3),7.15(1H,s,H-8),7.62(3H,$J=7.5$ Hz,H-3$'$,4$'$,5$'$),8.11(2H,brd,$J=6.5$Hz,H-2$'$,6$'$),8.54(1H,s,6-OH),12.59(1H,s,5-OH)。

^{13}C-NMR(DMSO-d_6,125MHz) δ：163.6(C-2)，104.6(C-3)，182.6(C-4)，146.4(C-5)，130.8(C-6)，149.3(C-7)，94.4(C-8)，151.5(C-9)，106.1(C-10)，130.5(C-1$'$)，126.4(C-2$'$)，129.3(C-3$'$)，132.0(C-4$'$)，129.3(C-5$'$)，126.4(C-6$'$)，100.9(C-1$''$)，73.2(C-2$''$)，76.9(C-3$''$)，70.2(C-4$''$)，75.6(C-5$''$)，69.3(C-6$''$)，103.8(C-1$'''$)，73.6(C-2$'''$)，75.6(C-3$'''$)，69.6(C-4$'''$)，77.2(C-5$'''$)，61.2(C-6$''$)。

【贮藏】 冷处（2～8℃）保存。

4-羟基苯乙酸

4-Hydroxyphenylacetic Acid

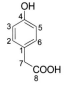

【分子式及分子量】 $C_8H_8O_3$；152.15

【来源】 合成。

【性状】 白色无定形粉末。

本品易溶于甲醇，乙醇。

熔点：151～153℃。

【纯度检查】

薄层色谱

1. 薄层板　硅胶 GF_{254} 板

展开剂　二氯甲烷-甲醇-冰醋酸（5：0.15：0.2）

检　识　紫外灯（254nm）下检视及10％硫酸乙醇溶液，105℃加热至显色清晰，日光下检视

2. 薄层板　硅胶 GF_{254} 板

展开剂　石油醚-乙醚-冰醋酸（3：5：0.2）

检　识　紫外灯（254nm）下检视及10％硫酸乙醇溶液，105℃加热至显色清晰，日光下检视

高效液相色谱

色谱柱　Agilent C_{18}，$5\mu m$（4.6mm×250mm）

流动相　甲醇-水-冰醋酸溶液（14：86：1），1ml/min

检测波长　224nm

差示量热扫描法

起始温度50℃，终点温度300℃，升温速率5℃/min

【结构鉴定】 UV λ_{max}^{MeOH}(nm)：202，225，278。

IR $\nu_{max}^{KBr}(cm^{-1})$：3260（-OH），1708（C=O），1369（C=O），1323，1518，1215，902，823，789，656。

ESI-MS m/z：153$[M+H]^+$。

^{1}H-NMR(CD$_3$OD,500MHz)　δ：7.08(2H,d,J=8.5Hz,H-2,6)，6.73(2H,D,J=8.5Hz,H-5,3)，3.48(2H,s,H-7)。

^{13}C-NMR(CD$_3$OD,125MHz)　δ：176.2(C-8)，157.4(C-4)，131.3(C-2,6)，126.8(C-1)，116.2(C-3,5)，41.0(C-7)。

【贮藏】 冷处（2～8℃）保存。

西贝母碱苷

Sipeimine-3β-D-glucoside

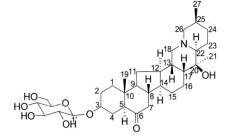

【分子式及分子量】 $C_{33}H_{53}NO_8$；591.78

【来源】 百合科植物伊犁贝母 *Fritillaria pallidiflora* Schrenk 的干燥鳞茎。

【性状】 浅棕色粉末。

本品溶于甲醇。

熔点：266～268℃。

【纯度检查】

薄层色谱

1. 薄层板　硅胶 G 板

展开剂　三氯甲烷-甲醇-水 (7：3：0.5)

检　识　稀碘化铋钾试液显色，日光下检视

2. 薄层板　硅胶 G 板

展开剂　乙酸乙酯-乙醇-水-甲酸 (10：5：3：1)

检　识　稀碘化铋钾试液显色，日光下检视

高效液相色谱

色谱柱　Phenomenex C_{18}，5μm (4.6mm×250mm)

流动相　乙腈-0.03%二乙胺 (52：48)，1.0ml/min

检　测　蒸发光散射检测，漂移管温度95℃，载气流速 2.4L/min

【结构鉴定】 UV λ_{max}^{MeOH}(nm)：203。

IR ν_{max}^{KBr}(cm^{-1})：3420，2937，2780，1701，1451，1384，1077，1040。

ESI-MS m/z：614[M＋Na]$^+$，592[M＋H]$^+$。

^{1}H-NMR(C_5D_5N,600MHz) δ:0.55(3H,s,H-19),1.14(3H,s,H-21),1.11(3H,d,J=7.2Hz,H-27),4.42(1H,m,H-3),5.05(1H,d,J=7.8Hz,H-1'),4.27(2H,m,H-6')。

^{13}C-NMR(C_5D_5N,150MHz) δ:37.5(C-1),29.3(C-2),76.9(C-3),28.3(C-4),56.4(C-5),210.0(C-6),47.0(C-7),42.6(C-8),56.3(C-9),38.2(C-10),30.6(C-11),46.6(C-12),34.6(C-13),40.4(C-14),26.7(C-15),19.6(C-16),39.4(C-17),60.0(C-18),12.4(C-19),72.0(C-20),23.5(C-21),64.0(C-22),19.3(C-23),30.0(C-24),26.9(C-25),61.7(C-26),17.5(C-27),102.1(C-1'),75.4(C-2'),78.6(C-3'),71.8(C-4'),76.9(C-5'),63.0(C-6')。

【贮藏】 冷处 (2～8℃) 保存。

女贞苷

Ligustroflavone

【分子式及分子量】 $C_{33}H_{40}O_{18}$；724.22

【来源】 省沽油科植物山香园 *Turpinia arguta* Seem. 的干燥叶。

【性状】 黄色粉末。

　　　　本品易溶于甲醇、乙醇等。

　　　　熔点：228.1～230.6℃。

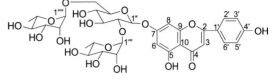

【纯度检查】

薄层色谱

1. 薄层板　0.5％氢氧化钠溶液制备的硅胶 G 板

　　展开剂　乙酸乙酯–丁酮–甲酸–水（6∶3∶1∶1）

　　检　识　1％AlCl₃ 乙醇液显色后紫外灯（365nm）下检视

2. 薄层板　0.5％氢氧化钠溶液制备的硅胶 G 板

　　展开剂　乙酸乙酯–甲醇–甲酸（5.5∶3.5∶1）

　　检　识　1％AlCl₃ 乙醇液显色后紫外灯（365nm）下检视

高效液相色谱

　　色谱柱　Phenomenex C_{18}，5μm（4.6mm×250mm）

　　流动相　甲醇–0.5％磷酸（38∶62），1ml/min

　　检　测　336nm、268nm、220nm

【结构鉴定】　UV λ_{max}^{MeOH}(nm)：268，336。

IR ν_{max}^{KBr}(cm^{-1})：3384（-OH），2931，1655（C=O），1605（芳环），1497（芳环），1445，1343，1245，1179，1062（C—O），981，836。

ESI-MS m/z：725[M＋H]$^{+}$，723[M－H]$^{-}$。

^{1}H-NMR(DMSO-d_6，500MHz)　δ：7.93(2H,d,J＝8.5Hz,H-2′,6′),6.97(2H,d,J＝8.5Hz,H-3′,5′),6.86(1H,s,H-3),6.71(1H,brs,H-8),6.39(1H,brs,H-6),5.23(1H,d,J＝6.7Hz,H-1″),5.12(1H,brs,H-1‴),4.53(1H,J＝8.5Hz,H-1″″),3.85～3.11(m,糖上氢),1.21(3H,d,J＝6.0Hz,H-6″″),1.06(3H,d,J＝6.0,Hz,H-6‴),12.98(1H,s,5-OH),10.46(1H,s,4′-OH)。

^{13}C-NMR(DMSO-d_6，125MHz)　δ：164.5(C-2),103.2(C-3),182.0(C-4),161.2(C-5),99.4(C-6),162.5(C-7),94.4(C-8),157.0(C-9),105.5(C-10),121.0(C-1′),128.6(C-2′),116.2(C-3′),161.4(C-4′),116.2(C-5′),128.6(C-6′),97.8(C-1″),77.0(C-2″),75.5(C-3″),69.7(C-4″),76.3(C-5″),66.0(C-6″),100.5(C-1‴),70.3(C-2‴),70.5(C-3‴),71.9(C-4‴),68.4(C-5‴),17.8(C-6‴),100.5(C-1″″),70.4(C-2″″),70.8(C-3″″),72.1(C-4″″),68.4(C-5″″),18.1(C-6″″)。

【贮藏】　冷处（2～8℃）保存。

瓜子金皂苷己

Polygalasaponin F

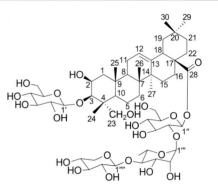

【分子式及分子量】 $C_{53}H_{86}O_{23}$；1091.24

【来源】 远志科植物瓜子金 *Polygala japonica* Houtt. 的干燥全草。

【性状】 白色粉末。

本品溶于甲醇、水等。

熔点：232～233℃。

【纯度检查】

薄层色谱

1. 薄层板 硅胶 G 板

展开剂 正丁醇-乙酸-水 (4:1:5) 上层液

检 识 10％硫酸乙醇试液，加热至斑点清晰，日光下检视

2. 薄层板 硅胶 G 板

展开剂 三氯甲烷-甲醇-水 (75:35:4)

检 识 10％硫酸乙醇试液，加热至斑点清晰，日光下检视

高效液相色谱

色谱柱 Agilent C_{18}，$5\mu m$ (4.6mm×250mm)

流动相 乙腈-水 (28:72)，1ml/min

检 测 蒸发光散射检测器，漂移管温度105℃，载气流速 2.8L/min

【结构鉴定】 UV λ_{max}^{MeOH}(nm)：203。

IR ν_{max}^{KBr}(cm^{-1})：3387，2942，1751，1637，1460，1386，1257，1159，1077，1046，893，817。

ESI-MS m/z：1089[M－H]$^-$。

^{1}H-NMR(C_5D_5N,600MHz) δ：0.78(3H,s,H-30)，0.81(3H,s,H-29)，1.14(3H,s,H-26)，1.19(3H,s,H-27)，1.26(3H,s,H-24)，1.52(3H,s,H-25)，1.81(3H,d,$J=6.0$Hz,H-6‴)，5.12(1H,d,$J=7.8$Hz,H-1′)，5.43(1H,brs,H-12)，6.17(1H,d,$J=8.4$Hz,H-1″)，6.48(1H,brs,H-1‴)，5.05(1H,overlapped,H-1‴‴)。

^{13}C-NMR(C_5D_5N,150MHz) δ：43.1(C-1)，70.6(C-2)，83.1(C-3)，42.8(C-4)，48.2(C-5)，18.5(C-6)，32.6(C-7)，40.4(C-8)，48.9(C-9)，37.3(C-10)，24.4(C-11)，122.9(C-12)，144.5(C-13)，42.8(C-14)，28.9(C-15)，23.4(C-16)，47.5(C-17)，42.3(C-18)，46.4(C-19)，31.0(C-20)，34.0(C-21)，33.5(C-22)，65.6(C-23)，15.4(C-24)，17.7(C-25)，17.9(C-26)，26.3(C-27)，176.8(C-28)，33.4(C-29)，24.0(C-30)，106.0(C-1′)，75.8(C-2′)，78.9(C-3′)，71.9(C-4′)，78.6(C-5′)，62.7(C-6′)，95.0(C-1″)，76.6(C-2″)，79.8(C-3″)，71.6(C-4″)，79.2(C-5″)，62.1(C-6″)，101.7(C-1‴)，72.1(C-2‴)，73.0(C-3‴)，85.8(C-4‴)，68.3(C-5‴)，18.9(C-6‴)，108.0(C-1‴‴)，76.3(C-2‴‴)，78.8(C-3‴‴)，71.0(C-4‴‴)，67.5(C-5‴‴)。

【贮藏】 冷处 (2～8℃) 保存。

商陆皂苷甲

Esculentoside A

【分子式及分子量】 $C_{42}H_{66}O_{16}$；826.96

【来源】 商陆科植物商陆 *Phytolacca acinosa* Roxb. 或垂序商陆 *Phytolacca americana* L. 的干燥根。

【性状】 白色粉末。

本品易溶于水、热甲醇、乙醇、正丁醇，难溶于丙酮、乙醚等亲脂性溶剂。

熔点：263～268℃[1]。

比旋度：$[\alpha]_D^{20}$ + 56.2° ($c=0.4$，CH_3OH)[1]。

【纯度检查】

薄层色谱

1. 薄层板 硅胶 G 板

   展开剂 三氯甲烷–甲醇–水 (7∶3∶1) 下层液

   检 识 10%硫酸乙醇试液，加热至斑点清晰，日光下检视

2. 薄层板 硅胶 G 板

   展开剂 乙酸乙酯–乙醇–水 (10∶2∶1)

   检 识 10%硫酸乙醇试液，加热至斑点清晰，日光下检视

高效液相色谱

色谱柱 Agilent C_{18}，5μm (4.6mm×250mm)

流动相 甲醇–0.4%冰醋酸水溶液 (60∶40)，1ml/min

检 测 漂移管温度 105℃，N_2 流速 2.5L/min

差示量热扫描法

起始温度 50℃，终点温度 300℃，升温速率 5℃/min

【结构鉴定】 UV λ_{max}^{MeOH}(nm)：204[2]。

IR ν_{max}^{KBr}(cm^{-1})：3400，2940～2860，1730，1700，1640，1460，1380，1220，1080，1045[2]。

ESI-MS m/z：849[M＋Na]$^+$[3]。

^{1}H-NMR(CD_3OD,600MHz) δ：0.81(3H,s,H-26)，0.93(3H,s,H-29)，1.14(3H,s,H-27)，1.18(3H,s,H-24)，1.28(3H,s,H-25)，3.70(3H,s,OCH_3)，5.32(1H,brs,H-12)[3]。

^{13}C-NMR(CD_3OD,150MHz) δ：44.0(C-1)，71.5(C-2)，83.4(C-3)，43.0(C-4)，48.5(C-5)，18.5(C-6)，33.4(C-7)，40.5(C-8)，48.8(C-9)，37.5(C-10)，24.6(C-11)，124.2(C-12)，144.8(C-13)，43.0(C-14)，28.8(C-15)，24.2(C-16)，48.0(C-17)，44.0(C-18)，43.1(C-19)，45.0(C-20)，31.3(C-21)，35.0(C-22)，65.4(C-23)，14.7(C-24)，17.5(C-25)，17.8(C-26)，

26.4(C-27),181.3(C-28),28.7(C-29),178.8(C-30),52.3(30-OCH$_3$),106.2(C-1′),75.1(C-2′),76.3(C-3′),78.5(C-4′),64.6(C-5′),103.4(C-1″),74.6(C-2″),78.1(C-3″),71.5(C-4″),77.8(C-5″),62.6(C-6″)。

【贮藏】 −20℃保存。

参考文献

[1] Woo Wonsick, Kang Samsik, Wagner Hldebert, et al. Tritepenoid saponins from the roots of *Phytolacca Americana* [J]. Planta Med., 1978, 34 (1)：87-92.

[2] 易杨华，王著禄. 商陆有效成分的研究-Ⅰ·三萜皂苷的分离与鉴定[J]. 中草药，1984，15 (2)：7-11.

[3] Escalante Andrea M, Santecchia Carina B, López Silvia N, et al. Isolation of antifungal saponins from *Phytolacca tetramera*, an Argentinean species in critic risk[J]. J Ethnopharmacol, 2002, 82 (1)：29-34.

黄柏酮
Obacunone

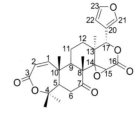

【分子式及分子量】 $C_{26}H_{30}O_7$；454.51

【来源】 芸香科植物白鲜 Dictamnus dasy-carpus Turcz. 的干燥根皮。

【性状】 无色结晶。

本品易溶于三氯甲烷、丙酮、冰醋酸，微溶于乙醇，不溶于水。

熔点：232～234℃。

【纯度检查】

薄层色谱

1. 薄层板 硅胶 G 板

展开剂 乙酸乙酯-石油醚（60～90℃）（1∶1）

检 识 香草醛硫酸试液，日光下检视

2. 薄层板 硅胶 G 板

展开剂 甲苯-环己烷-乙酸乙酯（3∶3∶3）

检 识 香草醛硫酸试液，日光下检视

高效液相色谱

色谱柱 Agilent TC C_{18}，5μm（4.6mm×250mm）

流动相 甲醇-水（60∶40），1ml/min

检测波长 236nm

【结构鉴定】 UV λ_{max}^{MeOH}(nm)：211。

IR ν_{max}^{KBr}(cm^{-1})：1736，1708，1281，1029，875，802。

ESI-MS m/z：455[M+H]$^+$，931[2M+Na]$^+$。

^{1}H-NMR(CD$_3$COCD$_3$,600MHz) δ:1.11(3H,s,CH$_3$),1.28(3H,s,CH$_3$),1.40(3H,s,CH$_3$),1.49(3H,s,CH$_3$),1.51(3H,s,CH$_3$),1.92(3H,m),2.28(1H,dd,$J=17.4,6.0$Hz,H-6),2.76(1H,dd,$J=17.0,6.0$Hz,H-6),3.15(1H,t,$J=17.4$Hz,H-5),3.68(1H,s,H-15),5.49(1H,s,H-17),5.85(1H,d,$J=14.4$Hz,H-1),6.50(1H,brs,H-22),6.78(1H,d,$J=13.8$Hz,H-2),7.55(1H,brs,H-23),7.62(1H,brs,H-21)。

^{13}C-NMR(CD$_3$COCD$_3$,150MHz) δ:158.4(C-1),123.0(C-2),167.2(C-3),84.2(C-4),57.5(C-5),40.5(C-6),208.6(C-7),53.6(C-8),49.6(C-9),44.0(C-10),17.1(C-11),33.1(C-12),38.2(C-13),66.1(C-14),54.0(C-15),167.4(C-16),78.7(C-17),121.6(C-20),142.3(C-21),111.0(C-22),144.1(C-23),32.1(CH$_3$),27.2(CH$_3$),21.3(CH$_3$),20.0(CH$_3$),16.8(CH$_3$)。

【贮藏】 −20℃保存。

苍术素

Atractylodin

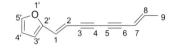

【分子式及分子量】 $C_{13}H_{10}O$；182.22

【来源】 菊科植物毛苍术 *Atractylodes lancea*（Thunb.）DC. 或北苍术 *Atractylodes chinensis*（DC.）Koidz. 的干燥根茎。

【性状】 淡黄色棱柱状结晶。

本品溶于甲醇、乙醇等。

熔点：54℃[1]。

【纯度检查】

薄层色谱

1. 薄层板 硅胶 G 板

展开剂 石油醚（60～90℃）-丙酮（9：2）

检 识 紫外灯（254nm）下检视；10%硫酸乙醇试液，加热至斑点清晰，日光下检视

2. 薄层板 硅胶 G 板

展开剂 石油醚（60～90℃）-乙酸乙酯（8：2）

检 识 紫外灯（254nm）下检视；10%硫酸乙醇试液，加热至斑点清晰，日光下检视

高效液相色谱

色谱柱 ZORBAX SB C_{18}，$5\mu m$（4.6mm×250mm）

流动相 甲醇-水（71：29），1ml/min

检测波长 340nm

差示量热扫描法

起始温度30℃，终点温度100℃，升温速率5℃/min

【结构鉴定】 **UV** λ_{max}^{MeOH}(nm)：354，336，272，258[2]。

IR ν_{max}^{KBr}(cm^{-1})：3135，2193，2120，1616，1550，1015，947，940，882[3]。

ESI-MS m/z：182[M]$^{+}$[1]。

^{1}H-NMR（CDCl$_3$，600MHz） δ：7.39（1H，brs，H-5′），6.39（2H，m，H-3′，H-4′），6.79（1H，d，$J=19.2$Hz，H-1），6.11（1H，d，$J=19.2$Hz，H-2），5.60（1H，brd，$J=19.2$Hz，H-7），6.36（1H，dq，$J=19.2$，8.4Hz，H-8），1.84（3H，d，$J=8.4$Hz，H-9）。

^{13}C-NMR（CDCl$_3$，150MHz） δ：130.7（C-1），104.8（C-2），80.2（C-3），77.3（C-4），72.5（C-5），81.9（C-6），110.0（C-7），112.1（C-8），18.9（C-9），151.9（C-2′），112.1（C-3′），111.0（C-4′），143.5（C-5′）。

【贮藏】 －20℃保存。

参考文献

[1] 西川洋一，安田一郎，渡辺四男也等. 术颣生薬成分の研究（第2報）西北蒼术の新ポリアセチレン化合物[J]. Yakugaku Zasshi，1976，96：1322-1326.

[2] Itiro Yosioka，Hiroshi Hikino，Yasuko Sasaki. Studies on the constituents of Atractylodes. VII. The structure of Atractylodin[J]. Chem Pharm Bull，1960，8：952-956.

[3] 尤奋强，叶崇义. 术属药材挥发油化学单体的分离方法[J]. 江苏中医，1996，17（1）：41-42.

乙酰哈巴苷

Acetylharpagide

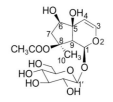

【分子式及分子量】 $C_{17}H_{26}O_{11}$；406.38

【来源】 唇形科植物筋骨草 *Ajuga decumbens* Thunb. 的干燥全草。

【性状】 白色粉末。

本品易溶于水、甲醇。

熔点：155～157℃。

【纯度检查】

薄层色谱

1. 薄层板 硅胶 G 板

展开剂 乙酸乙酯-丙酮-甲酸-水 (5∶5∶1∶1)

检 识 5%香草醛硫酸溶液，加热至斑点清晰，日光下检视

2. 薄层板 硅胶 G 板

展开剂 三氯甲烷-甲醇-甲酸 (5∶1∶3 滴)

检 识 5%香草醛硫酸溶液，加热至斑点清晰，日光下检视

高效液相色谱

色谱柱 Phenomenex C_{18}，5μm (4.6mm×250mm)

流动相 乙腈-水 (12∶88)，1ml/min

检测波长 207nm

【结构鉴定】[1] **UV** λ_{max}^{MeOH}(nm)：196。

IR ν_{max}^{KBr}(cm^{-1})：3440，2912，1711，1652，1375，1238，1075，960。

EI-MS *m/z*：406[M]$^+$。

^{1}H-NMR(CD$_3$OD,600MHz) δ：6.40(1H,d,$J=7.8$Hz,H-3)，6.08(1H,brs,H-1)，4.93(1H,dd,$J=7.8,1.8$Hz,H-4)，4.60(1H,d,$J=9.6$Hz,H-1′)，3.90(1H,dd,$J=13.8,1.2$Hz,H-6′)，3.72(2H,m,H-6、H-6′)，2.86(1H,s,H-9)，2.18(1H,d,$J=18.0$Hz,H-7)，2.03(3H,s,CH$_3$COO-)，1.96(1H,dd,$J=18.0,5.4$Hz,H-7)，1.46(3H,s,CH$_3$-10)。

^{13}C-NMR(CD$_3$OD,150MHz) δ：95.0(C-1)，144.3(C-3)，107.4(C-4)，75.0(C-5)，78.6(C-6)，46.5(C-7)，89.1(C-8)，56.0(C-9)，22.7(C-10)，100.4(C-1′)，75.0(C-2′)，78.1(C-3′)，72.2(C-4′)，78.1(C-5′)，63.3(C-6′)，173.8(CH$_3$$\underline{C}$OO-)，23.0($\underline{C}H_3$COO-)。

【贮藏】 冷处 (2～8℃) 保存。

参考文献

[1] Kuria Kimani A M, Chepkwony Hezekiah, Govaerts Cindy, et al. The antiplasmodial activity of isolates from *Ajuga remota*[J]. J Nat Prod, 2002, 65 (5)：789-793.

特女贞苷

Specnuezhenide

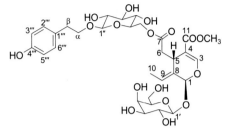

【分子式及分子量】 $C_{31}H_{42}O_{17}$；686.66

【来源】 木犀科植物女贞 *Ligustrum lucidum* Ait. 的干燥成熟果实。

【性状】 白色粉末。

本品溶于甲醇、水。

熔点：152～155℃[1]。

【纯度检查】

薄层色谱

1. 薄层板 硅胶 G 板

   展开剂 丙酮-乙酸乙酯-水 (5：1：1)

   检 识 碘蒸气，日光下检视；10%硫酸乙醇试液，日光及紫外灯 (365nm) 下检视

2. 薄层板 硅胶 G 板

   展开剂 三氯甲烷-甲醇-水 (6：3：1) 下层液

   检 识 碘蒸气，日光下检视；10%硫酸乙醇试液，日光及紫外灯 (365nm) 下检视

高效液相色谱

色谱柱 Phenomenex C_{18}，$5\mu m$ (4.6mm×250mm)

流动相 甲醇-水 (34：66)，1ml/min

检测波长 224nm

【结构鉴定】 UV λ_{max}^{MeOH}(nm)：285，278，238 (sh)，227。

IR ν_{max}^{KBr}(cm^{-1})：3402，3010，2960，2916，1730，1701，1633，1516，1441，1078，819。

ESI-MS m/z：709[M+Na]$^+$，725[M+K]$^+$。

^{1}H-NMR(DMSO-d_6,600MHz) δ：9.14(1H,s,Ph-OH),7.51(1H,s,H-3),7.03(2H, d,$J=8.4$Hz,H-2$'''$,6$'''$),6.64(2H,d,$J=8.4$Hz,H-3$'''$,5$'''$),5.96(1H,q,H-8),5.86(1H,s, H-1),5.04(1H,d,$J=9$Hz,H-1$''$),4.97(1H,d,$J=5.4$Hz,H-1$'$),4.65(1H,d,$J=7.8$Hz, H-6),4.21(1H,d,$J=7.8$Hz,H-6),4.02(1H,dd,$J=4.8$Hz,H-5),3.87(1H,dd,$J=4.2$Hz,α-CH$_2$),3.80(1H,brs,α-CH$_2$),3.61(3H,s,-OCH$_3$),3.59～3.43(m),3.10～2.96 (4H,m),2.73(2H,t,$J=4.2$Hz,β-CH$_2$),1.67(3H,d,$J=6.6$Hz,10-CH$_3$)。

^{13}C-NMR(DMSO-d_6,150MHz) δ：92.9(C-1),153.3(C-3),129.2(C-4),30.0(C-5), 39.1(C-6),170.6(C-7),123.0(C-8),107.7(C-9),13.0(C-10),166.1(C-11),51.2(-OCH$_3$), 98.9(C-1$'$),73.2(C-2$'$),73.5(C-3$'$),69.9(C-4$'$),76.5(C-5$'$),61.0(C-6$'$),70.0(C-α),34.8 (C-β),102.8(C-1$''$),73.2(C-2$''$),77.3(C-3$''$),70.0(C-4$''$),76.4(C-5$''$),64.0(C-6$''$),128.6 (C-1$'''$),115.0(C-2$'''$),129.7(C-3$'''$),155.6(C-4$'''$),129.7(C-5$'''$),115.0(C-6$'''$)。

【贮藏】 冷处 (2～8℃) 保存。

参考文献

[1] 石力夫，曹颖瑛，陈海生等. 中药女贞子中水溶性成分二中新裂环环烯醚萜甙的分离和鉴定[J]. 药学学报，1997，32 (6)：442-446.

异钩藤碱
Isorhynchophylline

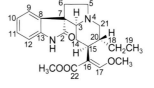

【分子式及分子量】 $C_{22}H_{28}N_2O_4$；384.47

【来源】 茜草科植物钩藤 *Uncaria rhynchoplla* (miq.) Jacks 的干燥茎枝。

【性状】 白色粉末。

本品溶于三氯甲烷。

熔点：100～102℃。

【纯度检查】

薄层色谱

1. 薄层板 硅胶 GF_{254} 板

   展开剂 二氯甲烷-甲醇-氨水 (25∶1∶0.2)

   检 识 紫外灯 (254nm) 下检视；稀碘化铋钾试液，日光下检视

2. 薄层板 硅胶 GF_{254} 板

   展开剂 石油醚 (60～90℃)-丙酮 (6∶4)

   检 识 紫外灯 (254nm) 下检视；稀碘化铋钾试液，日光下检视

高效液相色谱

色谱柱 Agilent C_{18}，$5\mu m$ (4.6mm×250mm)

流动相 甲醇-0.1%三乙胺水溶液 (50∶50)，1.0ml/min

检测波长 246nm

【结构鉴定】 **UV** $\lambda_{max}^{MeOH}(nm)$：243，209。

IR $\nu_{max}^{KBr}(cm^{-1})$：3060，2931，2793，1734，1708，1642，1621，1472，1437，1282，1249，1181，1126，744。

ESI-MS m/z：385$[M+H]^+$。

^{1}H-NMR(CDCl$_3$，500MHz) δ：2.47～2.48(1H，m，H-3)，2.50(1H，d，$J=9.0$Hz，H-5a)，3.30(1H，d，$J=8.0$Hz，H-5b)，2.09(1H，dd，$J=6.5$，4.0Hz，H-6a)，2.40(1H，dd，$J=11.5$，9.0Hz，H-6b)，7.44(1H，s，H-9)，7.02(1H，m，H-10)，7.16(1H，t，$J=7.5$Hz，H-11)，6.86(1H，d，$J=7.5$Hz，H-12)，0.96(1H，m，H-14a)，1.50(1H，m，H-14b)，2.37(1H，d，$J=8.5$Hz，H-15)，7.21(1H，s，H-17)，1.34～1.50(2H，m，H-18)，0.82(3H，t，$J=6.5$Hz，H-19)，2.03～2.05(1H，m，H-20)，1.76(1H，t，$J=11.0$Hz，H-21a)，3.34(1H，dd，$J=11.0$，3.0Hz，H-21b)，3.56(16-COOCH$_3$)，3.71(17-OCH$_3$)。

^{13}C-NMR(CDCl$_3$，125MHz) δ：182.2(C-2)，72.3(C-3)，54.2(C-5)，35.6(C-6)，56.8(C-7)，134.0(C-8)，125.2(C-9)，122.4(C-10)，127.4(C-11)，109.2(C-12)，140.1(C-13)，30.3(C-14)，38.1(C-15)，112.3(C-16)，159.6(C-17)，24.2(C-18)，11.1(C-19)，37.6(C-20)，58.1(C-21)，168.0(C-22)，50.6(16-COOCH$_3$)，61.1(17-OCH$_3$)。

【贮藏】 冷处 (2～8℃) 保存。

蓖麻油酸甲酯

Ricinic Acid Methyl Ester

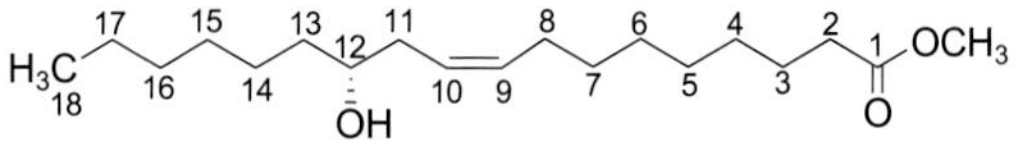

【异名】 12-羟基-9-十八碳烯酸甲酯

【分子式及分子量】 $C_{19}H_{36}O_3$；312.49

【来源】 大戟科植物蓖麻 *Ricinus communis* L. 的干燥成熟种子。

【性状】 淡黄色油状液体。

本品溶于正己烷、乙醚，微溶于乙醇，不溶于水。

熔点：-29℃。

【纯度检查】

薄层色谱

1. 薄层板 硅胶 G 板

展开剂 石油醚（60~90℃）-乙酸乙酯-甲酸（14：4：0.4）

检 识 5%香草醛硫酸试液，加热至斑点清晰，日光下检视

2. 薄层板 硅胶 G 板

展开剂 环己烷-乙酸乙酯-甲酸（10：1：0.3）

检 识 5%香草醛硫酸试液，加热至斑点清晰，日光下检视

气相色谱

色谱柱 ZB-WAX，30m×0.25mm×0.25μm

柱 温 250℃

检 测 FID 检测器

差示量热扫描法

起始温度 50℃，终点温度 300℃，升温速率 5℃/min

【结构鉴定】 UV λ_{max}^{MeOH}(nm)：202。

IR ν_{max}^{KBr}(cm^{-1})：3620，3002，2923，2852，1740，1433，1168。

ESI-MS m/z：335[M+Na]$^+$。

^{1}H-NMR(CDCl$_3$,500MHz) δ：5.55(1H,m,H-10),5.40(1H,m,H-9),3.66(3H,s), 3.60(1H,t,J=6.0Hz),2.29(2H,t,J=7.5Hz),2.20(2H,t,J=7.5Hz),2.04(2H,t,J= 6.5Hz),1.29~1.62(20H,-(CH$_2$)$_{10}$-),0.88(3H,m)。

^{13}C-NMR(CDCl$_3$,125MHz) δ：174.3(C-1),34.1(C-2),125.2(C-9),133.4(C-10),36.8 (C-11),71.5(C-12),35.4(C-13),22.6(C-17),14.1(C-18),51.4(-OCH$_3$)。

【贮藏】 -20℃保存。

3,29-二苯甲酰基栝楼仁三醇

3,29-Dibenzoyl Rarounitriol

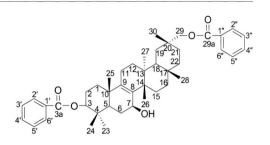

【分子式及分子量】　$C_{44}H_{58}O_5$；666.93

【来源】　葫芦科植物栝楼 Trichosanthes kirilowii Maxim. 的干燥成熟种子。

【性状】　白色粉末。

本品易溶于甲醇、乙醇等。

熔点：162～164℃[1]。

【纯度检查】

薄层色谱

1. 薄层板　硅胶 G 板

展开剂　环己烷-乙酸乙酯（5：1）

检　识　10%硫酸乙醇溶液，加热至斑点清晰，日光及紫外灯（366nm）下检视

2. 薄层板　硅胶 G 板

展开剂　二氯甲烷-无水乙醇（15：0.1）

检　识　10%硫酸乙醇溶液，加热至斑点清晰，日光及紫外灯（366nm）下检视

高效液相色谱

色谱柱　Phenomenx Gemini C_{18}，5μm（4.6mm×250mm）

流动相　甲醇-水（97：3），1ml/min

检测波长　230nm

差示量热扫描法

起始温度 50℃，终点温度 300℃，升温速率 5℃/min

【结构鉴定】　UV　λ_{max}^{MeOH}(nm)：230[1]。

IR　ν_{max}^{KBr}(cm^{-1})：3531，2944，1720，1702，1602，1585，1453，1391，1377，1315，1272，1176，1115，1070，1026，962，709[1]。

MALDI-MS　m/z：689[M+Na]$^{+}$ [1]。

^{1}H-NMR(CD$_3$COCD$_3$，600MHz)　δ：0.94(3H,s,CH$_3$-23)，1.02(3H,s,CH$_3$-24)，1.03(3H,s,H-25)，1.14(3H,s,H-26)，1.17(3H,s,H-27)，1.35(3H,s,H-28)，1.13(3H,s,H-30)，4.11(2H,d,$J=12.6$Hz,H-29)，4.43(1H,m,H-7)，4.85(1H,brs,H-3)，7.47～7.50(4H,m,H-3′,3″,5′,5″)，7.59-7.61(2H,m,H-4′,4″)，7.97(2H,brd,$J=8.4$Hz,H-2′,6′)，8.03(2H,brd,$J=8.4$Hz,H-2″,6″)。

^{13}C-NMR(CD$_3$COCD$_3$，150MHz)　δ：31.5(C-1)，24.0(C-2)，78.8(C-3)，37.6(C-4)，45.5(C-5)，31.5(C-6)，70.4(C-7)，139.5(C-8)，139.5(C-9)，39.1(C-10)，21.4(C-11)，31.6(C-12)，38.9(C-13)，41.8(C-14)，26.7(C-15)，37.4(C-16)，31.9(C-17)，44.0(C-18)，30.2(C-19)，32.8(C-20)，30.1(C-21)，37.4(C-22)，22.0(C-23)，28.0(C-24)，20.6(C-25)，27.6(C-26)，18.4(C-27)，31.3(C-28)，74.1(C-29)，29.0(C-30)，165.9(C-3a)，166.9(C-29a)，131.9(C-1′)，131.6(C-1″)，130.0(C-2′,6′)，130.0(C-2″,6″)，133.7(C-3′,5′)，133.8(C-3″,5″)，129.4(C-4′)，129.4(C-4″)。

【贮藏】　−20℃保存。

参考文献

[1] Tao Wu, Xue-Mei Cheng, S W Annie Bligh, et al. Multiflorane triterpene esters from the seeds of Trichosanthes kirilowii [J]. Helv Chim Acta, 2009, 88: 2617-2623.

狼毒乙素

2,4-Dihydroxy-6-methoxy-3-methylacetophenone

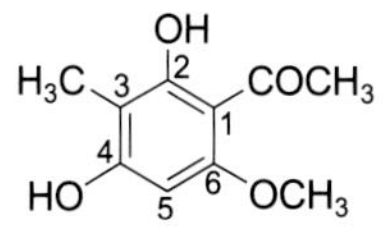

【分子式及分子量】 $C_{10}H_{12}O_4$；196.20

【来源】 大戟科植物狼毒大戟 *Euphorbia fischeriana* Steud. 的干燥根。

【性状】 淡黄色细针状结晶。

本品溶于甲醇、乙醇等。

熔点：227～228℃。

【纯度检查】

薄层色谱

1. 薄层板　硅胶 G 板

展开剂　石油醚（60～90℃）-丙酮（9∶3）

检　识　10%硫酸乙醇试液，加热至斑点清晰，紫外灯（366nm）及日光下检视

2. 薄层板　硅胶 G 板

展开剂　三氯甲烷-甲醇（9.5∶0.5）

检　识　10%硫酸乙醇试液，加热至斑点清晰，紫外灯（366nm）及日光下检视

高效液相色谱

色谱柱　Agilent SB C_{18}，5μm（4.6mm×250mm）

流动相　甲醇-水（45∶55），1ml/min

检测波长　291nm

【结构鉴定】 **UV** λ_{max}^{MeOH}(nm)：292。

IR ν_{max}^{KBr}(cm^{-1})：3151，2944，1641，1614，1570，1472，1443，1355，1298，1270，1118，945，796，585。

ESI-MS m/z：197[M+H]$^+$。

^{1}H-NMR(DMSO-d_6，600MHz)　δ：14.22(1H，s，OH-2)，10.52(1H，s，OH-4)，6.05(1H，s，H-5)，3.79(3H，s，-OCH$_3$)，2.50(3H，s，-COCH$_3$)，1.87(3H，s，3-CH$_3$)。

^{13}C-NMR(DMSO-d_6，150MHz)　δ：104.1(C-1)，164.0(C-2)，102.6(C-3)，162.7(C-4)，90.4(C-5)，160.8(C-6)，202.2(1-COCH$_3$)，55.5(6-OCH$_3$)，32.6(-COCH$_3$)，7.3(3-CH$_3$)。

【贮藏】 冷处（2～8℃）保存。

银杏内酯 K

Ginkgolide K

【分子式及分子量】 $C_{20}H_{22}O_9$; 406.38

【来源】 银杏科植物银杏 *Ginkgo biloba* L. 叶的提取物。

【性状】 白色粉末。

本品溶于甲醇、乙醇等。

熔点：299～301℃（熔融分解）。

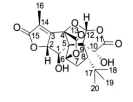

【纯度检查】

薄层色谱

1. 薄层板 硅胶 G 板

展开剂 石油醚（60～90℃）-丙酮-甲醇（5∶3.5∶0.3）

检 识 醋酐熏蒸 15min，140～160℃下加热 30min，紫外灯（366nm）下检视

2. 薄层板 硅胶 G 板

展开剂 甲苯-乙酸乙酯-丙酮-甲醇（5∶2.5∶2.5∶0.3）

检 识 醋酐熏蒸 15min，140～160℃下加热 30min，紫外灯（366nm）下检视

高效液相色谱

色谱柱 ZORBAX SB C_{18}，$5\mu m$（4.6mm×250mm）

流动相 异丙醇-甲醇-水（7∶21∶72），1ml/min

检测波长 220nm

【结构鉴定】 UV λ_{max}^{MeOH}(nm)：240，218。

IR ν_{max}^{KBr}(cm^{-1})：3568，3512，3155，2972，2868，1792，1767，1710，1630，1473，1442，1407，1361，1249，1180，1132，1083，1027，1001，963，902，799，755。

ESI-MS m/z：405[M−H]$^-$。

^{1}H-NMR(DMSO-d_6，600MHz) δ：7.16(1H，d，$J=5.4$Hz，10-OH)，5.15(1H，d，$J=4.2$Hz，1-OH)，6.05(1H，s，H-12)，5.51(1H，dd，$J=7.8,1.8$Hz，H-2)，5.46(1H，d，$J=4.2$Hz，H-6)，4.99(1H，d，$J=6.0$Hz，H-10)，3.83(1H，dd，$J=7.8,4.2$Hz，H-1)，2.18(1H，m，H-7α)，1.91(3H，d，$J=1.8$Hz，H-16)，1.88(1H，m，H-8)，1.84(1H，m，H-7β)，1.04(9H，s，H-18,19,20)[1]。

^{13}C-NMR(DMSO-d_6，150MHz) δ：74.1(C-1)，85.3(C-2)，155.2(C-3)，92.3(C-4)，76.4(C-5)，80.9(C-6)，35.6(C-7)，48.8(C-8)，69.3(C-9)，69.1(C-10)，174.1(C-11)，109.6(C-12)，169.2(C-13)，125.1(C-14)，173.4(C-15)，8.8(C-16)，32.0(C-17)，28.8(C-18)，28.8(C-19)，28.8(C-20)[1]。

【贮藏】 冷处（2～8℃）保存。

参考文献

[1] 楼凤昌，凌娅，唐于平等. 银杏萜内酯的分离、纯化和结构鉴定[J]. 中国天然药物，2004，2（1）：11-15.

原薯蓣皂苷

Protodioscin

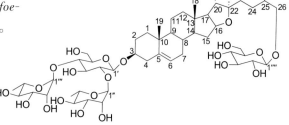

【分子式及分子量】 $C_{51}H_{84}O_{22}$；1049.20

【来源】 豆科植物葫芦巴 *Trigonella foe-num-graecum* L. 的干燥种子。

【性状】 白色结晶性粉末。

本品溶于甲醇、乙醇等。

熔点：178～180℃。

【纯度检查】

薄层色谱

1. 薄层板 硅胶 G 板

展开剂 三氯甲烷-甲醇-正丁醇-水-冰醋酸 (25：12：5：2：2)

检 识 10%硫酸乙醇试液，加热至斑点清晰，紫外灯 (366nm) 及日光下检视

2. 薄层板 硅胶 G 板

展开剂 正丁醇-冰醋酸-水 (4：1：5)

检 识 10%硫酸乙醇试液，加热至斑点清晰，紫外灯 (366nm) 及日光下检视

高效液相色谱

色谱柱 ZORBAX NH$_2$，5μm (4.6mm×250mm)

流动相 乙腈-0.2%磷酸水溶液 (80：20)，1ml/min

检测波长 203nm

【结构鉴定】 **UV** λ_{max}^{MeOH}(nm)：203。

IR ν_{max}^{KBr}(cm^{-1})：3405，2935，1645，1455，1381，1042，930，912，838，812，634。

ESI-MS *m/z*：1071[M＋Na]$^+$。

^{1}H-NMR(C_5D_5N，600MHz) δ：6.39(1H，s，Rha H-1″)，5.85(1H，s，Rha H-1‴)，5.30(1H，brs，H-6)，4.94(1H，d，*J*＝7.2Hz，Glu H-1′)，4.82(1H，d，*J*＝7.8Hz，Glu H-1″″)，3.95(1H，m，H-3)，1.76(3H，d，*J*＝6.0Hz，Rha 6″-CH$_3$)，1.63(3H，d，*J*＝6.0Hz，Rha 6‴-CH$_3$)，1.32(3H，d，*J*＝7.2Hz，21-CH$_3$)，1.04(3H，s，19-CH$_3$)，0.98(3H，d，*J*＝6.6Hz，27-CH$_3$)，0.80(3H，s，18-CH$_3$)。

^{13}C-NMR(C_5D_5N，150MHz) δ：37.7(C-1)，30.4(C-2)，78.2(C-3)，39.2(C-4)，141.0(C-5)，122.0(C-6)，32.5(C-7)，31.9(C-8)，50.5(C-9)，37.7(C-10)，21.3(C-11)，40.7(C-12)，41.0(C-13)，56.8(C-14)，32.5(C-15)，81.3(C-16)，64.4(C-17)，16.5(C-18)，19.6(C-19)，41.0(C-20)，16.5(C-21)，112.9(C-22)，37.3(C-23)，28.4(C-24)，34.4(C-25)，75.4(C-26)，17.4(C-27)，Glc-100.5(C-1′)，78.0(C-2′)，78.3(C-3′)，78.8(C-4′)，77.2(C-5′)，61.5(C-6′)，Rha-102.2(C-1″)，72.7(C-2″)，73.0(C-3″)，74.4(C-4″)，69.7(C-5″)，18.7(C-6″)，Rha-103.1(C-1‴)，72.8(C-2‴)，72.9(C-3‴)，74.1(C-4‴)，70.6(C-5‴)，18.9(C-6‴)，Glc-105.2(C-1″″)，75.4(C-2″″)，78.9(C-3″″)，71.9(C-4″″)，78.8(C-5″″)，63.1(C-6″″)。

【贮藏】 冷处 (2～8℃) 保存。

松香酸

Abietic Acid

【分子式及分子量】 $C_{20}H_{30}O_2$；302.46

【来源】 试剂。

【性状】 白色粉末。

本品溶于甲醇、乙醇等。

熔点：135~139℃。

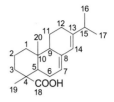

【纯度检查】

薄层色谱

1. 薄层板 硅胶 GF_{254} 板

展开剂 石油醚（60~90℃）-乙酸乙酯-冰醋酸（9：1：0.1）

检 识 紫外灯（254nm、366nm）下检视

2. 薄层板 硅胶 GF_{254} 板

展开剂 环己烷-乙酸乙酯-冰醋酸（9：1：0.1）

检 识 紫外灯（254nm、366nm）下检视

高效液相色谱

色谱柱 ZORBAX SB C_{18}，5μm（4.6mm×250mm）

流动相 乙腈-0.1%甲酸水溶液（75：25），1ml/min

检测波长 241nm

【结构鉴定】 **UV** λ_{max}^{MeOH}(nm)：241，234。

IR ν_{max}^{KBr}(cm^{-1})：2934，2648，1691，1462，1386，1281，1192，1154，952，891，789，721，661，547。

ESI-MS m/z：301[M－H]$^-$。

^{1}H-NMR(DMSO-d_6，600MHz) δ：12.11(1H,s,-OH),5.70(1H,s,H-14),5.31(1H,s,H-7),1.13(3H,s,H-9),0.96(3H,d,J＝3.0Hz,H-17),0.95 (3H,d,J＝3.0Hz,H-16),0.74(3H,s,H-20)。

^{13}C-NMR(DMSO-d_6，150MHz) δ：37.9(C-1),17.7(C-2),36.8(C-3),45.3(C-4),44.5(C-5),25.1(C-6),120.4(C-7),134.9(C-8),50.4(C-9),34.0(C-10),22.0(C-11),26.8(C-12),144.2(C-13),122.4(C-14),34.2(C-15),20.7(C-16),21.3(C-17),179.3(C-18),16.8(C-19),13.8(C-20)。

【贮藏】 －20℃保存。

远志酸

Polygalic Acid

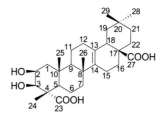

【分子式及分子量】 $C_{29}H_{44}O_6$；488.31

【来源】 远志科植物 *Polygala tenuifolia* Willd. 的干燥根。

【性状】 白色针状结晶。

本品易溶于甲醇、乙醇等。

熔点：309~311℃。

【纯度检查】

薄层色谱

1. 薄层板 硅胶 G 板

    展开剂 三氯甲烷-丙酮-正己烷-乙酸（9:3:0.3:0.5）

    检 识 5%香草醛硫酸乙醇试液，加热至斑点清晰，日光下检视

2. 薄层板 硅胶 G 板

    展开剂 环己烷-乙酸乙酯-丙酮（5:5:2）

    检 识 5%香草醛硫酸乙醇试液，加热至斑点清晰，日光下检视

高效液相色谱

    色谱柱 ZORBAX SB C_{18}，5μm（4.6mm×250mm）

    流动相 甲醇-0.05%磷酸水溶液（70:30），1ml/min

    检测波长 210nm

【结构鉴定】 **UV** λ_{max}^{MeOH}(nm)：202。

IR ν_{max}^{KBr}(cm^{-1})：3562，3472，2943，1697，1469，1267，1180，1073，980，857。

EI-MS m/z：488[M]$^+$，473[M－CH$_3$]$^+$。

^{1}**H-NMR**(C_5D_5N,600MHz) δ：0.98(3H,s,H-26)，1.01（3H,s,H-28），1.05（3H,s,H-29），1.50（3H,s,H-25），2.00（3H,s,H-24），4.60(1H,m,H-2)，4.73(1H,d,J=4.2Hz,H-3)$^{[1,2]}$。

^{13}**C-NMR**(C_5D_5N,150MHz) δ：44.9(C-1)，71.8(C-2)，76.1(C-3)，54.0(C-4)，52.0(C-5)，18.5(C-6)，39.5(C-7)，38.4(C-8)，57.3(C-9)，37.2(C-10)，21.2(C-11)，24.0(C-12)，130.7(C-13)，136.9(C-14)，21.9(C-15)，31.9(C-16)，45.2(C-17)，39.9(C-18)，41.9(C-19)，30.8(C-20)，34.6(C-21)，32.2(C-22)，180.9(C-23)，13.4(C-24)，18.2(C-25)，20.9(C-26)，180.2(C-27)，32.7(C-28)，25.1(C-29)$^{[1,2]}$。

【贮藏】 冷处（2~8℃）保存。

参考文献

[1] Toshio Miyase, Hideki Saitoh, Ken-ichi Shiokawa, et al. Six new presenegenin glycosides, reinioside A-F, from *Polygala reinii* root[J]. Chem Pharm Bull, 1995, 43 (3)：466-472.

[2] 鄢丹. 远志皂苷的提取及药材质量标准研究[D]. 成都中医药大学药学院硕士学位论文, 2004.

附表 2020 年版《中国药典》一部中药化学
对照品应用品种

编号	测定成分	品种
1	人参二醇	竹节参、一捻金、人参养荣丸
2	人参三醇	竹节参、一捻金、人参养荣丸
3	人参皂苷 Rg_1	人参、人参叶、红参、西洋参、三七、人参茎叶总皂苷、人参总皂苷、三七三醇皂苷、三七总皂苷、定坤丹、龟龄集、乳癖消胶囊、乳癖消片、三七血伤宁胶囊、麝香保心丸、沈阳红药胶囊、生脉胶囊、胃康胶囊、胃炎舒片、消栓通络胶颗粒、消栓通络胶囊、消栓通络片、益心丸、云南白药、云南白药胶囊、珍黄胶囊（珍黄丸）、镇心痛口服液
4	人参皂苷 Rb_1	人参、三七、红参、西洋参、三七总皂苷、镇心痛口服液
5	士的宁	马钱子、马钱子粉、跌打镇痛膏、风湿马钱片、九分散、马钱子散、平消胶囊、平消片、仁青芒觉、伸筋丹胶囊、伸筋活络丸、疏风定痛丸、舒筋丸、通痹片、腰痛宁胶囊、郁金银屑片
6	马钱子碱	马钱子、马钱子粉
7	水杨酸甲酯	关节止痛膏、马应龙八宝眼膏、马应龙麝香痔疮膏、麝香跌打风湿膏
8	丹皮酚	牡丹皮、徐长卿、风湿定片、复方益肝丸、骨刺丸、骨刺消痛片、归芍地黄丸、桂附地黄胶囊、桂附地黄丸、桂枝茯苓丸、桂枝茯苓丸、济生肾气丸、六味地黄颗粒、六味地黄软胶囊、六味地黄软胶囊、六味地黄丸、六味地黄丸（浓缩丸）、麦味地黄丸、明目地黄丸、杞菊地黄胶囊、杞菊地黄片、杞菊地黄丸、杞菊地黄丸（浓缩丸）、前列舒丸、血美安胶囊、养阴清肺丸、正骨水、知柏地黄丸、知柏地黄丸（浓缩丸）
9	齐墩果酸	马鞭草、木瓜、枇杷叶、威灵仙、翼首草、二至丸、喉咽清口服液、养正消积胶囊
10	桂皮醛	桂枝、肉桂、肉桂油、桂附理中丸、五苓散
11	粉防己碱	防己
12	盐酸水苏碱	益母草、益母草流浸膏、产复康颗粒、鲜益母草胶囊、益母草口服液、益母草口膏、益母草口颗粒、益母丸
13	盐酸小檗碱	味连、黄柏、功劳木、关黄柏、三颗针、安神补心丸、白带丸、荜铃胃痛颗粒、肠胃适胶囊、春血安胶囊、大补阴丸、丹桂香颗粒、导赤丸、二妙丸、复方黄连素片、复方牛黄消炎胶囊（牛黄消炎灵胶囊）、复方仙鹤草肠炎胶囊、复明片、葛根芩连片、功劳去火片、固经丸、桂林西瓜霜、琥珀还睛丸、黄连胶囊、黄连上清片、黄连上清丸、黄连羊肝丸、加味香连丸、加味左金丸、健步丸、狼疮丸、连蒲双清片、癃清片、明目上清片、牛黄千金散、清膈丸、清胃黄连丸（大蜜丸）、清胃黄连丸（水丸）、人参再造丸、三黄片、三妙丸、肾衰宁胶囊、生血丸、石斛夜光丸、十三味榜嘎散、四方胃片、四妙丸、速效牛黄丸、痛风定胶囊、万氏牛黄清心丸、万应胶囊、乌梅丸、乌蛇止痒丸、戊己丸、香连片、香连丸、香连丸（浓缩丸）、消渴平片、小儿肺热平胶囊、泻痢消极囊、芎菊上清丸、癣宁搽剂（癣灵药水）、银屑灵膏（银屑灵）、治糜康栓（治糜灵栓）、驻车丸、左金胶囊、左金丸
14	黄芩苷	黄芩、黄芩提取物、安宫牛黄散、安宫牛黄丸、白蒲黄片、百咳静糖浆、宝咳宁颗粒、鼻窦炎口服液、鼻炎康片、岑暴红止咳颗粒、岑暴红止咳片、岑连片、柴胡舒肝丸、柴胡片、当归拈痛丸、灯盏生脉胶囊、灯盏细辛口服液、儿童清肺丸、耳聋丸、二母宁嗽丸、复方金黄连颗粒、复方羚角降压片、复方鱼腥草片、复方珍珠暗疮片、妇科养坤丸、甘露消毒丸、感冒止咳颗粒、感冒止咳糖浆、蛤蚧定喘胶囊、蛤蚧定喘丸、槐角丸、黄芩浸膏粉、健儿消食口服液、金振口服液、九味羌活颗粒、九味羌活口服液、九味羌活丸、利鼻片、利胆排石颗粒

编号	测定成分	品种
14	黄芩苷	利胆排石片、利咽解毒颗粒、龙胆泻肝丸(水丸)、礞石滚痰丸、牛黄降压胶囊、牛黄降压片、牛黄解毒丸、牛黄解毒片、牛黄清宫丸、牛黄上清片、牛黄上清丸、芩芷鼻炎(鼻炎胶囊)、清肺抑火丸、青果丸、清喉利咽合剂、清喉利咽颗粒、清开灵胶囊、清开灵口服液、清开灵泡腾片、清开灵片、清开灵软胶囊、清开灵注射液、清脑降压胶囊、清脑降压颗粒、清脑降压片、清气化痰丸、清热解毒口服液、清热灵颗粒、清瘟解毒丸、清咽利膈丸、庆余辟瘟丹、润肺止渴丸、三黄片、三九胃泰颗粒、少阳感冒颗粒、双黄连颗粒、双黄连口服液、双黄连片、双黄连栓、天麻钩藤颗粒、天紫红女金胶囊、荸贝胶囊、胃炎四味片、消痤丸、消食退热糖浆、小柴胡颗粒、小柴胡片、小儿百部止咳糖浆、小儿肝炎颗粒、小儿感冒宁糖浆、小儿解表颗粒、小儿清热止咳片、小儿热速清口服液、小儿退热颗粒、小儿泻痢片、心脑静片、辛芩颗粒、芎菊上清片、一清胶囊、一清颗粒、茵胆平肝胶囊、茵栀黄口服液、银黄颗粒颗粒、银黄口服液、银翘双解栓、孕康合剂(孕康口服液)、孕康颗粒、脏连丸、珍黄胶囊(珍黄丸)、止红肠辟丸、注射用灯盏花素、注射用双黄连(冻干)
15	靛蓝	蓼大青叶、青黛
16	靛玉红	大青叶、青黛、复方青黛丸
17	脂蟾毒配基	蟾酥、熊胆救心丸(熊胆救心丹)
18	麝香酮	麝香、片仔癀、片仔癀胶囊、麝香风湿胶囊
19	乌头碱	草乌、川乌、制草乌、制川乌、跌打镇痛膏、二十五味珊瑚丸、风湿骨痛胶囊、木瓜丸、祛风止痛片、五味麝香丸、小活络丸、小金丸、再造丸
20	橙皮苷	陈皮、佛手、橘红、青皮、半夏天麻丸、保和丸、保和丸(水丸)、补益蒺藜丸、陈皮流浸膏、沉香化气丸、齿痛消炎灵颗粒、纯阳正气丸、胆乐胶囊、二陈丸、复方藿香胃片、藿香正气口服液、藿香正气软胶囊、藿香正气水、健脾糖浆、健脾丸、健胃消食片、金果含片、金果饮、金果饮喉片、九气拈痛丸、蠲哮片、开胃健脾丸、咳喘顺丸、女金丸、培坤丸、人参健脾丸、人参养荣丸、乳块消胶囊、蛇胆陈皮胶囊、蛇胆陈皮片、蛇胆陈皮散、四正丸、苏子降气丸、胃炎解热片、午时茶胶囊、午时茶颗粒、香砂六君丸、香砂枳术丸、小儿解热丸、小儿香橘丸、小儿至宝丸、杏苏止咳颗粒、杏苏止咳糖浆、枳实导滞丸
21	柚皮苷	骨碎补、化橘红、香圆、枳壳、急支糖浆、解肌宁嗽丸、橘红颗粒、橘红痰咳液、橘红丸、开胃山楂丸、六合定中丸、三七伤药片、通幽润燥丸、胃复春片、香砂养胃颗粒、小儿抗痫胶囊、止咳橘红口服液、止咳橘红丸
22	甘草次酸	法半夏、七味葡萄散
23	去氧胆酸	牛黄、体外培育牛黄
24	丁香酚	丁香、母丁香、丁香罗勒油、化癥回生片、神香苏合丸、十六味冬青丸、十香返生丸
25	延胡索乙素	延胡索、安胃片、胃药胶囊、元胡止痛胶囊、元胡止痛口服液、元胡止痛片、元胡止痛软胶囊
26	辛弗林	枳实
27	薄荷脑	薄荷素油、薄荷脑、川贝枇杷糖浆、关节止痛膏、疏痛安涂膜剂、消肿止痛酊、正金油软膏(正金油)、止咳川贝枇杷露
28	厚朴酚	厚朴、厚朴花、保济丸、抱龙丸、儿童清热导滞丸、藿香正气口服液、藿香正气软胶囊、藿香正气水、加味藿香正气软胶囊、金嗓利咽丸、金嗓散结丸、开胸顺气丸、木香顺气丸、朴沉化郁丸、舒肝平胃丸、调胃消滞丸、胃肠安丸、香砂养胃丸、香苏调胃片、香苏正胃丸
29	和厚朴酚	厚朴、厚朴花

续表

编号	测定成分	品种
30	甘草酸铵	甘草、甘草流浸膏、甘草浸膏、安中片、八味檀香散、萆薢分清丸、儿感退热宁口服液、六一散、脑乐静、七味葡萄散、启脾丸、四君子丸、四逆汤、痰饮丸、铁笛口服液、铁笛丸、通脉养心口服液、通脉养心丸、胃舒宁颗粒、胃脘舒颗粒、小儿七星茶颗粒、小儿止嗽糖浆、杏仁止咳合剂(杏仁止咳糖浆)、玄麦甘桔含片、益元散、珍珠胃安片、理中丸(党参理中丸)、腰痛宁胶囊
31	盐酸巴马汀	关黄柏、黄藤、夏天无、黄藤素、黄藤素片、消肿止痛酊
32	盐酸药根碱	功劳木
33	酸枣仁皂苷 A	酸枣仁
34	甘氨酸	阿胶
35	芍药苷	白芍、赤芍、艾附暖宫丸、澳泰乐颗粒、八宝坤顺丸、八珍颗粒、八珍丸、八珍养荣颗粒、八珍益母丸、百合固金丸、百合固金丸(浓缩丸)、百令固金口服液、保胎丸、表虚感冒颗粒、补脾益肠丸、参茸白凤丸、参茸固本片、除湿白带丸、得生丸、独活寄生合剂、儿宝颗粒、妇宝颗粒、复方黄连素片、妇康宁片、妇科十味片、妇良片、根痛平颗粒、固本益肠片、冠心生脉口服液、归芍地黄丸、桂芍镇痫片、桂枝茯苓丸、荷叶丸、猴头健胃灵胶囊、加味生化颗粒、加味逍遥口服液(合剂)、加味逍遥丸、健儿乐颗粒、健脑补肾丸、健胃愈伤颗粒、健胃愈伤片、金花明目丸、抗感颗粒、抗感口服液、乐脉颗粒、明目地黄丸、牛黄降压胶囊、牛黄降压片、七制香附丸、气滞为通颗粒、气滞胃痛片、千金止带丸(水丸)、乳宁颗粒、乳癖散结胶囊、生血宝颗粒、十全大补丸、舒尔经颗粒、舒肝和胃丸、舒肝丸、四物合剂、四制香附丸、糖脉康颗粒、调经促孕丸、通乳颗粒、通天口服液、通心络胶囊、痛经丸、胃康灵胶囊、乌鸡白凤片、乌鸡白凤丸、戊己丸、香附丸(水丸)、逍遥颗粒
逍遥丸(大蜜丸)、逍遥丸(水丸)、消银片、小建中合剂、小建中颗粒、小青龙合剂、小青龙颗粒、心脑康胶囊、心荣口服液、虚寒胃痛颗粒、血府逐瘀胶囊、血美安胶囊、养胃颗粒、乙肝养阴活血颗粒、乙肝益气解郁颗粒、益血生胶囊、阴虚胃痛颗粒、孕康合剂(孕康口服液)、正柴胡饮颗粒、仲景胃灵丸、追风透骨丸、滋心阴胶囊、滋心阴颗粒、滋心阴口服液
36	淫羊藿苷	淫羊藿、炙淫羊藿、安神补脑液、古汉养生精颗粒、古汉养生精口服液、古汉养生精片、固本统血颗粒、龟鹿补肾丸、蛤蚧补肾胶囊、活力苏口服液、健脑安神片、抗骨增生胶囊、抗骨增生丸、强阳保肾丸、乳核散结片、乳疾灵颗粒、乳增宁胶囊、添精补肾膏、尪痹颗粒、尪痹片、益气养血口服液、益肾灵颗粒、壮骨伸筋胶囊
37	异补骨脂素	补骨脂、补脾益肠丸、腰痛片、腰痛丸
38	补骨脂素	补骨脂、白癜风胶囊、白蚀丸、补脾益肠丸、补肾益脑片、蚕蛾公补片、固本咳喘片、固肾定喘丸、茴香橘核丸、癃闭舒胶囊、强肾片、青娥丸、全鹿丸、生发搽剂、四神丸、温胃舒胶囊、再造生血片
39	秦皮甲素	秦皮
40	秦皮乙素	秦皮、二丁颗粒、复方瓜子金颗粒、尿感灵颗粒、消炎退热颗粒
41	熊果酸	马鞭草、木瓜、枇杷叶、翼首草、大山楂丸、六味地黄软胶囊、山楂化滞丸、小儿消食片、血脂宁丸
42	冰片	麝香痔疮栓、烫伤油
43	三七皂苷 R₁	三七、三七三醇皂苷、三七总皂苷、独圣活血片、复方血栓通胶囊、脑得生胶囊、脑得生片、脑得生丸、三七片、舒胸胶囊、舒胸片、稳心颗粒、腰痹通胶囊、镇心痛口服液、止血定痛片
44	马兜铃酸 Ⅰ	细辛
45	樟脑	艾片(左旋龙脑)、天然冰片(右旋龙脑)、关节止痛膏、活血止痛膏、克伤痛搽剂、去伤消肿酊、麝香祛痛搽剂、麝香祛痛气雾剂、麝香舒活搽剂、十滴水、苏合香丸、消肿止痛酊、云香祛风止痛酊、正金油软膏(正金油)

编号	测定成分	品种
46	α-香附酮	良附丸
47	栀子苷	焦栀子、栀子、安宫降压丸、八正合剂、鼻渊舒胶囊、鼻渊舒口服液、黄疸肝炎丸、解郁安神颗粒、龙胆泻肝丸(水丸)、鹭鸶咳丸、牛黄上清片、牛黄至宝丸、清肝利胆胶囊、清肝利胆口服液、清火栀麦片、清开灵胶囊、清开灵口服液、清开灵泡腾片、清开灵片、清开灵软胶囊、清开灵注射液、清淋颗粒、三子散、乌军治胆片、小儿清热片、小儿退热颗粒、茵芪肝复颗粒、茵栀黄口服液、越鞠保和丸、越鞠丸、栀子金花丸、栀子提取物、中华跌打丸
48	贝母素甲	浙贝母、浙贝流浸膏、黄氏响声丸、金贝痰咳清颗粒、乌贝散、小儿宝泰康颗粒
49	贝母素乙	湖北贝母、浙贝母、平贝母、浙贝流浸膏
50	葛根素	粉葛、葛根、参精止渴丸、参苏丸、参乌健脑胶囊、肠胃宁片、感冒清热颗粒、葛根芩连片、葛根芩连丸(葛根芩连微丸)、颈复康颗粒、妙灵丸、清暑益气丸、清眩治瘫丸、清音丸、桑葛降脂丸、麝香抗栓胶囊、松龄血脉康胶囊、消渴灵片、小儿腹泻宁糖浆、心可舒片、心舒宁片、心通口服液、养阴降糖片、愈风宁心胶囊、愈风宁心片、障眼明片、镇脑宁胶囊、正心降脂片、正心泰胶囊、正心泰片、脂脉康胶囊
51	绿原酸	菊花、绵茵陈、山银花、天山雪莲、杜仲叶、金银花、忍冬藤、薯草、石韦、茵陈提取物、风热清口服液、金嗓开音丸、口炎清颗粒、羚羊清肺颗粒、羚羊清肺丸、清热银花糖浆、双黄连口服液、双黄连片、维C银翘片、小儿咽扁颗粒、银黄颗粒颗粒、银黄口服液、银黄口服液、银翘解毒胶囊、银翘解毒颗粒、银翘解毒片、银翘解毒软胶囊、银翘伤风胶囊、银翘双解栓、注射用双黄连(冻干)
52	人参皂苷 Re	人参、人参叶、红参、西洋参、人参茎叶总皂苷、人参总皂苷、三七三醇皂苷、三七总皂苷、二十七味定坤丸、脑安胶囊、麝香保心丸、消糜栓、益心宁神片、益心舒胶囊
53	熊去氧胆酸	熊胆胶囊、熊胆救心丸(熊胆救心丹)、熊胆痔灵栓、熊胆痔灵膏
54	大黄素	大黄、何首乌、虎杖、制何首乌、大黄流浸膏、大黄浸膏、冰黄肤乐软膏、大黄清胃丸、胆宁片、胆石通胶囊、复方陈香胃片、复方大青叶合剂、复方牛黄清胃丸、妇乐颗粒、更年安片、宫瘤清胶囊、利胆片、牛黄上清胶囊、清泻丸、热炎宁颗粒、热炎宁片、三黄片、痧药、烧伤灵酊、十一味能消丸、双虎清肝颗粒、胃肠复元膏、小儿化食丸、新清宁片、血脂灵片、一捻金、一清胶囊、止血复脉合剂
55	大黄酸	大黄
56	大黄素甲醚	大黄、何首乌、制何首乌
57	乙酸龙脑酯	砂仁
58	土木香内酯	土木香、冠心苏合丸
59	异土木香内酯	土木香、四味土木香散
60	山姜素	草豆蔻
61	小豆蔻明	草豆蔻
62	五味子甲素	参芪五味子片
63	五味子乙素	七味都气丸
64	丹参酮ⅡA	丹参、丹参清脂颗粒、复方丹参颗粒、复方丹参片、冠心丹参胶囊、精制冠心片、益心脉通颗粒、枣仁安神胶囊、丹参酮提取物
65	西贝母碱	川贝母、伊贝母
66	东莨菪内酯	丁公藤、华山参
67	左旋紫草素	紫草
68	龙苦胆苷	龙胆、秦艽、尤龙胶囊、龙胆泻肝丸(水丸)、龙胆总苷、龙泽熊胆胶囊(熊胆丸)、祛风舒筋丸、痛风定胶囊、泻肝安神丸
69	仙茅苷	仙茅

编号	测定成分	品种
70	百秋李醇	广藿香、广藿香油、小儿感冒口服液
71	阿魏酸	川芎、当归、藁本、当归流浸膏、柏子养心片、妇科调经片、活血止痛散、脑安胶囊、天舒胶囊、调经止痛片
72	青藤碱	青风藤、盐酸青藤碱、正清风痛宁片
73	胡椒碱	荜茇、胡椒、克痢痧胶囊、石榴健胃散、通窍镇痛散、小儿敷脐止泻散
74	香草酸	胡黄连
75	柴胡皂苷 a	北柴胡
76	柴胡皂苷 d	北柴胡
77	氧化苦参碱	苦参、山豆根、复方苦参肠炎康片
78	黄芪甲苷	黄芪、炙黄芪、阿胶补血膏、阿胶补血口服液、阿胶三宝膏、北芪五加片、补心气口服液、补中益气丸、补中益气丸(水丸)、丹桂香颗粒、当归补血口服液、复方扶芳藤合剂、复方蛤青片、复方石韦片、复脉定胶囊、复芪止汗颗粒、归脾丸、降糖甲片、可乐宁胶囊、乐康糖浆、芪冬颐心口服液、前列通片、肾康宁片、生气养元胶囊、升血颗粒(升血灵颗粒)、舒心口服液、舒心糖浆、糖脉康颗粒、胃乃安胶囊、新血宝胶囊、醒脑再造胶囊、虚寒胃痛颗粒、养心氏片、养阴生血合剂、乙肝宁颗粒、玉屏风颗粒、玉屏风口服液、紫龙金片
79	醉鱼草皂苷Ⅳb	断血流胶囊、断血流颗粒、断血流片
80	斑蝥素	斑蝥
81	槐定碱	苦参
82	獐牙菜苦苷	当药、青叶胆片
83	肉桂酸	苏合香、桂龙咳喘宁胶囊、桂龙咳喘宁颗粒、桂枝茯苓丸、养心定悸口服液
84	芦荟苷	芦荟
85	桉油精	艾叶、豆蔻、桉油、十滴水软胶囊
86	4-甲氧基水杨醛	香加皮
87	防己诺林碱	防己、风痛安胶囊
88	芦荟大黄素	大黄
89	大黄酚	大黄、决明子、大黄流浸膏、大黄浸膏、槟榔四消丸(大蜜丸)、槟榔四消丸(水丸)、大黄䗪虫丸、分清五淋丸、黄连上清丸、六味安消散、麻仁润肠丸、麻仁丸、麻仁滋脾丸、礞石滚痰丸、清宁丸、山菊降压片、香草胃康胶囊、一清胶囊、痔疮片
90	穿心莲内酯	穿心莲、穿心莲内酯、穿心莲片、清火栀麦片、消炎利胆片、新雪颗粒
91	次乌头碱	草乌、川乌、制草乌、制川乌、木瓜丸
92	新乌头碱	草乌、川乌、制草乌、制川乌、木瓜丸
93	柠檬苦素(吴茱萸内酯)	吴茱萸
94	吴茱萸次碱	吴茱萸
95	吴茱萸碱	吴茱萸
96	华蟾酥毒基	蟾酥、金蒲胶囊、六应丸、梅花点舌丸、牛黄消炎片、麝香保心丸、熊胆救心丸(熊胆救心丹)、牙痛一粒丸、益心丸
97	苦参碱	苦参、山豆根、鼻咽灵片、复方石韦片、妇炎康片、金蒲胶囊、康妇消炎栓、湿毒清胶囊、消银片
98	鹅去氧胆酸	熊胆胶囊、熊胆痔灵栓、熊胆痔灵膏
99	天麻素	天麻、大川芎口服液、全天麻胶囊、十一味参芪片、天菊脑安胶囊、天麻钩藤颗粒、天麻祛风补片、天麻头痛片、天舒胶囊、小儿抗痫胶囊
100	梓醇	地黄
101	原儿茶酸	烫狗脊

编号	测定成分	品种
102	原儿茶醛	丹红化瘀口服液、乳宁颗粒、三宝胶囊
103	血竭素高氯酸盐	血竭、跌打丸、七厘胶囊、七厘散、舒筋活血定痛散、止痛紫金丸
104	酸枣仁皂苷 B	酸枣仁
105	牛磺胆酸钠	蛇胆川贝胶囊、蛇胆川贝软胶囊、蛇胆川贝散
106	牛磺熊去氧胆酸	复方熊胆滴眼液、消痔软膏、熊胆胶囊
107	红景天苷	红景天、诺迪康胶囊、胃祥宁颗粒
108	牛蒡子苷	牛蒡子、感冒舒颗粒、羚羊感冒片、维 C 银翘片、五福化毒丸、银翘解毒丸(浓缩丸)
109	苦杏仁苷	苦杏仁、桃仁、郁李仁、葶贝胶囊
110	连翘苷	连翘、连翘提取物、复方金黄连颗粒、感冒退热颗粒、抗病毒口服液、桑姜感冒片、桑菊感冒合剂、桑菊感冒片、双黄连颗粒、双黄连口服液、双黄连片、双黄连栓、小儿感冒茶、银翘解毒片、注射用双黄连(冻干)
111	蛇床子素	独活、蛇床子、寄生追风酒(寄生追风液)
112	姜黄素	姜黄、如意金黄散
113	番泻苷 A	番泻叶
114	番泻苷 B	番泻叶
115	欧前胡素	白芷、都梁丸、前列欣胶囊、清眩丸、伤痛宁片、通窍鼻炎片
116	异欧前胡素	羌活、天麻丸
117	云南白药	云南白药、云南白药胶囊
118	没食子酸	地榆、广枣、蓝布正、五倍子、余甘子、肠炎宁片、肠炎宁糖浆、宫炎平片、健民咽喉片、洁白丸、老鹳草软膏、热淋清颗粒、西青果茶(藏青果茶)、西青果茶颗粒(藏青果颗粒)、消痔软膏、周氏回生丸、紫地宁血散
119	D-无水葡萄糖	灵芝、金樱子、枸杞子、铁皮石斛、黄精、泌石通胶囊
120	甲基正壬酮	鱼腥草
121	芝麻素	黑芝麻
122	异秦皮啶	肿节风、刺五加浸膏、肿节风浸膏、复方草珊瑚含片、万通炎康片、血康口服液、肿节风片
123	茴香醛	小茴香
124	辣椒素	辣椒、辣椒流浸膏
125	麝香草酚	香薷
126	拟人参皂苷 F_{11}	二十七味定坤丸(定坤丸)
127	野黄芩苷	半枝莲、灯盏细辛、灯盏花素、茵山莲颗粒
128	$2,3,5,5',4'$-四羟基二苯乙烯-1-O-β-D 葡萄糖苷	何首乌、参乌健脑胶囊、儿康宁糖浆、骨友灵搽剂、降脂灵片、七宝美髯颗粒、人参首乌胶囊、天麻首乌片、心元胶囊、血脂灵片、养血生发胶囊、首乌藤、斑秃丸、首乌丸、通乐颗粒、养血荣筋丸、益脑宁片、制何首乌
129	水杨酸	祛痰灵口服液
130	乙氧基白屈菜红碱	两面针
131	氯化两面针碱	两面针
132	杜鹃素	满山红、芩暴红止咳颗粒、消咳喘糖浆
133	β-谷甾醇	白附子、黑芝麻
134	隐丹参酮	丹参酮提取物
135	原阿片碱	夏天无、复方夏天无片、夏天无滴眼液、夏天无片、夏天无提取物、夏天无总碱
136	脱水穿心莲内酯	穿心莲、妇科千金片
137	丹参素钠	癫痫康胶囊、复方丹参滴丸、肝炎康复丸、冠心生脉口服液、尿塞通片、乳块消胶囊、乳块消片、双丹口服液、心宁片、止痛化癥胶囊、中风回春片、中风回春丸

编号	测定成分	品种
138	水飞蓟宾	水飞蓟、当飞利肝宁胶囊
139	五味子醇甲	五味子、七味都气丸、安神宝胶囊、安神补心丸、参芪消渴胶囊、护肝片、健脑胶囊、健脑丸、利肝隆颗粒、天王补心丸、五味子糖浆、五子衍宗片、枣仁安神胶囊
140	湖贝甲素	湖北贝母
141	异鼠李素	垂盆草、沙棘、银杏叶、银杏叶提取物、银杏叶片、银杏叶胶囊、银杏叶滴丸
142	山柰酚	垂盆草、红花、金钱草、木贼、瓦松、银杏叶、银杏叶提取物
143	银杏内酯 A	银杏叶、银杏叶提取物、银杏叶滴丸、银杏叶胶囊、银杏叶片
144	银杏内酯 B	银杏叶、银杏叶提取物、银杏叶滴丸、银杏叶胶囊、银杏叶片
145	银杏内酯 C	银杏叶、银杏叶提取物、银杏叶滴丸、银杏叶胶囊、银杏叶片
146	白果内酯	银杏叶、银杏叶提取物、银杏叶滴丸、银杏叶胶囊、银杏叶片
147	丹参酮 I	三七总皂苷
148	丙氨酸	阿胶
149	儿茶素	儿茶、小儿泻速停颗粒
150	表儿茶素	儿茶、金荞麦
151	腺苷	冬虫夏草、百令胶囊、金水宝胶囊、金水宝片、乌灵胶囊
152	土荆皮乙酸	土荆皮
153	龙脑	艾片(左旋龙脑)冰片、保妇康栓、冰硼散、复方牛黄清胃丸、复方珍珠散(珍珠散)、骨痛灵酊、瓜霜退热灵胶囊、冠心苏合丸、桂林西瓜霜、红灵散、化痔栓、脑立清胶囊、脑立清丸、牛黄上清胶囊、清咽丸、伤疖膏、西瓜霜润喉片、熊胆痔灵膏、熊胆痔灵栓、紫花烧伤软膏(紫花烧伤膏)
154	木兰脂素	辛夷、鼻炎片、鼻渊丸
155	胡芦巴碱	胡芦巴、使君子
156	大叶茜草素	茜草
157	咖啡酸	冬葵果、蒲公英、蒲公英浸膏
158	环维黄杨星 D	环维黄杨星 D、黄杨宁片
159	积雪草苷	积雪草、积雪草总苷
160	羟基积雪草苷	积雪草、积雪草总苷、三金片
161	甜菜碱	枸杞子
162	雪上一枝蒿甲素	骨痛灵酊
163	α-蒎烯	油松节、松节油
164	祖师麻甲素	祖师麻片
165	大豆苷元	黑豆
166	芳樟醇	千年健
167	滨蒿内酯	花茵陈
168	异龙脑	艾片(左旋龙脑)
169	汉黄芩素	黄芩
170	木犀草素	北刘寄奴、连钱草
171	金丝桃苷	贯叶金丝桃、黄蜀葵花、罗布麻叶、千里光、山楂叶、菟丝子、野马追、山玫胶囊、山楂叶提取物、益心酮片
172	升麻素苷	防风、舒筋活络酒、五虎散
173	5-O-甲基维斯阿米醇苷	防风、玉真散
174	木香烃内酯	木香、八味沉香散、六味木香散、五味沙棘散
175	去氢木香内酯	木香、气痛丸、小儿百寿丸

编号	测定成分	品种
176	蒙花苷	密蒙花、小蓟、野菊花、拨云退翳丸、野菊花栓、银蒲解毒片
177	五味子酯甲	南五味子
178	毛蕊花糖苷	车前子、大叶紫珠、地黄、管花肉苁蓉、肉苁蓉、熟地黄、紫珠叶
179	毛两面针素	两面针
180	岩白菜素	矮地茶、朱砂根、岩白菜素、清热镇咳糖浆
181	土贝母苷甲	土贝母
182	松脂醇二葡萄糖苷	杜仲、青娥丸
183	槲皮苷	侧柏叶、合欢花
184	薯蓣皂苷元	穿山龙、菝葜、三金片
185	蔓荆子黄素	蔓荆子、七味榼藤子丸
186	石吊兰素	石吊兰
187	次野鸢尾黄素	射干、清咽润喉丸
188	丹酚酸 B	丹参、丹参总酚酸提取物、安神补心丸、保心片、补肾固齿丸、丹参片、复方丹参颗粒、复方丹参片、活血通脉片、利脑心胶囊、软脉灵口服液、益心舒胶囊、瘀血痹胶囊、瘀血痹颗粒
189	荷叶碱	荷叶、荷丹片
190	乌药醚内酯	乌药、缩泉丸
191	异鼠李素-3-O-新橙皮苷	蒲黄
192	香蒲新苷	蒲黄
193	紫丁香苷	暴马子皮、刺五加、槲寄生、刺五加浸膏、刺五加片、救必应
194	虎杖苷	虎杖、维血宁合剂(维血宁)、维血宁颗粒
195	羟脯氨酸	阿胶
196	紫菀酮	紫菀
197	二氢欧山芹醇当归酸酯	独活
198	西红花苷 I	西红花、仁青常觉
199	西红花苷 II	西红花
200	重楼皂苷 I	重楼
201	重楼皂苷 II	重楼
202	重楼皂苷 VI	重楼宫、血宁胶囊
203	重楼皂苷 VII	重楼
204	黄芩素	黄芩
205	胡黄连苷 I	胡黄连
206	胡黄连苷 II	胡黄连
207	芒果苷	知母
208	甘草苷	甘草、甘草浸膏、附子理中丸、快胃片、小儿惊风散
209	牛磺酸	人工牛黄
210	硫酸亚铁	复方皂矾丸、新血宝胶囊
211	油酸	鸦胆子
212	亚油酸	亚麻子
213	α-亚麻酸	亚麻子
214	射干苷	川射干
215	羟基红花黄色素 A	红花
216	蜕皮甾酮	漏芦、牛膝

编号	测定成分	品种
217	马钱苷	忍冬藤、山茱萸、耳聋左慈丸、桂附地黄胶囊、桂附地黄丸、济生肾气丸、六味地黄颗粒、六味地黄软胶囊、六味地黄丸、六味地黄丸（浓缩丸）、麦味地黄丸、明目地黄丸、杞菊地黄胶囊、杞菊地黄片、杞菊地黄丸、杞菊地黄丸（浓缩丸）、右归丸、知柏地黄丸、知柏地黄丸（浓缩丸）
218	脯氨酸	阿胶
219	𧚐牛儿酮	莪术油、满山红油、满山红油胶丸
220	二氢辣椒素	辣椒
221	牡荆素鼠李糖苷	山楂叶提取物
222	松果菊苷	肉苁蓉、洪连
223	氢溴酸槟榔碱	槟榔、焦槟榔
224	川续断皂苷Ⅵ	续断
225	人参皂苷 Rb$_3$	七叶安神片、三七叶总皂苷
226	牡荆苷	布渣叶、金莲清热颗粒
227	右旋龙脑	天然冰片（右旋龙脑）、四味珍层冰硼滴眼液
228	β,β-二甲基丙烯酰阿卡宁	紫草
229	白果新酸	银杏叶提取物
230	香荆芥酚	香薷
231	甘油三油酸酯	薏苡仁
232	槐角苷	槐角、地榆槐角丸
233	莲心碱高氯酸盐	莲子心
234	异阿魏酸	升麻
235	高良姜素	蜂胶、高良姜
236	梣酮	白鲜皮
237	白杨素	蜂胶
238	芥子碱硫氰酸盐	芥子、莱菔子
239	芒柄花素	鸡血藤
240	（—)-薄荷酮	薄荷素油
241	胡薄荷酮	荆芥、荆芥穗
242	薯蓣皂苷	穿山龙、穿龙骨刺片
243	染料木苷	大豆黄卷
244	白花前胡甲素	前胡
245	竹节香附素 A	两头尖
246	刺五加苷 E	刺五加浸膏
247	1,3-O-二咖啡奎宁酸	灯盏细辛口服液
248	白屈菜红碱	白屈菜
249	人参皂苷 Rf	人参、红参
250	木犀草苷	北刘寄奴、金银花、锦灯笼、菊花
251	冬凌草甲素	冬凌草、冬凌草片
252	地肤子皂苷 I$_c$	地肤子
253	奇壬醇	豨莶草、豨桐胶囊、豨桐丸、豨莶丸
254	柳穿鱼叶苷	大蓟
255	哈巴苷	玄参
256	哈巴俄苷	玄参

编号	测定成分	品种
257	秦皮素	秦皮
258	党参炔苷	党参
259	常春藤皂苷元	黑草种子、威灵仙
260	紫堇灵	苦地丁
261	路路通酸	路路通
262	藁本内酯	当归
263	大豆苷	大豆黄卷
264	当药苷	当药
265	苦玄参苷 I$_A$	苦玄参、妇炎净胶囊
266	薏苡仁油	薏苡仁
267	告依春	板蓝根
268	罗汉果皂苷 V	罗汉果
269	西瑞香素	消络痛胶囊、消络痛片
270	白果酸	银杏叶提取物
271	白头翁皂苷 B$_4$	白头翁
272	荭草苷	金莲花润喉片
273	朝霍定 C	巫山淫羊藿
274	3,5-二咖啡酰基奎宁酸	菊花
275	去乙酰车叶草酸甲酯	花红颗粒、花红片
276	千金子甾醇	千金子
277	4-甲氧基水杨醛	香加皮
278	苯甲酰乌头原碱	制草乌、制川乌、附子
279	苯甲酰新乌头原碱	附子、制草乌、制川乌
280	苯甲酰次乌头原碱	附子、制草乌、制川乌
281	落新妇苷	菝葜、土茯苓
282	莪术二酮	莪术油
283	白桦脂酸	大枣
284	异型南五味子丁素	滇鸡血藤
285	沙苑子苷 A	沙苑子
286	杯苋甾酮	川牛膝
287	紫苏醛	紫苏叶、紫苏叶油
288	姜酮	干姜(姜炭)
289	相思子碱	鸡骨草
290	异槲皮苷	月季花
291	连翘酯苷 A	连翘、连翘提取物
292	连翘酯苷 B	广东紫珠、广东紫珠干浸膏、抗宫炎胶囊、抗宫炎片
293	金石蚕苷	广东紫珠
294	川续断皂苷乙	山银花
295	灰毡毛忍冬皂苷乙	山银花
296	柳穿鱼黄素	大蓟炭
297	花旗松素	水红花子
298	苦蒿素	金龙胆草
299	人参皂苷 Rd	人参茎叶总皂苷、人参总皂苷、三七总皂苷

续表

编号	测定成分	品种
300	β-丁香烯	牡荆油、牡荆油胶丸
301	羌活醇	羌活
302	紫花前胡苷	紫花前胡
303	广藿香酮	广藿香油
304	盐酸益母草碱	益母草
305	呋喃二烯	莪术油
306	去甲异波尔定	乌药
307	欧当归内酯 A	川芎
* 308	β-蒎烯	松节油
309	京尼平苷酸	车前子
310	乔松素	草豆蔻
311	桤木酮	草豆蔻
312	酸浆苦味素 L	锦灯笼
313	甘松新酮	甘松
314	6-姜辣素	干姜、生姜、炮姜
315	紫苏烯	藿香正气口服液
316	反式茴香脑	八角茴香、八角茴香油、小茴香
317	1-甲基海因	哈蟆油
318	古伦宾	金果榄
319	去氢二异丁香酚	肉豆蔻
320	知母皂苷 BⅡ	知母
321	缬草三酯	蜘蛛香
322	川楝素	川楝子、苦楝皮
323	5-甲基蜂蜜曲霉素	乌灵胶囊
324	安五脂素	南五味子素
325	麦角甾醇	猪苓
326	23-乙酰泽泻醇 B	泽泻
327	紫草氰苷	天葵子
328	3,6′-二芥子酰基蔗糖	远志
329	细叶远志皂苷	远志
330	远志山酮Ⅲ	远志
331	桔梗皂苷 D	桔梗
332	宝藿苷	炙淫羊藿
333	王不留行黄酮苷	王不留行
334	槲皮素-3-O-D-葡萄糖-7-龙胆双糖苷	南葶苈子
335	伪原薯蓣皂苷	黄山药、地奥心血康、地奥心血康胶囊
336	巴豆苷	巴豆、巴豆霜
337	新橙皮苷	枳壳
338	络石苷	络石藤
339	α-松油醇	油松节
340	杨梅苷	扁蓄
341	竹节参皂苷Ⅳa	珠子参
342	野马追内酯 A	野马追
343	三白草酮	三白草
344	栎瘿酸	秦艽

编号	测定成分	品种
345	马钱苷酸	秦艽
346	大戟二烯醇	甘遂
347	蝙蝠葛碱	北豆根提取物、北豆根胶囊、北豆根片
348	长梗冬青苷	四季青、救必应
349	斯皮诺素	酸枣仁
350	水晶兰苷	鹿衔草
351	迷迭香酸	夏枯草、肿节风、紫苏梗、紫苏子、丹参总酚酸提取物、夏枯草口服液、肿节风浸膏
352	8-O-乙酰山栀苷甲酯	独一味、独一味胶囊、独一味片
353	山栀苷甲酯	独一味、独一味胶囊、独一味片
354	毛兰素	鼓槌石斛
355	石斛酚	流苏石斛
356	石斛碱	金钗石斛
357	阿多尼弗林碱	千里光
358	野百合碱	千里光
359	洋艾素	臭灵丹草、灵丹草颗粒
360	α-常春藤皂苷	预知子
361	巴西苏木素	苏木
362	原苏木素 B	苏木
363	格列风内酯	天葵子
364	款冬酮	款冬花
365	蟛蜞菊内酯	墨旱莲
366	旱莲苷 A	墨旱莲
367	太子参环肽	太子参
368	紫萁酮	紫萁贯众
369	细辛脂素	细辛
370	α-三联噻吩	禹州漏芦
371	耐斯糖	巴戟天
372	贝母辛	川贝
373	4,5-二-O-咖啡奎宁酸	灯盏生脉胶囊
374	盐酸黄柏碱	黄柏
375	仙鹤草酚 B	仙鹤草
376	对羟基苯乙酮	茵陈提取物
377	羟基茜草素	茜草
378	芫花素	芫花
379	橙黄决明素	决明子
380	芹菜素	天南星、制天南星
381	穗花杉双黄酮	卷柏
382	人参皂苷 Ro	牛膝
383	白花前胡乙素	前胡
384	黄杞苷	菝葜
385	山麦冬皂苷 B	山麦冬
386	短葶山麦冬皂苷 C	山麦冬
387	鲁斯可皂苷元	麦冬

续表

编号	测定成分	品种
388	木通苯乙醇苷 B(荷苞花苷 B)	木通、野木瓜
389	(一)-丁香树脂酚-4-O-呋喃芹糖基-(1→3)-β-D-吡喃葡萄糖苷	合欢皮
390	夏佛塔苷	广金钱草
391	通关藤苷 H	通关藤
392	大车前苷	车前草
393	木蝴蝶皂苷 B	木蝴蝶
394	4-羟基苯乙酸	澳泰乐颗粒
395	西贝母碱苷	伊贝母
396	女贞苷	山香圆叶、山香圆片
397	野漆树苷	山香圆叶
398	毛蕊异黄酮葡萄糖苷	黄芪、炙黄芪
399	瓜子金皂苷己	瓜子金
400	商陆皂苷甲	商陆
401	黄柏酮	白鲜皮
402	苍术素	苍术
403	乙酰哈巴苷	筋骨草
404	特女贞苷	女贞子
405	异钩藤碱	钩藤
406	蓖麻油酸甲酯	蓖麻油
407	蓖麻油酸	蓖麻子
408	3,29-二苯甲酰基栝楼仁三醇	瓜蒌子、炒瓜蒌子
409	七叶皂苷钠	娑罗子
410	大蒜素	大蒜
411	无水吗啡	止咳宝片
412	无水芦丁	汉桃叶片
413	牛血清白蛋白	雷丸
414	牛纤维蛋白元	水蛭
415	牛磺猪去氧胆酸	猪胆粉
416	甘露醇	百令胶囊、乌灵胶囊
417	甘露糖	铁皮石斛
418	吗啡	罂粟壳、二母宁嗽丸、橘红化痰丸
419	芦丁	槐花、山楂叶、桑叶、天山雪莲、一枝黄花、沙棘、山楂叶提取物、垂盆草颗粒、独一味胶囊、独一味片、诺迪康胶囊、排石颗粒、山绿茶降压片、山楂叶提取物、肾复康胶囊、夏枯草口服液、消咳喘糖浆、血栓心脉宁胶囊、痔康片、痔宁片、痔炎消颗粒
420	枸橼酸	乌梅
421	氢溴酸东莨菪碱	洋金花、天仙子、如意定喘片、止喘灵注射液
422	胆红素	牛黄、人工牛黄、体外培植牛黄安宫牛黄丸、局方至宝散、牛黄抱龙丸、竹黄散
423	胆酸	牛黄、人工牛黄、体外培植牛黄、局方至宝散、灵宝护心丹、牛黄抱龙丸、牛黄蛇胆川贝液、牛黄消炎片、清开灵胶囊、清开灵口服液、清开灵泡腾片、清开灵片、清开灵软胶囊、清开灵注射液、竹黄散

编号	测定成分	品种
424	盐酸伪麻黄碱	麻黄
425	盐酸麻黄碱	麻黄、风寒咳嗽颗粒、风寒咳嗽丸、风湿骨痛胶囊、复方川贝精片、蛤蚧定喘胶囊、蛤蚧定喘丸、清肺消炎丸、通宣理肺胶囊、通宣理肺丸、小儿肺热咳喘口服液、小儿咳喘颗粒、小儿清肺化痰口服液、小儿清热止咳口服液、小青龙合剂、小青龙颗粒、腰痛宁胶囊、镇咳宁糖浆、止喘灵注射液
426	铁	健脾生血片
427	猪去氧胆酸	猪胆粉、贝羚胶囊、藿胆片、藿胆丸
428	青蒿素	青蒿
429	莪术醇	莪术油
430	硫酸阿托品	天仙子、颠茄流浸膏、颠茄浸膏、华山参片
431	碳酸钙	龙牡壮骨颗粒
432	槲皮素	垂盆草、地锦草、杠板归、金钱草、瓦松、银杏叶、银杏叶提取物、泌石通胶囊、银杏叶滴丸、银杏叶胶囊、银杏叶片
433	对羟基苯甲酸丁酯	香加皮
434	对甲氧基桂皮酸乙酯	山柰、四味土木香散
435	高三尖杉酯碱	高三尖杉酯碱、高三尖杉酯碱注射液
436	远志酸	
437	脱水穿心莲内酯琥珀酸半酯	穿琥宁
438	咖啡酸乙酯	牵牛子
439	8-姜酚	生姜
440	糠酸	脑心清片
441	龙血素 A	龙血竭、龙血竭胶囊
442	白桦脂酸	大枣
443	西贝母碱	伊贝母、川贝母
444	戟叶马鞭草苷	马鞭草
445	马鞭草苷	马鞭草
446	鸦胆苦醇	鸦胆子
447	刺桐碱	王不留行
448	苦番红花素	西红花
449	2-甲氨基苯甲酸甲酯	广陈皮
450	川陈皮素	广陈皮
451	橘皮素	广陈皮
452	1,4-二［4-（葡萄糖基）苄基]-2-异丁基苹果酸酯	白及
453	地黄苷 D	地黄
454	23-乙酰泽泻醇 C	泽泻
455	甲基莲心碱	莲子心
456	母丁香酚	母丁香
457	槐果碱	苦参软膏
458	积雪草苷 B	积雪苷片
459	短叶老鹳草素 A	鹅不食草
460	10-姜酚	生姜

续表

编号	测定成分	品种
461	九里香酮	三九胃泰胶囊
462	双去甲氧基姜黄素	降脂通络软胶囊
463	龙血素 B	复方龙血竭胶囊
464	关附甲素	治伤胶囊
465	R,S-告依春	板蓝根
466	牡荆素葡糖糖苷	益心酮片
467	沉香四醇	沉香
468	远志皂苷元	归脾丸,归脾颗粒,泻肝安神丸
469	表儿茶素没食子酸酯	心脑健片,心脑健胶囊
470	苯甲酸	安息香
471	硫酸天仙子胺	颠茄流浸膏
472	鬼臼毒素	小叶莲
473	莫诺苷	六味地黄丸
474	鸭脚树叶碱	灯台叶颗粒
475	雪上一枝蒿甲素	骨痛灵酊
476	格列风内脂	天葵子
477	蒲公英萜酮	南沙参
478	鞣花酸	石榴皮,覆盆子

中文名索引

英文名索引

分子式索引